In die „Sammlung von Monographien aus dem Gesamtgebiete der Neurologie und Psychiatrie" sollen Arbeiten aufgenommen werden, die Einzelgegenstände aus dem Gesamtgebiete der Neurologie und Psychiatrie in monographischer Weise behandeln. Jede Arbeit bildet ein in sich abgeschlossenes Ganzes.

Das Bedürfnis ergab sich einerseits aus der Tatsache, daß die Redaktion der „Zeitschrift für die gesamte Neurologie und Psychiatrie" wiederholt genötigt war, Arbeiten zurückzuweisen nur aus dem Grunde, weil sie nach Umfang oder Art der Darstellung nicht mehr in den Rahmen einer Zeitschrift paßten. Wenn diese Arbeiten der Zeitschrift überhaupt angeboten wurden, so beweist der Umstand andererseits, daß für viele Autoren ein Bedürfnis vorliegt, solche Monographien nicht ganz isoliert erscheinen zu lassen. Es stimmt das mit der buchhändlerischen Erfahrung, daß die Verbreitung von Monographien durch die Aufnahme in eine Sammlung eine größere wird.

Die Sammlung wird den Abonnenten der *„Zeitschrift für die gesamte Neurologie und Psychiatrie"* und des *„Zentralblatt für die gesamte Neurologie und Psychiatrie"* zu einem Vorzugspreise geliefert.

Angebote und Manuskriptsendungen sind an einen der Herausgeber, Professor Dr. O. FOERSTER, Breslau und Professor Dr. R. WILMANNS, Heidelberg, erbeten.

MONOGRAPHIEN AUS DEM GESAMTGEBIETE DER NEUROLOGIE UND PSYCHIATRIE

HERAUSGEGEBEN VON

O. FOERSTER-BRESLAU UND K. WILMANNS-HEIDELBERG

HEFT 58

DIE ARTEN DER SCHLAGANFÄLLE DES GEHIRNS UND IHRE ENTSTEHUNG

VON

DR. PH. SCHWARTZ

A. O. PROFESSOR AN DER UNIVERSITÄT
FRANKFURT A. M.

MIT 150 ABBILDUNGEN

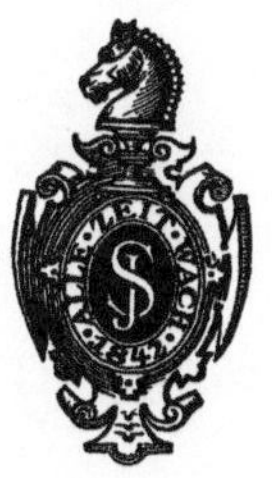

BERLIN

VERLAG VON JULIUS SPRINGER

1930

ISBN-13:978-3-642-88953-0   e-ISBN-13:978-3-642-90808-8

DOI: 10.1007/978-3-642-90808-8

Vorwort.

Die vorliegende Veröffentlichung stellt das Ergebnis systematischer Untersuchungen dar, die ich seit 8 Jahren ausführe. Sie wurden durch die 1918 erfolgte Mitteilung ROSENBLATHS „Über die Entstehung der Hirnblutungen bei dem Schlaganfall" angeregt, die, wie mir seinerzeit schien, zu wenig Beachtung fand [1]. Orientierende Untersuchungen haben mir dann bald gezeigt, daß den Angaben ROSENBLATHS entsprechend „apoplektische" Hirnblutungen tatsächlich viel seltener *aus einer Stelle* des Gefäßsystems entstehen, als allgemein angenommen und gelehrt wird.

Allerdings mußte ich auch feststellen, daß eine endgültige Klärung der Probleme nur zu erreichen ist, wenn ein Untersuchungsmaterial vorliegt, das das aller früheren Bearbeiter unseres Themas an Umfang und an Mannigfaltigkeit weit übertrifft. Nur so glaubte ich Widersprüche zu erklären und das Spiel des Zufalls vermeiden zu können.

Um diese Vorbedingungen zu erfüllen, brauchte man nur etwas Geduld zu haben: Das reiche Sektionsmaterial unseres Institutes ermöglichte mir jährlich die Untersuchung von durchschnittlich 60—80 Fällen „apoplektischer" Hirnschädigungen. Die Feststellungen der vorliegenden Arbeit wurden also auf Grund von Beobachtungen an rund 400 Fällen gewonnen.

Gefördert wurde die Arbeit durch die allmähliche Klärung des Wesens und der Bedeutung der „essentiellen", arteriellen Hypertension, durch die Erkennung ihrer Unabhängigkeit von einer primären Arteriosklerose und insbesondere auch durch die Erkennung bestimmter spezifischer Eigenschaften des „essentiell" hypertonischen Kreislaufes.

Die von klinischer Seite schon seit vielen Jahren in den Vordergrund der allgemeinen Pathogenese gestellten funktionellen Kreislaufstörungen wurden durch die Untersuchungen gerade der letzten Jahre auch dem Morphologen immer mehr zugänglich.

So verdanke ich entscheidende Anregungen und Feststellungen auch den Arbeiten RICKERS und seiner Nachprüfer, insbesondere denen von TANNENBERG und GROLL.

Die wesentlichen Züge meiner Anschauung über die Arten, das Wesen und die Genese der „apoplektischen" Hirnschädigungen habe ich bereits 1926 ausgearbeitet: in einer Sitzung der hiesigen Neurologischen Gesellschaft und in einem Artikel der ungarischen medizinischen Wochenschrift „Gyógyászat" konnte ich bereits Ende 1926 dieselben Befunde und Ansichten entwickeln, die der Leser nun auch hier veröffentlicht findet. Kürzere, die grob morphologischen Eigenschaften bestimmter Formen der „apoplektischen" Hirnschädigungen enthaltende Beschreibungen, veröffentlichte ich sogar schon früher,

---

[1] Inzwischen sind auf Grund der ROSENBLATHschen Anregung bekanntlich zahlreiche Mitteilungen über den Schlaganfall erschienen.

zum Teil zusammen mit Goldstein, der die klinischen Beziehungen bearbeitete.

Großen Wert möchte ich darauf legen, daß in der vorliegenden Arbeit funktionelle Mechanismen — funktionelle Kreislaufstörungen — als pathogenetische Faktoren in der Entwicklung anatomischer Veränderungen klar hervortreten.

Die Fragen des Schlaganfalles stellen auch ein interessantes medizingeschichtliches Problem dar: ich habe eine möglichst genaue Darstellung der Entwicklung der Apoplexielehre in erster Linie ausgeführt, weil mir von Bedeutung zu sein schien, das jeweilige Milieu zu kennzeichnen, in welchem die traditionellen, grundlegenden Anschauungen über apoplektische Insulte entstanden bzw. verändert wurden. Ich finde aber, daß das Entstehen und die Entwicklung der Lehre von den apoplektischen Insulten auch ein kennzeichnendes Beispiel einer Geschichte medizinischer Lehren überhaupt darstellt, und daß ihre Erörterung schon darum ein gewisses kulturhistorisches Interesse beansprucht.

Die endgültige und ausführliche Veröffentlichung meiner Arbeit verzögerte ich bis heute, um im Laufe der letzten Jahre nochmals eine Kontrolle meiner Befunde und Erklärungen selbst vornehmen zu können.

Herrn Prof. Kurt Goldstein, dem Direktor des Neurologischen Instituts, ebenso Herrn Prof. R. Jaffé, Direktor des Path. Instituts, Berlin-Moabit, danke ich für die Überlassung einiger interessanter Präparate. Herrn cand. med. Kurt Adler danke ich für die wertvolle Hilfe, die er mir bei den Korrekturen leistete.

Die photographischen Abbildungen der vorliegenden Arbeit hat zum größten Teil der Präparator des Neurologischen Institutes, Herr Drabick verfertigt, die Zeichnungen stammen von Herrn Korntner, dem Zeichner unseres Institutes: ich danke den beiden Herren auch an dieser Stelle herzlichst.

Frankfurt a. M., im April 1930.

Ph. Schwartz.

Inhaltsverzeichnis.

Einleitung.

Wir versuchten, die apoplektischen Schädigungen des Gehirns Erwachsener
von vornherein in *drei* Gruppen einzuteilen. *In der ersten Gruppe untersuchten
wir Hirninsulte, die durch embolische Verschlüsse der Hirnarterien entstanden;
in einer zweiten Gruppe betrachteten wir Hirnschädigungen, die durch lokale,
arteriosklerotische Verschlüsse der Hirnarterien veranlaßt wurden, und in der
dritten Gruppe stellten wir Fälle von Hirninsulten nebeneinander, die im Verlaufe
einer kennzeichnenden Erkrankung auftraten, zu deren wichtigsten Symptomen
Hypertonie, Herzhypertrophie, und meistens auch sklerotische Veränderungen der
Nierenarterien gehören.*

Kurz: *Wir unterscheiden „embolische", „arteriosklerotische" und „hypertonische" Apoplexien.*

Wir haben diese Einteilung unseres Beobachtungsmaterials streng durchgeführt und insbesondere sehr sorgfältig Fälle, bei welchen die Apoplexie im
Anschluß an *Hypertonie ohne Gefäßverschlüsse* aufgetreten ist, von Hirninsulten unterschieden, die bei Patienten ohne Hypertonie, nachweisbar *durch
arteriosklerotische Gefäßverschlüsse* entstanden sind. Wir hielten eine derartige
Unterscheidung unter allen Umständen für geboten, da doch Hypertonie und
Arteriosklerose in der Klinik und in der pathologischen Anatomie längst nicht
mehr identifiziert werden, und auch gar nicht identifiziert werden können.

Unser Unterscheidungsprinzip erwies sich auch aus rein morphologischen
Gesichtspunkten als richtig. Ich konnte nämlich feststellen, *daß trotz bestehender
wichtiger, prinzipieller Übereinstimmungen die Beschaffenheit der embolischen,
hypertonischen und arteriosklerotischen Hirninsulte kennzeichnend differiert.*

Untersuchungen, die zur Erforschung der morphologischen und lokalisatorischen Eigenschaften unserer drei Apoplexiegruppen unternommen wurden,
ergaben sogar, *daß die genaue Feststellung der Morphologie und der Lokalisation
in den meisten Fällen auch die Genese einer apoplektischen Schädigung kennzeichnet. Die anatomischen Veränderungen bei embolischen Apoplexien* setzen
sich makroskopisch meist aus *unzähligen punktförmigen Blutungen* zusammen;
die arteriosklerotischen Insulte sind gewöhnlich durch unblutige Erweichungsherde
gekennzeichnet; und bei den *hypertonischen Apoplexien* sind *meistens massive
Blutungsmassen* nachzuweisen, die sich als *einheitliche Herde* präsentieren.

Wir müssen aber schon hier bemerken, daß diese kurze Kennzeichnung
der drei Apoplexiegruppen nicht für sämtliche Fälle *vollständig* zutrifft: man
sieht nämlich auch embolische Apoplexien, die anämische Erweichungen der
Hirnsubstanz veranlassen; es gibt weiterhin arteriosklerotische Insulte, bei
welchen typische Blutungen entstehen, und endlich gibt es auch hypertonische
Zerstörungen, bei welchen Blutungen überhaupt nicht nachzuweisen sind.
Diese Abweichungen sind aber nicht geeignet, die Einheitlichkeit der einzelnen

Apoplexieformen innerhalb der typischen Gruppen zu stören, und die Einheitlichkeit der einzelnen genetischen Bilder zu verwaschen. Wir werden zeigen,
daß Differenzen, die sich z. B. dadurch ergeben, daß die Hirnsubstanz in einem
Fall *durch* die Vermittlung von Blutungen oder in einem anderen Fall *ohne*
die Vermittlung von Blutungen zerstört wird, für die Kennzeichnung der einzelnen genetischen Apoplexieformen unbedeutend sind: *Wir finden nämlich
als wesentliche Ursache aller Insulte analoge Kreislaufstörungen, deren spezifisches
Entstehen allein die spezifischen Eigenschaften der einzelnen Apoplexieformen
bestimmt, so daß es dann für die nähere Kennzeichnung völlig gleichgültig erscheinen
muß, ob diese auf eine bestimmte spezifische Art entstandene Kreislaufstörung mit
Blutungen verbunden ist oder nicht.*

Erster Teil.

Die Lehre von den Schlaganfällen in der Literatur.

Überblickt man die jahrhundertalte und bereits sehr ausgedehnte Literatur der apoplektischen Insulte, so wird man heute im Besitze von Erfahrungen über den arteriellen Hochdruck und über die embolischen Insulte *einen* Mangel leicht entdecken: Die Autoren sprechen auch in den letzten Jahrzehnten meistens nur einfach vom „Schlaganfall" und bemühen sich dementsprechend, *einheitliche Bedingungen* aufzufinden, mit welchen man *sämtliche Apoplexien einheitlich* erklären könnte. Viele Untersuchungen, die im vorigen Jahrhundert und auch in unseren Tagen zur Erforschung der Ursachen der „Apoplexie" unternommen wurden, sind derart eingestellt.

Ich möchte die traditionellen Lehren vom Wesen, von den Eigenschaften und Ursachen der „Apoplexie" trotzdem auch hier besprechen. Wir finden nämlich bei der Begründung der verschiedenen Anschauungen häufig Befunde angegeben, die auch wir nachweisen konnten, und die wir dann im Zusammenhang mit einigen neuen Befunden zu einer neuen Darstellung unserer Kenntnisse von der Apoplexie benützen.

Unserem Untersuchungsplan entsprechend, werde ich auch die Literaturangaben über apoplektische Hirninsulte nicht wie bisher allgemein üblich, summarisch, sondern nach Möglichkeit getrennt, nach der embolischen, rein arteriosklerotischen oder rein hypertonischen Genese der mitgeteilten Befunde referieren und erörtern. Leider werde ich bei diesem Unternehmen nicht immer eindeutige und absolut klare Befunde und Ansichten darstellen können. Wurden doch *einheitliche* Theorien zur Erklärung der apoplektischen Hirninsulte aus Beobachtungen konstruiert, die man nachweislich bei embolisch entstandenen Hirnschädigungen erzielte. Besonders störend ist in der Literatur die Identifikation von Befunden rein arteriosklerotischer Hirnschädigungen mit apoplektischen Zerstörungen, die ich auf Grund meiner Untersuchungen zu den Hirnschädigungen hypertonischer Genese zählen muß.

Um einigermaßen unkompliziert anfangen zu können, beginne ich mit der Darstellung der Literatur der *embolischen Schädigungen des Gehirns*.

A. Die Lehre von den embolischen Hirnschädigungen.

Die Lehre von der Embolie, selbstverständlich auch die der Hirnembolie, beginnt mit der Entdeckung Virchows, daß Gefäßverstopfungen durch Verschleppung thrombotischen Materials durch den venösen und arteriellen Strom entstehen können[1] (1846 und 1847). Durch zahlreiche exakte und

---

[1] Nach Schützenberger ist die embolische Genese von Erkrankungen in vereinzelten Fällen schon vor Virchow angedeutet: Fälle von Allibert (1828), François (1832), Legroux (1836) und Pioch (1847) kämen in Betracht; nach Cohn erzählt schon Galen

unwiderlegbare Beobachtungen, durch Experimente gestützt, hat die neue Lehre kaum Widerspruch erfahren, wenn sie auch — wie der erste und bisher letzte Historiker der Embolielehre B. COHN feststellt — nur langsam in ihrer Bedeutung gewürdigt wurde. Noch in der neuen Ausgabe des berühmten ROKITANSKYSCHEN Lehrbuches (1855—1856) findet COHN „unser Gebiet in ziemlich kurzer und oberflächlicher Weise behandelt", und glaubt manchmal „die entschiedene Opposition den bedeutenden reformatorischen Leistungen gegenüber, wie sie durch VIRCHOW angeregt wurden", deutlich herauszufühlen.

VIRCHOW, der sich in seinen ersten Publikationen und auch später mit der *Pathogenese* der durch Embolien entstandenen Gewebsveränderungen niemals eingehend beschäftigte und immer nur die Tatsache embolischer Verstopfungen selbst in den Vordergrund stellte, zählt in seinen ersten Mitteilungen die verschiedenen Lokalisationen der Embolien auf: es gibt kaum ein Organ und Körperteil, in welchem er die Verschlüsse nicht hätte nachweisen können. Es liegt in der Natur seiner Mitteilungen, daß er sich schon mit wenigen einwandfrei embolisch entstandenen Hirnerkrankungen begnügen konnte: er bespricht also nur drei Fälle, deren wesentlichste Veränderungen wir schon des historischen Interesses wegen im Wortlaut des Originaltextes hier reproduzieren.

Fall 7, 27jähriger Mann. Verdickung und Verengerung der Mitralklappe, faserstoffige, erweichende Gerinnsel auf derselben. Pfröpfe in der Carotis cerebralis der Arteria cruralis sin. und Iliaca dextra. Hämorrhagische Milzinfarkte. „Operculum, Insula Reilli usw. erweicht."

Fall 10, 45 Jahre alte Frau. Herzhypertrophie. Sklerose mit Erweichung und Verkalkung der Mitral- und Aortenklappen. Obturation verschiedener Äste der Arteria fossae Sylvii; frische und alte Hirnerweichung. Braune Induration der Lungen. Alter Milzinfarkt. Degenerative Nephritis.

Fall 11, 44 Jahre alte Frau. Obturation von zwei Ästen der Arteria fossae Sylvii, umschriebene gelbe Hirnerweichung. Hydroperikardium, Hypertrophie des Herzens, alte Gerinnsel im rechten Herzohr und dem Foramen ovale. Verstopfung der Lungenarterien. Hämorrhagische Infarkte der Lungen, Milz und Nieren. Gallertcysten der Schilddrüse und Nieren. Geheiltes, perforierendes Magengeschwür. Leberikterus. Cysticercus des Gehirns.

(„De loco adfecto", Bd. 4, S. 295) einen Fall, in dem ein Patient längere Zeit an Herzklopfen und Beängstigung litt und dann plötzlich an Suffokation verstarb; nach B. COHN erwägt GALEN die Möglichkeit einer *Obturation der Lungenarterien* „durch Körper, die später als Polypen gedeutet wurden". VESAL („De gangraena et sphacelo", Bd. 4, S. 775) beschreibt einen ungeheuren „Polypen" der linken Herzkammer, der zwei Pfund schwer war und erinnert, daß „mit der Erzeugung dieses widernatürlichen Fleisches in der linken Kammer häufig der Brand der äußeren Gliedmaßen verbunden sei". Auch LANCISI beschreibt nach COHN einen ähnlichen Fall. Aus dem 17. Jahrhundert findet COHN bei BONET mehrere Äußerungen, die „schon mehr als die bloße Ahnung embolischer Erscheinungen" bedeuten. Im nächsten Jahrhundert sprechen BOERHAVE und VAN SWIETEN „schon von dem Symptomenkomplex gewisser Apoplexien des Gehirns, die wir heute als embolische kennen und weisen deren Zusammenhang mit im Herzen primär gebildeten Polypen nach". Auch MORGAGNI beschreibt nach COHN den Befund des Verschlusses einer Hirnarterie, der in örtlicher Erkrankung nicht begründet sein könnte („Epistol anatom. med., Bd. 4, Art. 19"). „MORGAGNI hat offenbar nach Polypen gesucht, und wenn er auch diese Excrescenzen, durch deren Transport jene, in den Hirnarterien gefundenen Produkte hätten gedeutet werden können, nicht aufgefunden, so geht doch klar hervor, daß er bereits um diesen Vorgang gewußt und die Studienresultate seiner Vorgänger nicht resultatlos an ihm vorübergegangen waren." HASSE diskutiert nach COHN ebenfalls „embolische Tatsachen". Auch BOUILLAUD ist zu erwähnen: „Dans quelques cas aussi" (Bd. 2, S. 618), schließt das Kapitel über Herzpolypen: „Il est probable, que ces concrétions du coeur sont expulsées dans le système vasculaire" (zit. nach COHN).

Dieser letzte Fall ist übrigens besonders interessant, weil offensichtlich ein Fall von Hirnembolie vorliegt, bei welchem die in das Gehirn geschleuderten Verschlüsse das offene Foramen ovale passiert haben. VIRCHOW beschreibt ein Gerinnsel, das „im übrig gebliebenen Loche" des Foramen ovale sitzt und sowohl in den rechten als auch in den linken Vorhof hineinragt. Bekanntlich war es übrigens nicht VIRCHOW, der den Begriff der „paradoxen", „gekreuzten" Embolie aufgestellt hat, sondern COHNHEIM.

Im Zusammenhang mit Beobachtungen über „Verstopfung der Gekrösearterie durch einen eingewanderten Pfropf" (1852) äußert sich VIRCHOW zum ersten Male — wenn auch nur sehr kurz — über pathogenetische Vorgänge in Geweben mit embolisch verstopften Arterien. Er findet es verhältnismäßig klar, daß „die Einwanderung der Thromben in die Hirnarterien Lähmung, Apoplexie und gelbe Hirnerweichung zur Folge hat", wenn auch der „Hergang im einzelnen" keineswegs als völlig geklärt erscheint. „Am schwierigsten liegt noch die Frage, inwieweit die hämorrhagischen Infarkte verschiedener Organe (Milz, Nieren, Lungen usw.) durch die Verstopfung der zuführenden Arterien erklärt werden können."

In der Besprechung eines besonderen Falles (1852), der für ihn die ganze Frage wieder lebendiger scheinen ließ, kommt VIRCHOW zu folgenden Bemerkungen, die — wie wir noch sehen werden — auch in der späteren Entwicklung der Embolielehre ihre Bedeutung haben. Es handelt sich um einen Fall von Embolie der Arteria mesent. mit jener Veränderung des Darmes, die wir heute als „hämorrhagische Infarcierung" bezeichnen: „Starke Hyperämie sowohl des Dünndarms als des Gekröses, im Darm ein vermehrtes Sekret, in den oberflächlichen Teilen des Gekröses zahlreiche kleine Extravasate, die Gekrösdrüsen sind geschwollen, auf der serösen Oberfläche der Teile ein faserstoffiges Exsudat." „Also lauter Veränderungen, welche wir uns gerade bei offenem Strom des Blutes leichter eintretend denken" wie bei einem — nun mal unzweifelhaft vorhandenen — Gefäßverschluß.

Wir müssen hier einfügen, daß man vor der Entdeckung VIRCHOWS jeden Pfropf, der an irgendeiner Stelle des Gefäßsystems gefunden wurde, als ein lokal entstandenes, hauptsächlich „entzündlich" erzeugtes Produkt betrachtete; unter den Forschern am Anfang und in der Mitte des vorigen Jahrhunderts, die diese Lehre verfochten, muß an erster Stelle CRUVEILHIER genannt werden, und auch ROKITANSKY konnte sich von dieser Anschauung — obwohl er selbst feststellt, daß derartige Gerinnungen ohne Spur einer „Entzündung" an Ort und Stelle vorkommen — nicht frei machen[1].

Die Folgen derartiger Gefäßverstopfungen, insbesondere den hämorrhagischen — auch „hämoptoisch" genannten — Infarkt der Lunge erklärte man ebenfalls mit „Entzündungsprozessen", die sich infolge der Gefäßverstopfung einstellen sollten.

VIRCHOW überlegt nun, ob die hämorrhagische Infarcierung bei embolischen Gefäßverschlüssen nicht infolge von *Stase* entstehen könnte, die „im Sinne der

---

[1] Sehr bemerkenswert ist der seinerzeit berühmte Ausspruch CRUVEILHIERS: „La phlébite domine toute la pathologie". Er meinte, daß alle Erkrankungen — er spricht über „Entzündungen" — in ihrem anatomischen Wesen von der Ätiologie vollkommen unabhängig die Folgen von „Phlebitis" bzw. *Thrombose der Capillaren und der kleineren Gefäße darstellen.*

Entzündungstheorie von BRÜCKE" als Folge der Behinderung des Arterienstromes auftreten muß. Ich möchte hier die Ausführungen VIRCHOWs wörtlich wiederholen: „Ich gestehe, daß ich diese Annahme nicht zulässig finde. Gewiß muß hinter der vollständig verstopften Stelle ein kollateraler Kreislauf entstanden sein"; dies wird ja schon einfach durch die große Blutmenge im erkrankten Gebiet bewiesen. „Durch einen solchen Kollateralstrom könnte in gewissen Abschnitten des verstopften Gebietes eine rückläufige Stromrichtung, in anderen eine wechselnde und dadurch zu Perturbationen und stellenweise zur Stase führende Strömung bedingt werden." Das Einströmen des Blutes aus dem Kollateralgebiet in das verschlossene kann nach VIRCHOW nur die Folge einer *Druckdifferenz* darstellen; der „Seitendruck" ist ja im verschlossenen Gebiet zunächst selbstverständlich herabgesetzt. Wenn wir aber „die Stase als die Folge dieser Abschwächung des Seitendruckes auffassen, so ist es *unmöglich*, das Exsudat und die Extravasate auf gleiche Weise zu erklären, da diese ja vielmehr eine Steigerung des Seitendruckes voraussetzen würden. Hätte sich das Exsudat und Extravasat wesentlich im kollateralen Stromgebiet gefunden, so wäre alles in die Ordnung zu bringen; innerhalb des eigentlichen Gebietes der verstopften Arterien ist es auf *einfach-mechanische* Weise nicht zu begreifen".

So empfindet also VIRCHOW die Schwierigkeiten als sehr groß. Immerhin glaubt er einige Befunde, die er bei seinen experimentellen Untersuchungen erheben konnte, wenigstens erwähnen zu dürfen: möglicherweise kann die Aufklärung der Probleme auch durch sie gefördert werden. „Die Embolien erzeugen als mechanisch oder chemisch reizende Körper in den Gefäßwandungen sekundäre entzündliche Erscheinungen, welche sich.... verschieden weit in die Nachbarschaft erstrecken können"; die Erscheinungen der hämorrhagischen Infarcierung gehören „zum Teil... daher wohl in diese Reihe". Weiterhin: „vielleicht dürfte man annehmen, daß in Teilen, welche nur unvollkommen mit frischer Blutzufuhr versehen werden, die Gefäßhäute früh in ihrer Ernährung leiden, daß sie gewisse, tiefe Veränderungen erfahren, die sie permeabler und brüchig machen. Dann wäre es denkbar, daß wenn sich später durch die freiere Entwicklung des Kollateralkreislaufes das Blut wieder in größerer Menge und mit stärkerer Kraft in diese erkrankten Gefäße einstürzt, sie sich dilatieren und endlich bersten können".

VIRCHOW glaubt, daß diese Erklärung besonders jene Veränderungen gut verständlich erscheinen läßt, die fern von der eigentlichen Verstopfung der Arterie entstehen: da doch hier „ein *großer Abschnitt von Gefäßen* zwischen der Verstopfung und dem Capillarnetz noch freie Lichtung besitzt, also an sich die Möglichkeit für die Herstellung des Kollateralstromes" sich besonders günstig gestaltet. Von besonderem Interesse ist für uns, daß VIRCHOW auch *Veränderungen*, die bei Verschlüssen — durch Embolie oder Unterbindung — der noch extracerebral laufenden großen Arterien *tief in der Hirnsubstanz* entstehen, ähnlich erklärt.

Wir werden sehen, daß in der späteren Entwicklung der Embolielehre diese Anregungen VIRCHOWs, nämlich die Annahme eines „Rückstromes" durch Druckdifferenz und die Annahme einer Gefäßwandschädigung durch die Unterbrechung des Kreislaufes, reichlich Früchte tragen.

Ich möchte die, wie ich glaube, besonders interessante Bemerkung VIRCHOWs, daß *das Auftreten von Exsudat und Extravasat* innerhalb des eigentlichen Gebietes der verstopften Arterien *auf einfach-mechanische Weise nicht zu begreifen ist,* hier nochmals wiederholen und unterstreichen.

Es sei auch nochmals betont, daß VIRCHOW die pathogenetischen Fragen der „Infarkte" nur nebenbei behandelt; für ihn ist die *Feststellung* embolisch entstandener Schädigungen selbst das Wesentlichste.

In einer Mitteilung von RÜHLE, die etwa 6 Jahre nach den VIRCHOWSCHEN Entdeckungen erschienen ist (1853) und eine der allerersten Bestätigungen der VIRCHOWSCHEN Lehre darstellt, fühlt man noch sehr deutlich den Einfluß der alten Schule: es werden hier drei Fälle von Verstopfungen der Hirnarterien besprochen, in zwei Fällen mit Hirnveränderungen, die wir heute ohne weiteres als embolisch bezeichnen würden, da alle Vorbedingungen einer Embolie nachgewiesen wurden. RÜHLE aber glaubt diesen Zusammenhang noch immer nur mit Reserve annehmen zu dürfen. Interessant ist übrigens, daß in einem dieser Fälle auch Striatumveränderungen festgestellt wurden [1].

Die Resultate der ersten, umfangreichen und vielseitigen Nachprüfung der VIRCHOWSCHEN Entdeckungen wurden erst 1860 publiziert. Ich meine die *„Klinik der embolischen Gefäßkrankheiten"* von B. COHN. COHN stellt sich die Aufgabe, die grundlegenden VIRCHOWSCHEN Beobachtungen und Theorien auszubauen.

Auf Grund eingehender historischer Untersuchungen, weiterhin eigener Beobachtungen klinischer und experimenteller Art, versucht er zunächst den Wert der VIRCHOWSCHEN Entdeckung festzustellen und die Gesetzmäßigkeiten zu ergründen, an welche die embolischen Prozesse gebunden sind. Seine Auseinandersetzungen über die Quellen der Embolien, über die Beschaffenheit der Pfröpfe und über die Lungenembolie müssen wir hier übergehen, denn wir haben uns ja möglichst auf *Angaben über Hirnschädigungen* zu konzentrieren.

Bemerkenswert sind folgende allgemeine Angaben B. COHNS:

Er glaubt feststellen zu können, daß Pfröpfe, die im linken Herzen entstehen, selten nach den Carotiden laufen, sondern eher nach der Aorta thoracica: „Nach den Carotiden findet die Embolie... nur da statt, wo die Kranken in der horizontalen Bettlage oder einer dieser ähnlichen Situation sich während jenes Aktes zufällig befanden." Ein weiteres Moment, das nach COHN die Lokalisation embolischer Pfröpfe im Gehirn bestimmt, ist in den anatomischen Eigenschaften der Gefäßverteilung selbst gegeben: die rechte Carotis, die von der Arteria anonyma unter einem rechten Winkel abgeht, stellt nach COHN nur selten die Straße für Embolien dar; die linke Carotis dagegen, die als direkte, geradlinige Fortsetzung der Aorta ascendens verläuft, leitet abgerissene Thromben unmittelbar in das Gehirn. „Jeder Winkel ist für die embolische Dislokation ein wesentliches Hindernis."

COHN ist nun in der Lage 10 Fälle zu analysieren, bei welchen Hirnerkrankungen durch embolische Verschlüsse vorlagen.

In der Besprechung seiner Fälle berührt er auch Fragen, die schon von VIRCHOW angeschnitten wurden und in den späteren Jahrzehnten noch sehr

---

[1] Der Vollständigkeit halber erwähne ich wenigstens die Namen der Autoren, die nach VIRCHOW bis 1860 embolische Schädigungen, darunter zahlreiche Fälle embolischer Hirnerkrankungen, bearbeiteten: BENNET, HENLE, MECKEL, KIRKES, BOURROWS, TRAUBE, COHN, RICHARDSON, LAVIROTTE, LYON, KLINGER, FRERICHS, v. DÜBEN, SCHÜTZENBERGER, LEGROUX, BRÜNECKE, PANUM, BECKMANN. Die erste Mitteilung über embolisch entstandene Ophthalmitis stammt von LEBERT; bald nach ihm teilt auch GRAEFE einen ähnlichen Fall mit (1859).

viele lebhafte Auseinandersetzungen veranlassen sollten: Es fällt ihm natürlich auf, daß trotz des Verschlusses im Versorgungsgebiet der verschlossenen Arterie *Hyperämie* besteht. „Woher rührt nun jene Hyperämie an einer Stelle, wo wir gerade die Anämie erwarten sollten?" An der Beschaffenheit der Hirnsubstanz selbst kann es nicht liegen, denn Cohn sah diese Hyperämie bei Embolie auch in anderen Organen. Die schon erwähnte Theorie Virchows, nach welcher die Hyperämie als Folge der Druckdifferenz zwischen Strombett in verschlossenem Gebiet und der Nachbarschaft entstehen sollte, glaubt Cohn ablehnen zu müssen. Dagegen erschien ihm als wesentlichstes Moment eine andere, ebenfalls schon von Virchow hervorgehobene Eigenschaft des embolisch betroffenen Gebietes: Die Hyperämie stellt nach Cohn die Folge der *Erweichung* und der „*Lockerung*" des Parenchyms dar. Kennzeichnend ist folgender Satz: „Hier müssen wir den Ausgangspunkt des Prozesses suchen; den Gefäßen kann eine so große Bedeutsamkeit nie vindiziert werden."

Nachdem schon Virchow zur Beantwortung der Frage, ob der arterielle Blutstrom fähig ist, „größere Körper mit sich fortzuführen", Befunde des Tierexperimentes verwertet und dabei auch die Carotisbahn benützt hatte (Experiment 14, weißer Pudel, Juni 1847), führte auch Cohn in 10 Fällen — bei Hunden und Kaninchen — Eiter, Pigment, Wachs, Quecksilber in die Carotis ein. Es gelang ihm, in mehreren Fällen Erweichungen und Blutungen zu erzeugen. Besonders bemerkenswert finde ich die Angabe über punktförmige und größere Blutungen in den embolischen Gebieten. Als ein wichtiges Resultat aller seiner Untersuchungen über embolische Schädigungen des Gehirns hebt Cohn hervor, daß „jedesmal, sobald der Pfropf hinaus über das Gebiet des Circulus *Willisii* sich begeben" hatte, Hirnerweichung auftrat.

Für Cohn besteht übrigens kein Zweifel mehr, daß die von ihm beobachteten Verschlüsse von Hirnarterien tatsächlich als Folgen embolischer Prozesse entstanden waren und nicht durch irgendwelche lokale, entzündliche Erkrankungen der Arterien.

Probleme der Lokalisation embolischer Hirnschädigungen berührt Cohn noch nicht.

Von den Arbeiten, die unmittelbar an Virchows Untersuchungen anschließen, möchte ich noch die Untersuchungen von Panum besonders erwähnen, der in seinen Experimenten durch die Injektion von verschiedenen Stoffen in die Arteria femoralis unter anderem auch im Rückenmark Veränderungen erzeugen konnte. In einem Versuch trieb er Luft in die Carotis hinein, ohne schwere Veränderungen des Gehirns dabei zu erzielen (1862).

Ich möchte hier nicht auf alle weiteren, sich jährlich vermehrenden Mitteilungen über embolische Verstopfungen der Hirngefäße näher eingehen, sondern mich mit der Mitteilung der Namen der Autoren und des Erscheinungsortes ihrer Arbeiten begnügen:

Marcé, Prévost und Cotard, Coco, Lyons seien aus den Jahren 1860—1870 erwähnt, Chouppe, Taylor, Cohnheim, Peltzer, Callender, Greenhow, Walker, Call-Anderson, Lucas-Championnière, Proust, Willigk, Alexander, F. Müller, Stephen Mackenzie, Broadbent, Wernicke und Förster, Leyden, Lichtheim, Beaumanoir aus den siebziger und achtziger Jahren; Kleiber, Mader, Gowers, van Oordt, Dähnhardt, Williamson aus den neunziger Jahren.

Wie aus diesem Verzeichnis ersichtlich, hat unser Thema in der internationalen Literatur allmählich ein großes Interesse entfesselt.

In allen diesen Arbeiten handelt es sich fast ausschließlich um die kasuistische Mitteilung von Fällen embolisch entstandener Hirnschädigungen in den verschiedensten Hirngebieten. Fragen der näheren Pathogenese werden nicht erörtert; auch ein Bestreben, allgemeine anatomische Lehren für die Lokalisation embolischer Hirnschädigungen zu erzielen, ist kaum zu merken. Besonders erwähnenswert sind die Untersuchungen von VAN NES, der 1881 in Utrecht (die Resultate wurden in SCHMIDTs Jahrbüchern 1883 kurz referiert) an Hunden embolische Schädigungen experimentell erzeugte.

Fast 50 Jahre nach den grundlegenden Mitteilungen erschien dann unter VIRCHOWs Leitung eine Arbeit von SAVELIEW (1894), die zu den wichtigsten Mitteilungen über embolische Schädigung des Gehirns gehört.

Ein besonderes Gewicht besitzen die Untersuchungen durch den Umfang des untersuchten Materials, denn nicht weniger als 104 Fälle des VIRCHOWschen Instituts konnten verwertet werden. Die Beobachtungen — sowohl die pathologisch-anatomischen, als auch die klinischen —, die SAVELIEW als Grundlage benutzen konnte, sind oft von einer bewundernswerten Genauigkeit und Vielseitigkeit.

So konnte SAVELIEW feststellen, daß die größte Zahl der Fälle von Hirnembolien im Alter von 40 und 50 Jahren zu zählen ist; an zweiter Stelle steht das Alter zwischen 20 und 30 Jahren mit fast ebensoviel Fällen. Es zeigte sich auch, daß Frauen häufiger erkranken als Männer. Wie schon vor ihm in einer Anzahl von Mitteilungen geschehen war, konnte auch SAVELIEW ein Überwiegen der linksseitigen Läsionen feststellen: bei den einseitigen Erkrankungen sitzt die Schädigung links häufiger als rechts; allerdings ist am allerhäufigsten eine doppelseitige Schädigung nachzuweisen. Es konnte weiterhin die schon von VIRCHOW feststgestellte Lokalisation der embolischen Verschlüsse in der Arteria fossae *Sylvii* bestätigt werden.

Unter 100 Fällen von Hirnembolie wurde 96mal ein Herzleiden festgestellt, überwiegend Klappenerkrankungen, auch Thrombose des Herzens bei Herzaneurysma.

Wertvoll ist die tabellarische Zusammenstellung der von SAVELIEW beobachteten Fälle. Unter 104 Fällen hebt SAVELIEW 25mal die *Schädigung des Striatums* besonders hervor; oft als alleinige Folge der Embolie, vielfach aber auch neben zahlreichen anders lokalisierten Herden. Läsionen der Rinde, insbesondere der *Insel*rinde, des Balkens, der Pia, des Kleinhirns, der Brücke, der Marksubstanz, des Thalamus, der Retina werden wiederholt hervorgehoben; einmal auch ein Erweichungsherd im Pedunculus. Keine Lokalisation aber in der Häufigkeit, wie Veränderungen des Striatums, insbesondere des „Linsenkerns". Leider sind die Angaben in einer beträchtlichen Anzahl der Fälle nur sehr summarisch: SAVELIEW vermerkt nur einfach, daß eine „Hirnerweichung" gefunden wurde.

Bemerkenswert ist die Angabe, daß die Patienten ohne irgendwelche vorhergehenden Hirnsymptome plötzlich erkranken. Der Kranke bleibt meistens längere oder kürzere Zeit bewußtlos. Es treten Lähmungserscheinungen auf, auch Sprachstörungen, Aphasie. Im Gegensatz zur gewöhnlichen Hirnblutung hebt SAVELIEW Reizerscheinungen hervor: Zittern, isolierte Zuckungen oder allgemeine Krämpfe; auch Zwangsstellungen und Zwangsbewegungen werden besonders betont. Parästhesie und Anästhesie können bestehen oder auch fehlen. Bemerkenswert sind Defekte der intelektuellen Sphäre: Gedächtnisschwäche, Trübung des Denkens. SAVELIEW bemerkt, daß nach einiger Zeit eine bedeutende Besserung des Zustandes der Kranken eintreten kann, bis zur völligen Herstellung. Er ergänzt seine Ergebnisse auch mit experimentellen Untersuchungen: 22 Tiere (Hunde und Kaninchen, denen er Berlinerblau, Holzkohlenaufschwemmung, Quecksilber oder Stärkelösung in die Carotis injizierte) wurden verwandt. Es entstanden dabei „hämorrhagische Infiltrationen" verschiedener Gehirnteile, einmal auch im Striatum. Leider wurden derartige Untersuchungen seit SAVELIEW nicht wieder unternommen.

Der Einstellung des Meisters entsprechend berührt SAVELIEW pathogenetische Probleme der „Infarcierungen" überhaupt nicht.

Die Kasuistik der embolischen Schädigungen hat seit SAVELIEW nur wenig Bereicherung erfahren.

Ich erwähne die Namen: SIMMONDS, ALDRICH, HELLER, SCHWARZ, HOCHEISEN, ERKHOUT, ESCHERICH, CARNGROSS, MEYER, SPILLER, WILSON aus den Jahren 1900—1910; HIPPEL aus dem Jahre 1911.

Eine Arbeit von HÖSSLIN (1904) bringt im Zusammenhang mit andersartigen Hirnschädigungen, die als Ursachen von „Schwangerschaftslähmungen" in Betracht kommen, eine größere Anzahl von Fällen mit embolischen Schädigungen des Gehirns, die fast ausnahmslos aus den letzten Jahrzehnten des vorigen Jahrhunderts stammen. Diese Arbeit ist für uns in erster Linie darum von großem Wert, weil sie zahlreiche Angaben der Literatur wiederholt; Arbeiten aus der Zeit nach 1894 sind kaum vertreten. Soweit es aus den leider recht wortkargen Beschreibungen zu ersehen ist, tritt übrigens die Schädigung der Arteria cerebri media und des Striatums auch in dem von HÖSSLIN gesammelten Material deutlich hervor[1].

Hier müssen wir die bekannten Untersuchungen WALLENBERGs über die *Embolie der Arteria cerebelli inferior posterior* erwähnen. Es gelang WALLENBERG eine Anzahl ähnlicher Fälle aus der früheren Literatur zusammenzustellen, weiterhin die klare Beschreibung des klinischen Krankheitsbildes und der Lokalisation der anatomischen Veränderungen[2].

Nur kurz sei auch auf einige Mitteilungen hingewiesen, in welchen embolisch entstandene Veränderungen *der Brücke* oder der Hirnschenkel beschrieben wurden (GOLDSCHEIDER, LANGERHANS, S. LEWANDOWSKI, MARBURG).

In den beiden letzten Jahrzehnten sind außer unseren eigenen Arbeiten Mitteilungen über embolische Apoplexien, aus welchen Näheres über die Lokalisation derartiger Schädigungen zu erfahren ist, überhaupt nicht erschienen.

Nach unseren eigenen Untersuchungen über die Eigenschaften der embolischen Apoplexien müssen wir auch *die zusammenfassenden Darstellungen* über embolische Schädigungen, die als Abschnitte in Darstellungen der Hirnkrankheiten oder im Rahmen von Handbüchern bisher erschienen sind, als ziemlich summarisch bezeichnen.

Zunächst einige Bemerkungen über die Darstellung WERNICKEs aus dem Jahre 1881, in seinem „Lehrbuch der Gehirnkrankheiten". WERNICKE bespricht hauptsächlich *die Pathogenese* der embolischen Schädigungen — wir werden darauf noch zu sprechen kommen — und die Zusammenhänge mit klinischen Symptomen. Zur Kennzeichnung der Lokalisation embolischer Schädigungen des Gehirns bringt er zahlreiche Fälle der Literatur. Aus seinen Zitaten geht klar hervor, daß das *Striatum die wichtigste Lokalisation der embolischen Schädigungen darstellt.* WERNICKE selbst überläßt diesen Schluß dem Leser. Auf die klinischen Angaben, die den Schwerpunkt der Veröffentlichung darstellen, können wir hier leider nicht eingehen.

In der 1897 im Rahmen der „Gehirnpathologie" erschienenen Darstellung MONAKOWs sind nun mehrere Feststellungen bewußt hervorgehoben, die wir nach unseren eigenen Beobachtungen als wesentliche Eigenschaften der embolischen Hirnläsion bezeichnen können. So betont bereits MONAKOW das *rasche Auftreten* von Hirnveränderungen nach der erfolgten embolischen Verstopfung. Weiterhin weist er auf die mächtige Quellung der Hirnsubstanz im Läsions-

---

[1] HOESSLIN bespricht Beobachtungen folgender Autoren: AHLFELD, BERRY, BURROW, DECORNIERE, FENWICK, HENNING, HIGIER, INSIGNARES, LANCERAUX, LUCKINGER, OLLIVIER, ORTON, PORAK, POUPON, RAVET, ROTHMANN, SANDRAS, SIMPSON, VINAY.

[2] WALLENBERG bezieht sich auf Arbeiten von SENATOR, DUMENIL, EISENLOHR, STRÜMPELL, SCHWALBE, REMAK, GOTTSTEIN-BIERMER.

gebiet hin; er findet auch nicht mehr nötig, blutige und unblutige embolische Schädigungen der Hirnsubstanz voneinander zu trennen.

Etwas befremdend wirkt also, wenn man die Angabe Monakows liest, daß er eine „Regelmäßigkeit hinsichtlich des Sitzes und der Verbreitung der Extravasate" bei embolischen Schädigungen nicht konstatieren konnte. Im übrigen wiederholt und bestätigt Monakow einige aus der früheren Literatur schon bekannten Beobachtungen: daß die Embolie die linke Hemisphäre bevorzugt und die Arteria fossae *Sylvii* die wichtigste Prädilektionsstelle darstellt. „Unter 100 Embolien sind es gewiß 80, welche sich auf die letztgenannte Arterie beziehen." Er gibt an, daß die Arteria basilaris durch einen Embolus nur selten verlegt wird. Nach seinen Beobachtungen sollen auch die Arteria cerebri ant. und die Arteria cerebri post. nur recht selten der Sitz einer embolischen Verstopfung sein. Dagegen soll die Embolie der Arteria vertebralis nach Monakow kein allzu seltenes Ereignis darstellen.

Aus seinem offenbar sehr reichen Beobachtungsmaterial bringt Monakow typische Fälle des Verschlusses der Arteria fossae *Sylvii* an verschiedenen Stellen; er bespricht einen Fall von Embolie der Basilararterie. Bemerkenswert ist . seine Gegenüberstellung der klinischen Erscheinungen bei embolischen, thrombotischen und blutig-apoplektischen Schädigungen des Gehirns.

Aus den Darstellungen der Handbücher jüngeren Datums sei zuerst auf die Besprechung Lewandowskis in seinem „Handbuch der Neurologie 1912" hingewiesen. Lewandowski bringt hier im wesentlichen eine Wiederholung der Befunde Wernickes und Monakows, ohne nähere Angaben über die Lokalisation und Ausdehnung der Veränderungen. Auch im „Lehrbuch der Neurologie" Oppenheims 1914 und 1925 sind nur Angaben zu finden, die wir an der Hand anderer zusammenfassender Darstellungen hier schon wiederholt erwähnten.

Ein besonderes Studium fordert die Ausbildung und Entwicklung der Ansichten über die *Pathogenese der Hirnveränderungen bei embolischen Schädigungen.*

Die Diskussion wurde vor allem durch die 1872 publizierten „Untersuchungen über die embolischen Prozesse" Cohnheims eingeleitet. Hatte Virchow die Tatsache der embolischen Verschleppung entdeckt und beschrieben, so war Cohnheim der erste, der es versuchte, eine einheitliche Theorie der Veränderungen in den durch Embolie affizierten Organen aufzustellen.

Da über die Ansichten Cohnheims zur Erklärung der Infarkte um so mehr Irrtümer in den Publikationen festzustellen sind, je mehr wir uns von der Zeit des Erscheinens seiner grundlegenden Arbeit entfernen, glaube ich eine verhältnismäßig ausführliche Besprechung seiner Untersuchungen und der unmittelbar anschließenden, modifizierenden Ansichten bringen zu müssen.

Cohnheim ging von der Feststellung aus, daß nach Virchow „gerade die anatomische Einrichtung der kollateralen Verbindungen es ist, welche in vielen Fällen die nachteiligen Wirkungen einer Verstopfung hintan hält"; die in den zeitgenössischen Lehrbüchern (Förster, Rindfleisch) verbreitete Darstellung, daß die Ursache zur Bildung der Infarkte in der „kollateralen Fluktion" und im „Bersten des fluktionierten Capillargebietes" zu suchen ist, muß also falsch sein. Besonders unverständlich wäre nach Cohnheim, wollte man sich an die eingebürgerten Erklärungen halten, daß die Infarkte nicht *alsbald* nach der Verstopfung, sondern erst spät, nach Ablauf vieler Stunden, vielleicht selbst Tage, zustande kommen.

Um eine Klärung beizuführen, unternahm Cohnheim experimentelle Untersuchungen, und zwar zunächst an der Froschzunge. Als Pfropfmasse verwandte er Wachskügelchen. Die Froschzunge schien Cohnheim für derartige Versuche besonders geeignet, weil hier sowohl Arterien zu beobachten sind, die durch Anastomosen mit anderen in Verbindung stehen, als auch Äste ohne Anastomosen.

Es ließ sich also leicht zeigen, daß die Wirkung eines Pfropfes nur davon abhängt, ob *hinter* dem Pfropf — zwischen ihm und dem betreffenden Capillargebiet — noch ein arterieller Zweig abgeht, der mit einer anderen, beliebigen Arterie in unmittelbarer Kontinuität steht, oder ob eine derartige „Anastomose" fehlt. Liegen Anastomosen vor, so wird sehr bald eine ausreichende Menge von Blut in den peripheren Abschnitt der verstopften Arterie übergeführt und die Zirkulation in den zunächst abgeschnitten gewesenen Capillaren und Venen „geht hinfort in regelmäßigster, ungestörter Weise vor sich"; die einzige, bleibende Veränderung besteht darin, daß die kurze Strecke der Arterie auf beiden Seiten des Pfropfes zwischen dem nächsten oberhalb und dem nächsten unterhalb des Pfropfens abgehenden Seitenastes außer Funktion gesetzt, sozusagen ausgeschaltet wird, ohne jede weitere Einwirkung auf die Zirkulation in anderen Gefäßen. In Fällen aber, in welchen jenseits des Embolus von der obturierten Arterie keine arterielle Anastomose abgeht, vielmehr hinter dem Verschluß direkt die Capillarausbreitung folgt, wo es sich also um die Verstopfung einer „Endarterie" handelt, wir in allen Fällen „gleichviel" „ob diese Arterie groß oder klein, ob also das von ihr gespeiste Capillar- und Venengebiet ausgedehnt ist oder nur von geringem Umfange, jenseits des Pfropfes absolute Bewegungslosigkeit herrschen, in den Arterienzweigen sowohl als auch in den Capillaren und den abführenden Venen bis zu der Stelle, wo die betreffende Vene zusammenfließt mit einer anderen, die von einer zweiten nicht verstopften Arterie her gespeist wird". Ist die Verstopfung plötzlich entstanden, so „ist es eine Säule roten Blutes, welche bewegungslos die Gefäße anfüllt; handelt es sich dagegen um ein allmählich entstandenen Verschluß, so sind alle Gefäße blaß und enthalten vielleicht selbst nur eine so geringe Menge von Plasma, daß man sie füglich als zusammengefallene betrachten kann".

Und nun folgt die Formulierung einer Beobachtung, die man als die wichtigste und die entscheidende in den Untersuchungen Cohnheims über die embolischen Prozesse bezeichnen kann.

Der Ruhezustand im abgesperrten Gefäßgebiet der Endarterie hält nicht lange an; „bald nämlich beginnt unter den Augen des Beobachters in den bisher stromlosen Venen eine rückläufige Bewegung". Diese Bewegung geht von der Berührungsstelle der ruhenden mit der strömenden Vene aus: die strömende Vene entleert zwar den größten Teil ihres Inhaltes in normaler Richtung, eine gewisse Quantität wird aber in den bewegungslosen Venenast vorgeschoben. „Langsam und ganz allmählich dringt nun in der unbewegten Vene die Blutsäule vor, rückläufig bis in die Capillaren hinein und selbst über diese hinaus in die Arterienäste; um so leichter und bequemer, je leerer das Gefäßgebiet zuvor gewesen." Cohnheim bezeichnet diese allmähliche Erfüllung des Gefäßgebietes der embolisierten Arterie mit Blut als „Anschoppung". Sie wird — meistens einige Stunden nach dem Verschluß — schon für das freie Auge sichtbar.

Charakteristisch ist die Beschreibung des histologischen Befundes: Man sieht nach Cohnheim sämtliche Gefäße des keilförmigen Infarktgebietes strotzend gefüllt mit dicht gedrängten roten Blutkörperchen, deren einzelne Konturen in den Capillaren gewöhnlich nicht mehr zu erkennen sind.

Cohnheim meint, daß die Erklärung „für diesen ganzen Vorgang der Anschoppung die einfachste von der Welt" ist: „In dem ganzen Gefäßbezirk hinter dem Pfropf ist der Druck Null, in der communicierenden strömenden Vene zwar gering, doch immer positiv und so muß die unmittelbare Folge sein, daß solange von dieser Vene aus Blut in jenen Bezirk einströmt, bis der Widerstand in diesem dem Venendruck das Gleichgewicht hält."

Sobald nach der Verstopfung ein etwas größerer Zeitraum verstrichen ist, tritt zu der Anschoppung die *Hämorrhagie:* „es beginnen die strotzend gefüllten Capillaren an ihren Konturen mit roten Blutkörperchen sich zu spicken ... und allmählich wird die Menge der Blutkörperchen zu den Seiten der Capillaren so groß, daß diese an etlichen Stellen völlig davon umsäumt scheinen". Dieser Vorgang beginnt nach Cohnheim am 3., sicherer am 4. Tage. Die Folge dieser Blutaustritte, die mehrere Tage hindurch fortdauern, ist, daß der „angeschoppte" Zungenabschnitt zu einem schwarzroten, gegen die übrige Zunge recht scharf abgesetzten blutig infiltrierten Gebiet umgewandelt erscheint: ein *„hämorrhagischer Infarkt"* ist entstanden.

Den Austritt der roten Blutkörperchen erklärt Cohnheim durch Diapedese, entstanden durch den Druck innerhalb des Gefäßes. Interessant ist die Bemerkung Cohnheims, daß diese Erklärung der Blutaustritte „doch mancherlei des Gezwungenen und Künstlichen an sich trägt", vor allem reicht sie — nach Cohnheim selbst — in keiner Weise aus, die Blutungen zu erklären, die im Gefolge der Capillarembolien entstehen. Ein weiterer Versuch schien aber die Klärung zu bringen.

Cohnheim anämisierte jetzt das Kaninchenohr, indem er die Arterie unterband. Von der Dauer der Ligatur abhängig, können dabei nach Cohnheim folgende Erscheinungen am Ohr eintreten: Das während der Ligatur blaßbläuliche Ohr wird zunächst durch die Erweiterung der Gefäße feuerrot. Lag die Ligatur 24 Stunden lang, so stellt sich die Zirkulation nach der Lösung noch immer ein. Auch Hyperämie, durch die allgemeine Gefäßerweiterung bedingt, ist festzustellen; sie schwindet aber nicht, wie bei den Fällen mit kurz dauernder Ligatur, sondern bleibt bestehen; dazu schwillt das Ohr unter Umständen sehr beträchtlich an. Wie die histologische Untersuchung zeigt, sind im ödematösen Gewebe Unmengen von Leukocyten nachzuweisen.

Bei einer Anzahl von Tieren konnten aber nach dem Lösen der Ligatur noch viel schwerere Folgen der Absperrung wahrgenommen werden. „Während das Ohr schwillt, entstehen zugleich eine Anzahl blutigroter Punkte, Striche und Flecke, deren Menge allmählich zunimmt und die schließlich vielfach konfluieren, so daß ... eine *hämorrhagische Infarcierung*" auftritt: derselbe Effekt, den Cohnheim beim Frosch durch Embolisierung erzielte. Die Hämorrhagie betrachtet Cohnheim als das Zeichen dafür, daß die Gefäße dem Absterben ziemlich nahe sind.

Trotz mancher Bedenken — insbesondere trotz Fehlens irgendwelcher Veränderungen in der histologischen Struktur der Gefäße — kommt Cohnheim zu dem Schluß, daß die Blutungen nur entstehen können, weil „die Blutgefäße durch die Aufhebung der Zirkulation in ihrer, allgemein gesagt, Integrität beeinträchtigt und gestört" wurden.

In Anbetracht unserer späteren Ausführungen erscheinen mir noch einige Bemerkungen Cohnheims von Interesse. Er findet, daß ein erstes Zeichen dieser Störung, die allgemeine Erweiterung der Gefäße ist, „welche ja ganz unzweifelhaft in einer Lähmung der Ringmuskulatur ihren Grund hat und die, wie so viele motorische Lähmungen, vorübergehen, aber auch bleibend werden kann".

Weiterhin: Alle diese Erscheinungen treffen nach Cohnheim zuerst die Venen, nachher die Capillaren, die also, „wie sich hieraus ergibt, viel empfindlicher reagieren auf die in Rede stehenden Einwirkungen, als die Arterien". Und zuletzt: Cohnheim gibt die Möglichkeit zu, daß beim Entstehen der Blutungen *nervöse Apparate in Betracht kommen könnten*, die eine in gewissem Sinne selbständige Existenz in der Wandung der Gefäße selbst führen" (S. 346). „Man würde da allerdings in erster Linie an gangliöse Einrichtungen denken"... Wir müssen bemerken, daß derartige Apparate, weiterhin Nerven in den Wänden der Capillaren zur Zeit des Erscheinens der Cohnheimschen Untersuchungen noch nicht nachgewiesen waren.

Alle diese experimentellen Erfahrungen bringen nun Cohnheim zu folgenden Schlüssen: Handelt es sich bei der Verstopfung um eine *Endarterie*, so entwickeln sich zwei Reihen von Erscheinungen, die voneinander an sich ganz unabhängig sind. 1. Die Nekrose und 2. die Anschoppung durch rückläufigen Strom von der benachbarten Vene aus. „Die Kombination beider Störungsreihen ist der Infarkt."

Die Vorbedingung des Entstehens eines Infarktes ist also nach Cohnheim der embolische *Verschluß einer Endarterie.*

Derartige Endarterien kommen nach Cohnheim in der Milz, in den Nieren, Retina, Gehirn und Lunge vor, wenn auch für das Gehirn und für die Lungen gewisse Einschränkungen nötig sind.

Ein Verschluß der Arterien in diesen Organen muß also zu einer Infarktnekrose führen. Die „Anschoppung" wird aber nur entstehen können, wenn die in Betracht kommenden Venen klappenlos sind: nach Cohnheim trifft dies für die erwähnten Organe tatsächlich zu.

Eigentlich müßten also die Infarkte ausnahmslos hämorrhagische sein. Nun muß natürlich Cohnheim selbst feststellen, daß dies insbesondere für das Gehirn und für die Niere nicht immer der Fall ist.

Er glaubt aber auch diese, seiner Meinung nach letzte Klippe, glücklich überwinden zu können.

Erstens besteht nach seiner Meinung die Möglichkeit, daß das Blut im Venengebiet einer embolisch verschlossenen Endarterie *gerinnen* kann und somit den Rücklauf des Stromes behindert. Zweitens dürfte nach Cohnheim beim Entstehen der Blutungen im Infarkt *der Sitz und die Lage des betroffenen Organes* „ganz einfach die mechanische Situation" von erheblichem Einfluß sein: Der rückläufige Venenstrom wird begreiflicherweise sehr viel leichter vor sich gehen, wenn er durch die Schwere begünstigt wird, als wenn er derselben entgegen fließt. Dieses Moment dürfte nach Cohnheim gerade beim Entstehen der Hirninfarkte von großer Bedeutung sein: Die Venen verlaufen hier mit den Arterien nicht gleich gerichtet, sondern nehmen die Richtung gegen die Konvexität nach den Sinus hin. „Würde nun der Mensch, dem ein großer Ast der Arteria fossae *Sylvii* oder einer anderen Hirnarterie durch einen Embolus plötzlich verschlossen wird, aufrecht bleiben, so könnte je nach dem Verlauf der von diesem Bezirk abfließenden Venen schon sehr zweifelhaft und in jedem Falle besonders zu überlegen sein, ob ein rückläufiger Strom mit Leichtigkeit und einiger Lebhaftigkeit zustande kommen kann oder nicht." Auch die *Herzaktion* dürfte von Bedeutung sein: bei kräftiger Herzaktion ist nach Cohnheim auch der positive Druck in den Venen beträchtlicher, so daß die Anschoppung leichter entsteht. Noch ein weiteres Moment findet Cohnheim, das für das Entstehen der Nekrose mit Blutung oder ohne Blutung entscheidend sein könnte: eine Überlegung, die auch bei einem modernen Bearbeiter des Embolieproblems auftaucht. Cohnheim weist nämlich darauf hin, daß nicht jede Embolie eine total obturierende ist, wenn auch das Partielle der Verstopfung meistens ein vorübergehendes Stadium sein dürfte. Immerhin besteht also die Möglichkeit, daß die Zirkulation in dem Gebiet der verstopften Arterie nicht ganz erloschen ist, sondern nur mehr oder weniger geschwächt. So könnte zwar eine Nekrose des embolisierten Gebietes entstehen, aber das Rückströmen des venösen Blutes wäre erschwert. „So kann also auch in diesen Umständen eine Veranlassung gegeben sein, daß hinter der Embolie einer Endarterie wohl eine Nekrose, nicht aber ein Infarkt entsteht."

Es ist nicht ohne eine gewisse Pikanterie, daß Cohnheim die vollkommenste Bestätigung seiner Ansichten über das Entstehen der „Infarkte" (also unserer „hämorrhagischen Infarkte") in Lungenembolien erblickt: später glaubten Weigert u. a. die Cohnheimschen Anschauungen gerade darum modifizieren zu müssen, weil sie bei der Erklärung der Lungeninfarkte versagen.

Kurz zusammengefaßt: Infarkte — sowohl „hämorrhagische" als auch „anämische" — entstehen nach Cohnheim nur in Gebieten von *Endarterien.* Die Unterbrechung des Kreislaufes geht mit einer Schädigung der Gefäßwand, insbesondere der Capillarwände einher: der rückläufige Venenstrom, der zunächst eine „Anschoppung" im ausgeschalteten Gebiet verursacht, durchbricht schließlich die Wände und es entstehen Blutungen.

Wir werden ja noch Gelegenheit haben, zu zeigen, daß Cohnheim durchaus nicht alle Bedenken und Einwände, die man gegen seine Theorie haben kann, auffand und entkräftete. Immerhin beherrscht er die Literatur der Embolien — insbesondere die der Hirnembolie —, wenn auch oft mißverstanden, fast bis heute.

Um nur einige prominente Beispiele zu bringen: Wernicke übernimmt (1881) die Cohnheimsche Theorie zur Erklärung der Pathogenese von embolischen Schädigungen des Gehirns fast wörtlich. Anscheinend empfindet er aber die Cohnheimsche Erklärung des Fehlens der Blutaustritte im embolisierten Hirngebiet als unklar. Insbesondere erinnert Wernicke daran, daß bei Sinusthrombosen ein blutiger Infarkt entsteht. Diesen bemerkenswerten Widerspruch glaubt er damit erklären zu können, daß das von Cohnheim so besonders beobachtete venöse Gefälle in solchen Fällen durch die Thrombose ausgeglichen wird und der venöse Rückstrom also zu einer blutigen Infarcierung führen kann; bei den Embolien hat der venöse Abfluß gar kein Hindernis, das Gefälle bleibt also wie unter normalen Verhältnissen sehr ausgeprägt, und es entstehen keine Blutungen.

Durch einen interessanten Zusatz versucht WERNICKE übrigens auch eine Erweiterung der Erklärung für den speziellen Fall der Hirnembolie: Der apoplektische Insult als klinisch feststellbare Krise soll hauptsächlich durch die plötzliche Entleerung des embolisierten Gefäßgebietes, durch die dadurch bedingte Verschiebung der vom Herzen zum Gehirn strömenden Blutmassen in die nicht embolisierten Hirngebiete verursacht werden: die Verschiebung wird nach WERNICKE mit einer Art *Zerrung des Organes* einhergehen müssen.

Im Anschluß an diese Überlegung WERNICKEs hat übrigens auch GEIGEL durch theoretische Betrachtungen festzustellen versucht, daß im „Moment der Embolie eine Zirkulationsstörung im ganzen Gehirn Platz greift. Alle nicht embolisierten Arterien erweitern sich und pressen das Blut aus dem embolisierten Bezirk aus. Solange dieser Vorgang dauert, wird ein entsprechendes Quantum Blut in den nicht embolisierten Arterien zur Ausdehnung derselben verwendet und geht also solange den Capillaren verloren". Auch nach GEIGELs Ansicht soll dieser Vorgang die klinischen Symptome des apoplektischen Insultes bei Embolie bedingen (1890).

Es wurden allmählich zahlreiche Befunde bekannt, die die anfangs ganz widerspruchslos hingenommenen Ansichten COHNHEIMs abschwächen und modifizieren. Insbesondere haben sich mehrere Forscher, darunter auch WEIGERT, dafür geäußert, daß die „Anschoppung" und die hämorrhagische Infarcierung der abgesperrten Gebiete nicht durch den Rückfluß aus der Vene, sondern viel eher aus den benachbarten, gesund gebliebenen Arterienabschnitten veranlaßt wird, in welchen das Blut unter einem höheren Druck steht und sich daher in die blutarmen Übergangsstellen ergießt[1]. Es könnte daher nach Ansicht dieser Autoren eine hämorrhagische Infarcierung nur entstehen, wenn Anastomosen vorliegen!

Auch Einzelheiten der COHNHEIMschen experimentellen Untersuchungen schienen sich bei der näheren Erforschung embolischer Schädigungen des Menschen nicht halten zu können. So hat MARCHAND (1894) feststellen können, daß die Arterien hinter dem Verschluß ganz kurz nach dem Einkeilen der Embolie nicht entleert sind, wie das COHNHEIM auf Grund seiner experimentellen Untersuchungen lehrte, sondern im Gegenteil, sehr breit und mit Blut gefüllt erscheinen: und zwar offensichtlich mit *dem* Blut gefüllt, das im Augenblick der Embolie in ihnen strömte.

Nach MARCHAND wäre also unmittelbar nach dem Einkeilen des Pfropfes keine Entleerung der verschlossenen Arterie, wie dies nach COHNHEIM zu erwarten wäre, sondern eine *Lähmung* des verschlossenen Arteriengebietes zu beobachten, die zunächst einen Stillstand des Blutes verursacht. Sehr bemerkenswert erscheint übrigens auch der experimentelle Nachweis MARCHANDs, daß im Augenblick des Verschlusses nicht nur die arterielle, sondern auch die venöse Blutsäule plötzlich stehen bleibt, und das mit das Wesentlichste aller der Veränderungen „die sich allmählich ausbildende Stase in einem großen Teil des Capillargebietes" ist.

Allerdings erklärt auch MARCHAND das Entstehen der Stase — ganz entsprechend den damals herrschenden, rein mechanischen Grundanschauungen, ähnlich wie z. B.

---

[1] Nach WEIGERT sollen übrigens anämische Infarkte des Gehirns entstehen, wenn die Aufquellung der Marksubstanz im obturierten Gefäßbezirk die Gefäßlichtungen verschließt und den Rückfluß, die Anschoppung verhindert.

Cohnheim, Thoma u. a. — als die sekundäre Folge der venösen Stauung, die sich ausbilden muß, weil doch die Vis a tergo durch den arteriellen Verschluß aufgehoben ist.

Thoma (1894) glaubte sogar einen grundlegenden Fehler in der Untersuchung Cohnheims festgestellt zu haben: In einer mit Goldenblum ausgeführten Untersuchung stellt er fest, daß das Cohnheimsche Experiment nur dann zu einer hämorrhagischen Infarcierung führt, wenn die ausgespannte Froschzunge nach Verstopfung der Arterie der Einwirkung der Luft preisgegeben bleibt. Verhütet man dagegen diese Eintrocknung, indem man die Zunge nach der Verstopfung der Arterie in die Mundhöhle zurücksetzt, so entsteht die Infarcierung nicht. Immerhin bestätigt aber auch Thoma die Cohnheimsche Annahme, daß die längere Unterbrechung des Kreislaufes durch den embolischen Verschluß die Gefäßwände schädigt und hält an dieser Annahme fest, obwohl auch nach seinen Untersuchungen „die Gefäßwand für die mikroskopische Betrachtung ein unverändertes Aussehen bietet". Die Bedingungen und den Vorgang der Ausbildung embolischer Schädigungen formuliert Thoma fast ebenso wie Cohnheim, mit dem Unterschied, daß er die ersten Blutkörperchen durch die geschädigten Gefäßwände austreten läßt, *bevor* aus den benachbarten Capillaren oder Venen Blut in das embolisierte Gefäßgebiet *zurückgeströmt* wäre; ja die Vorbedingung dieser Rückströmung wäre nach Thoma gerade das „Vakuum" im Hohlraum des embolisierten Gefäßgebietes, das durch die Entleerung infolge der Wandschädigung entstanden ist.

So kehren schließlich auch jene Forscher, die sich mit den Cohnheimschen Untersuchungen kritisch auseinander setzten, irgendwie zu den Gedankengängen Cohnheims zurück; es ist also nicht verwunderlich, wenn auch Monakow (1897), der ja die Ergebnisse der Embolieforschung nur für einen speziellen Fall anzuwenden hatte, die allgemein angenommenen Ansichten seiner Zeit wiederholt und nur darauf hinweist, wieviel Unklarheiten noch im Problem des hämorrhagischen Infarktes überhaupt bestehen und konstatiert, daß „hinsichtlich der Verhältnisse im Gehirn"... alles noch „vollends unklar und von einem Abschluße weit entfernt" ist. Einen Versuch der näheren Bezeichnung der Unklarheiten und ihrer Beseitigung unternimmt Monakow nicht.

Wenn wir nun versuchen, zusammenfassend die Feststellungen, Tatsachen und Zweifel, die sich *schon beim Studium der Literatur* embolischer Schädigungen ergeben, zu besprechen, so erscheint uns zunächst die *Tatsache* besonders bedeutungsvoll, daß im Gehirn auf embolische Unterbrechungen des Kreislaufes *sowohl unblutige als auch blutige sog. Infarkte entstehen können.* Ferner steht es fest, daß *blutige oder unblutige Infarcierungen in Gebieten mit Endarterien und auch in Gebieten mit Anastomosen auftreten.* Weiterhin muß hervorgehoben werden, daß embolische Verschlüsse von Hirnarterien *nicht unter allen Umständen zu einer Infarcierung führen: das Ausbleiben einer Infarcierung kommt sowohl in Gebieten mit Endarterien, als auch in Gebieten mit Anastomosen vor.*

Von den *theoretischen* Erörterungen wieder steht die Annahme im Mittelpunkt, daß für das Entstehen der Infarkte die Beschaffenheit der kollateralen Einrichtung von grundsätzlicher Bedeutung ist. Und hier beginnen nun die Gegensätze, die, so unausgesprochen sie auch meistens geblieben sind, doch fast unüberbrückbar erscheinen.

Verschoben wurde seit Cohnheim die Auffassung der Bedeutung des kollateralen Kreislaufes. Nach Cohnheims Ansicht *ist das Fehlen eines kollateralen Kreislaufes die Vorbedingung einer jeden, insbesondere aber der hämorrhagischen Infarcierung*; ja, die Infarcierung — selbstverständlich auch jene, die wir heute als eine hämorrhagische bezeichnen, — ist nach Cohnheim ein *Beweis dafür*, daß Gefäße trotz vorhandener Anastomosen mindestens funktionell als Endarterien gewertet werden müssen. Die späteren Darstellungen dagegen nehmen eine deutliche Trennung zwischen der Pathogenese anämischer und hämorrhagischer „Infarkte" vor: blutige Infarcierungen sollen nur in Gefäßgebieten entstehen können, die mit Kollateralen ausgestattet sind und das Auftreten einer hämorrhagischen Infarcierung sollte nach diesen Darstellungen eben einen Beweis *für* das Bestehen der Anastomosen darstellen; derartige Verbindungen treten unter Umständen vielleicht gerade nur bei der Entwicklung der hämorrhagischen Infarkte als „funktionelle Anastomosen" hervor — wie z. B. in der Lunge.

Wollen wir den tiefen Gegensatz dieser beiden Anschauungen am Beispiel der embolischen Veränderungen des Gehirns messen, so fällt uns diese Aufgabe nicht besonders leicht. Den Begriff der „Endarterien" stellte COHNHEIM auf, und er war es auch, der als erster über Endarterien im Gehirn sprach. COHNHEIM hebt übrigens auch zuerst hervor, daß die Arterien „jenseits des WILLISschen Zirkels" — er meint wohl nicht nur Piaarterien, sondern auch Arterien der basalen Ganglien — nicht vollständig ohne Verbindungen dastehen; er konnte aber sobald die Kanüle in einem Zweig eingebracht wurde, der gleich hinter dem Circulus in die Hirnsubstanz selbst eintrat, immer nur die Füllung des unmittelbar entsprechenden Verästelungsbezirkes erhalten.

Diese von COHNHEIM auf Grund sehr spärlicher Untersuchungen gewonnenen Feststellungen wurden bis vor kurzem ganz unwidersprochen, als allgemeingültig betrachtet.

Der Streit, der zwischen DURET und HEUBNER über die Natur der pialen Gefäße bestand, beeinträchtigte die Ansichten über die Versorgung der basalen Ganglien — also der für uns in erster Linie in Betracht kommenden Hirngebiete — nicht im geringsten. Erst in der allerletzten Zeit kommt PFEIFFER auf Grund sehr sorgfältiger und in erster Linie auf die Aufklärung von Widersprüchen in der Literatur gerichteter Untersuchungen zu dem Ergebnis, daß sich COHNHEIM geirrt haben muß, denn es gibt im Zentralnervensystem keine, seinen Beschreibungen entsprechende Endarterien.

Wir wollen uns auf die Einzelheiten der PFEIFFERschen Ergebnisse hier nicht einlassen; es sei nur darauf hingewiesen, daß nach seinen Untersuchungen die normalen anatomischen Verhältnisse, die COHNHEIM als Grundlage für seine theoretischen Anschauungen über die Pathogenese embolischer Schädigungen im Gehirn betrachtete, grundsätzlich anders beschaffen sind, als dies mit COHNHEIM bisher allgemein angenommen wurde. Sehr richtig weist auch PFEIFFER darauf hin, daß COHNHEIM zu seiner Auffassung der Versorgung des Gehirns durch Endarterien wohl durch pathologisch-anatomische Befunde gedrängt wurde und nicht durch gefäßanatomische Untersuchungen.

Dieser Nachweis des Fehlens der COHNHEIMschen Endarterien — der übrigens meiner Meinung nach dringend einer sorgfältigen Nachprüfung bedarf — vereinfacht die Situation durchaus nicht.

COHNHEIM konnte mit seiner Annahme der „Endarterien" die embolischen Nekrosen — und zwar sowohl die „anämischen" Sequester als auch die hämorrhagischen „Infarkte" — des Gehirns auf seine Art erklären: die hämorrhagischen Infarkte recht ungezwungen, die „anämischen" Schädigungen ziemlich verzwickt. Zweifellos könnte man auch jetzt noch — selbst bei voller Anerkennung der PFEIFFERschen Ergebnisse — fast restlos seinen ursprünglichen Erklärungen folgen: man brauchte nur anzunehmen, daß die Arterien der betreffenden Hirngebiete wenn auch nicht anatomisch, so doch „funktionell" Endarterien sind.

Auch die neueren Theorien, die als Vorbedingung einer hämorrhagischen Infarcierung *das Vorhandensein* von Anastomosen zwischen Arterien betrachten, könnten jetzt — gerade *durch den Nachweis* derartiger Verbindungen im Gehirn — die hämorrhagischen Infarkte wieder recht leicht, die anämischen Sequester aber nur mit Hilfe von Tochter- und Enkelannahmen erklären.

Cohnheim glaubt die hämorrhagischen Infarkte des Gehirns erklären zu können, weil die Hirngefäße seiner Meinung nach *Endsysteme* ohne Anastomosen darstellen; die neueren Erklärungen müßten sich aber bei der Erörterung der hämorrhagischen Infarkte des Gehirns gerade auf den *Nachweis der Anastomosen* stützen.

Die Tatsache, daß im Gehirn durch embolische Verschlüsse sowohl anämische Nekrosen als auch hämorrhagische Infarkte entstehen können, wird Erklärungen, die in den Mittelpunkt des Problems Anastomosen — und zwar gleichgültig, ob das Vorhandensein oder das Fehlen dieser Verbindungen — stellen, immer wieder dieselben unüberbrückbaren Schwierigkeiten bereiten.

Die objektive Untersuchung der Veränderungen nach embolischen Schädigungen ergibt im Gehirn eine große Anzahl von Befunden, die zeigen, daß die „anämischen" Sequester und die „hämorrhagischen Infarkte" nicht derartig grundsätzlich zu trennen sind, wie dies bisher geschehen ist. Als wesentliche Erscheinung sind *bei den beiden typischen Folgen* der embolischen Verschlüsse, *Kreislaufstörungen zu erkennen, die engstens zusammengehören und sich nur durch graduelle Unterschiede auszeichnen: und zwar ist es die Stase in den Capillaren und kleinen Venen der embolisch versperrten Gefäßgebiete, die sowohl bei den anämischen, als auch bei den hämorrhagischen Nekrosen besonders zu beachten ist,* jene Kreislaufstörung, die schon Cohnheim im Zusammenhang mit embolischen Schädigungen eingehend besprach, die — ebenfalls im Zusammenhang mit der Pathogenese embolischer Schädigungen — auch von Thoma und Marchand gewürdigt wurde, und die — wie wir noch eingehend zu erörtern haben werden — den Mittelpunkt des Geschehens darstellt.

Wir wollen auf die Besprechung der Rolle der Stase für die Pathogenese embolischer Schädigungen des Gehirns hier noch nicht eingehen. Es sei aber darauf hingewiesen, daß eine Lösung der jetzt so verwickelt und geradezu

Nachtrag bei der Korrektur: In einem vor kurzem in der Festschrift für Lubarsch veröffentlichten Aufsatz (Virchows Arch. Bd. 275) unterstreicht auch Wegelin, daß die Frage, „warum bei annähernd gleichen Kreislaufverhältnissen in dem einen Organ ein hämorrhagischer Infarkt in dem anderen hingegen ein anämischer auftritt und warum auch in ein und demselben Organ die Folgeerscheinungen einer Embolie nicht immer dieselben sind", nicht „auf der ganzen Linie" befriedigend beantwortet werden kann. Wegelin bringt eine Anzahl Beobachtungen, die zeigen, daß die landläufige Erklärung der Beschaffenheit der Infarkte mit der Beschaffenheit der Endverzweigungen nicht mehr haltbar ist. Er hebt auch hervor, daß zwischen den „anämischen" und „hämorrhagischen" Infarkten kein durchgreifender Unterschied besteht und erinnert an Ansichten englischer und amerikanischer Forscher (Beattie und Dickson, Karsner), die zu der alten Rokitanskyschen Lehre zurückkehren, nach welcher der anämische Infarkt aus dem hämorrhagischen durch Entfärbung des Blutes entstehe. Wegelin glaubt, daß „die Lehre von der Infarktbildung nicht allein die Blutgefäßversorgung eines Organs und die Druckverhältnisse in den Gefäßen, sondern auch den Gewebsdruck und die Besonderheiten des Baues und der Funktion der vom Arterienverschluß betroffenen Organe zu berücksichtigen hat".

undurchdringlich erscheinenden Probleme nur zu erreichen ist, wenn wir uns
auf das Feststellen der *tatsächlichen* Veränderungen bei embolischen Schädigungen und nur auf ihre *unmittelbare* Deutung beschränken. Es wird sich so
zeigen, daß wir das Vorhandensein der Anastomosen oder ihr Fehlen gar nicht
zu beachten brauchen, sondern nur die kleinen Arterien, die Capillaren und
kleinen Venen, in welchen sich die Phänomene der Stase entwickeln.

COHNHEIM, THOMA, MARCHAND erklären die Stase in den Capillaren als
mechanisches Phänomen, als sekundär, gewissermaßen passiv entstanden; sie entsteht nach ihrer Meinung durch das Einströmen des Blutes aus angeschlossenen
Venen bzw. Arteriengebieten. Nun haben wir aber in den letzten Jahren durch
die Untersuchungen über funktionelle Kreislaufstörungen feste Beweise dafür
erhalten, daß die Stase in den Capillaren und Venen entstehen kann, auch ohne
daß sie von irgendeiner Rückströmung oder Stauung sozusagen erzwungen
wurde: sie kann auch primär, als eine nervöse Funktionsstörung auftreten[1].

Wie wir noch eingehend erörtern werden, stellen die beiden Tatsachen,
nämlich erstens die dominierende Bedeutung der Stase im morphologischen
Bild der embolischen Hirnveränderungen, und zweitens die Möglichkeit eines
primären Entstehens der Stase unmittelbar in den Capillaren und kleinen Venen,
den Mittelpunkt einer neuen, einheitlichen Erklärung der Pathogenese embolischer Schädigungen des Gehirns dar.

Wir hätten noch einige kurze Bemerkungen über Erkrankungen des Zentralnervensystems zu bringen, die auf Grund von Embolien, durch die Vermittlung
von *Aneurysmen* entstehen. In der grundlegenden Arbeit über die „embolischen
Aneurysmen" meint PONFICK (1873), daß beim Entstehen der Gefäßerweiterung
die kalkige, harte, stachelige Beschaffenheit der endokarditischen Thromben
als das wesentlichste Moment zu betrachten wäre. Allerdings beschreibt er
selbst einen Fall, bei welchem „die Entstehung des Blutsackes" nicht auf einen
kalkigen, sondern auf einen Embolus gewöhnlicher Art zurückgeführt werden
mußte[2]. Im Anschluß an diese Beobachtungen kamen ähnliche Feststellungen
von GOODHART, BARLOW, BERTRAND. In der 1887 erfolgten Mitteilung EP-
PINGERs wird bereits darauf hingewiesen, daß es sich bei der Entwicklung derartiger aneurysmatischer Erweiterungen vor allem um die Wirkung von Bak-
terien handelt: EPPINGER spricht über „mykotisch-embolische (parasitäre)
Aneurysmen". WALLESCH bringt 1921 im Anschluß an eigene Beobachtungen
eine kurze Zusammenstellung der in der Literatur besprochenen, embolisch
entstandenen Aneurysmen. Beachtenswert ist, daß WALLESCH unter 164 Fällen
von Aneurysmen „am Hirngrunde" insgesamt 60mal Endokarditis oder ihre
Residuen nachweist.

BERGER findet(1923), daß die Entstehung rein mechanisch bedingter Aneurysmen bisher
nicht widerlegt ist. Nach seiner Ansicht erscheinen embolische Aneurysmen häufig multipel,
„lassen die Arteria basilaris, die sonst 25% der Hirnarterienaneurysmen für sich in Anspruch nimmt, frei und haben keine Vorliebe für die linke Hemisphäre". LUBARSCH erwähnt

---

[1] Nach Untersuchungen von TANNENBERG kann eine „primäre", d. h. von den Zu-
und Abflußbedingungen unabhängige Stase auch entstehen, wenn infolge einer Gewebsschädigung — die unter Umständen morphologisch nicht nachzuweisen ist — bestimmte
Stoffe auf das Blut, das in der terminalen Strombahn fließt, einwirken.

[2] PONFICK: Über embolische Aneurysmen. Virchows Arch. 58, 528 u. 67, 384. — Nach
EPPINGER sind die ersten Aufzeichnungen über Aneurysmen embolischer Genese bei
JOLIFFE-TUFFNEL (1866), OGLE (1867), CHURCH, R. W. SMITH (1870) zu finden.

1923 fünf Fälle embolischer Aneurysmen des Gehirns. Er hebt hervor, daß „in einigen Fällen die Aneurysmen der Gehirnarterien durch die großen Blutungen verdeckt waren und erst nach genauem Suchen gefunden wurden. Er findet auch, daß „jeder Fall von Endokarditis mit großen Blutungen in Gehirnhaut und Gehirnsubstanz stark verdächtig auf embolische Aneurysmen" ist. Weitere Mitteilungen über embolische Aneurysmen finden sich bei ESSER (1928).

B. Arteriosklerotische Gefäßverschlüsse als Ursachen apoplektischer Insulte in der Literatur.

Als der eigentliche Begründer der *Lehre von der Hirnerweichung* ist nach LEUBUSCHER (1854) ROSTAN zu betrachten (1820). ROSTAN unterschied zwei Formen der Hirnerweichung, eine „entzündliche" und eine, die er mit dem Brand der Extremitäten vergleicht und bei welcher er sehr bestimmt von einer „Verknöcherung der Arterien" als Ursache spricht. BOUILLAUD (1825) bleibt bei der alleinigen Beachtung einer „entzündlichen" Genese, CRUVEILHIER und ANDRAL überlegen auch weitere Entstehungsmöglichkeiten.

Wir müssen vorausschicken, daß in dieser Anfangsperiode moderner Forschung unter „Hirnerweichung" auch Krankheitsfälle verstanden wurden, die wir — selbst wenn eine „Erweichung" der Substanz tatsächlich vorliegt — heute nicht mehr mit dieser Bezeichnung versehen. Es wurden bei den alten Autoren Erweichungsprozesse, die im Anschluß an embolische oder thrombotische Verschlüsse bei Endarteritis und bei Infektionskrankheiten als nichteitrige Auflockerung oder als eitrige Einschmelzungen auftreten, bei Hypertonie oder Urämie oder nach traumatischen Schädigungen erscheinen unter der Rubrik „Hirnerweichung" einheitlich zusammengefaßt.

Nur wenn wir diese geschichtliche Tatsache — und wohl Notwendigkeit — vermerken, sind viele Ansichten und Erwägungen klar blickender Forscher dieser Periode zu verstehen.

Bereits DURAND-FARDEL versuchte in der seinerzeit berühmten Monographie: „Traité du ramolissement du cerveau" 1843 und besonders im „Handbuch der Krankheiten des Greisenalters" (deutsche Ausgabe 1858) eine zusammenfassende Darstellung der Hirnerweichung und verwertete in seinem Material auch zahlreiche Fälle, die wir heute unzweifelhaft als durch Arteriosklerose entstanden erklären würden.

Es handelt sich um eine Arbeit, die, in einer zu Ende gehenden Periode der medizinischen Forschung entstanden, noch in der Anfangszeit der neuen, durch VIRCHOWs Wirken beherrschten Periode lebendig wirkte.

Sie ermöglicht uns einen vorzüglichen Einblick in diese Übergangszeit und erscheint um so wertvoller, als der Übersetzer des Handbuches, ULLMANN, überall versucht, die DURAND-FARDELschen Ansichten mit den Ergebnissen der neueren Forschung in Deutschland sozusagen zu konfrontieren.

Die Beschreibungen und Auseinandersetzungen über die Arten der Hirnerweichung haben für uns kein Interesse; wir dürfen vielleicht auch die, wie uns scheint, sehr treffliche und genaue Beschreibung der klinischen Bilder vernachlässigen.

DURAND-FARDEL stellt die *Lokalisation in den Hirnwindungen* in den Vordergrund; häufig betroffen findet er die Marksubstanz, dagegen die basalen Ganglien seltener. Er hebt sogar besonders hervor, daß also betreffs der

Lokalisation zwischen „Hirnerweichung" und „Hirnblutung" ein grundsätzlicher Unterschied besteht.

Interessant ist für uns die *Beschreibung der Hirnveränderungen* selbst: Durand-Fardel gibt an, daß als erste Zeichen der akuten Erweichung „Röte, das ist die lokale Hyperämie oder die Blutinfiltrationen" erscheinen; er glaubt sogar, diese Veränderungen im Augenblick ihrer Entstehung beobachtet zu haben und fand in allen Fällen, in welchen die Hyperämie einigermaßen entwickelt war, die „Röte mit Schwellung verbunden".

Wie vor ihm Andral bereits gestehen mußte, stellt auch Durand-Fardel fest, daß er die Ursache der Hirnerweichung „besonders bei Greisen" „fast in keinem Falle" bestimmen kann. Selbst die Frage, ob das vorgerückte Alter eine Prädisposition bildet, wagt Durand-Fardel nicht eindeutig zu beantworten.

Aus seinen Zusammenstellungen können wir mit Sicherheit ersehen, daß er von den Arterienveränderungen, die wir heute als arteriosklerotische bezeichnen, schon manches gewußt hat. Er spricht über „Verdickung", „Verknöcherung", „Induration" der Arterien — wie schon Abercrombie und Cruveilhier —, glaubt aber, man werde „kaum ernstlich behaupten wollen", daß diese Veränderungen „die Gefäße zur Obliteration bringen und sich dem Einströmen des Blutes in das Gehirn widersetzen". Er betont diese seine Auffassung besonders scharf, weil die Ansicht, daß Hirnerweichungen durch Ernährungsstörungen infolge primärer Arterienerkrankungen vorkämen, von Rostan, Abercrombie und auch von Hasse (1847) bereits ausgesprochen war.

Immerhin stellt auch Durand-Fardel fest, daß die Hirnarterien „bei Greisen, die an einer Hämorrhagie oder Erweichung gestorben sind, viel häufiger als bei den übrigen durch Ossification, Verdickung oder einfache Ablagerung weißer oder cartilaginöser Substanz an ihren Wänden verändert erscheinen". Dennoch glaubt er die Hirnveränderungen eher mit der Annahme einer „Encephalitis" verstehen zu können, als durch simple Kreislaufstörung entstanden.

Durand-Fardel neigt also zu der Ansicht, daß die Hirnerweichungen im Greisenalter durch „entzündliche Blutkongestion"[1] verursacht werden; Gefäßverschlüsse, wie sie von Abercrombie oder Hasse beschrieben wurden, dürften wohl als Zeichen und Begleiterscheinungen dieses Entzündungsprozesses aufgetreten sein.

Unter Entzündung verstehen allerdings die Autoren der ersten Hälfte des vorigen Jahrhunderts mancherlei Prozesse, die wir heute nicht mehr in die Gruppe dieser Erkrankungen einreihen; um so interessanter ist für uns die Tatsache, daß Durand-Fardel bei der Besprechung der Erweichung die Folgen primärer Kreislaufstörungen und die der „Entzündung" sehr scharf voneinander trennt, und daß er die uns interessierende Hirnerweichung ausdrücklich nicht mit einer primären Kreislaufbehinderung erklärt.

Durand-Fardel unterscheidet eine „rote" und eine „gelbe" Erweichung; es ist zwar *nicht ganz klar* aus seinen Worten zu ersehen, aber man hat den

---

[1] Die „Kongestion" ist übrigens — wir werden darauf noch zu sprechen kommen — nach Durand-Fardel auch die Hauptursache der apoplektischen Hirnblutungen.

Eindruck, daß er die beiden Formen als verschiedene Altersstufen ein und desselben Prozesses auffaßt[1].

Für den Stand der Dinge kennzeichnend ist übrigens eine Bemerkung Virchows bei der Besprechung seiner Forschungen über „Phlogose und Thrombose im Gefäßsystem": „Als ich meine Untersuchungen begann, fand ich die Lehre von den Entzündungen im Gefäßsystem in einer sonderbaren Verwirrung vor. Unvollständige Beobachtung und unvollständige Doktrin waren darin auf eine kaum zu lösende Weise durcheinander gewirrt."

Überblicken wir die Literatur der Erweichungsprozesse im Gehirn aus den 50er und 60er Jahren des vorigen Jahrhunderts, so fällt zunächst die fast ausschließliche Beachtung der neu entdeckten embolischen Genese auf; es kommt den Autoren vor allem darauf an, zu bestätigen, daß außer der allgemein anerkannten, „entzündlichen" Genese auch Fälle von Hirnerweichungen vorkommen, bei welchen als Ursache embolisch verschleppte Gefäßverschlüsse anzusehen sind.

Durch Henle, weiterhin durch Traube (1854) bekommt aber allmählich auch die — wie erwähnt, schon wiederholt geäußerte — Ansicht feste Gestalt, daß Erweichungsprozesse des Gehirns auch durch primäre Arterienthrombosen hervorgerufen werden können. Leubuscher betont neben anderen Ursachen bereits die Bedeutung der „Atherose" (1854).

Eine theoretische Erklärung der Hirnerweichungen möchten wir aus dieser reichlich unklaren Periode besonders erwähnen, weil sie in manchem mit neuesten Forschungsergebnissen übereinstimmen: Eisenmann sieht die unmittelbare Ursache der Hirnerweichung in der *Stase* und verwirft entschieden die Möglichkeit einer primären Nekrose; thrombotische und embolische Verschlüsse bewirken nur darum Erweichung, weil sie vermehrten Blutandrang in das Stromgebiet des verstopften Gefäßes veranlassen und hier zuletzt Hyperämie und Stase erzeugen.

Alles in allem: Klarheit ist zunächst noch unmöglich, weil die Diskussion über die zum Teil unfaßbaren Grundbegriffe vorerst noch im Vordergrund

---

[1] Im „Lehrbuch der pathologischen Anatomie" von Bock (Professor in Leipzig 1852) finden wir die Erweichungsprozesse der Hirnsubstanz in 3 genetisch verschiedene Arten klassifiziert.

1. Die „rote" Erweichung, die stets die Folge einer primären oder sekundären „Encephalitis" darstellt.

2. Die „weiße", „hydrocephalische" Erweichung und 3. die „gelbe" Erweichung. Diese letzterwähnte Form der Hirnerweichung tritt am häufigsten im vorgerückten Alter auf und ist in ihrem Wesen nach Bock „noch ziemlich dunkel". Autoritäten wie Engel und Rokitansky unterscheiden die verschieden gefärbten Erweichungen ebenfalls sehr scharf.

Engel meint, daß eine „primäre gelbe Erweichung" in allen Fällen von einer Gerinnung des Blutes innerhalb der Gehirngefäße abgeleitet werden könne, und daß sie mit der Nekrose anderer Gewebe gleichzustellen wäre.

Rokitansky vermutet, daß die „gelbe" Erweichung in einem pathologisch-chemischen Prozeß begründet sei und wesentlich durch Freiwerden einer Säure (Phosphorsäure oder einer der Fettsäuren) veranlaßt werde; die wirksame Säure entsteht meistens durch Obturation der Gefäße bzw. Aufhebung des Kreislaufes in einem Gehirnteil; auch Entzündungsprodukte oder resorbierende Blutextravasate könnten zu ihrem Entstehen Veranlassung geben (s. später Westphal und Bär und Staemmler). Die „rote" Erweichung soll dagegen nach Rokitansky „entzündlicher" Genese sein: Die Erweichung entsteht als Folge der entzündlichen Exsudation in das betroffene Hirngebiet.

steht, weil die Arteriosklerose als ätiologischer Faktor noch nicht genügend gewürdigt werden kann, und weil die neu entdeckte ätiologische Bedeutung der embolischen Verschlüsse auch Zusammenhänge, die bisher vollständig klar schienen, nun auf einmal erschüttert.

In dem 1877 erschienenen „Lehrbuch der pathologischen Anatomie" von BIRCH-HIRSCHFELD finden wir bereits eine abgeklärte Darstellung der uns interessierenden Erweichungsprozesse. Die Arteriosklerose als Ursache thrombotischer Gefäßverschlüsse tritt klar hervor; BIRCH-HIRSCHFELD zeigt bereits, daß man an Farbendifferenzen das Alter der betreffenden Veränderungen erkennen kann und hebt hervor, daß ein entzündlicher Vorgang mit einfachen regressiven Ernährungsstörungen nur zu leicht verwechselt werden kann. Besonders interessant ist für uns folgende Beobachtung BIRCH-HIRSCHFELDs: Er findet in frischen Fällen der „roten" Erweichung „spindelförmige Erweiterungen der Capillaren und kleinen Gefäße, dissezierende Aneurysmen".

Im Anschluß an die Untersuchungen von DURET (1874) kann er auch über die *Lokalisation* der Erweichungserscheinungen genaue Angaben bringen. BIRCH-HIRSCHFELD würdigt bereits auch die HEUBNERschen Untersuchungen über Hirnerweichung bei syphilitischer Endarteriitis.

Die Darstellung BIRCH-HIRSCHFELDs findet in der Besprechung unseres Themas durch WERNICKE (1881) wesentliche Ergänzung. Zu den bisher allgemein gewürdigten Ursachen apoplektischer Hirnerweichungen reiht WERNICKE auch Fälle, deren Veränderungen durch eine abnorme Gerinnungsfähigkeit des Blutes bei Pneumonie oder Puerperium entstanden sind (s. auch STRAUSS 1877).

Von Interesse ist nur für uns in erster Linie, daß WERNICKE als erster versucht, spezielle Momente zu finden, die die arteriosklerotischen Hirnerweichungen in ihrer *Pathogenese* erklären. So findet er also, daß arteriosklerotische Hirngefäße schon darum zu Ernährungsstörungen führen müssen, weil sie ihre *Elastizität* eingebüßt haben; durch die Untersuchungen von MAREY. ist es ja bekannt geworden, daß starre Röhren bei rhythmischen Propulsionen viel geringere Flüssigkeitsmengen befördern als elastische; so glaubt übrigens WERNICKE auch erklären zu können, daß in manchen Fällen von apoplektischen Hirnerweichungen nur Verengerungen und keine eigentlichen Verschlüsse nachzuweisen sind. Die Erweichung selbst muß nach WERNICKE als ein „Macerationsprozeß" aufgefaßt werden.

„Kollabiert... mit der Verschließung der Arterien ihr intracerebrales Ausbreitungsgebiet, so müssen die Lymphräume sich erweitern und durch Ansaugung von Cerebrospinalflüssigkeit in ungewöhnlichem Maße füllen. Daher ist der nächste Effekt der Arterienverstopfung die seröse Durchtränkung des betroffenen Gehirngebietes." So erklärt sich also, daß frische Erweichungsherde eine Volumsvermehrung zeigen, „während man doch erwarten sollte, das von dem arteriellen Blute abgesperrte Gebiet kollabiert zu finden". In der Umgebung des nekrotischen Gewebsstückes findet WERNICKE, wie überall, auch im Gehirn einen „entzündlichen" Prozeß: „Die Blutgefäße erweitern sich und lassen zahlreiche weiße Blutkörperchen austreten..." [1].

Über den Mechanismus der *Blutungen* im verschlossenen Gefäßgebiet — die auch er bei arteriosklerotischen Gefäßverschlüssen oft festgestellt hat — entwickelt WERNICKE keine eigene Gedanken: Wie schon im Vorhergehenden

---

[1] WERNICKE glaubt noch, daß die sog. Körnchenzellen aus diesen ausgewanderten, weißen Blutkörperchen entstehen.

erwähnt, schließt er sich — allerdings in einer nicht völlig motivierten Art — den Erklärungen COHNHEIMs an.

Nach den klinischen Erscheinungen wäre auch bei den thrombotischen Apoplexien sehr häufig eine *rasche* Unterbrechung des Blutstromes anzunehmen. So glaubt, wie schon früher LABORDE, auch WERNICKE, daß es sich in diesen Fällen um *embolische Prozesse* handelt, die ihren Ausgang von atheromatösen Geschwüren an den Arterien der Hirnbasis nehmen.

Auf eine Besprechung der anatomischen Lokalisation arteriosklerotischer Veränderungen geht WERNICKE nicht ein; er bringt aber eine reiche Kasuistik eigener Beobachtungen und Fälle der Literatur mit Veränderungen in den verschiedensten Hirnteilen.

Aus der 1897 erschienenen Darstellung der arteriosklerotischen Erweichungsprozesse von MONAKOW möchte ich hier zunächst nur Äußerungen wiederholen, die die bisher erörterten Darstellungen als Beschreibung oder Beobachtung wesentlich ergänzen.

MONAKOW findet also, daß der arteriosklerotische Prozeß sich auf mittlere und kleine Arterien des Gehirns derart ausdehnen kann, „daß dieselben eine ganz starre Beschaffenheit annehmen, und daß z. B. auf einem Querschnitt durch die Hirnmasse die Gefäße wie Stoppeln die Schnittflächen überragen". Er glaubt weiterhin feststellen zu dürfen, daß die ersten Veränderungen, die dem unbewaffneten Auge sichtbar werden, etwa 24 Stunden nach dem — embolischen oder thrombotischen — Verschluß erscheinen. „Nach gänzlicher Ausschaltung des arteriellen Zuflusses bei einem größeren Arterienbezirk erscheint die geschädigte Hirnpartie, wenn etwa 24—48 Stunden nach der Arterienobturation verflossen sind, von gallertiger Beschaffenheit, blutig punktiert und grau marmoriert."

Weiterhin: es gibt Fälle, bei welchen trotz hochgradiger Einengung des Arterienlumens durch Arteriosklerose regressive Veränderungen unterbleiben; MONAKOW meint, daß die Störung in solchen Fällen vor allem durch die intakte Herzkraft kompensiert wird. Er findet, daß das Lumen der Arterien nur selten innerhalb *kurzer* Zeit durch Thrombose völlig verlegt erscheint. Vielmehr lagern sich die Gerinnsel allmählich und schichtenweise der Gefäßwand an; kennzeichnend ist auch, daß öfters mehrere Arterien *gleichzeitig* oder im selben Gefäß *zugleich mehrere Stellen* betroffen werden. Interessant ist der Hinweis MONAKOWs, daß bei der Thrombose häufiger als bei der Embolie *doppelseitige* Erkrankungen vorkommen; nicht selten auch *symmetrische* Verstopfungen — besonders der Occipitalarterien. In der Regel vergehen — nach MONAKOW — zwischen den Verstopfungen der beiden Seiten Monate oder Jahre.

MONAKOW findet, daß Embolie und Thrombose, was Lokalisation anbelangt, sich entgegengesetzt verhalten: während die Thrombose an jeder beliebigen Stelle des Gehirns — wenn auch nicht gleich häufig — auftritt, ist die Embolie charakterisiert durch ihr Auftreten an bestimmten Prädilektionsstellen. Als besondere Prädilektionsstelle der arteriosklerotischen Schädigungen könnte man nach MONAKOW höchstens jene Hirnbezirke betrachten, die von den *corticalen Zweigen* der Arteria fossae Sylvii und der Arteria cerebri posterior versorgt werden.

Den wertvollsten Teil der MONAKOWschen Darstellung erblicken wir in seinem Versuch, bestimmte Gefäßverschlüsse mit klinischen Bildern zu vereinigen.

Im Anschluß an DURET verfolgt er die Verschlüsse der einzelnen DURET-schen Äste der Arteria cerebri media und versucht die dabei festgestellten Hirnveränderungen auf Grund eigener Beobachtungen und auf Grund fremder Mitteilungen so weit zu vereinigen, daß aus den klinischen Symptomen auf die Lokalisation der Thrombose geschlossen werden könnte. Wir müßten uns allerdings hier hauptsächlich auf die in diesen Untersuchungen enthaltenen anatomischen Feststellungen beschränken, die uns aber zahlreiche Hinweise auf eigene Beobachtungen geben.

Motorische Aphasie mit Facialismonoplegie, Parese des Stimmbandes, unter Umständen Parese der Zunge und des Armes, weist auf eine *Thrombose im ersten corticalen Ast der Arteria fossae Sylvii*, also auf eine *Erweichung im Gebiet der zweiten und dritten Frontalwindung links* hin. Findet die Verstopfung *rechts* statt, so zeigt sich dies klinisch in Anarthrie; bei doppelseitiger Thrombose des in Frage stehenden Astes kommt es zu absoluter motorischer Aphasie und teilweiser Lähmung der Stimmbänder.

Die Verstopfung des *zweiten corticalen Astes* der Arterie fossae Sylvii (des von DURET „Arteria parietalis ant." genannten Gefäßes) verursacht die *Erweichung des unteren Drittels der Zentralwindungen, des Operculums und der Insel*. Klinisch: Totale Hemiplegie (auch das Bein ist gelähmt). Hemianästhesie.

Obliteration des *dritten corticalen Astes*: *Erweichung des Marklagers* oder des ganzen Gebietes *des Gyrus angularis*; leichte Läsion des *Gyrus supramarginalis*. Klinisch: Bei linksseitiger und vollständiger Läsion subcorticale Alexie und oft rechtsseitige Hemianopsie. Der Verschluß dieses dritten Astes ist häufig kombiniert mit dem *Verschluß des vierten Astes*. Man findet dann *Herde im Gyrus supramarginalis, Gyrus angularis* und in den hinteren Partien der ersten und zweiten Temporalwindung. Klinisch: Hemiparese der gekreuzten Seite, sensorische Aphasie, Paraphasie, Störungen des Muskelsinns, Hemianopsie und Alexie. Die aphasischen Störungen natürlich bei linksseitiger Affektion.

Eine *isolierte Verstopfung* des vierten corticalen Astes kommt selten vor: Lädiert erscheinen die oberen Temporalwindungen und teilweise auch der Gyrus occipito-temporalis. Klinisch: Bei linksseitiger Läsion Worttaubheit, die aber — dem multiplen Auftreten arteriosklerotischer Herde entsprechend — niemals rein zutage tritt. Schädigungen der rechten Seite können nach MONAKOW — wenigstens bei Rechtshändern — latent bleiben.

Thrombose der *vorderen Hirnarterien* soll nicht sehr selten sein; gewöhnlich handle es sich um eine *Verengerung* an der Abzweigungsstelle aus der Carotis. Die Erweichungsherde sitzen in der oberen und auch in der unteren Frontalwindung, im Balkenknie und im Centrum ovale des Frontallappens. Nicht selten Erweichung *im Striatum*. Klinisch: Psychische Störungen, Monoplegie des Beines. Beginn oft mit Konvulsionen, Geruchstörung.

Thrombose im Bereich der *hinteren Hirnarterie* (Arteria cerebri post.) kommt ebenfalls recht häufig vor. Der Verschluß sitzt nach MONAKOW im Stamm dieser Arterie, und zwar an der Abgangsstelle der Arteria occipitalis. Erweichungsherde in den Occipitalwindungen (Sehsphäre), Gyrus occipito-temporalis und Gyrus hippocampi. Auch der Markkörper kann so hochgradig erweichen, daß die Rinde unterminiert wird und einsinkt. Thrombose der *Arteria occipitalis allein* ergibt Erweichung der Rinde der Fissura calcarina, des Cuneus und des Lobulus lingualis. Klinisch: Bei plötzlichem Beginn Bewußtseinsstörung, Konvulsionen, Delirien, später Hemianopsie. Beim schubweisen Auftreten eine Zeitlang Schwindelanfälle, „Absence"-Zustände, Kopfschmerz, vorübergehende hemianopische Sehstörungen, Flimmerskotom und dann schwerer apoplektischer Anfall mit Bewußtseinsverlust, Krämpfen und nachfolgender Hemiplegie. Die Hemiplegie schwindet und es bleiben Hemianopsie mit aphasischen Störungen (amnestische Aphasie) zurück.

Merkwürdigerweise behandelt MONAKOW Thrombosen der zentralen Arterienzweige — Arterien der basalen Ganglien — nur nebenbei: wohl darum, weil seinerzeit klinische Symptome noch kaum bekannt waren. Vielleicht steht aber MONAKOW hier auch unter dem Einfluß DURAND-FARDELs. Ihr Auftreten geht nach MONAKOWs Ansicht immer Hand in Hand mit Schädigungen in den Gebieten der corticalen Arterien. Die Herde sind meist zerstreut, stecknadelkopf- bis bohnengroß und jedem von ihnen entspricht ein thrombotisches Gefäß.

Immerhin bemerkt auch MONAKOW, daß *Erweichungsherde* besonders *im Kopf des Striatums* nicht selten auch *isoliert* vorkommen.

Im ganzen finden wir die Darstellung der arteriosklerotischen Veränderungen der basalen Ganglien bei MONAKOW, im Vergleich zu den Beschreibungen der Veränderungen bei Verschlüssen anderer Gebiete, unsicher und dürftig.

Die Darstellung arteriosklerotischer Schädigungen des Zentralnervensystems bei MONAKOW ist sonst die bisher vollkommenste; in ihrer Originalität, Gründlichkeit und Vielseitigkeit wurde sie bisher von keiner der zusammenfassenden Darstellungen übertroffen; viele der späteren Autoren begnügen sich mit recht lückenhaften Wiederholungen der MONAKOWSchen Forschungen.

Allerdings hat die Lehre von den arteriosklerotischen Schädigungen des Zentralnervensystems auch nach der eben besprochenen MONAKOWSchen Darstellung noch wesentliche Ergänzungen erfahren.

Zunächst gelang WALLENBERG 1895 — wie wir schon bei der Besprechung der Literatur embolischer Schädigungen erwähnt haben — die genaue Beschreibung des Krankheitsbildes und die genaue Lokalisation der anatomischen Veränderungen bei arteriosklerotisch-thrombotischen Verschlüssen der Arteria cerebellaris posterior inferior.

In der 1895 erschienenen Mitteilung JACOBSONS finden wir bereits angegeben, daß die „schwere" Form der Arteriosklerose besonders in den großen Ganglien nachzuweisen ist; der Wert dieser Feststellung erscheint mir aber etwas problematisch, da JACOBSON apoplektische Blutungen und Arteriosklerose ohne weiteres identifiziert und von Blutungen auf „schwere Arteriosklerose" folgert. Als Sitz der arteriosklerotisch-thrombotischen Schädigungen soll der Hirnstamm — besonders Pons und Medulla oblongata — prädestiniert sein.

BINSWANGER hebt unter der Bezeichnung einer „Encephalitis subcorticalis diffusa" eine besondere Form der arteriosklerotischen Hirnerkrankung hervor.

ALZHEIMER, NISSL und ihre Schüler versuchen die feineren Vorgänge der arteriosklerotischen Hirnerkrankung zu präzisieren.

Zu den wichtigsten Ergebnissen der Erforschung arteriosklerotischer Hirnveränderungen gehören die Feststellungen von PIERRE MARIE über die „Foyers lacunaires de désintegration" (mitgeteilt 1901). Nach vorbereitenden Arbeiten von CAMPBELL (1894) und von ALZHEIMER (1894 und 1898) beschreibt PIERRE MARIE kleine Herde im Gehirn alter Individuen, kleine und kleinste Höhlen, die sich regelmäßig um einen Arterienstamm ausgebildet haben. Der Hohlraum scheint manchmal mit einer in der Leiche gelatinös aussehenden Substanz ausgefüllt zu sein. Oft kann in der Wand der kleinen Höhlen eine narbige Verhärtung nachgewiesen werden. (S. unsere Abb. 54.)

Besonders interessant ist für uns die Feststellung, daß die Lakunen vorwiegend im *Putamen* nachzuweisen sind. FERRAND, der die Untersuchungen PIERRE MARIES systematisch ausgebaut hat, konnte diese Lokalisation unter 88 Fällen 64mal feststellen; 39mal nur in der einen Hemisphäre und 25mal bilateral. Betroffen sind weiterhin Globus pallidus, Thalamus opticus, innere Kapsel, die Brücke, Nucleus caudatus und Centrum semiovale. Die Zahl der „Lakunen" ist recht verschieden, manchmal so hoch, daß sie gar nicht ausgezählt werden kann und in anderen — und zwar in den meisten — Fällen findet man nur 3—4 Herde; meistens liegen diese verstreut in verschiedenen Kerngruppen.

Histologisch sieht man nach CATOLA (1904) den zentralen Arterienast zwar oft verengt, aber immer durchgängig und mit roten Blutkörperchen gefüllt; im Hohlraum der Lakune vielfach eine Infiltration weißer Blutkörperchen. Weiterhin ist in den älteren Lakunen regelmäßig eine perivasculäre Gliose (ALZHEIMER) nachzuweisen. Vielfach findet man auch Reste kleiner Blutungen.

Alles in allem: Im Vordergrund stehen mehr die Veränderungen der Adventitia als die der Intima. Die Media kann nach CATOLA atrophisch, aber auch hypertrophisch erscheinen und enthält häufig neugebildete elastische Fasern. Als Ursache sind nach PIERRE MARIE Alter und Arteriosklerose zusammen zu betrachten. Vielfach findet man in den Gehirnen neben Lakunen auch ausgedehntere Erweichungsprozesse oder Blutungen; diese groben Läsionen dürften nach PIERRE MARIE direkt oder indirekt mit dem Vorhandensein der Lakunen zusammenhängen.

Aus einer Mitteilung von BUCHHOLZ 1905 möchte ich den histologischen Nachweis von Blutungen hervorheben, die bei arteriosklerotischen Thrombosen Gefäße des Läsionsgebietes röhrenförmig umgaben.

In einem Referat betont SPIELMEYER (1911) — der sich mit der Frage der Lokalisation der Hirnarteriosklerose wiederholt beschäftigte —, daß aus unbekannten Gründen bald dieses, bald jenes Gefäßgebiet im Gehirn erkrankt, „bald größere Äste, bald die kleinen oder die langen Rindengefäße", und unterscheidet eine „grobe" Form der Hirnarteriosklerose, die den Hirnstamm befällt, von der Arteriosklerose des Hirnmantels. Unter seiner Leitung führte in den letzten Jahren KODAMA eine Untersuchung über *die Lokalisation* arteriosklerotischer Veränderungen im Großhirn aus, wobei gerade die „groben" Veränderungen besonders beobachtet wurden. An einem Material von 18 Fällen konnte KODAMA eine ausgesprochene *Bevorzugung der Stammganglien* feststellen; er fand die Stammganglien in insgesamt 15 Fällen betroffen; besonders häufig erkrankt erschien das Putamen, „die häufigste Prädilektionsstelle" und der Nucleus caudatus; dann kommt in der Reihenfolge das Pallidum. Als besondere Prädilektionsstelle wird auch noch das Claustrum bezeichnet. Im Putamen fand KODAMA meist kleinere Herde; die Herde des Nucleus caudatus liegen vor allem im Kopfteil. 3mal wurden auch Herde der inneren Kapsel gefunden. Das Hemisphärenmark ist nach KODAMA häufiger im Occipitallappen als in der Zentralregion betroffen; er findet es merkwürdig, daß trotz gleicher Gefäßversorgung der Occipitallappen so häufig betroffen wird, und daß das Ammonshorn nicht selten verschont bleibt. In 3 Fällen vermerkt KODAMA eine „elektive Großhirnmantelarteriosklerose".

Ähnliche Resultate vermerken in einer ebenfalls vor kurzem erschienenen Mitteilung FOIX und LEY (1927). Sie fanden in 100 Fällen von größeren Erweichungen 69mal das Ernährungsgebiet der Art. cerebri media betroffen, 19mal Veränderungen im Gebiet der Art. cerebri posterior und 12mal im Gebiet der Art. cerebri anterior. In 63 besonders untersuchten Fällen erschienen die Arterien 19mal völlig obliteriert, darunter 7mal embolisch. Noch makroskopisch sichtbar erschien das Lumen in 14 Fällen, inkomplett blieb der Verschluß in 30 Fällen; eine gewisse Arterienläsion gehört also schon zur Erweichung, doch ein hochgradiger Verschluß liegt nur in 50°/₀ der Fälle vor. Selbst in den Fällen, in welchen eine Arteriosklerose nachzuweisen ist, glauben FOIX und LEY die volle Erklärung der Erweichung noch nicht einwandfrei gefunden zu haben:

Als akzessorische Ursachen nehmen sie unter anderen „Angiospasmen" an. Auch reine, von Arteriosklerose völlig unabhängige, funktionelle Kreislaufstörungen könnten nach den Autoren zu Erweichungsprozessen führen.

Die Arbeit von FOIX und LEY, die offensichtlich unter dem Einfluß der WESTPHAL-BÄRschen Untersuchungen über Apoplexien entstanden ist, hat sich als *Hauptziel den Nachweis gestellt, daß* als Ursachen der „Apoplexie" *Erweichungen häufiger als Blutungen gefunden würden.* Sie fanden bei 66 Fällen, die in den ersten drei Wochen nach dem Schlaganfall zugrunde gingen, Erweichungen 47mal, Blutungen 19mal. Bei alter Hemiplegie sahen sie auf 9 Erweichungen eine Blutung. Ihr Untersuchungsmaterial stammt aus dem *Altershaus* in Ivry; dies dürfte die Erklärung für die große Häufigkeit der Erweichungsprozesse in ihren Untersuchungen darstellen. Allgemeine Folgerungen, wie dies die Autoren wollen, kann man aus ihren Befunden nicht ziehen. Beim Studium eines größeren, gemischten Materials stellt es sich ja ohne weiteres heraus, daß die apoplektischen Blutungen den Erweichungen gegenüber durchaus nicht in den Hintergrund treten. Das Resultat von FOIX und LEY ist um so unhaltbarer, als die beiden Autoren auch die sog. hämorrhagischen Erweichungen zu den „Blutungen" gerechnet haben.

C. Die Entwicklung der Lehre von den blutigen Schlaganfällen.

Im Anfang des vorigen Jahrhunderts verstand man unter „Apoplexie" ein Krankheitsbild, dessen Charakter *durch klinische* Eigenschaften: Plötzliches Auftreten, Störungen des Bewußtseins, der Beweglichkeit und der Sprache bestimmt wurde.

Bereits ABERCROMBIE bespricht klinische Symptome, die dem apoplektischen Anfall *vorausgehen*: Kopfschmerz, Schwindel, ein Gefühl von Schwere und Vollheit im Kopfe, ein heftiges Klopfen der Arterien und ein verworrenes Geräusch in den Ohren; Nasenbluten, Ohnmachten, unzusammenhängendes Sprechen „wie im Rausch", Doppelsehen, vorübergehende völlige Blindheit, Schläfrigkeit, partielle Lähmungen. Sie kennzeichnen die Anlage zu Apoplexie und erscheinen oft geraume Zeit vor dem wirklichen Anfall.

ABERCROMBIE unterscheidet klinisch 1. Anfälle, die den Patienten *plötzlich* betreffen: „Er ist seiner Sinne und aller Bewegung beraubt und liegt gleich einem von tiefstem Schlaf befallenen Menschen." Eine 2. Form der Anfälle beginnt mit Kopfschmerz und der Patient gelangt allmählich in apoplektisches Koma. Bei der 3. Form treten zwar allmählich Lähmungen und Sprachverlust auf, aber Koma ist nicht zu beobachten.

Diesen Krankheitsbildern entsprechen nach ABERCROMBIE pathologischanatomisch drei verschiedene „Abteilungen": „Die Apoplexie mit Blutextravasation, die Apoplexie mit seröser Ausschwitzung und die Apoplexie ohne alle krankhaften Erscheinungen" (S. 276 der deutschen Übersetzung: „Untersuchungen usw.", übersetzt von GERHARD V. D. BUSCH, Bremen 1829)[1]. ABERCROMBIE teilt übrigens bereits bestimmte Vorstellungen über die Pathogenese der apoplektischen Insulte mit. Die „einfache" Apoplexie, jene Form, bei

---

[1] Aus historischem Interesse erwähnen wir, daß bereits MORGAGNI eine „seröse" Apoplexie von der „blutigen" unterschied, eine Unterscheidung, die übrigens — mehr oder weniger anders ausgedrückt — noch bis in die letzte Zeit unserer Epoche getroffen wird. Die Apoplexien „ohne anatomischen Befund" haben die Phantasie mancher Ärzte beschäftigt: SEELMATTER meinte, die Krankheit entstehe infolge einer plötzlichen Erschlaffung der Nerven; NICOLAI hielt einen Krampf in den Hirnhäuten für die Ursache derselben und WEIKARD beschuldigte Krampfzustände der Hirnnerven und Gefäße; KORTUM bezeichnete alle diese Apoplexiefälle als „Apoplexia nervosa" (zitiert nach der ABERCROMBIE-Übersetzung S. 267).

welcher nach ABERCROMBIE pathologisch-anatomische Veränderungen des Gehirns nicht nachzuweisen sind, soll die Folge eines „kongestiven" Zustandes des Gehirns darstellen; bei der „gewöhnlichen Form" dagegen, bei der „blutigen" Apoplexie, handelt es sich um die *Zerreißung einer bereits kranken Arterie*, wie dies bereits in einem von MORGAGNI erzählten Beispiel der Fall war. „Verknöcherung" der Arterien, „erdartige" Brüchigkeit, Verengerung oder völlige Obliteration des Arterienkanals an den verhärteten Teilen, Verdickung der inneren Haut, das sind nach ABERCROMBIE Veränderungen, die den Riß vorbereiten; manchmal findet man die verdickte innere Haut von einer weichen, breiartigen Konsistenz; auch ist die Intima von der Arterienwand oft leicht abzulösen. Trotzdem es CHEYNE[1] bereits gelungen war, Risse bei Hirnblutungen nachzuweisen, glaubt ABERCROMBIE, daß man „vergebens wird versuchen, die Blutung aus besonderen Gefäßen herleiten zu wollen"; „im allgemeinen müssen zahlreiche Gefäße durch die bedeutende Zerreißung verletzt werden, woher sich dann die gemachte Beobachtung, daß das Extravasat von verschiedenen Punkten auf einmal entspringt, erklären lassen mag".

Um die Ansichten ABERCROMBIES genau wiederzugeben, erwähnen wir, daß seiner Meinung nach in derartigen Fällen von blutigen Apoplexien „jener kongestive Zustand, der das Wesen der einfachen Apoplexie zu konstituieren scheint", *nicht* im Spiele ist. Von weiteren Ursachen, die ABERCROMBIE für die Erklärung apoplektischer Blutungen heranzieht, erwähnen wir noch die Vereiterung und Zerreißung von Arterien (MORGAGNI, MILLS, SERRES haben nach ABERCROMBIE derartige Fälle früher beschrieben); auch Blutungen durch Zerreißen kleiner Aneurysmen in verschiedenen Teilen der Hirnsubstanz waren ABERCOMBIE bereits bekannt: SERRES beschreibt ein hühnereigroßes Aneurysma der Arteria basilaris; in den „Arch. générales de Médicin" fand ABERCROMBIE ebenfalls einen Fall aufgezeichnet, bei welchem eine Apoplexie nach Zerreißung eines kleinen Aneurysmas im Circulus Willisii entstanden war.

Die apoplektischen Insulte ohne anatomischen Befund glaubt ABERCROMBIE in einer „Unterbrechung der Wechselbeziehungen", die zwischen dem arteriellen und venösen System des Gehirns bestehen, erklären zu können. Er nimmt nämlich im Anschluß an KELLIE[2] an, daß die gesamte Blutmenge des Gehirns immer eine konstante ist: wenn man also annehmen könnte, daß in einem Falle mehr als die gewöhnliche Menge Blut in dem einen System angehäuft worden sei, so müßte die notwendige Folge davon eine ebenmäßige Verringerung derselben in dem anderen sein,... Es „müßte also auf diese Weise eine Störung der Zirkulation entstehen...", wenn infolge einer pathologischen Verstärkung des „Antriebes der allgemeinen Zirkulation" eine Überfüllung des arteriellen Systems im Gehirn auftrete. Die Ursache der einfachen Apoplexie wäre also eine *allgemeine Kreislaufstörung, die sich zumindest auf den ganzen Kopf erstrecke.* Einen Beweis für diese Anschauung erblickt ABERCROMBIE in der Beobachtung, daß bei Menschen, die apoplektisch gestorben waren, bei der Sektion „aus den äußeren Kopfbedeckungen" ungewöhnlich große Blutmengen abfließen; CHEYNE hat auf diese Weise in verschiedenen Fällen beinahe je ein Pfund Blut gesammelt. Auch die deutliche „Aufgetriebenheit der Gesichtszüge" und des Halses bei

---

[1] CHEYNE, JOHN, Prof. in Dublin 1777—1836.

[2] KELLIE, später MONRO behaupteten, daß die Blutmenge des Gehirns unveränderlich ist.

Apoplexien spricht für eine Überladung des arteriellen Systems des *ganzen Kopfes* — nicht nur des Gehirns — und somit für eine Zerstörung der normalen Beziehungen zwischen arteriellem und venösem System; den Effekt dieser Verschiebung erblickt ABERCROMBIE offenbar in einer Ernährungsstörung des Hirngewebes.

Wie wir noch sehen werden, enthalten diese kurz rekapitulierten Kenntnisse, Feststellungen und Ansichten ABERCROMBIES so ziemlich sämtliche Erwägungen und Annahmen — vollentwickelt oder im Keim —, die man bis in unsere Tage als Ursachen blutiger, apoplektischer Schädigungen erörtert hat.

Ungefähr zur selben Zeit, als die eben besprochenen Ansichten ABERCROMBIES bekannt wurden, erschien die Arbeit von ROCHOUX über die Entstehung der Hirnblutungen (1833).

ROCHOUX, der sich über Probleme der apoplektischen Schädigungen schon seit 1811 wiederholt äußerte, kommt auf Grund anatomisch-pathologischer Untersuchungen weiterhin nach einer kritischen Betrachtung der Literatur — ohne übrigens auf die beim Erscheinen der zweiten Auflage seines Buches (1833) bereits bekannten Untersuchungen ABERCROMBIES besonders Rücksicht zu nehmen — zu der Ansicht, daß die Hirnblutung die Folge eines langsamen und unmerkbaren „Desorganisationsprozesses" darstellt, der die „Kohäsion" der Hirnsubstanz derartig alteriert, daß endlich ein Moment eintritt, in welchem die Capillaren bereits unter dem Andrang des normalen Blutstromes plötzlich zerreißen und die Blutung austreten lassen. Wir werden sehen, daß auch diese Theorie — man könnte auch sagen Kombinationsmöglichkeit — noch in der letzten Zeit als Erklärung apoplektischer Insulte auftaucht.

ROCHOUX kennt auch Fälle, bei welchen die Hirnblutung durch Risse irgendwelcher Hirnarterien entstand und beschreibt selbst derartige Beobachtungen: Den Fall einer Ruptur der Arteria basilaris, einen Fall von Carotisruptur, Hämorrhagien durch Ruptur der Arteria communicans und durch Ruptur eines Aneurysmas der Arteria basilaris (S. 339—347). Auch in der Literatur konnte er eine Anzahl entsprechender Fälle finden; er erwähnt den berühmten Fall MORGAGNIS (Epist. II art. 20: De sedib. et caus etc.). Immerhin: „Les ruptures des artères encéphaliques sont très rares, et je n'en connais que les neuf exemples transcrits ou cités. Les ruptures des vènes sont plus rares encore" (ROCHOUX S. 347). Durch ROCHOUX hat übrigens auch der Bregiff der Apoplexie eine Verschiebung erfahren; er behandelt in erster Linie Fälle mit Blutungen und in der Folgezeit verstehen viele Autoren unter Apoplexie nicht mehr einen klinischen Krankheitsbegriff, sondern apoplektische Blutungen.

Nachdem sich schon WEPFER und MORGAGNI mit Fragen der Lokalisation beschäftigt haben und ANDRAL bereits im modernen Sinn genaue Angaben über den Sitz der apoplektischen Schädigungen machen konnte, stellt auch ROCHOUX seine Beobachtungen über Lokalisation zusammen. Interessant für uns ist, daß in den Untersuchungen von ANDRAL und von ROCHOUX die Lokalisation im Corpus striatum an erster Stelle steht.

ROCHOUX beschäftigt sich auch mit der traditionellen Frage, welche Hemisphäre des Großhirns häufiger betroffen werde. Entgegen den alten Autoren, die die Bevorzugung der rechten Hemisphäre annehmen, findet er beide Seiten fast gleich beteiligt; er weist auf die große Häufigkeit der doppelseitigen Schädigungen hin. Von historischem Interesse ist für uns, daß (nach ROCHOUX)

PORTAL (1811) die Bevorzugung der rechten Seite gern mit der größeren Kraft erklären möchte, mit welcher das Blut vom Herzen in die rechte Carotis geschleudert wird; ROCHOUX bemerkt aber, daß die POISSEULschen Untersuchungen die Bevorzugung einer Seite durch die Kraft der Zirkulation als unwahrscheinlich erscheinen lassen [1].

Wie schon LEGALLOIS (1813), BRICHETEAU, BOUILLAUD, CORVISART und ANDRAL, beachtet auch ROCHOUX die Herzhypertrophie in der Ätiologie der Hirnblutung („Sur l'hypertrophie du coeur"... Arch. de méd. 1836); er schätzt aber ihre Bedeutung nicht sehr hoch ein (S. 425).

ROCHOUX stellt die in der Literatur erörterten „prädisponierenden" Ursachen der Apoplexie zusammen und teilt sie in zwei Gruppen: „Causes individuelles" und „causes hygiéniques": Alter als Ursache der Disposition zur Apoplexie ist seit HIPPOKRATES bekannt; die „sanguinische Konstitution", exzessiver „embonpoint", kurzer Hals, 6 Halswirbel statt 7, sind ebenfalls bekannte „individuell" prädisponierende Ursachen (ETTMÜLLER: Opera omnia; PORTAL: Obs. sur l'apoplexie; VAN SWIETEN: Comm. in aph. BOERHAAVE). PONSART findet einen Zusammenhang zwischen Kleinheit des Kopfes und Apoplexie („Traité de l'apoplexie"). VAN HELMONT („Ortus medicine"), HOFERUS („De affect. capit. de apop."), SENNERT („De apoplexia"), HOFFMAN („De hemorrhagia cerebri") und NYMMANN („De apoplexia tractatus") stellen wichtige Beziehungen zur Heredität fest. Schon lange wird behauptet, daß Männer häufiger betroffen werden als Frauen.

Von den „hygienischen, prädisponierenden" Ursachen in der alten Literatur erwähnt ROCHOUX: Den Winter, nasse Kälte, feuchte Wärme nach Kälte, anhaltendes Regenwetter; er hält aber von allen diesen Ursachen nicht sehr viel.

ROCHOUX versteht unter „Apoplexie" in erster Linie Fälle, bei welchen die Sektion *Hirnblutungen* ergibt. Gewissermaßen zum Vergleich mit diesen echten „Apoplexien", aber von ihnen getrennt, bespricht er auch Fälle mit *klinisch* apoplektischen Symptomen ohne organische Läsionen des Gehirns: Epilepsie, komatöse Zustände („affections comateuses") und der „Blutschlag" („le coup de sang") gehören nach ROCHOUXs Meinung in diese Gruppe.

Der „Blutschlag" sollte dann später durch DURAND-FARDEL in den Mittelpunkt der ersten umfassenden Lehre der apoplektischen Insulte gelangen.

Stellen wir die Feststellungen und Ansichten ABERCROMBIEs den Meinungen ROCHOUXs gegenüber, so haben wir bereits den *Gegensatz* vor uns, den wir genötigt sein werden, auch bei der Besprechung der neuesten Literatur unseres Gegenstandes herauszuarbeiten. ABERCROMBIE ist der Ansicht, daß die apoplektische Blutung auf Grund primärer, lokaler Gefäßerkrankungen entstehe; das kranke — wie wir heute sagen würden, arteriosklerotische — Gefäß rupturiert; ROCHOUX dagegen ist der Meinung, daß Gefäßveränderungen zwar eine unerläßliche, aber doch nur *sekundäre* Rolle spielen: *das primäre sei eine Erkrankung der Nervensubstanz selbst.* Schon ROCHOUX leugnet also die Bedeutung arteriosklerotischer Veränderungen für die doch auch von ihm angenommenen Gefäßrupturen. Gemeinsam ist bei beiden Autoren die Annahme, daß die *Blutung aus mehreren Gefäßen* hervorquillt; wichtig — und gewiß im Sinne

---

[1] Die Bevorzugung der rechten Hemisphäre könnte nach ROCHOUX vielleicht auch damit zusammenhängen, daß die meisten Menschen beim Schlaf auf der rechten Seite liegen. (Paralysis ab apoplexia, in dextro latere rarius. DE HAEN, Rat. med. Pars 3, p. 225.)

Rochouxs — erscheint auch der Hinweis Abercrombies, daß die Rupturen selbst nicht nachzuweisen sind.

Der Gegensatz zwischen beiden Autoren bleibt aber zunächst sozusagen unausgesprochen, bis Durand-Fardel eine bewußte, polemische Gegenüberstellung vornimmt und sich — für Rochoux entscheidet.

Durand-Fardel arbeitete in denselben Krankenhäusern — Altersheimen —, in welchen die Untersuchungen von Rochoux (übrigens auch die von Rostan, Cruveilhier) ausgeführt wurden. Er findet, daß die Hämorrhagie und die Erweichung des Gehirns den Mittelpunkt der ganzen Hirnpathologie bei Greisen bilden. Die „spezielle Prädisposition" der Greise zur Hämorrhagie und Erweichung des Gehirns kann nach ihm nicht in „rein mechanischen" Verhältnissen begründet sein: Die Gebrechlichkeit und Ruptur „verknöcherter" Hirnarterien als Ursache der Hirnblutung, weiterhin die Unterbrechung des Blutstromes in „verknöcherten" oder „verdickten" Gefäßen als Ursache der Hirnerweichung wäre eine zu „plumpe Pathogenie". Die eigentlichen, die richtigen Ursachen seien anderswo zu suchen.

Durand-Fardel glaubt, man dürfe ohne weiteres annehmen, daß die Hirntätigkeit mit einem bestimmten Zustand der Zirkulation zusammenhängt, und daß „... so oft die Gehirntätigkeit überreizt ist, die Gehirnzirkulation ihr folgt und in demselben Maße sich steigert". Er glaubt, daß ein Grad der Blutzirkulation im Gehirn vorkomme, der über die mittleren und normalen Verhältnisse hinausgeht und — ohne einen pathologischen Zustand mit scharf hervortretenden Symptomen zu bilden — bei *oftmaliger* Wiederholung „ein für die gute Konstitution des Organismus schädliches Verhältnis ausmacht".

Durand-Fardel findet nun, daß die ganze „Geschichte der Gehirnhämorrhagie und Erweichung" jene Beziehungen zeigt, welche zwischen diesen Hirnveränderungen und der „Gehirnhyperämie" bestehen. Hirnblutung und Gehirnhyperämie (Gehirnkongestion) haben dieselbe Anamnese, dieselben „okkasionellen" Ursachen, dieselbe „Prädisposition". Das erste Auftreten der Erweichung zeigt sich nicht anders als durch eine allgemeine oder lokale Gehirnhyperämie ...." Die „Ebbe und Flut" der Blutzirkulation, die durch die plötzliche Anfüllung unzähliger Gefäße „die molekuläre Konstitution des Nervenmarks" erschüttern, bereiten jene „tiefe Unordnung", „Zerstörung", „Desorganisation" vor, deren Bild die Hämorrhagie und die Erweichung uns liefern".

Wir sehen, die Feststellungen Durand-Fardels ergänzen in manchem die Ansichten von Rochoux. Rochoux gibt als Ursache der Hirnblutung eine primäre „Desorganisation" des Nervenparenchyms an; Durand-Fardel glaubt in der Lage zu sein, die Pathogenese dieser Desorganisation selbst bezeichnen zu können. Als einen originellen Fortschritt gegenüber den Ansichten Rochouxs dürfen wir auch das Bestreben Durand-Fardels bezeichnen, die „Hirnkongestion", die Hirnblutung und die Hirnerweichung als *einen pathogenetisch einheitlichen Komplex* zu nehmen.

Wir dürfen nicht vergessen, daß jene Zustände, die von Durand-Fardel unter der Bezeichnung „Hirnkongestion", „Apoplexie", „Hirnerweichung", „Blutschlag" zusammengefaßt werden, Hirnkrankheiten entsprechen, die wir heute ätiologisch *oder* pathogenetisch, manchmal auch ätiologisch *und* pathogenetisch, bereits etwas näher zu kennzeichnen imstande sind: Es handelt sich bei Durand-Fardel um Fälle, die wir heute als embolisch, arteriosklerotisch-thrombotisch, hypertonisch oder durch Urämie entstanden erklären; daneben gibt es — leider nur zu reichlich — auch Fälle derselben Gruppe, bei welchen wir heute Genaueres über Pathogenese und Ätiologie ebensowenig angeben können, wie seinerzeit DURAND-FARDEL: Wir sprechen über „Pseudotumor", „Hirnschwellung", über „Meningitis serosa" usw. und meinen damit klinische Zustände, bei welchen die pathologische Anatomie — wenn wir von mehr oder weniger phantastischen Vorstellungen absehen wollen — uns heute ebensowenig bietet, wie in der Zeit DURAND-FARDELs.

Mit einiger Übertreibung — mit jenem Wohlwollen, mit welchem Historiker ihren gerade zur Erörterung stehenden Helden nur zu häufig betrachten — könnten wir die Arbeiten und Ansichten DURAND-FARDELS so hinstellen, als wären sie gewissermaßen eine Vorahnung modernster Konstruktionen; eine Vorahnung, die um so mehr für die intuitive Begabung DURAND-FARDELs spricht, als er ja das Zentrale, das Gemeinsame *vieler* dieser Zustände, nämlich *die Blutdruckerhöhung* noch gar nicht kannte. Oft möchte man seine Erklärungen und Konstruktionen mit Begriffen übersetzen, die durch Forschungen der letzten Jahre präzisiert wurden, um auf diese Weise Sätze zu gewinnen, die unseren eigenen Ansichten über Ursache und Wesen apoplektischer Hirnschädigungen weitgehend entsprechen.

Die „Hirnkongestion" ist nach DURAND-FARDEL pathologisch-anatomisch durch eine Überfüllung der Gefäße mit Blut bei anscheinender Integrität der physikalischen Eigenschaften der Hirnsubstanz charakterisiert. DURAND-FARDEL bemerkte manchmal auf Durchschnitten „.... der Hemisphären rosenrote Plaques, die wie von einem Pinsel hingespritzt aussahen....." Bei der Prüfung mit der Lupe ließen sie sich als Folgen „der Agglomeration sehr vieler, kleiner, teilweise injizierter Haargefäße" erkennen; zu dieser Röte gehört *Schwellung* als das „sicherste Zeichen der Hyperämie".

Sätze wie die folgenden: „es ist ..... nicht zu bezweifeln, daß die... serösen Infiltrationen oft... von... Stasen des venösen Blutes entstehen..." „....Ein vermehrter Blutzufluß in die Hirngefäße" kann „eine Ruptur ihrer Wände und einen Bluterguß veranlassen, aber auch .... eine vermehrte Exsudation von Serum durch ihre Wände....." (S. 91 des „Handbuches") könnten mit geringer Modifikation etwa von RICKER stammen, der den Zusammenhang der serösen Exsudation und Blutungen mit gewissen Formen der Hyperämie naturwissenschaftlich exakt bewiesen hat.

Auf diese Art glaubt DURAND-FARDEL nicht nur die Pathogenese der historischen „serösen Apoplexie", sondern auch die Hirnblutungen und die Erweichungsprozesse im Gehirn mit jenen „Kongestionen" — Hyperämien — erklären zu können, die in dem einen Fall mit Blutungen im anderen mit seröser Exsudation verbunden erscheinen; es ist ihm klar, daß auch ABERCROMBIE und ROSTAN, die die „seröse Apoplexie" als das Resultat eines „inflammatorischen" Zustandes betrachten, mit ihrer „ungenauen" Ausdrucksweise eigentlich dasselbe meinen wie er, nämlich die „einfache Hyperämie" [1].

Einen wichtigen Beweis der inneren Zusammengehörigkeit der Kongestion mit Erweichungsprozessen und Hirnblutungen erblickt DURAND-FARDEL schon

---

[1] DURAND-FARDEL überlegt es sich auch, warum in einem Fall seröse Exsudation mit der Hyperämie verbunden ist und in anderen Fällen die Hyperämie ohne seröse Exsudation verläuft; er meint, daß vielleicht der verminderte Gefäßtonus bei Greisen Ursache einer Neigung zur Blutstockung ist und somit auch der serösen Exsudation bei Blutkongestionen; vielleicht könnte auch die Dauer der Störung ausschlaggebend sein.

darin, daß alle diese Zustände klinisch übereinstimmende Bilder ergeben: „Alle symptomatischen Formen der akuten Erweichung" sind „absolut die nämlichen, wie die der Kongestion: die apoplektische, subapoplektische, delirierende und konvulsivische Form". Er unterscheidet ähnliche Typen auch des apoplektischen Anfalles und findet, daß in Fällen von Hirnblutungen Zeichen der Kongestion auch in anderen, von der Blutung selbst nicht betroffenen Hirngebieten nachzuweisen sind: Blutinjektionen der Meningen, seröse Infiltration in der Pia oder in den Ventrikeln, „Kongestion" in der Umgebung des Blutungsherdes.

Es lohnt, einige Feststellungen Durand-Fardels über die unmittelbare Umgebung der Blutungsherde auch näher zu betrachten; er fand eine Auflockerung des Gewebes, bei welcher er eher über eine „Rarefizierung" als über eine „Erweichung" sprechen möchte. Im Gebiet dieser Auflockerung sah er mit der Lupe (allerdings nicht konstant) eine große Zahl kleiner injizierter Gefäße: Das ganze stellt also jene „hämorrhagische Erweichung" dar, die schon Rochoux so sehr in den Vordergrund der Pathogenese apoplektischer Blutungen gestellt hat.

Durand-Fardel betont, daß die anatomischen Zeichen der Kongestion — die Hyperämie — und die hämorrhagische Erweichung in der Umgebung der Blutungsherde durchaus *nicht als Folgen* der Blutung erscheinen, *sondern ihr pathogenetisch gleichgestellt sind, ja ihr vorangehen und sie vorbereiten.*

Haben wir uns hier einerseits Mühe gegeben, Feststellungen und Ansichten Durand-Fardels so zu interpretieren, daß eine gewisse Kontinuität zwischen seinen Gedankengängen und den neuesten — noch zu erörternden — Ergebnissen der Apoplexieforschung hervortrete, so wäre andererseits natürlich der Eindruck, den wir hier von den Leistungen Durand-Fardels zu geben versuchten, nur zu leicht zu verdüstern.

Schon die Erklärung, mit welcher er das Vorkommen von Hirnkongestion im Gehirn verständlich erscheinen lassen will, ist für uns ein Stück längst überwundener Welt.

Die Prädisposition zu Hirnkongestionen verdankt das Greisenalter nach Durand-Fardel bestimmten „organischen" Zuständen: das Gefäßsystem des Körpers wird fortschreitend „unwegsam", die Sensibilität des peripherischen Nervensystems nimmt ab und die „Verdunkelung der Sinne" drängt das Leben von der Peripherie gegen das Zentrum zurück, die Lebenstätigkeit konzentriert sich „für immer zur Lunge, zum Herzen und zum Gehirn", „weshalb auch... diese Organe... fast die ganze Pathologie des Greisenalters" beherrschen; „deshalb ist das Greisenalter das Alter der Lungen- und Gehirnhyperämie".

Wir werden noch zu besprechen haben, daß Durand-Fardel die Bedeutung arteriosklerotischer Veränderungen für das Entstehen apoplektischer Blutungen aufs entschiedenste leugnet: Leider vermindert den Wert dieser Feststellung jene andere, nicht weniger sicher behauptete Ansicht Durand-Fardels, daß arteriosklerotische Veränderungen niemals zu Thrombosen führen und somit niemals Erweichungen der Hirnsubstanz verursachen.

Alles in allem stellt sich Durand-Fardel die Pathogenese apoplektischer Schädigungen ähnlich vor wie Rochoux: Eine Erkrankung der Hirnsubstanz geht voran, und ihr folgen die Blutaustritte aus zahlreichen Gefäßen.

Durand-Fardel unterscheidet nun zwei Gruppen von apoplektischen Blutungen: Den „Erguß in einem Herde" und die „Blutinfiltration" („capilläre

Apoplexie"), Bezeichnungen, die übrigens auch schon vor ihm benutzt wurden.
Bei der „capillären Apoplexie" findet man nach DURAND-FARDEL „kleine Herde
oder kleine Flecken, kleiner oder größer als ein Hirsekorn". DURAND-FARDEL
illustriert seine Beschreibungen durch verschiedene Beobachtungen; z. B. sah
er bei einer 70 Jahre alten Frau, die „komatös" gefunden wurde, in der *Marksubstanz* des rechten Frontallappens, im Innern einer Windung, zahlreiche,
bis stecknadelkopfgroße Blutungen; in einem anderen Fall ähnlich beschaffene
Blutungen in der Rindengirlande; in einem weiteren Fall stellt er eine ähnliche
Veränderung im *Striatum* fest. Einen ätiologischen Zusammenhang dieser
„capillären Apoplexie" kann DURAND-FARDEL nur mit „Kongestionen" finden;
in seinen 5 besonders besprochenen Fällen waren der „Blutinfiltration" in
2 Fällen „Zufälle von Gehirnkongestionen" vorausgegangen; ein Patient ver-
spürte seit mehreren Tagen heftige Schwindelanfälle und ein anderer hatte
2 Monate vor dem tödlichen Anfall ein akutes apoplektisches Delirium, wie bei
Patienten mit „reiner Gehirnkongestion". „Wir sehen daher in den Fällen dieser
Art eine Hyperämie vor uns mit hämorrhagischer Tendenz, welche anstatt
ihren Ausgang in einen hämorrhagischen Herd zu nehmen, nur eine Blutinfiltration bedingt." [1]

DURAND-FARDEL diskutiert und präzisiert die Angaben ROCHOUXs über
Sitz und Beschaffenheit der Herde. Unter 153 Fällen erscheint die Blutung
119mal in den Großhirnhemisphären lokalisiert, 21mal in der Brücke, 13mal im
Kleinhirn; unter 117 Fällen konnten Herde 59mal *im Striatum* gefunden werden,
häufig isoliert, oft aber auch mit Herden anderer Hirnteile, insbesondere des
Thalamus kombiniert. Unter 139 Beobachtungen öffnete sich der hämorrhagische Herd 86mal in die Ventrikel, 31mal in die Meningen; in den übrigen
Fällen waren „Durchbrüche" nicht nachzuweisen. DURAND-FARDEL bestätigt
also den alten GENDRINschen Satz, daß „der Erguß fast immer in den Verzweigungen der Arteria cerebralis media zustande kommt..."

Was die Bevorzugung einer Seite des Gehirns anbelangt, stellt DURAND-FARDEL fest,
daß das Häufigkeitsverhältnis der Hirnhämorrhagien auf der rechten und auf der linken
Seite keine merkbaren Unterschiede darbietet. In der Regel findet man nach DURAND-
FARDEL nur einen einzigen Herd; unter 139 Beobachtungen konnte er nur 21mal multiple
Herde nachweisen. „Wenn doppelseitige Hämorrhagie in den Großhirnhemisphären vorhanden ist, so sind gewöhnlich die korrespondierenden Stellen ergriffen." In 8 Fällen
beobachtete DURAND-FARDEL eine größere Zahl von Herden, die sich „zugleich im Gehirn
gebildet hat"; er meint, daß sie ein spezielles Studium verlangen.

Bemerkenswert sind noch die Bemühungen DURAND-FARDELs, die anatomische
Geschichte der apoplektischen Blutungen zu verfolgen.

Wir wiederholen weiterhin einige klinische Beobachtungen. Unter 140 Patienten
konnte DURAND-FARDEL „*präkursorische*" *Symptome* nur in 40 Fällen nachweisen: Frühere
apoplektische Anfälle, Anfälle von Betäubung, Kopfschmerz, besonders Schwere des
Kopfes, Schwindel, vorübergehende Störungen im Denkvermögen, Pelzigsein der Glieder,
Kälte der Extremitäten, manchmal Scheinanfälle, die nicht zum völligen Ausbruch gelangen;
gehemmte Sprache, Schwere in einem oder dem anderen Glied, vorübergehender Verlust
des Bewußtseins, endlich alle Zeichen von Gehirnkongestion, das sind die gewöhnlichen
Vorläufer. Unmittelbar vor dem Anfall manchmal Erbrechen. In Anbetracht der großen
Schwierigkeiten bei der Bestimmung der Anamnese, hält DURAND-FARDEL die prä-
kursorischen Erscheinungen als recht häufig. Immerhin betont er ausdrücklich, daß

---

[1] Sehr kennzeichnend ist auch folgende Bemerkung: „...die Blutinfiltration ist häufig
nur eins der Elemente der akuten Erweichung und hat vielleicht immer die Tendenz, ihren
Ausgang in dieselbe zu nehmen". (S. 275 des „Handbuches".)

zahlreiche Fälle vorkommen, bei welchen das Fehlen jeder Prodromalerscheinung keinem Zweifel unterliegen kann.

Wir hätten jetzt nur noch einige Bemerkungen über die Ursachen des apoplektischen Insultes in der DURAND-FARDELschen Lehre. Wie schon kurz erwähnt, leugnet DURAND-FARDEL die ätiologische Bedeutung jener auch vor ihm bekannten Arterienveränderungen, die wir heute als „arteriosklerotisch" bezeichnen, aufs entschiedenste. Unter 138 Fällen seiner Beobachtungen findet er Aufzeichnungen über die Beschaffenheit der Arterien nur 32mal erwähnt, darunter ist „Verknöcherung" der Arterien 9mal, „Verdickung", knorpelige Verhärtung" 19mal vermerkt. Es scheint ihm viel natürlicher zu sein, die nachgewiesenen Arterienveränderungen mit dem hohen Alter der Kranken in Zusammenhang zu bringen als mit der Apoplexie; Veränderungen der Hirnarterien scheinen nach DURAND-FARDEL „bei an Apoplexie Verstorbenen unter 50 Jahren zu fehlen". Er glaubt allerdings feststellen zu dürfen, daß die „Indurationen oder Verknöcherungen nur in den äußeren Gehirngefäßen und nie in der Nervensubstanz selbst angetroffen wurden"; eine Feststellung, die die Zuverlässigkeit der Angaben über Arterienveränderungen nicht wenig beeinträchtigt.

DURAND-FARDEL meint, „daß eine Kongestion zum Gehirne zu anderen Kongestionen prädisponiert". Sehr interessant finde ich, daß DURAND-FARDEL in der Pathogenese der apoplektischen Blutungen die „Kongestion" *in die erste Linie* stellt; die Frage, ob der Blutung selbst eine „primäre molekuläre Veränderung der Gehirnsubstanz" vorangeht, oder ob die Blutung „sich in einem ganz und gar gesunden Gewebe entwickelt", ist ihm nur in zweiter Linie von Bedeutung.

Schon zur Zeit der Veröffentlichung einer deutschen Übersetzung dieser Ergebnisse DURAND-FARDELs über die Natur und Ursachen der apoplektischen Blutungen (1858) scheint es allerdings entschieden, daß die Erforschung der apoplektischen Insulte für die kommenden Jahrzehnte eine andere Richtung nehmen wird, als die von DURAND-FARDEL bezeichnete. Manche Ansichten DURAND-FARDELs — Annahmen, die uns heute durchaus diskutierbar erscheinen — schienen den Zeitgenossen derart unzutreffend, ja absurd, daß selbst der Übersetzer — ULLMANN — nicht umhin kann, in Fußnoten immer und immer wieder darauf hinzuweisen, daß die neueste Forschung ein entgegengesetztes Resultat zeigt, als das im Haupttext nach DURAND-FARDEL wörtlich übersetzte. In erster Linie handelt es sich immer darum, zu zeigen, daß die Idee einer primären Erkrankung des Nervengewebes mit darauf erfolgender Blutung aus anatomisch intakten Gefäßen nicht mehr verfochten werden kann; durch zahlreiche Untersucher wurde ja nachgewiesen, daß die Ursache der Hirnblutungen in *arteriosklerotischen Gefäßveränderungen* — Gefäßrupturen — zu suchen ist.

Ich erwähnte bereits im Vorangehenden, daß ABERCROMBIE die „Verknöcherung" und die „Brüchigkeit" der Hirnarterien als Ursache der apoplektischen Blutungen betrachtet. 1846 findet dann HASSE in Gemeinschaft mit KÖLLIKER Veränderungen an den kleinen Verzweigungen und an Capillaren „atheromatöser" Hirnarterien, die die Autoren als zur „Atherose" zugehörig angesehen haben und die dann von PAGET 1850 „zuerst richtig und vollständig als fettige Degeneration der kleinen Blutgefäße des Gehirns" bezeichnete und als *Ursache apoplektischer Blutungen* hervorhob[1]. Die Verfolgung dieser Richtung nahm später VIRCHOW auf, und veranlaßte durch seine Schüler BRUMMERSTÄDT und MOOSHERR eine genauere Untersuchung, deren Ergebnisse in der Dissertation von MOOSHERR niedergelegt sind. Die beiden Autoren fanden „die fettige Entartung der kleineren Hirngefäße in sehr zahlreichen Fällen" vor; die Degeneration konnte vorzugsweise in der „mittleren contractilen Schicht" nachgewiesen werden.

HASSE[2] meint nun: „Es ist klar, daß bei einer solchen Entartung der Widerstand gegen den Druck der Blutsäule stellenweise und oft in großer Ausdehnung bedeutend vermindert sein muß, und es liegt nahe, hierin die nächste Veranlassung zur Berstung und zum Blutaustritt zu suchen."

Allerdings wurden derartige degenerative Veränderungen der Hirngefäße eigentlich *zu häufig* gefunden: MOOSHERR fand sie bei Individuen, *die an sehr verschiedenen* Krankheiten gelitten haben und in *allen* Altersperioden verstarben.." „bei Kindern von 6 Wochen und bei Greisen von 80 Jahren"; merkwürdigerweise zeigte sich die „Entartung" am verbreitetsten und am ausgeprägtesten bei „kachektischen" *kleinen Kindern*. Trotzdem findet HASSE, „je weiter sich mit dem zunehmenden Alter bei sehr vielen Menschen die Veränderungen im ganzen Arteriensystem verbreiten, je mehr Störungen der Zirkulation mit der Zeit vom Herzen, von den Lungen usw. hinzutreten, desto häufiger können gerade in den schon längst beteiligten kleineren Gefäßen Rupturen entstehen".

Starken Eindruck hinterließen Befunde von KÖLLIKER und PESTALOZZI, die bei *frischen* Apoplexien an den kleinen Arterien *zwischen Adventitia und Media Blutungen gefunden haben*; durch die Blutungen erscheinen lange Strecken gleichmäßig, oder an einzelnen Stellen „blasig, oft wie ein Rosenkranz mehrmals hintereinander" aufgetrieben. Die Blutungen entstehen nach der Annahme ihrer Entdecker durch Risse der Intima und Durchbruch des strömenden Blutes in die äußeren Schichten.

HASSE meint, daß diese „Aneurysmata spuria" — VIRCHOW spricht über „dissezierende Ektasie" (Virchows Arch. Bd. 3)[3] — als Quellen der Hirnblutung dienen könnten, indem die abgehobene und blasenartig aufgetriebene Adventitia endlich zerreißt; mit VIRCHOW schien es allen zeitgenössischen Untersuchern wahrscheinlich zu sein, daß diese *Scheinaneurysmen* durch die von HASSE, KÖLLIKER und PAGET beschriebene „Entartung" vorbereitet werden.

In diesen Jahren zwischen 1845 und 1855 werden also die Grundlagen für jene Anschauungen gelegt, die die Apoplexielehre bis in unsere Tage beherrschen sollten: Man sieht, die ätiologische Bedeutung der Arteriosklerose tritt immer klarer hervor und auch jene Gebilde, die später im Anschluß an CHARCOT und BOUCHARD als „Miliaraneurysmen" bezeichnet wurden, sind bereits bekannt und werden als Ursache apoplektischer Schädigungen bezeichnet.

In der Darstellung von HASSE tritt bereits auch der *erhöhte Blutdruck* als Ursache der apoplektischen Insulte sehr klar hervor, ja HASSE bezeichnet „... eine Vermehrung der Spannung der Blutsäule" als „das wesentliche

---

[1] Zitiert nach HASSE (1855).
[2] In der Arbeit aus dem Jahre 1855.
[3] VIRCHOW kennt auch richtige Erweiterungen!

Moment"; als Ursache der Blutdruckerhöhung wird allgemein die Hypertrophie des linken Ventrikels angesehen.

Eine sehr wesentliche Bereicherung erfuhr die Apoplexieforschung 1855 durch KIRKES: Als erster in der Geschichte der Apoplexielehre lenkte er die Aufmerksamkeit auf den Zusammenhang zwischen Apoplexie und Nierenleiden. Unter 22 Fällen von Hirnhämorrhagie seiner Beobachtungen waren die Nieren 14mal „desorganisiert", darunter erschien die Nierenveränderung 13mal mit vorherrschender oder ausschließlicher linksseitiger Hypertrophie des Herzens kombiniert. In 12 Fällen konnten außerdem mehr oder weniger schwere Veränderungen der Hirnarterien nachgewiesen werden. „Die Nieren waren... in der Regel klein, hart, geschrumpft, im Stadium der Granulation", die Erkrankung der Hirnarterien bestand in allen Fällen in weiß-gelblichen Verdickungen der Gefäßschichten. KIRKES meint, daß die Nierenerkrankung als Ursache der Herzhypertrophie anzusehen ist; das Herz muß ja mit vermehrtem Druck arbeiten, „um das durch die Nierendegeneration qualitativ veränderte Blut durch die Capillaren zu treiben". Die Herzhypertrophie betrachtete KIRKES als Ursache der Entartung der Hirnarterien.

HASSE wiederholt übrigens die schon von ABERCROMBIE hervorgehobene Tatsache, daß „wohl niemals mit Sicherheit die Berstung eines größeren Gefäßes innerhalb des Gehirns nachgewiesen" wurde.

Noch einige weitere, unseres Erachtens sehr wesentliche Äußerungen aus dieser Periode sollen nun reproduziert werden; HASSE ist der Meinung, daß die Apoplexie nicht die Folge der Verletzung eines einzigen Gefäßes, vielmehr die der Zerstörung „einer ziemlichen Zahl kleiner Arterien" ist. Weiterhin kommt nach HASSE eine ziemliche Zahl von Apoplexien „ohne jede Entartung der Gefäße" vor. Wichtig ist weiterhin, daß nach HASSE alle jene Momente, „welche überhaupt Hyperämie des Gehirns zu erzeugen vermögen, auch der Apoplexie zugrunde liegen".

Auch WUNDERLICH meint, daß das Blutextravasat im Gehirn „durch alle Kausalverhältnisse der Hyperämie" zustande gebracht wird, „indem jede intensive Stase auch zum Riß der Gefäße führen kann" (WUNDERLICH: Handbuch der Pathologie, Bd. 2, S. 1570).[1]

Wir dürfen nun nicht versäumen, darauf hinzuweisen, daß der Gedanke einer ätiologischen Rolle arteriosklerotischer Veränderungen in der Pathogenese der apoplektischen Blutungen auch auf Grund von Befunden konzipiert bzw. befestigt wurde, die wir heute nicht als arteriosklerotische bezeichnen würden; hierfür haben wir wichtige Anhaltspunkte.

Schon die im vorhergehenden reproduzierte Meinung von einer zur „Atherose" gehörigen „degenerativen" Veränderung der Capillaren muß uns fremd erscheinen; wir kennen heute keine Veränderung der Capillaren, die in die Gruppe der Arteriosklerose eingereiht werden könnten. Weiterhin würden wir auch jene Angaben über Befunde der „fettigen Entartung" in der Media der intracerebralen Arterien nicht ohne weiteres zu arteriosklerotischen Erscheinungen rechnen dürfen. Sie sind zu unbestimmt; Veränderungen, die nach unserem heutigen Wissen als die wesentlichen Merkmale einer arteriosklerotischen Erkrankung zu betrachten wären, erwähnen die Autoren nicht.

---

[1] Natürlich wird von WUNDERLICH auch die Brüchigkeit der Gefäße als Ursache der Hirnblutung angeführt.

Betrachten wir die Entwicklung des Gedankens einer primären arteriosklerotischen Erkrankung des Gefäßsystems als Ursache apoplektischer Blutungen, so werden wir also eine psychologisch verständliche, aber objektiv unbegründete *Verschiebung der Tatsachen* zugunsten einer vorgefaßten Meinung nachweisen müssen: Die alten Autoren haben zwar Veränderungen am Arteriensystem — an größeren Hirnarterien — gesehen, die wir auch heute als arteriosklerotische bezeichnen, aber ausdrücklich hervorgehoben, daß Risse *dieser größeren Gefäße* nicht zu finden sind; mehrere Autoren heben klar hervor, daß sie auch nicht zu erwarten wären, weil die apoplektische Blutung nach ihrer Annahme durch Risse *zahlreicher kleiner* Gefäße und Capillaren entstehen.

Andererseits wollen die alten Autoren an *Capillaren* und kleinen Arterien Veränderungen gesehen haben, die zur „Atherose" gehören und die sie als vollwertige Erklärung für apoplektische Risse ansehen, die wir aber heute als arteriosklerotische Veränderungen nicht anerkennen können.

Die arteriosklerotischen Befunde an großen Gefäßen — an welchen Risse nicht gefunden und auch nicht angenommen wurden — übertrug man auf Capillaren und Arteriolen, an welchen zwar richtige arteriosklerotische Veränderungen nicht zu finden waren, die man aber allgemein als Quellen der apoplektischen Blutung betrachtete.

Was die alten Autoren an den Capillaren und kleinen Arterien tatsächlich gesehen haben, ist heute begreiflicherweise nicht leicht zu entscheiden. Die Befunde der beiden VIRCHOW-Schüler — die ja, wie erwähnt, die „Atherose" auch bei kleinen Säuglingen nachgewiesen haben — scheinen mir darauf hinzuweisen, daß es sich vielfach um *Verfettungen in der Adventitia* handelte, Befunde, die wir tatsächlich in allen Lebensperioden, auch bei nicht ganz jungen Säuglingen, regelmäßig nachweisen können, und von welchen wir heute mit der größten Klarheit erklären dürfen, daß sie mit einer Schädigung der Gefäßwand, geschweige denn mit arteriosklerotischen Veränderungen nicht das Geringste zu tun haben [1]. Dürfte und könnte man bei der Beurteilung alter Befunde ganz streng sein, so müßten wir erklären, daß die alten Autoren zu jener Theorie, die die Apoplexielehre fast ein Jahrhundert lang beherrschte, möglicherweise auf Grund *mißverstandener Befunde* gelangten; jene Veränderungen in den Wänden der Capillaren und in der Media der kleinen Gefäße, die sie als „Atherose" erkannten, haben ja mit Arteriosklerose gar nichts zu tun.

Ein ähnliches Mißverständnis ist auch bei der Deutung jener Blutungen in der Gefäßwand, die später auf Grund der Arbeiten von CHARCOT und BOUCHARD als „Miliaraneurysmen" berühmt wurden, zu erkennen. Die Autoren *vor* CHARCOT und BOUCHARD heben ausdrücklich hervor, daß die *frischen* Blutungen der Gefäßwand in akuten Fällen von Apoplexien gefunden wurden; wenn auch klar hervorgeht, daß ältere Folgen der Wandblutungen ebenfalls bekannt waren: Haufen von Pigment und fettigem Detritus zwischen Adventitia und Media. Klar geht weiterhin hervor, daß die Autoren Blutungen *nur zwischen Media und Adventitia gesehen* haben und insbesondere *Risse der Intima nur annahmen* [2]. Die Untersucher der letzten Jahrzehnte stellen aber diese Ergebnisse so dar, als würden frische Wandblutungen — nach Angaben der Literatur —

---

[1] Ungefähr ähnlich äußert sich auch ROSENBLATH.

[2] Wie schon ROSENBLATH bemerkte, wurde auch der Riß der Adventitia nur angenommen und durchaus nicht bewiesen!

von frischen, apoplektischen Extravasaten unabhängig entstehen können, weiterhin, als wären Risse der Intima schon längst klar nachgewiesen.

Man konstruierte übrigens einen Zusammenhang zwischen „Atherose" und Scheinaneurysmen, der für uns schon darum hinfällig ist, weil ja die Veränderungen in der Media der kleinen Gefäße, die die ursprünglichen Entdecker der Wandblutungen als zur „Atherose" gehörig bezeichneten, mit dieser nicht zu identifizieren sind.

In der schon wiederholt erwähnten Arbeit von CHARCOT und BOUCHARD wird tatsächlich festgestellt, daß die *Wandblutungen von arteriosklerotischen Veränderungen der Gefäße unabhängig entstehen.*

Allerdings dürfte man die Befunde von CHARCOT und BOUCHARD nicht ohne weiteres mit den Befunden KÖLLIKERS, PESTALLOZZIS und VIRCHOWS identifizieren, da die beiden französischen Autoren *echte* Gefäßerweiterungen, *echte* Aneurysmen zu sehen *geglaubt* haben, also einen Befund, der den Beschreibungen und vor allem den tatsächlichen Befunden KÖLLIKERS und PESTALOZZIS nicht entspricht; die letzteren geben doch klar an, *Ausbuchtungen nur der Gefäßkonturen* gesehen zu .haben, die durch *Blutungen zwischen Adventitia und Media verursacht wurden.*

CHARCOT und BOUCHARD geben ihren Beschreibungen eine große Anzahl sehr klarer Abbildungen bei und wir sind daher in der Lage, genau anzugeben, wie die Beschaffenheit jener Gebilde, die sie als „Miliaraneu·rysmen" beschrieben, in Wirklichkeit war und auch, wie ihr Aussehen nach den *Vorstellungen* der beiden Autoren *hätte sein sollen.*

Die Abb. 1, ein Bild aus der CHARCOT-BOUCHARDschen Arbeit, das wir schon aus historischem Interesse auch hier reproduzieren, stellt einen Befund dar, wie wir ihn ohne besondere Schwierigkeiten jederzeit auffinden. Die zahlreichen kleinen, runden Gebilde auf der Hirnoberfläche, in der Rindengirlande — ähnlich beschaffene Stellen auf der Schnittfläche des Klein-

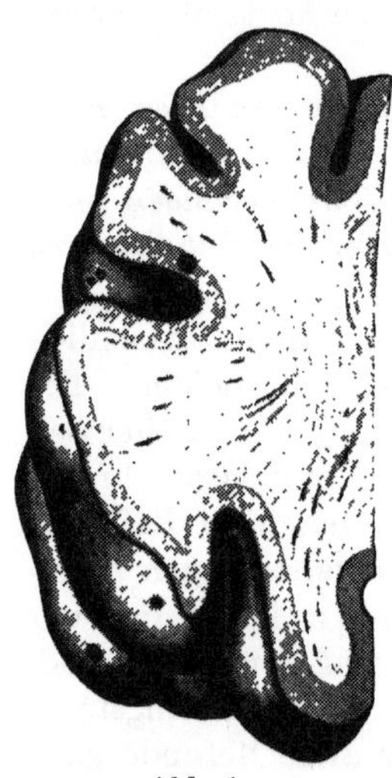

Abb. 1.
Aus der Arbeit von CHARCOT u. BOUCHARD: „Miliaraneurysmen" auf der Hirnoberfläche und auf der Schnittfläche der Großhirnrinde.

hirns und in der Oberfläche der Brücke in Originalabbildungen der CHARCOT-BOUCHARDschen Arbeit — stellen nach den beiden Verfassern *typische „Miliaraneurysmen"* dar; bei sorgfältiger Präparation sind sie aus der Hirnsubstanz herauszuschälen und präsentieren sich als kugelige Auftreibungen an dünnen Gefäßstämmen, die in ihrer natürlichen Beschaffenheit sowohl unterhalb, als auch oberhalb des Aneurysmas klar zu erkennen bleiben (Abb. 2). Bis zu diesem Punkt stimmt die Beschreibung CHARCOTS und BOUCHARDS mit der Darstellung KÖLLIKERS und PESTALOZZIS vollkommen überein; allen diesen Beschreibungen vollkommen entsprechende Befunde konnten übrigens auch wir häufig nachweisen, wie wir in unseren späteren Beschreibungen und Abbildungen zu zeigen noch reichlich Gelegenheit haben werden; es sei aber schon hier auf die vollkommene Identität der von CHARCOT und BOUCHARD abgebildeten Befunde mit den von uns erhobenen und in den Abb. 91, 92, 69 festgehaltenen ausdrücklich hingewiesen.

Die histologische Untersuchung derartiger Befunde — die, wie wir noch besonders hervorheben müssen, *den Kern* der CHARCOT-BOUCHARDschen Lehre darstellen — ergibt einwandfrei, daß CHARCOT und BOUCHARD tatsächlich Befunde beobachteten, wie sie von KÖLLIKER und PESTALOZZI entdeckt, später von VIRCHOW als „dissezierende Aneurysmen" geschildert und von HASSE den Tatsachen vollkommen entsprechend als „*Schein-aneurysmen*" bezeichnet wurden.

In einer Anzahl von Abbildungen, die CHARCOT und BOUCHARD — übrigens ebenfalls als angeblich treue Wiedergabe *gesehener* Befunde — vorstellen, können wir uns auch darüber einen Begriff machen, wie ihre theoretischen Anschauungen die tatsächlichen Befunde deuten ließen. Zum Beispiel sehen wir in einer Abbildung der CHARCOT-BOUCHARDschen Mitteilung, daß „die Miliaraneurysmen" lokale, oft sackförmige Erweiterungen des Gefäßlumens bilden (Abb. 3a der vorliegenden Arbeit); nach den Abbildungen und nach den Beschreibungen handelt es sich hier um einen unmittelbaren Übergang der nicht erweiterten Gefäß-partien ohne „Demarkation". Die beiden Autoren stellen sich vor, daß die Ausbuchtungen die Folge einer lokalen Schwächung bzw. Schwund der Muscularis darstellen, so daß die Wand des „Aneurysmas" durch die — übrigens voneinander nicht unterscheidbare — Intima und Adventitia gebildet wird, und daß sein Hohlraum — dessen

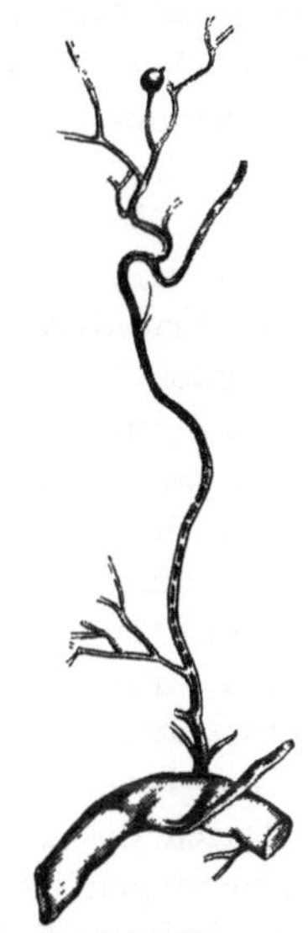

Existenz CHARCOT und BOUCHARD ohne weiteres annehmen — mit dem Hohlraum des Gefäßes in Verbindung steht. In einer weiteren Abbildung der CHARCOT-BOUCHARDschen Arbeit (Abb. 3b) sehen wir mehrere „Miliaraneurysmen" auf ein und demselben Arterienstamm; die Verfasser finden, daß derartige Bildungen manchmal an eine Traube erinnern; zweifellos nahmen sie auch im Falle dieser Abbildung an, daß die kleinen Vorbuchtungen richtige Aneurysmen bedeuteten.

Ist diese Deutung der CHARCOT-BOUCHARDschen Befunde richtig?

In den CHARCOT-BOUCHARDschen Erörterungen ist *ein grundlegender Fehler* unter allen Umständen festzustellen: die Autoren identifizieren Befunde, wie jene in den Abb. 2 und 3 ihrer Tafel 3 und

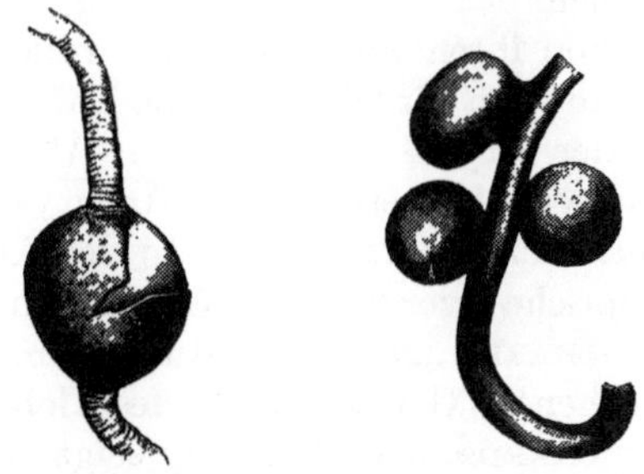

Abb. 3. Stark vergrößerte Gefäße mit angeblichen „Miliaraneurysmen". a „geplatztes" Aneurysma. (Aus der Arbeit von CHARCOT und BOUCHARD.)

Abb. 2 der Tafel 4 (Abb. 1, 2 der vorliegenden Arbeit) mit „Befunden", wie sie von ihnen in der Abb. 3 der Tafel 4 und Abb. 3 der Tafel 5 reproduziert wurden (Abb. 3) und meinen, daß es sich in beiden Fällen um vollkommen ähnliche Veränderungen handelt, nämlich um die lokale Erweiterung der gesamten Arteriolenwand bzw. des Arterienhohlraumes.

Man könnte vielleicht auch daran denken, daß CHARCOT und BOUCHARD sowohl Befunde jener Scheinaneurysmen als auch echte aneurysmatische Erweiterungen gesehen haben und die beiden irrtümlicherweise identifizierten; man muß aber auch daran denken — und meines Erachtens ist dies die wahrscheinlichere Annahme —, daß CHARCOT und BOUCHARD *echte aneurysmatische Erweiterungen der Arteriolen überhaupt nicht gesehen haben,* und daß sie zu ihrer Theorie der „miliaren Aneurysmen" nur gelangten, weil sie die von ihnen beobachteten Befunde ausnahmslos fehlerhaft deuteten.

Wie dem auch sei, unter allen Umständen steht fest, daß echte aneurysmatische Erweiterungen der kleinen Arterien der intracerebralen Gebiete in der Häufigkeit, wie sie von CHARCOT und BOUCHARD angegeben wird, nicht vorkommen, und daß dagegen Befunde der Scheinaneurysmen tatsächlich sehr häufig zu erheben sind.

Der grundlegende Fehler der Annahme echter aneurysmatischer Erweiterungen der Arteriolen in Fällen, in welchen sie zweifellos fehlen, spiegelt sich natürlich in sämtlichen Beschreibungen, Annahmen und Erklärungen der beiden Autoren wieder.

CHARCOT und BOUCHARD nehmen als Grundlage eine *einheitliche Krankheit* an und bezeichnen sie als „skleröse Periarteriitis"[1].

Durch die „Periarteriitis" entstehen nach CHARCOT und BOUCHARD zunächst Verdickungen der Adventitia, später Schwächung und völliger Schwund der Muscularis, so daß sich die Adventitia und Intima aneinander schmiegen, dem Druck nachgeben und aneurysmatische Erweiterungen hervortreten lassen; die Autoren glauben sogar gesehen zu haben, daß die „Periarteriitis" gerade an Stellen besonders intensiv hervortritt, an welchen der Schwund der Muskelelemente sehr fortgeschritten, oder bereits vollendet erscheint.

Wir sehen also, daß CHARCOT und BOUCHARD in der Lage zu sein glauben, ihre Meinung über die Ausbuchtungen auch mit exakten histologischen Befunden und mit einer bis ins einzelne ausgearbeiteten Pathogenese belegen zu können.

Von ihren Feststellungen wollen wir nun noch einige kurz anführen; auch hier müssen wir leider oft eine Entstellung tatsächlicher Beobachtungen erkennen: In der Abb. 4 der Tafel 5 (Abb. 3a der vorliegenden Arbeit) bringen die Autoren ein vergrößertes Aneurysma; der ziemlich breite Riß soll die Quelle einer Blutung darstellen. In der Abb. 2 derselben Tafel ist ein ebenfalls mikroskopisches, vergrößertes Gebilde zu sehen: ein nach der Annahme CHARCOTs und BOUCHARDs „geplatztes Aneurysma" mit Blutungen, die am Stumpf des unterbrochenen Gefäßes noch festkleben. Die Abb. 1 der Tafel 5 der CHARCOT-BOUCHARDschen Mitteilung zeigt den mikroskopischen Befund *im Inneren* eines rundlichen Gebildes, das (nach CHARCOT und BOUCHARD) zunächst selbst ein Aneurysma vortäuschte; ein noch fest zusammenhaltendes Gebilde, die „eigentliche" aneurysmatische Erweiterung[2].

---

[1] Im ersten Teil ihrer Veröffentlichung glauben sie noch, daß die Erkrankung ausschließlich Hirngefäße befällt, im dritten, einige Monate später erschienenen Teil stellen sie aber fest, daß ganz ähnliche Gefäßveränderungen auch in anderen Organen vorkommen können: LIOUVILLE zeigte ihnen inzwischen Fälle mit „Miliaraneurysmen" des Oesophagus und des Herzens.

[2] CHARCOT und BOUCHARD schreiben übrigens, daß der Hohlraum des Aneurysmas durch zunächst stagnierendes, später gerinnendes und zerfallendes Blut obliterieren kann, ja, daß sich dieser Verschluß manchmal auch auf den Hohlraum der Arteriole erstreckt.

Die apoplektische Blutung ist nach CHARCOT und BOUCHARD immer aus *mehreren* Aneurysmen hervorgegangen. Die geplatzten Gebilde liegen regelmäßig in der Wand des Blutungsherdes und sind nur mikroskopisch zu erkennen. CHARCOT und BOUCHARD führen einen Fall von W. GULL, in welchem die Hirnblutung nachweislich aus einem Aneurysma im *Inneren* des Herdes erfolgte, als einen einzig dastehenden Befund an [1].

Die „diffuse Periarteriitis" ist übrigens nach CHARCOT und BOUCHARD eine Erkrankung, *die mit Arteriosklerose nicht das Geringste zu tun hat.* Sie stellt *die* Krankheit par excellence dar, die zu den apoplektischen Hirnblutungen führt. CHARCOT und BOUCHARD glauben berechtigt zu sein, aus dem Befund ihrer „Periarteriitis", selbst in Fällen ohne irgendwelche aneurysmatische Erweiterungen, den Schluß ziehen zu dürfen, daß die *spezifische,* zuletzt zu Hirnblutung führende Krankheit bereits vorliegt; die Periarteriitis stellt ja *das Wesentliche des Prozesses* dar, und die „Miliaraneurysmen" nur eine Folge, nur eine Zwischenstufe am Weg zur Katastrophe.

Die „Periarteriitis" konnten CHARCOT und BOUCHARD sowohl bei alten Individuen als auch bei jungen Menschen nachweisen und sie führen den Fall eines 20 Jahre alten Mannes besonders an, der an Hirnblutung zugrunde ging und sehr ausgedehnte „periarteritische" Veränderungen zeigte [2].

Die Annahme einer spezifischen oder besser gesagt, speziellen Erkrankung des Hirngefäßsystems fasziniert die beiden Autoren so sehr, daß sie auch der Blutdruckerhöhung, der Herzhypertrophie und den Nierenerkrankungen jede Bedeutung für das Entstehen apoplektischer Insulte glatt absprechen; man könnte nach ihnen diesen früher doch sehr beachteten Erkrankungen höchstens eine Rolle einräumen, die CHARCOT und BOUCHARD als „très accessoire" bezeichnen.

Vergleichen wir nun die eben besprochenen Befunde und Ansichten CHARCOTs und BOUCHARDs mit den früheren Ergebnissen anderer Autoren, so finden wir eine Anzahl von Befunden, die übereinstimmen; wie die früheren Autoren suchen z. B. auch CHARCOT und BOUCHARD die Quelle der Hirnblutung in der *Ruptur der Gefäßwand* und ähnlich, wie die meisten früheren Autoren nehmen auch sie an, daß es sich meistens um *das gleichzeitige Zerreißen zahlreicher* Gefäße handelt. Wie bei vielen früheren Autoren wird auch in den Erklärungen CHARCOTs und BOUCHARDs angenommen, daß die Gefäßzerreißungen durch schon längere Zeit bestehende organische Veränderungen der Gefäßwand vorbereitet wurden.

Neben derartigen Übereinstimmungen sind aber bei CHARCOT und BOUCHARD auch Feststellungen zu finden, die zu manchen früheren Behauptungen und Annahmen in schroffem Gegensatz stehen. CHARCOT und BOUCHARD leugnen ja die ätiologische Bedeutung der Arteriosklerose aufs entschiedenste; ebenso lehnen sie die ROCHOUX-DURAND-FARDELsche Ansicht von einer primären

---

[1] GULL beschreibt das Gebilde als ein spindelförmiges Aneurysma, das seiner Größe nach einem trockenen Weizenkorn entspricht. Er glaubt an ihm eine longitudinale Spalte gesehen zu haben und diese als Stelle des Blutdurchtrittes bezeichnen zu können.

[2] Es ist von Interesse, daß die *Periarteritis nodosa,* jene Erkrankung der Arterien, die durch Zerstörung der Gefäßwand aneurysmatische Ausbuchtungen, weiterhin Blutungen veranlassen kann, 1866 — also zwei Jahre vor dem Erscheinen der Apoplexiearbeit CHARCOTs und BOUCHARDs — von KUSSMAUL und MAIER beschrieben wurde.

Erweichung der Hirnsubstanz ab bzw. sie halten eine Diskussion dieser Theorie gar nicht mehr für nötig.

Zu bemerken ist, daß durch die Untersuchungen von CHARCOT und BOUCHARD auch jenem, in den Arbeiten von ROCHOUX und DURAND-FARDEL hervorgetretenen Bestreben *zu einer einheitlichen Erklärung der apoplektischen Erweichungs- und Blutungsprozesse* ein Ende bereitet wurde, denn noch niemals bis dahin wurde so klipp und klar die völlige Selbständigkeit jener Gefäßerkrankungen betont, die zu *Hirnblutungen* führen.

Wie erwähnt, waren die Befunde CHARCOTs und BOUCHARDs jahrzehntelang richtunggebend. 30 Jahre nach dem Erscheinen der Publikation erklärt noch v. MONAKOW (1897), daß die „Miliaraneurysmen" „als die am sichersten begründeten Quellen der Hirnhämorrhagie gelten"; bis zu dieser Zeit gab es ja *nicht eine* Mitteilung, die die CHARCOT-BOUCHARDschen Befunde, vor allem ihre Bedeutung als Ursache der apoplektischen Hirnblutung bezweifelt hätte, wenn auch die eine oder die andere ihrer Ansichten bestritten wurde.

So fand ZENKER (1872), daß die „Miliaraneurysmen" durch Arteriosklerose erzeugt werden; man muß übrigens im Zweifel sein, ob ZENKER dieselben Gebilde beschreibt wie CHARCOT und BOUCHARD; er betont nämlich zu sehr, daß es sich in seinen Ausführungen nicht um die „bekannten" dissezierenden Aneurysmen handelt, sondern um *richtige* Erweiterungen des Gefäßlumens; allerdings sollte nach ZENKER dieses Endstadium durch dissezierende Blutungen vorbereitet werden, die zunächst die inneren Arterienschichten durchbrechen und auf diese Weise unter die Adventitia gelangen. Nach ROTH (1874) beginnt der Prozeß nicht mit einer Periarteriitis, wie das CHARCOT und BOUCHARD annehmen, sondern mit Mediaveränderungen; ARNDT wieder (1878) hält sich fast völlig an die CHARCOT-BOUCHARDschen Feststellungen. Nach EICHLER (1878) beginnt das Aneurysma mit einem fettigen Zerfall der Gefäßendothelien; EICHLER spricht als erster aus, daß die dissezierenden Aneurymen nicht nur als Ursachen, sondern auch als Folgen der Hämorrhagie auftreten könnten. KROMEYER (1885) sah „Miliaraneurysmen" im Gehirn eines Paralytikers ohne Hirnblutungen. TURNER (1882) meint, daß „Miliaraneurysmen" auch durch „diffuse Arteriitis" erzeugt werden können.

LÖWENFELD suchte und fand in 17 Fällen apoplektischer Blutungen Gebilde, die jenen, welche CHARCOT und BOUCHARD gesehen zu haben *glaubten,* einigermaßen ähnlich sind. In der Abb. 16 seiner Mitteilung ist klar zu erkennen, was LÖWENFELD unter „Miliaraneurysma" versteht: Eine Ausbauchung des Gefäßhohlraumes, begrenzt durch angeblich atrophische Häute. Um Mißverständnisse auszuschließen, bringt er in einer hübschen Abbildung einen Gefäßbaum mit unzähligen „dissezierenden" Aneurysmen und betont, daß er unter „Miliaraneurysma" nichts derartiges versteht. Dieses Bild stellt zweifellos Befunde dar, wie wir sie später in den Abb. 87, 128 zeigen.

Die Beschreibungen und Abbildungen einerseits der CHARCOT-BOUCHARDschen, andererseits der LÖWENFELDschen Mitteilung lassen klar erkennen, daß jener Fehler der CHARCOT-BOUCHARDschen Arbeit, den wir vorher schon hervorheben mußten, nämlich das Fehlen einer Unterscheidung zwischen Scheinaneurysmen und echten Gefäßerweiterungen, auch in der LÖWENFELDschen Arbeit weiterwirkt. LÖWENFELD ist der Meinung, daß CHARCOT und BOUCHARD tatsächlich echte Gefäßerweiterungen gesehen haben und identifiziert also seine Befunde ohne weiteres mit den *angeblichen* anatomischen Befunden der beiden Autoren [1].

Der Befund der Scheinaneurysmen, der — wie wir glauben feststellen zu dürfen — den Mittelpunkt der CHARCOT-BOUCHARDschen Lehre darstellt, wird von LÖWENFELD als Ursache der eigentlichen apoplektischen Hirnblutungen gar nicht in Betracht gezogen [2].

Soweit so etwas überhaupt gefunden werden kann, müssen wir also feststellen, daß LÖWENFELD an CHARCOT und BOUCHARD *vorbeispricht: Die anatomischen Grundlagen der beiden Arbeiten sind nicht identisch, nur die Vorstellungen über sie und die Nomenklatur.*

Man hat beim Studium der LÖWENFELDschen Arbeit übrigens den Eindruck, daß der Autor von der geringen Bedeutung seiner sog. Miliaraneurysmen für die Genese der apoplektischen Blutungen überzeugt ist; für diesen Eindruck spricht schon die Art seiner Beschreibung der von ihm als „Aneurysmen" dargestellten Gebilde: LÖWENFELD rechnet z. B. „Ausbauchungen an Gefäßen" zu den Miliaraneurysmen, „die keinerlei Veränderungen der Wandung erkennen lassen". Weiterhin kennzeichnet er „Aneurysmen", die seiner Ansicht nach jenen entsprechen, die ja CHARCOT und BOUCHARD als besonders gefährlich darstellen, etwas unsicher als „größere oder kleinere Ausbauchungen des Gefäßrohres, an welchen die Wandung mehr oder minder ausgesprochene Veränderungen zeigt". Er weist darauf hin, daß am Gefäßrohr *scheinbare* Ausbauchungen vorkommen, verursacht durch starke Zusammenziehungen gewisser Gefäßpartien zur selben Zeit, in welcher angrenzende Partien eine Retraktion nicht erfahren; LÖWENFELD meint, es handle sich hier um postmortale Erscheinungen, die mit der Totenstarre der Muscularis zusammenhängen und versäumt, stichhaltige Unterschiede anzugeben, die geeignet wären, „echte" Aneurysmen zu kennzeichnen. Er hebt auch hervor, daß „rosenkranzartige Ausbauchungen", die als normal gewertet werden können, von Befunden, die als „richtige" Miliaraneurysmen gelten, nicht „scharf" abzugrenzen sind.

Nach allen derartigen Vorbereitungen ist es eine Selbstverständlichkeit, daß LÖWENFELD den Behauptungen von CHARCOT und BOUCHARD recht kritisch entgegentritt; z. B. bestreitet er, daß in den Wandungen frischer Blutungsherde konstant geborstene „Miliaraneurysmen" nachzuweisen sind; er selbst konnte nicht ein einziges geborstenes Aneurysma entdecken. Selbst in einem Fall, in welchem LÖWENFELD in der Herdwandung mehrere geborstene *Gefäße ohne Aneurysmen* gefunden hat, und in welchen auch

---

[1] Dafür, daß LÖWENFELD nicht die von CHARCOT und BOUCHARD beschriebenen „Miliaraneurysmen" gesehen hat, spricht auch eine Äußerung von ihm, nach welcher die von ihm gefundenen Gebilde viel kleiner sind, als die von den französischen Autoren geschilderten: „Hinsichtlich der Größe der Miliaraneurysmen stimmen meine Beobachtungen mehr mit den Angaben VIRCHOWS als denen CHARCOTs und BOUCHARDs und EICHLERs überein" (S. 65).

[2] Er findet in der Umgebung apoplektischer Herde „öfters dissezierende Aneurysmen, an welchen die Adventitia geborsten ist. Es handelt sich hier wohl zumeist um sekundäre Rupturen". Nicht ganz ohne Widerspruch sind seine eigenen Angaben über die Häufigkeit der „dissezierenden" Aneurysmen: Liest man seine Beschreibungen, so hat man den Eindruck, daß LÖWENFELD sie recht häufig auffand; andererseits erklärt er auf S. 81: „Dissezierende Aneurysmen ließen sich nur in einer Minderzahl der Fälle . . . nachweisen."

mehrere „Miliaraneurysmen" vorlagen, konnte ein *geborstenes Aneurysma nicht gefunden* werden [1].

Nach derartig radikalen Feststellungen mutet es einen recht merkwürdig an, wenn LÖWENFELD zu dem Ergebnis kommt, daß „doch kein Grund .... besteht... zu bezweifeln, daß eine Ruptur dieser Gebilde in der Mehrzahl der Fälle die Blutung veranlaßt". Hierfür kann seinen eigenen, absolut negativen Befunden LÖWENFELD allerdings nur die von CHARCOT und BOUCHARD mitgeteilten Beobachtungen gegenüberstellen, deren *Nachprüfung* er ja eigentlich unternahm.

Als Ursachen jener Zustände, die als „Vorbedingung einer Ruptur" erachtet werden müßten, reiht LÖWENFELD die „einfache Atrophie", die „fettige", die von ihm beschriebene „granulöse" Degeneration der Muscularis und „atheromatöse" Veränderungen der Gefäßwand nebeneinander. Er hält es nicht für ausgeschlossen, daß gelegentlich auch *Rupturen der Venen* apoplektische Blutungen veranlassen, dafür sprechen ihm Befunde „dissezierender Aneurysmen an Venen", die er erheben konnte.

Die Arbeit LÖWENFELDs stellt also kaum eine Bereicherung der Lehre von den Apoplexien dar; ein Mißverständnis zieht durch sie hindurch und entwertet fast ausnahmslos sämtliche Ergebnisse. Die scharfe Kritik EPPINGERs (1887), die die kurz vorher veröffentlichte Arbeit LÖWENFELDs besonders empfindlich treffen mußte, finde ich nur zu berechtigt.

EPPINGER, der sich in einer umfassenden Monographie die Untersuchung aneurysmatischer Gefäßerweiterungen zur Aufgabe gestellt und für die Fragen der Aneurysmen grundlegende Ergebnisse niedergelegt hat, kommt in einem Anhang seiner Mitteilung zu der Feststellung, daß „Miliaraneurysmen", wie sie z. B. auch von LÖWENFELD beschrieben wurden, gar keine richtigen Aneurysmen vorstellen. EPPINGER hatte selbst Gelegenheit, im Laufe seiner Untersuchungen echte und unzweifelhafte aneurysmatische Erweiterungen der Arterien zu beschreiben, die von miliarer Größe waren, aber „ihren Platz teils unter den angeborenen, teils unter den mykotisch-embolischen Aneurysmen" fanden. Mit Recht stellt EPPINGER fest, daß derartige Fälle, die ja „unbedingt den miliaren Gehirnaneurysmen zugehören", „nicht diejenigen Dinge" vorstellen, „die gerade unter diesem Namen" von CHARCOT und BOUCHARD, ZENKER, EICHLER, LÖWENFELD u. a. „ins Auge gefaßt und erörtert worden sind".

Veränderungen wie knötchen-, ampullen-, spindel-, walzen- und perlschnurförmige Anschwellungen oder Geschwülstchen an und um die Gefäßchen, teils im, teils ringsum, teils weiter weg vom hämorrhagischen Herd — Gebilde, die von den erwähnten Autoren immer und immer wieder beschrieben wurden — sah auch EPPINGER sehr häufig; sie sind ja in apoplektischen Gehirnen fast ausnahmslos nachzuweisen; „jeder, der einen hämorrhagischen Herd im Gehirn sorgfältig auswäscht, kann diese Bildungen sehen". Auf Grund von Untersuchungen, die EPPINGER, wie er berichtet, „nach allen Richtungen und mit allen Methoden" ausführte, kam er aber zu dem „sehr einfachen Resultate", daß erstens „in solchen Fällen die Anschwellungen sich sowohl an Arteriolen

---

[1] Allerdings scheint LÖWENFELD nicht alle seine Fälle mit der gleichen Gründlichkeit auf zerrissene Aneurysmen durchgesucht zu haben; er spricht über *„einzelne"* Fälle, in welchen er in der Lage war, „die Untersuchung des apoplektischen Herdes nach den Vorschriften von CHARCOT und BOUCHARD vorzunehmen".

wie auch an kleinen Venen vorfinden und zweitens, daß sie *keine Aneurysmen vorstellen*".

Sehr zu Recht stellt EPPINGER fest, daß in der Literatur „der Nachweis, daß die Anschwellungen und knotigen Bildungen Aneurysmen seien, nirgends erbracht ist", und „daß eigentlich nur konventionellerweise, wegen Mangel an einer entschiedenen Charakteristik des Aneurysmas überhaupt von miliaren Aneurysmen gesprochen wird".

Die *aneurysmaähnlichen* Bildungen an den Gefäßchen — Arterien und Venen — apoplektischer Gehirne stellen nach EPPINGER hauptsächlich Blutungen zwischen Media und Adventitia, weiterhin solide Anschwellungen durch Obturation der Lymphräume dar: Ergebnisse, die unseren eigenen Befunden vollkommen entsprechen.

Leider beschäftigte sich EPPINGER mit der Genese derartiger Bildungen nicht näher; er erörtert auch die Frage ihrer Bedeutung für das Entstehen apoplektischer Insulte kaum. Es scheint sogar, daß er „ihren Wert" als Veränderungen, die die Integrität des Gehirns bedrohen, nicht anders einschätzt als die früheren Autoren [1].

Dieses Empfinden mußten wenigstens die Zeitgenossen EPPINGERs haben, denn die Kritik EPPINGERs hat auf die Darstellung der *Pathogenese* apoplektischer Insulte in wissenschaftlichen Untersuchungen, insbesondere in Handbüchern und Lehrbüchern, fasst drei Jahrzehnte hindurch keinerlei Einfluß ausgeübt.

Nach den Veröffentlichungen der Untersuchungen EPPINGERs wird es übrigens merkwürdig still; wie bei einem Problem, dessen Unlösbarkeit alle einsehen oder dessen völlige Enträtselung alle annehmen. So ist zu erklären, daß PICK, als er 1910 mit seinem Mitarbeiter ELLIS die Frage der Beziehungen der „miliaren Aneurysmen" zu den apoplektischen Hirnblutungen einer neuen Untersuchung unterwarf, das Gefühl hatte, er bearbeite Neuland. Neu konnte im Unternehmen PICKs merkwürdigerweise noch immer die Untersuchung der „Miliaraneurysmen" mit modernen histologischen Methoden sein.

Nach der Besprechung der Untersuchungen EPPINGERs können wir uns jetzt kurz fassen; auch PICK stellt fest, daß jene Gebilde, die seit CHARCOT als „Miliaraneurysmen" bezeichnet werden, keine echten Ausbuchtungen des Gefäßhohlraumes, sondern dissezierende Blutungen der Gefäßwand („dissezierende Aneurysmen") und Pseudoaneurysmen, d. h. adventitielle Blutungen darstellen. „Sämtliche CHARCOT-BOUCHARDschen Miliaraneurysmen.... erwiesen sich — soweit nicht ‚miliare" dissezierende Formen vorlagen — nach den einwandfreien Schnittserien als Aneurysmata spuria als extramurale Hämatome, begrenzt durch Fibrin, veränderte Hirngewebe, auch ganz undeutlich gewordene Elemente der zerrissenen Blutgefäßwand." Diese *falschen* Aneurysmen verdanken ihr Entstehen nach PICK und ELLIS teils der Ruptur arteriosklerotisch veränderter, kleiner Blutgefäße ohne vorherige Dissektion der Schichten, „wohl öfter aber ..... einem primär vorgebildeten dissezierenden Aneurysma".

---

[1] Auf die Arbeit EPPINGERs erfolgten Erwiderungen von LÖWENFELD und von ZENKER; auf diese wieder antwortete der recht heftig angegriffene Autor 1880 in Virchows Arch. (Bd. 11) und erklärt nochmals über die „Miliaraneurysmen" LÖWENFELDs folgendes: „Schon nach den Beschreibungen und noch mehr nach Abbildungen der.... Ausbauchungen... muß ich diese, wenn ich sie nicht in eigenen Präparaten gesehen hätte, als einfache Arterienektasien nehmen."

An den miliaren Formen aller derartigen Gebilde konnte PICK Rupturen nicht nachweisen, dagegen an mehreren größeren — sonst vollkommen ähnlich beschaffenen und ähnlich entstandenen — Gebilden, die PICK als „übermiliar" bezeichnet (Abb. 4).

Die Ursache der Hirnblutung selbst erblickt PICK in einer „unmittelbaren" Gefäßruptur oder häufiger in der Ruptur eines falschen, übermiliaren oder noch größeren „Aneurysmas".

Einige interessante Bemerkungen PICKs sollen hier noch verzeichnet werden: PICK stellt fest, daß in der Umgebung des falschen Aneurysmas durchweg „die außerordentlich geringe Reaktion des Hirngewebes" auffällt. Weiterhin findet er, daß ein Teil der dissezierenden Aneurysmen überhaupt erst bei Gelegenheit

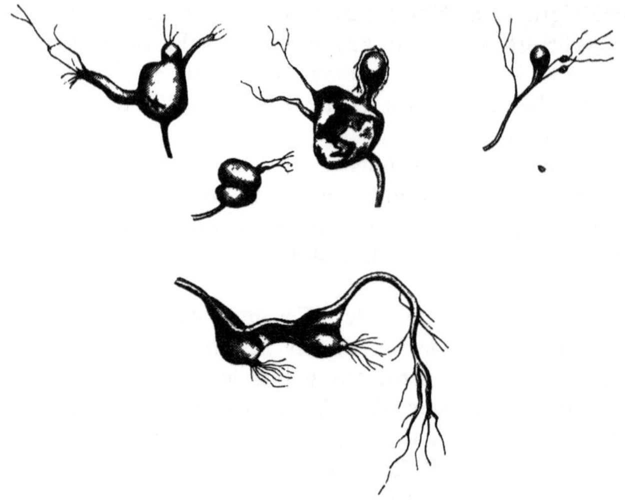

Abb. 4. Aus der Arbeit von PICK: Vergrößerte „Aneurysmen" und „geplatzte" übermiliare Aneurysmen.

der tödlichen Hirnblutung selbst auftritt; immerhin glaubt PICK, daß auch dieses gleichzeitige Auftreten einen besonderen Ausdruck der verbreiteten Erkrankung der kleinen Blutgefäße im Gehirn darstellen könnte.

Die „Miliaraneurysmen" sah PICK übrigens „einige Male ganz vereinzelt" auch in nicht apoplektischen Gehirnen. „Wahre" Miliaraneurysmen, „sei es als echte umschriebene Arteriektasien, sei es Gefäßausbauchungen bei veränderter, reduzierter Gefäßwand", konnte PICK in seinem Material *nicht* nachweisen. Bemerkenswert finde ich die Angabe PICKs, daß er unter 11 Fällen, die mit dem Schüttelapparat untersucht wurden, „die Quelle der Blutung ..... 8mal .... demonstrieren" konnte; 5mal durch einfache makroskopische Besichtigung des ausgeschüttelten Gefäßbaumes, 3mal auf Grund mikroskopischer Untersuchung. Interessant ist, daß PICK in 2 Fällen mit multiplen miliaren Aneurysmen im Gefäßgebiet der Apoplexie, in den korrespondierenden Teilen der blutungsfreien Gegenseite Aneurysmen *nicht* gefunden hat.

Seit den Untersuchungen EPPINGERs und noch vor der Veröffentlichung der PICKschen Arbeit haben übrigens auch ZIEGLER, OSLER und BENDA darauf hingewiesen, daß die CHARCOT-BOUCHARDschen Miliaraneurysmen keine echten Ausweitungen darstellen; kurz nach dem Erscheinen der PICKschen Arbeiten stellt auch UNGER fest, daß die sog. miliaren Aneurysmen als Folgen und nicht als die Quellen der Blutung zu deuten sind.

Die Resultate PICKs über die Ursachen der apoplektischen Blutung weisen natürlich doch noch prinzipielle Übereinstimmungen mit der CHARCOT-BOUCHARDschen Lehre auf. Auch PICK erklärt ja den blutigen Hirninsult mit einer lokalen Erkrankung der Hirngefäße, die schon längere Zeit besteht und die Katastrophe vorbereitet. Bemerkenswert ist aber in den PICKschen Untersuchungen der Hinweis, daß *die Hirnblutung durch die Ruptur einer einzigen Stelle des Arteriensystems entsteht.*

Die PICKschen Untersuchungen scheinen eine Periode der Forschung über apoplektische Hirninsulte zu beenden; eine Periode, in welcher unter apoplektischem Insult — wenigstens soweit es sich um die pathologisch-anatomische Erforschung *der Ursachen* derartiger Insulte handelt — ausnahmslos apoplektische *Hirnblutungen* verstanden wurden.

Die bereits im Anschluß an die Besprechung der CHARCOT-BOUCHARDschen Untersuchung bemerkte Einengung des Themas ist im Laufe der Jahrzehnte immer deutlicher geworden.

8 Jahre nach dem Erscheinen der PICK-ELLISschen Mitteilungen veröffentlichte ROSENBLATH in seiner Arbeit „Über die Entstehung der Hirnblutung bei dem Schlaganfall" Ansichten, die geeignet erschienen, dieser bedauerlichen Beschränkung ein Ende zu bereiten und ermöglichten in der Apoplexie, wie schon vor CHARCOT und BOUCHARD, wieder eine Krankheit zu erblicken, deren wesentlichste Eigenschaften nicht nur in Blutungen zu suchen sind. Wenn auch in dieser ersten Mitteilung ROSENBLATHs ausschließlich apoplektische Schädigungen untersucht wurden, die sich in Blutungen äußerten, bespricht derselbe Autor, in logischer Verfolgung seiner Ergebnisse, in einer zweiten, 1927 mitgeteilten Untersuchung auch Fälle von Apoplexien, die durch *unblutige Hirnerweichung* gekennzeichnet waren.

ROSENBLATH kehrt bewußt zu der Betrachtungsart von ROCHOUX (und DURAND-FARDEL) zurück und wirft die Frage wieder auf, ob die apoplektischen Hirnblutungen nicht als Folge einer primären Schädigung des Nervenparenchyms auftreten könnten. Je mehr er sich mit der Frage beschäftigt, um so klarer wird ihm, daß die seit CHARCOT und BOUCHARD traditionellen Lehren über die Genese der apoplektischen Blutungen unrichtig seien, und daß die Blutungen tatsächlich durch Erweichungsprozesse der Nervensubstanz vorbereitet werden.

Die Ursache der Erweichung könnte nach ROSENBLATH in einer *fermentativen Einwirkung auf das Hirngewebe* gesucht werden; das hypothetische Ferment könnte eine stürmische Zerstörung des Hirngewebes veranlassen, ähnlich wie man ja durch fermentative Einwirkungen auch Nekrosen des Pankreas und des Fettgewebes zu sehen bekommt. Weiterhin besteht nach ROSENBLATH die Möglichkeit, daß das Freiwerden des zerstörenden Fermentes mit Nierenerkrankungen zusammenhängt. Durch die Schädigung des Nervenparenchyms bzw. mit seinem Untergang werden auch die Gefäße zerstört — sie erhalten sich nach ROSENBLATH um so besser, je „dickwandiger und sklerotischer" sie sind — und so entsteht nun *aus zahlreichen Gefäßen* zugleich die eigentliche Blutung.

Die abgestorbenen Arterien findet Rosenblath oft durch Thromben verschlossen und meint, daß die Blutung vorwiegend „aus den massenhaft vernichteten Capillaren und Venen stammt". Die Arterionekrose, die also nach Rosenblath der Blutung vorangeht, findet sich ausschließlich im Gebiete des apoplektischen Blutungsherdes, aber nicht nur im großen Herd, sondern auch in den kleinen, isolierten Hämorrhagien, die den großen Herd stets begleiten. Die „nekrotisierende Entartung der Gefäße", somit also auch die Pathogenese der Hirnblutungen, ist nach Rosenblath von arteriosklerotischen Veränderungen unabhängig: „In einer Minderzahl von Apoplexien" findet man ja „überhaupt keine Arteriosklerose der Hirnarterien".

Hervorheben muß ich auch die Feststellung Rosenblaths, daß die Erhöhung des Blutdruckes die Disposition zu apoplektischen Blutungen *nicht* erhöht.

Die bereits von Eppinger festgestellte Unklarheit der Definition der „Miliaraneurysmen" ist wohl Schuld daran, daß Rosenblath die von den älteren Autoren und zuletzt auch von Pick beschriebenen Gebilde nicht aufgefunden hat[1]. Er beschreibt zwar „eine Ausweitung der Lichtung.... spindelförmige oder kugelige oder sackförmige Anschwellungen des Rohres" und meint, daß es sich um die Miliaraneurysmen Charcots handelt, aber — wir dürfen dies nach den Auseinandersetzungen im Vorangehenden erklären — er muß *ganz andere Gebilde* gesehen haben.

Für einen Irrtum Rosenblaths spricht auch seine Angabe, daß die vermeintlichen Miliaraneurysmen vollkommen nekrotisch und strukturlos erscheinen. Er glaubt übrigens, daß sie eine Folge der allgemeinen Gefäßnekrosen darstellen. Im Gegensatz zu anderen Autoren hebt Rosenblath auch hervor, daß er „aneurysmenartige Bildungen" lediglich im Bereiche des apoplektischen Herdes auffand.

Die bereits erwähnte, spätere — 1927 mitgeteilte — Untersuchung Rosenblaths über apoplektische Insulte stellt nun eine wesentliche Ergänzung der eben besprochenen Publikation dar: Rosenblath hebt hier mit großer Klarheit hervor, daß es eine Form des Schlaganfalles gibt, die durch die Bildung unblutiger Erweichungsherde im Gehirn gekennzeichnet ist, sich gelegentlich auch mit blutigen Herden verbinden kann und von embolischen oder thrombotischen Gefäßverschlüssen unabhängig entstanden *„mit dem gewöhnlichen, blutigen Schlaganfall wesensverwandt" erscheint*. Wie der „gewöhnliche" blutige Herd, entsteht auch die „unblutige" apoplektische Erweichung auf dem Boden der chronischen Nierenentzündung; die Zerstörung der nervösen Substanz, „ein manchmal spurloser Schwund der Achsencylinder, zu dem.... auch Untergang der Glia und Verflüssigung des Gewebes hinzutreten kann", könnte nach Rosenblath nur als die Folge einer *unbekannten schädigenden Einwirkung* auf die Nervensubstanz gedeutet werden. Rosenblath glaubt besonders betonen zu müssen, daß die von ihm geschilderten Erweichungsprozesse mit einer fibrillären Entartung der Gefäße („Arterio-capillary fibrosis" von Gull und Sutton) nichts zu tun hat.

---

[1] Schon in einer früheren — 1895 — erschienenen Arbeit von Stein ist vermerkt, daß „Miliaraneurysmen" nicht gefunden wurden. („Beitrag zur Ätiologie der Gehirnblutungen." Dtsch. Z. Nervenheilk. 7.) Auch die neueren Autoren finden keine Miliaraneurysmen.

Den Wert der Rosenblathschen Mitteilungen erblicken wir vor allem in dem Versuch, eine Neuauffassung des Apoplexieproblems und eine von der Konvention abweichende Deutung zu geben. Die bald nach dem Erscheinen der ersten Mitteilung zu beobachtende Neubelebung des Interesses für die Probleme der apoplektischen Schädigungen darf als das Verdienst Rosenblaths bezeichnet werden; und es ist besonders hervorzuheben, daß er durch die Erweiterung der Basis der weiteren Forschung neue Richtungen und neue Möglichkeiten eröffnete.

Der Einfluß Rosenblaths ist am deutlichsten in einer vor kurzem — 1925 — von Westphal und Bär mitgeteilten Untersuchung über die Genese der apoplektischen Blutungen zu erkennen.

Die Anschauungen der beiden Autoren sind den Feststellungen Rosenblaths in manchem ähnlich. Westphal und Bär bestätigen zunächst die anatomischen Befunde Rosenblaths; auch nach ihrer Ansicht ist die Hirnblutung meist aus unzähligen kleinen Blutungen zusammengesetzt; und auch nach Westphal und Bär soll der Blutung eine Erweichung der Hirnsubstanz vorangehen; zur Ausbildung dieser Hirnerweichung selbst ist aber nach Westphal die Annahme irgendeines fermentativen Prozesses nicht nötig; man muß nämlich nur annehmen, daß *Kontraktionen der Arterien*, „Angiospasmen", die bei Hypertonikern in den verschiedensten Körperteilen (Herz, Extremitäten usw.) vorkommen können, *auch in der Hirnsubstanz auftreten*.

Die Erweichung der Hirnsubstanz tritt also nach Westphal als natürliche Folge der Arterienkontraktionen auf. Die Kontraktionen sollen aber nach seiner Ansicht neben der Erweichung der Hirnsubstanz auch das Absterben der Gefäßwand selbst veranlassen können.

Immerhin sind Anklänge an die Fermenttheorie Rosenblaths auch bei Westphal und Bär zu erkennen; durch die Anämisierung soll eine „Ansäuerung" des angegriffenen Gebietes entstehen, wodurch autolytische Prozesse erleichtert werden und zu Schädigungen der Gefäße führen könnten[1].

Die auf diese Weise aller Stützen beraubte Blutbahn widersteht dem Blutdruck nach Aufhören des „Angiospasmus" nicht mehr, so daß nun in den *verschiedensten Teilen* des erkrankten Gebietes *auf einmal Blutungen* auftreten.

Auch nach Westphal und Bär gibt es apoplektische Schädigungen, die den blutigen Insulten entsprechen, aber „unblutige" Erweichungsprozesse darstellen.

Da wir auf Befunde und Deutungen der Westphalschen Arbeiten später noch eingehend zu sprechen kommen, möchte ich mich hier mit dieser Interpretierung zunächst begnügen.

Wenn auch durch die Anschauungen und Befunde Rosenblaths und Westphals zur Erklärung der apoplektischen Hirnblutungen manche wichtige, neue Gesichtspunkte gegeben wurden — besonders wichtig ist, daß Rosenblath die multizentrische Genese der apoplektischen Blutungen feststellt, und daß Westphal den möglichen Zusammenhang zwischen funktionellen Kreislaufstörungen und Hirninsulten eingehend untersuchte — in *einem* Punkt stimmen sämtliche bisher besprochenen Theorien überein: *Sie sehen nämlich alle die Ursache der Blutungen in einer anatomischen Erkrankung der Gefäßwand.*

---

[1] Siehe Rokitansky (S. 22 dieser Arbeit).

Bevor wir nun die Besprechung der Literatur fortsetzen, müssen wir nochmals feststellen, daß die hier erwähnten Autoren — auch die Autoren der letzten Jahrzehnte — die genetisch verschiedenen Apoplexieformen nicht auseinanderhalten und *insbesondere arteriosklerotische und hypertonische Insulte voneinander nicht oder nicht genügend unterscheiden.*

Soweit dies jetzt noch überhaupt festzustellen ist, scheint es mir, daß *meistens* apoplektische Blutungen beschrieben wurden, die ich als hypertonische bezeichnen würde; auch die embolische Herkunft der Blutung ist in manchen Beschreibungen sehr klar zu erkennen [1].

Wir können die bisher besprochenen Ansichten auch folgendermaßen gruppieren: 1. *Die Arteriosklerose als Grundursache* der apoplektischen Blutungen wird — um nicht zu weit zurückgreifen zu müssen — unter den älteren Autoren, vor allem von LÖWENFELD gewürdigt. Auch PICK sieht die Grundursache der lokalen Gefäßerkrankung, die zum apoplektischen Bersten des Gefäßrohres führt, in der Arteriosklerose. 2. Durch die Arbeiten von ROSENBLATH ist ein neues Moment in die Diskussion gebracht worden: ROSENBLATH nimmt an, daß die Arteriosklerose für das Entstehen der Hirnblutungen keinerlei Bedeutung hat, sondern als Ursache wäre nach ihm eine durch Gifte und Fermente veranlaßte Hirnerweichung anzusehen.

3. Auch nach WESTPHAL haben arteriosklerotische Veränderungen für das Entstehen apoplektischer Blutungen keinerlei Bedeutung. Die Grundursache wird nach WESTPHAL durch *funktionelle Kreislaufstörungen* — Spasmen — dargestellt, die zu einer Erweichung der Hirnsubstanz und zu einer Schwächung, ja Nekrose, der Arterienwand führen kann. WESTPHAL betont auch die Bedeutung der Hypertonie für die Genese apoplektischer Insulte.

Diese 3 ätiologischen Momente — also Arteriosklerose, fermentative Schädigung, funktionelle Kreislaufstörungen — stellen nun auch das Diskussionsthema in einer Anzahl von neueren Arbeiten dar, die in den letzten Jahren zur Klärung der Pathogenese apoplektischer Blutungen ausgeführt wurden.

Mit besonderer Vorliebe wird noch immer die *Arteriosklerose als Grundursache* der Schädigung angesehen; die Autoren berufen sich dabei gerne auf die bekannten Untersuchungen von PICK, der ja die Rupturen arteriosklerotischer Gefäße so oft als „die Quelle der Blutung" demonstrieren konnte (STÄMMLER).

Selbst RICKER, dessen Untersuchungen manche unserer Feststellungen erst ermöglichten, und dessen Ansichten über die Pathogenese der Apoplexie wir noch eingehend zu besprechen haben, äußert sich in einer vor kurzem erschienenen Veröffentlichung dahin, „daß es Fälle gibt, in denen die vor allem von PICK gegebene Erklärung zutrifft und das Blut aus einem geplatzten größeren Aneurysma stammt, das in einer Arterienstrecke aufgetreten ist, die Sklerosever-

---

[1] In dem von PICK untersuchten Material (insgesamt 30 Fälle) lagen öfters (6mal) Mitralfehler vor; darunter einmal verruköse Endokarditis der Mitralis und der Tricuspidalis. Dies scheint mir darauf hinzuweisen, daß PICK auch embolische Apoplexien mit verwertete. Die Hirnblutung erfolgte in den von PICK untersuchten Fällen 20mal bei Kranken mit Hypertrophie des linken Ventrikels und 6mal bei Hypertrophie beider Ventrikel. In 23 Fällen lagen Nierenveränderungen vor („interstitielle", „parenchymatöse" „Nephritis", „arteriosklerotische Schrumpfniere"). Diese Angaben lassen vermuten, daß die Hirnblutungen in zahlreichen Fällen der PICKschen Beobachtungen bei *Hypertonikern* erfolgte.

änderungen aufweist und in der sich das Aneurysma mit seiner dünnen, fibrösen Wand im engsten Zusammenhange mit der Sklerose ausgebildet hatte" [1].

RICKER stellt allerdings fest, daß die „überwiegende Zahl der Hirnblutergüsse" .... „nicht auf dem Boden von Arteriosklerose entstehen", sondern „auf Funktionsveränderungen der Strombahn beruhen".

Immerhin sind in allen neuen Publikationen Mängel der bisherigen Erklärungsversuche vermerkt und Versuche zur Eliminierung dieser unternommen.

Wir möchten zunächst die 1924 veröffentlichte Arbeit von H. LINDEMANN aus dem DIETRICHschen Institut in KÖLN besprechen. Die Verfasserin untersuchte 4 Fälle von frischen apoplektischen Blutungen und konnte dabei keine Ruptur eines größeren Gefäßes finden, auch keine größeren Aneurysmen, deren Bersten die hämorrhagische Zerstörung hervorgerufen haben könnte; sie meint, daß die Blutungen in ihren Fällen aus zahlreichen arteriosklerotischen, bis zur Nekrose degenerierten Arterien auf einmal durch Diapedese bzw. Diairese entstanden sind.

Diese Befunde stellen also insofern eine Bestätigung der ROSENBLATHschen Feststellungen dar, als auch Frl. LINDEMANN die von ihr beobachteten Blutungen nicht aus einer einzigen Quelle, sondern aus zahlreichen, gleichzeitig blutenden Gefäßen entstehen läßt, wenn sie auch sonst noch bei der Annahme einer *arteriosklerotischen Grunderkrankung* bleibt [2].

Immerhin bedeutet also diese Arbeit doch eine *Abkehr* von der traditionellen Erklärungsart apoplektischer Blutungen. Interessanterweise erwähnt bereits LINDEMANN „allgemeine Kreislaufstörungen oder örtliche vasomotorische Einflüsse", die an den arteriosklerotisch geschädigten Gefäßen zur Stase, Diapedese, Diairese führen, somit den blutigen Insult unmittelbar veranlassen. Bei der Konstruierung dieser Auffassung dürften bereits auch die RICKERschen Feststellungen und Gedankengänge über örtliche funktionelle Kreislaufstörungen ihren Einfluß ausgeübt haben.

Die Arteriosklerose wird auch in einer vor kurzem aus dem ASCHOFFschen Institut von A. RÜHL mitgeteilten Arbeit in den Mittelpunkt der Pathogenese apoplektischer Blutungen gestellt. RÜHL untersuchte insgesamt 15 Fälle von „Hirninsulten" und kam dabei zur Auffassung, daß als Ursache für die eigentliche Blutung das Bersten eines *arteriosklerotisch veränderten Gefäßes* anzusehen ist. Alle anderen von CHARCOT, BOUCHARD, PICK usw. beschriebenen Befunde, insbesondere auch die punktförmigen Blutungen um den zentralen Blutungsherd, stellen nur Folgezustände der primären Blutung dar; diese zertrümmert nach RÜHL die Hirnsubstanz und sucht sich ihren Weg dem „geringsten Widerstand" entsprechend; sie tritt zwischen die Wandschichten der rupturierten Gefäße selbst ein und bildet so das „übermiliare" Aneurysma PICKs; durch die schwere Zerrung kommt es zu Rupturen der Wand mit Durchblutung der verschiedenen Wandschichten, wie das früher — ebenfalls im ASCHOFFschen Institut — bereits UNGER gefunden hat.

---

[1] RICKER glaubt sich „auch darin L. PICK anschließen zu müssen, daß eine sklerotische Arterie ohne Aneurysma im Hirn eine große Menge Blut austreten lassen kann, indem sich am Rande einer plaque oder im Bereiche eines Atheroms Blut zunächst einwühlt und dann sich eine freie Bahn schafft..." Allerdings bemerkt RICKER selbst, daß hier noch weitere Untersuchungen nötig wären.

[2] Natürlich lehnt LINDEMANN die Fermenttheorie ROSENBLATHs ab.

Im übrigen findet Rühl inmitten der von ihm untersuchten Blutungsherde und im Randgebiet der Schädigungen dieselben Veränderungen an den Gefäßen, die viele frühere Autoren, später auch Rosenblath, Westphal und Bär gesehen haben, z. B. inmitten der großen Blutungsherde *kleine Gefäße mit noch intakter Elastica,* isolierte Blutungen mit *intakten Gefäßen in der Mitte,* intramurale Hämatome in der schlecht gefärbten Gefäßwand, perivasculäre Blutungen, kleine Rundzellenanhäufungen um perivasculäre Blutungen, Aufsplitterung der Arterienwand durch eingedrungenes Blut, *aufgerissene Venen,* weiterhin eine Art Entartung der Media.

Besonders bemerkenswert finden wir seine Beschreibungen der Befunde älterer Insultherde: Pigmentzellen in den Lymphscheiden der Gefäße, Eisenablagerungen auch in der Gefäßwandung, inmitten *des alten Blutungsherdes verschlossene Gefäße rekanalisiert.* In einem frischeren Fall, inmitten einer Ponsblutung, in einer völlig intakten größeren Arterie ein *Leukocytenthrombus.*

Ausnahmslos findet Rühl in der Umgebung, oft auch im Blutungsherd selbst *arteriosklerotische Veränderungen*: Verfettungen, Intimawucherung, hyaline Umwandlung, Verkalkung bis zu „völliger Zerstörung der Wandschichten", besonders der Media. Auch Befunde, wie wir sie besonders bei unseren arteriosklerotischen Erweichungen selbst gesehen haben und noch eingehend beschreiben werden: Total obliterierte, rekanalisierte Gefäße, auch frisch entstandene, noch nicht organisierte Thromben *in höchstgradig atheromatösen Arterien.*

Hervorzuheben ist, daß Rühl eine richtige Ruptur, die als Ursache der von ihm besprochenen Fälle apoplektischer Blutungen erklärt werden könnte, in seiner ersten, ausführlichen Arbeit *nicht* beschrieben hat. Auch er bezieht sich hier auf die Erfahrungen Picks; die eigenen Befunde von „Gefäßrupturen" bezeichnet er selbst als *sekundär* entstanden; z. B. erklärt Rühl Rupturen kleinerer Arterien mit „völlig intakten Wänden" als sekundär, durch den „traumatischen Stoß" verursacht, den die Gefäße durch die plötzlich aufgetretene große Blutung aus der Umgebung erlitten haben. Das Entstehen der kleinen Blutungen in der Umgebung des massiven Herdes glaubt Rühl vielleicht durch funktionelle Kreislaufstörungen erklären zu können; er hat auch bei experimentellen Untersuchungen gesehen, daß die „Punktblutungen" tatsächlich als Begleit- und Folgeerscheinung einer größeren Blutung entstehen können.

Die Ruptur des arteriosklerotisch geschädigten Gefäßes ist auch nach Rühl oft auf die Wirkung einer plötzlichen Druckerhöhung, auf eine akute Mehrbelastung des Kreislaufes, auf ein „Durchschlagen der Hochdruckwelle ins Gehirn" zurückzuführen [1].

In einer späteren Mitteilung — 1929 — beschreibt Rühl den Fall eines Mannes mit chronischer Bleivergiftung und hohem Blutdruck, bei dem zahlreiche frische und *ältere* Blutungsherde in verschiedenen Hirnteilen gefunden wurden. Rühl glaubt bei der mikroskopischen Untersuchung an einer Stelle einen „einwandfreien" Riß gefunden zu haben

---

[1] Aber eine Feststellung Rühls wie die folgende: „Das Schicksal des Atheroms ist der Zerfall, dessen Ergebnis eine mindestens zunächst irreparable Wandverdünnung, die jeder verstärkten Beanspruchung widerstandslos nachgeben wird", ist, wie besonders unterstrichen werden muß, soweit sie sich auf Schädigungen des Gehirns bezieht, die in der Arbeit veröffentlicht wurden, *ein theoretisches Postulat,* das Rühl auf Grund seiner Einstellung und auf Grund der von ihm erhobenen pathologischen Befunde *konstruiert.*

und bildet das „zerrissene" Gefäß ab. Im Gegensatz zur Deutung ähnlicher Befunde in seiner ersten, im ASCHOFFschen Institut ausgeführten Untersuchung, betont RÜHL, daß der abgebildete Riß *als Quelle* einer Blutung zu betrachten wäre.

Auch wir haben derartige Befunde wiederholt gesehen und werden darüber noch berichten. Es sei aber schon hier hervorgehoben, daß wir der Darstellung RÜHLs hier nicht folgen können und derartige „Risse" — ähnlich wie früher RÜHL selbst — als sekundäre Zerfallserscheinungen deuten.

Befunde an Gefäßen, die bei „apoplektischen" Hirnblutungen schon von den meisten Autoren des vergangenen Jahrhunderts, dann von ROSENBLATH, RÜHL, WESTPHAL und BÄR usw. gesehen wurden, beschreibt in einer vor kurzem veröffentlichten Arbeit auch STÄMMLER.

Die Beschreibungen und Abbildungen STÄMMLERs wurden aber *nicht* in Fällen typischer apoplektischer Blutungen gewonnen, sondern sie stellen Befunde dar, die sich im Anschluß an zunächst völlig andersartig erscheinende Schädigungen, bei *Schußverletzungen* des Gehirns entwickelt haben.

STÄMMLER findet also — um die Befunde wenigstens ganz kurz zu rekapitulieren — Aufquellungen der Gefäßwand, die im Querschnitt getroffene Arterien in der ganzen Circumferenz gleichmäßig verdicken. Am längsten findet er das Endothel erhalten geblieben, noch in Fällen, bei welchen die ganze übrige Wand bereits kernlos erscheint und schollig zerfallene Gewebsfasern aufweist. Nekrotische Gefäße, deren Wand in fast homogene, kernlose, faserige Massen umgewandelt ist, können völlig durchbrochen erscheinen: Im Lumen liegen geronnene Massen und Leukocyten. STÄMMLER bemerkt auch, daß das Lumen der Gefäße auffallend lang offen bleibt; der Blutstrom bleibt erhalten. Analoge Veränderungen wie an den Arterien konnte STÄMMLER auch an den Venen nachweisen.

STÄMMLER bringt dann auch Befunde aus der Randzone von „spontanen" Hirnblutungen, in welchen die eben besprochenen Veränderungen an den Gefäßen ebenfalls nachgewiesen wurden. Er erkennt, daß alle diese Veränderungen sowohl bei den Schußverletzungen, als auch bei den spontanen Hirnblutungen mit arteriosklerotischen Prozessen *nichts* zu tun haben.

Allerdings sollen sie nach STÄMMLER die Ergebnisse eines nekrotischen Prozesses darstellen, welcher in der Gefäßwand von *„außen nach innen"* fortschreitend, durch histolytische Fermente veranlaßt wurde, die bei der traumatischen oder apoplektischen Gewebszertrümmerung in der Umgebung der Gefäßwand entstehen und von außen her auf die Gefäße einwirken; er meint auch, daß das Gliagewebe diese Fermente liefert. Die Gewebszertrümmerung aber, die ja bei den Schußverletzungen mit der Einwirkung des Projektils ohne weiteres zu erklären ist, würde nach der Meinung STÄMMLERs in den Fällen spontaner Apoplexien durch die Massenblutung aus einem arteriosklerotisch veränderten Gefäß oder vielleicht auch aus mehreren — jedenfalls wenigen — arteriosklerotischen Arterien entstehen. Zum Beweis derartiger Gefäßzerreißungen bezieht sich auch STÄMMLER auf PICK.

Aus allen diesen Befunden und Annahmen kommt STÄMMLER zu dem Ergebnis, daß der ganze Komplex von Veränderungen, die ROSENBLATH in seinen Fällen spontaner Hirnblutungen in der Randzone auffand, mit der eigentlichen Ursache der Hirnblutung nichts zu tun hat, sondern *sekundärer* Art ist; ein Ergebnis, das mit den vorher erörterten Anschauungen A. RÜHLs übereinstimmt.

Ich möchte auf zwei Befunde STÄMMLERs noch besonders hinweisen, die eine Abweichung von den üblichen Erklärungen und Befunden der apoplektischen Blutung darstellen. So stellt STÄMMLER 1. fest, daß ganz ähnliche Gefäßveränderungen, wie man sie in den Herden apoplektischer Blutungen nachweisen kann, auch infolge gewöhnlicher traumatischer Schädigung vorkommen. Dieser Befund stellt übrigens — wenn wir ihn nur als tatsächlichen Befund bewerten — eine Übereinstimmung mit den Befunden dar, die RICKER und auch RÜHL erheben konnte. 2. Erklärt STÄMMLER nekrobiotische Prozesse, die ganze Gefäßwände zerstören, auch wenn sie in Fällen von apoplektischen Blutungen nachgewiesen wurden, *nicht* mehr *ausschließlich* mit arteriosklerotischen Veränderungen, wie das bis dahin meist üblich war, sondern findet zur Erklärung die Annahme eines neuen pathogenetischen Faktors unbedingt notwendig, nämlich die Einwirkung histolytischer Fermente, die aus der zerfallenden Substanz der Umgebung hervorgehen sollen.

Auch STÄMMLER ist also geneigt, neben der Arteriosklerose Erkrankungen der Gefäßwände bei der Ausbildung des *kompletten Bildes* apoplektischer Insulte anzunehmen, die mit einer Arteriosklerose nichts zu tun haben.

Noch radikaler eingestellt ist eine ebenfalls vor kurzem erschienene Arbeit von BÖHNE, trotzdem auch hier an der Arteriosklerose als pathogenetischem Faktor bei der Entstehung apoplektischer Blutungen festgehalten wird. BÖHNE glaubt aber auch an der ROCHOUX-DURAND-FARDEL-ROSENBLATH-WESTPHALschen Idee von der primären Erkrankung des Hirngewebes mit sekundärer Beteiligung der Gefäßwände mit ihrer ausschlaggebenden Bedeutung für die Pathogenese der apoplektischen Hirnblutung festhalten zu müssen. Diese *primäre* Erkrankung, also „die Entstehung des weißen Erweichungsherdes" der „ischämischen Nekrose" wäre nach BÖHNE auf zwei Faktoren zurückzuführen: „In erster Linie auf mechanische Kreislaufbehinderung durch arteriosklerotische Veränderungen an extra- und intracerebralen Gefäßen" — BÖHNE vermißte in den von ihm untersuchten Fällen eine schwere Arteriosklerose nie — und weiterhin auf einen „Spasmus der *extra*cerebralen Gefäße, der Arterien in der Pia". Ist diese primäre „weiße Erweichung" ausgebildet, so schließt sich nach BÖHNE *meistens* ein zweites Stadium des Vorganges an: die eigentliche große Blutung; es rupturiert im Erweichungsherd ein durch Atherosklerose oder durch „sonstige" regressive Vorgänge geschädigtes Gefäß; es blutet „stoßweise" in den weißen Erweichungsherd.

Die hier kurz referierte Ansicht BÖHNEs über die Ursachen der apoplektischen Insulte unterscheidet sich von den Theorien WESTPHALs insofern, als doch BÖHNE auch die Arteriosklerose zur Erklärung noch mit anwendet und den „Spasmus der Gefäße", der die ischämische Nekrose erzeugen soll, aus der Hirnsubstanz selbst in die Pia transponiert.

Auch in einer späteren — 1929 erschienenen — Arbeit hält BÖHNE daran fest, daß die Blutung durch eine „weiße Erweichung" vorbereitet wird. Die Blutung selbst entsteht nach BÖHNE manchmal als Folge diapedetischer Austritte, meistens aber als Folge von Gefäßzerreißungen. Derartige Risse sollen sich nach BÖHNE „durch den Nachweis abgerissener Arterienfetzen" „unschwer und sicher demonstrieren" lassen.

Auf Spasmen der extracerebralen Gefäße als Ursache der „weißen Erweichung" scheint BÖHNE in dieser letzten Mitteilung keinen großen Wert mehr zu legen [1].

Der Vollständigkeit halber müssen wir noch die Mitteilungen von POLLAK und REŽEK besprechen. In erster Linie interessiert uns ihre erste Arbeit über „Die Blutergüsse bei Hämorrhagien des Gehirns".

Die Mitteilung trägt den Stempel der Skepsis. Die Autoren untersuchten 4 Fälle, wie sie schreiben, „charakteristischer, ausgedehnter Hirnblutungen" und kamen zu dem Resultat, daß sie nicht imstande sind, „aus rein morphologischen Kennzeichen einen sicheren Schluß auf das Zustandekommen der Hirnblutungen zu ziehen".

Unter diesem Gesichtspunkt sind nun alle weiteren Ergebnisse zu werten.

---

[1] *Nachtrag bei der Korrektur:* In einer vor kurzem in VIRCHOWs Arch. mitgeteilten Untersuchung über Hirnblutungen bei Keuchhusten äußert sich SINGER über die Bedeutung der extracerebralen — pialen — Gefäße für die Regulierung des Hirnkreislaufes und die Entstehung der Hirnblutungen bei Erwachsenen folgendermaßen:

Die vorerst noch nicht bewiesene Annahme BÖHNEs „kann man sich ja vorstellen, doch scheint es mir merkwürdig, daß vom ganzen Organismus nur das Zentralnervensystem einen, meinem Gefühl nach plumpen Regelungsmechanismus seines Kreislaufsystems haben sollte ......"

So sagen also POLLAK und REŽEK, daß „die Ablehnung der Rhexis infolge Berstung eines oder mehrerer Gefäße nicht ganz leicht gelingen kann"; weiterhin, daß zwar ein „primärer Gefäßbruch unmöglich nachgewiesen werden kann", daß aber „immerhin die Möglichkeit auch eines solchen Blutungsmechanismus gegeben ist".

Miliare Aneurysmen konnten die Autoren in keinem ihrer Fälle nachweisen, sodaß sie sich mit der Hypothese der Entstehung von Hirnblutungen durch die Vermittlung derartiger Gefäßveränderungen „nicht befreunden können". Sie finden es anderseits „begreiflich", daß sie „gleich anderen Forschern die Hypothese von ROSENBLATH über die Wirksamkeit einer fermentativen Schädigung aus morphologischen Gründen weder bestätigen noch ablehnen können". Auch finden POLLAK und REŽEK, daß gegen die Hypothesen von WESTPHAL und BÄR eine ganze Reihe von Tatsachen spricht.

Immerhin versuchen auch die beiden Autoren ein Bild des Prozesses zu entwerfen, der zur Hirnblutung führt. Sie glauben also annehmen zu dürfen, daß in den Gebieten der Hirnblutungen „vermutlich zwei Reihen pathologischer Bilder bestehen. Die eine umfaßt die Gefäßveränderungen, welche Grundlage der Blutung bilden, die zweite jene, die sekundär, durch die Blutung bedingt sind". Zur ersten Gruppe gehören Gefäßveränderungen, die sich durch Teilerkrankung auszeichnen: Lokalisierte Zerstörung einzelner Schichten der Gefäßwand, insbesondere „Teildefekte" der Elastica und Media, weiterhin Loslösung einzelner Schichten; zur zweiten Gruppe der Gefäßveränderungen — zu den Folgen der Blutung — gehören „Schwellungs- und Quellungserscheinungen, Koagulations- und Kolliquationsnekrosen der Gefäße, die Fülle weitgehender Aufsplitterungen der Gefäßwandanteile sowie alle Wucherungsvorgänge"; letztere „scheinen" schon im Dienste der Wiederherstellung zu stehen [1]. Wie entstehen die Gefäßveränderungen der ersten Gruppe?

Nach POLLAK und REŽEK wäre es bekannt, „daß die Blutungen im Gehirn in der Mehrzahl der Fälle bei älteren Individuen auftreten bzw. bei solchen entstehen, wo durch Erhöhung des Blutdruckes oder durch einwirkende Gifte die Möglichkeit einer Schädigung des Kreislaufapparates gegeben ist". Wenn wir nun voraussetzen, daß es z. B. beim Hypertoniker mit großen Druckschwankungen zu „einer Überbelastung des Regulationsapparates kommt" — dessen Zustand vom Gefäßnervenapparat und von der Beschaffenheit der Gefäßwand bestimmt wird —, so könnten wir uns nach POLLAK und REŽEK auch vorstellen, daß eine „intramurale Dissoziation" erfolgt, die ein „Abreißen oder Loslösen von Schichten" bedingt. Die Festigkeit der Gefäßwand wird gestört; an solchen geschwächten Stellen wäre das Auftreten von Kreislaufstörungen ermöglicht. „Außerdem bilden die zerrissenen Schichten der Gefäßwand die Unterlage, die den Durchtritt von Blutbestandteilen gestattet."

Eine „Störung des Regulationsmechanismus", die sich nach POLLAK und REŽEK in einer „ungleichen Leistungsfähigkeit" äußert und die verursacht, daß „die Zusammenziehungs- bzw. Erschlaffungsleistungen unvollständig erfolgen", und daß die einzelnen Schichten der Gefäßwand nur „partiell" ansprechbar werden, kann auch bei „Greisen und Arteriosklerotikern" und bei toxisch Geschädigten erscheinen.

Um auch von den anatomisch-histologischen Befunden der beiden Autoren einige anzuführen, erwähnen wir, daß POLLAK und REŽEK in „nahezu konzentrischen Bezirken" um die Blutung als Mittelpunkt regelmäßig verschiedenartige Gefäßwandveränderungen gefunden haben. Im Bereiche der Blutung selbst ist eine Gesamterkrankung der Wand bis zu ihrer völligen Zerstörung nachzuweisen; in der Randzone um die Blutung herum herrscht ebenfalls die Zerstörung bzw. die Regression der Gefäßwand vor; „man kann jedoch bereits Andeutungen einer Gefäßreaktion erkennen, die als Reizfunktion angesehen werden kann". In einer weiteren, noch peripherer liegenden Zone ist eine „homogenisierende Schwellung der Gefäßwand" nachzuweisen, die entweder die ganze Wand oder nur einzelne Schichten derselben befallen kann, so daß „Spalträume entstehen, die von Ödemflüssigkeit bzw. Erythrocyten erfüllt sind". Noch weiter entfernt vom Blutungsherd, fällt die allgemeine Abnahme des Zerfalls und Absterbens auf. „Hier finden wir verschiedene Syndrome: 1. Isolierte Erkrankung der Intima und Elastica bei verhältnismäßig unveränderter Media und Adventitia, 2. umgekehrtes Verhalten, 3. verschiedene Verbindungen der erstgenannten Gruppen und 4., wenn auch seltener, Einzeldegeneration einer einzigen"

---

[1] POLLAK und REŽEK finden: „inwieweit vielfach nekrotisierende Gefäßveränderungen mit Sicherheit als Präapolektiform oder Apoplexie bedingend aufzufassen sind, läßt sich nicht mit Sicherheit entscheiden".

Gefäßschicht; in der Umgebung dieser Gefäße, in der Gefäßwand selbst und den Lymph-spalten Blutungen, lokalisierte Nekrosen kleinster Gebiete, meistens in der Media. Neben allen diesen Veränderungen auch *Wucherungen* als Gefäßwandreaktionen. „Es ist für alle diese Gefäßerkrankungen kennzeichnend, daß die Gefäßwand meist nicht in ihrem ganzen Umfange erkrankt ist, sondern daß partielle und sektorenförmige Veränderungen bestehen."

POLLAK und REŽEK sahen auch thrombotische Gefäßverschlüsse und meinen auch in ihnen „einen wesentlichen Faktor für die Entstehung der Hirnblutung erblicken" zu können. Die sehr genau mitgeteilten histologischen Einzelheiten der Gefäßveränderungen stimmen mit jenen im Vorangehenden, in den Arbeiten von LÖWENFELD, PICK, ROSEN-BLATH, WESTPHAL und BÄR, LINDEMANN, RÜHL, STÄMMLER besprochenen überein.

Merkwürdigerweise finden POLLAK und REŽEK, daß „namentlich das striopallidäre Gebiet so gut wie nie größere Blutungen" aufweist[1].

D. Schlußbemerkungen zu den Lehren von den Schlaganfällen.

Überblicken wir die im Vorangehenden besprochenen Ansichten der Lite-ratur über Schlaganfälle, so wird man in der ersten Hälfte des vorigen Jahr-hunderts eine Periode erkennen, in welcher unsere Probleme mit einer wirklichen Unbefangenheit bearbeitet wurden. Diese Einstellung, die zunächst nichts anderes als ordnen und feststellen wollte, gestattete sämtliche Fälle der plötzlich auftretenden und mit Lähmungen verbundenen Hirnerkrankungen in einer einheitlichen Gruppe zusammenzufassen. Die allmähliche Klärung pathogenetischer Zusammenhänge ließ dann manche Gruppen der anfangs als typisch-apoplektisch betrachteten Erkrankungen ohne weiteres abtrennen; apo-plektisch auftretende „Anfälle" der Urämie, des Diabetes, der progressiven Paralyse werden heute höchstens in differentialdiagnostischen Erwägungen mit der allgemein als „Apoplexie" bezeichneten Hirnerkrankung in Verbin-dung gebracht. Inwiefern eine endgültige Trennung aller der Gruppen von-einander berechtigt ist, wollen wir hier nicht erörtern und auch nicht bestimmen.

Von entscheidender Bedeutung für die Entwicklung der Apoplexielehre war die Entdeckung der embolischen Gefäßverschlüsse; es entstand so eine Gruppe von apoplektischen Erkrankungen, bei welchen die klare Ätiologie über schwierige Einzelfragen der Pathogenese hinweghalf.

Von großem Einfluß war weiterhin die Entwicklung der Lehre von den arteriosklerotischen Gefäßveränderungen. Schon im Anfang des vorigen Jahr-hunderts wurde die Meinung geäußert, daß die apoplektischen Hirnblutungen durch Risse arteriosklerotisch veränderter Arterien entstünden, wenn man auch besonders betonte, daß es nicht gelingt, die Risse selbst nachzuweisen. Hervor-zuheben ist noch, daß man die apoplektischen Blutungen nicht aus einer einzigen Quelle, sondern aus zahlreichen, zugleich blutenden Rissen hervorgehen ließ. Aus dieser Lehre entwickelte sich im Laufe der Jahrzehnte die Ansicht, daß die apoplektischen Blutungen immer aus zerrissenen sklerotischen Arterien hervor-

---

[1] In einer Mitteilung über apoplektische Hirnblutungen bei jüngeren Menschen äußert MARBURG (1928) die Ansicht, daß die Grundursache derartiger Hirnblutungen „eine toxische oder toxisch-infektiöse Schädigung der Gefäßwände" wäre; die Schädigung bleibt latent, bis dann durch „Überarbeitung, Erregung oder sonst ein Moment, das zu akuter Druck-steigerung führt, die erste Blutung" auftritt. Er hält es auch für möglich, daß „als einziges Motiv der Hämorrhagie ein offenbar ab ovo vorhandene Gefäßschwäche" in Betracht kommen könnte. Er glaubt behaupten zu dürfen, daß in seinen Fällen „in einzelnen Ge-fäßen eine Rhexis der Wand vorlag, so daß also nicht Diapedesis allein" als Erklärung für die Blutaustritte angenmmoen werden muß.

gehen, allerdings mit dem Unterschied, daß man in den letzten Jahrzehnten fast ausnahmslos einen *einzigen Riß* als Quelle der Schädigung annahm.

Wir erwähnten, daß man im Anfang des vorigen Jahrhunderts viele Gruppen apoplektisch auftretender Hirnerkrankungen einheitlich zusammenfaßte; von Bedeutung erscheint uns, daß man auch Fälle zusammen zu betrachten versuchte, bei welchen die grobe anatomische Untersuchung deutliche Unterschiede ergab: Fälle von apoplektischen Insulten mit blutiger und unblutiger Erweichung. Im Laufe der Jahrzehnte ging man dann von dieser Betrachtungsart allmählich ab und bezeichnete als „apoplektisch" nur noch Schädigungen, bei welchen *Hirnblutungen* nachzuweisen sind: „Apoplexie" und „Hirnblutung" wurden allmählich fast gleichwertige Bezeichnungen [1].

Von großer Bedeutung für die Gestaltung der Apoplexielehre waren die Befunde und Ansichten CHARCOTS und BOUCHARDS.

Trotzdem sich die beiden Autoren über die schon tief eingewurzelte Lehrmeinung von der Bedeutung der arteriosklerotischen Gefäßveränderungen einfach hinweggesetzt haben, gelang es ihnen eine Erklärung der apoplektischen Blutungen zu konstruieren, die sofort anerkannt wurde und bis zum heutigen Tage die herrschende war. CHARCOT und BOUCHARD sind die Autoren, die das wesentliche Kriterium eines apoplektischen Insultes in der Blutung erblickten: eine spezifische Gefäßerkrankung zerstört allmählich die Gefäßwand, führt zu einer kleinen Ausbuchtung, „Miliaraneurysma", zu einem Riß und zuletzt zur Blutung. CHARCOT und BOUCHARD betonen mit aller Schärfe, daß die von ihnen beschriebene „spezifische Gefäßerkrankung" mit einer Arteriosklerose nichts zu tun hat.

Interessant ist das Verhalten der späteren Untersucher dieser Lehre gegenüber. Ich fand nicht einen Autor, der sich mit CHARCOT und BOUCHARD über die Bedeutung der Arteriosklerose für die Pathogenese apoplektischer Blutungen auseinandersetzte; es gibt aber auch keinen Autor, der sich in diesem Punkt der Meinung der beiden Autoren anschlösse. Man geht stillschweigend über diese wesentliche Angabe CHARCOTS und BOUCHARDS hinweg, bleibt bei der alten Ansicht, daß die Arteriosklerose von entscheidender Bedeutung sein muß, bestätigt die Bedeutung der „Miliaraneurysmen" für das Auftreten der Hirnblutung und konstruiert eine Kompromißlösung, nach welcher „miliare Ausbuchtungen" an Stellen der Gefäßwand entstehen, die durch Arteriosklerose geschwächt wurden.

Aus sehr heterogenen und widerspruchsvollen Beobachtungen und Feststellungen entstand also die bisher allgemein anerkannte Meinung, daß apoplektische Blutungen durch „Miliaraneurysmen" arteriosklerotischer Gefäße bedingt würden. Diese Lehre stand so unerschütterlich, daß selbst Untersucher, die beweisen konnten, daß es sich bei den CHARCOT-BOUCHARDschen „Miliaraneurysmen" nicht um echte Gefäßerweiterungen, sondern nur um perivasculäre Blutungen handelt, von der Ansicht, daß diesen Gebilden eine entscheidende pathogenetische Bedeutung zugemessen werden muß, nicht abzuweichen wagten.

Eine Lehre, die das wesentlichste Moment bei der Entwicklung apoplektischer Schädigungen in einem Zerfallsprozeß der Gefäßwand erblickt, ist natürlich nicht geeignet, unblutige Zerstörungsherde mit blutigen apoplektischen Insulten gleichzusetzen. Es ist interessant festzustellen, daß mit dem

---

[1] Auch STERNBERG erklärt in seinem Lehrbuch (1928), daß der Ausdruck „Apoplexie" „gleichbedeutend mit Hirnhämorrhagie" gebraucht wird (S. 619).

beginnenden Widerstand gegen die traditionelle Apoplexielehre, insbesondere gegen die Lehre von der entscheidenden Bedeutung arteriosklerotischer Veränderungen, die Forscher allmählich wieder zu bemerken beginnen, daß gewisse Formen blutiger und unblutiger Zerstörungen der zentralen Nervensubstanz als apoplektische Schädigungen engstens zusammengehören.

Diese neue Periode der Apoplexieforschung beginnt also mit der Ablehnung der arteriosklerotischen Gefäßveränderungen als allgemeingültigen pathogenetischen Faktors für Hirnblutungen bzw. apoplektische Zerstörungen. Es wird betont, daß Risse der Hirnarterien, die als Quellen apoplektischer Blutungen betrachtet werden könnten, nur in ganz seltenen Fällen gefunden werden und somit nicht als generelle Ursachen der Blutungen in Betracht kommen.

Dieser Mangel eines Nachweises, der früher als eine bedauerliche Lücke in einer sonst so plausiblen, ja selbstverständlichen, pathogenetischen Theorie erschien, stellt jetzt die Grundlage neuer Konstruktionen dar und die Frage entsteht, wie eine Erklärung gefunden werden könnte, die ermöglichte, unblutige und blutige Zerstörungen prinzipiell gleichzustellen, und dabei doch zum Verständnis der so oft auftretenden Hirnblutungen bei apoplektischen Insulten führte?

So entstehen die pathogenetischen Theorien ROSENBLATHS und WESTPHALS: Nach diesen Autoren beginnt die apoplektische Zerstörung regelmäßig mit einer Erweichung der Hirnsubstanz, die mit einer Schwächung der Gefäße verbunden ist und somit in vielen Fällen — durchaus nicht in allen — Blutungen veranlaßt.

In diesem Zusammenhang ist es geradezu gleichgültig, daß die primäre Hirnerweichung nach ROSENBLATH als Folge fermentativer Vergiftungen und nach WESTPHAL als Folge von Arterienspasmen erklärt werden soll.

Wir haben im Vorangehenden nicht die gesamte Literatur der apoplektischen Insulte besprochen, wir haben die Untersuchungen WESTPHALs zu kurz berücksichtigt, die Ansichten RICKERs gerade nur angedeutet und Befunde von NEUBÜRGER, JAFFÉ noch nicht einmal erwähnt. Wir müssen daher schon hier betonen, daß es sich bei allen diesen Veröffentlichungen — die wir später natürlich noch näher besprechen werden — bereits um ähnliche Anschauungen über die Genese apoplektischer Insulte handelt, wie jene, zu welchen wir auf Grund eingehender Untersuchungen selbst gelangten. Ich unterbreche hier die weitere Besprechung der Literatur, weil ich hoffe, daß die nun folgenden morphologischen Feststellungen über apoplektische Schädigungen, sowie meine eigenen pathogenetischen Erörterungen auch die eben erwähnten Arbeiten wesentlich ergänzen und manche in ihnen noch offen gebliebene Fragen endgültig beantworten.

Zweiter Teil

Morphologie der apoplektischen Insulte.

Es liegt in der Natur der Dinge, daß sowohl die Erörterung der Literatur, als auch die Besprechung der Pathogenese apoplektischer Schädigungen nicht ohne subjektive Färbung ausgeführt werden kann. Im folgenden Abschnitt wollen wir *ausschließlich über wahrgenommene Tatsachen* berichten und Feststellungen theoretischer Natur vermeiden. Ich finde, daß die genaue morphologische Beschreibung der anatomischen Veränderungen bei Schlaganfällen *die Vorbedingung* jeglicher Versuche darstellt, eine Pathogenese zu konstruieren. Viele Annahmen der Literatur, insbesondere jene Theorien, die *alle* Schlaganfälle ohne weiteres *einheitlich* zu klären versuchen, kranken daran, daß sie das vielseitige Bild der verschiedenen apoplektischen Insulte nicht berücksichtigen. Vieles, das wir heute als Vorurteil und Belastung bezeichnen müssen, wäre überhaupt nicht zustande gekommen, wenn die selbstverständliche Vorbedingung einer Erforschung der Ursachen apoplektischer Schädigungen, nämlich die genaue morphologische Klärung, schon vor Jahrzehnten erfüllt geworden wäre. So möchten wir also in den folgenden Beschreibungen den wesentlichsten Teil unserer Untersuchungen erblicken; eine Art *Dokumentensammlung apoplektischer Insulte,* die ihren Wert hoffentlich behalten wird auch dann, wenn unsere später noch zur Sprache kommenden Ansichten über die Pathogenese der apoplektischen Insulte modifiziert werden müßten.

A. Makroskopische Befunde im Gehirn bei Schlaganfällen.

I. Lokalisation und Ausdehnung der embolischen Schädigungen.

In zahlreichen Fällen der embolischen Apoplexien finden wir schon mit freiem Auge derartig kennzeichnende, anatomische Veränderungen in der Hirnsubstanz selbst, daß die Ursache der Hirnerkrankung bereits mit ihnen klar bestimmt werden kann.

Die Veränderungen sind dann im Striatum (Putamen und Nucleus caudatus) *aufzufinden.* Im *mittleren* und *lateralen Gebiet des Putamens* stehen unzählige punkförmige Blutungen nebeneinander (Abb. 5, 22); die Schädigung dehnt sich frontal auf das vordere und obere Gebiet des Putamens aus (Abb. 6, 23). Vom Nucleus caudatus erkrankt ebenfalls das vordere und obere Gebiet (Abb. 6). Interessanterweise erscheinen auch die *grauen Verbindungsbrücken des Striatums* meist verändert und die zwischen ihnen verlaufenden weißen Bündel der inneren Kapsel bleiben oft unversehrt (Abb. 5, 6). Wichtig ist weiterhin, daß die Erkrankung die grauen Gebiete innerhalb der erwähnten Grenzen überall *gleichmäßig* verändert, so daß das Gebiet der kleinen Blutungen überall mit der größten Genauigkeit, z. B. zur vorderen mittleren und lateralen

Grenze des Putamens reicht, und die eng anliegende äußere Kapsel völlig unversehrt läßt (Abb. 5, 6 und 11). In vielen Fällen ist das *Claustrumgebiet*

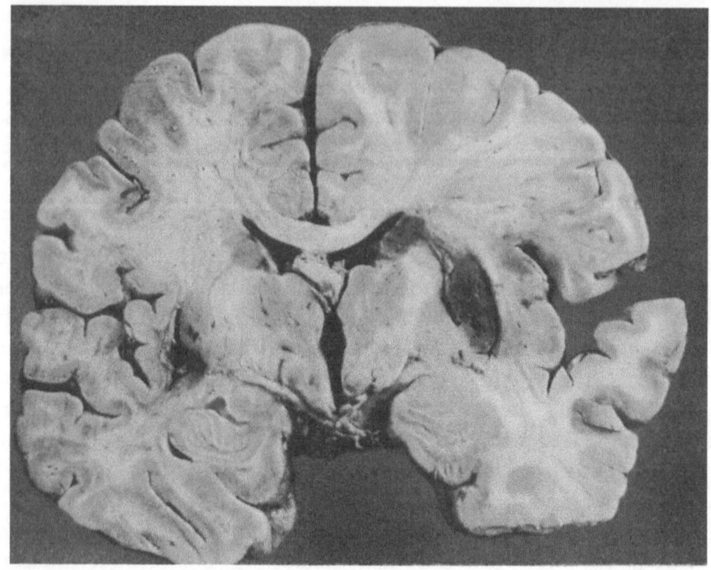

Abb. 5. Typisches Bild einer embolischen, oberen Striatumapoplexie. Man beachte die haarscharfe Abgrenzung der Putamenschädigung nach außen, weiterhin die Verbindungsbrücke zwischen Putamen und Nucleus caudatus. In der linken Hemisphäre alte, embolische Erweichung (Endokarditis).

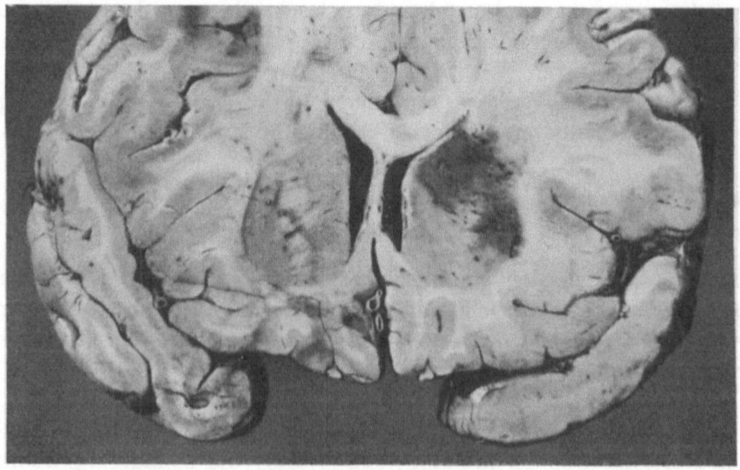

Abb. 6. Vorderes Läsionsgebiet bei typischer, embolischer Apoplexie. Die obere Hälfte des Striatumkopfes von unzähligen, dicht nebeneinander stehenden, punktförmigen Blutungen infiltriert. Die Bündel der inneren Kapsel bleiben intakt. Man beachte die haarscharfe Abgrenzung der Schädigung an der Putamengrenze (Endokarditis).

geschädigt: Auch hier finden wir dann unzählige kleine Blutungen dicht nebeneinander.

Die punktförmigen Blutungen können regelmäßig auch im hinteren Ausläufer, im *Schwanzteil* des Nucleus caudatus nachgewiesen werden, so daß in den eben zur Sprache stehenden Fällen eine *diffuse, kontinuierliche Erkrankung des Striatums vorliegt, die sich auf die oberen und vorderen Gebiete der Kerngruppe überall zusammenhängend ausdehnt.*

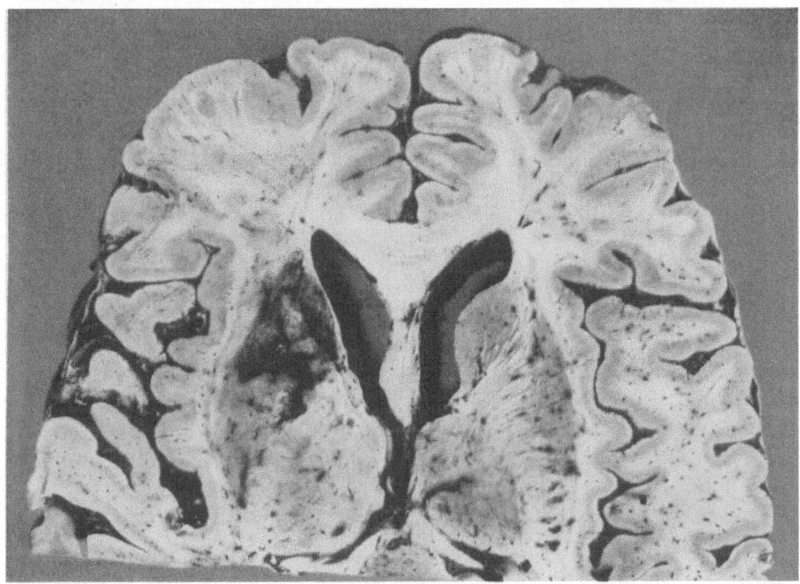

Abb. 7. Sagittalschnitt durch das Striatum bei embolischer Läsion. Man erkennt die intakten, weißen Bündel der inneren Kapsel mitten in dem hämorrhagisch infarcierten striären Gebiet (Endokarditis).

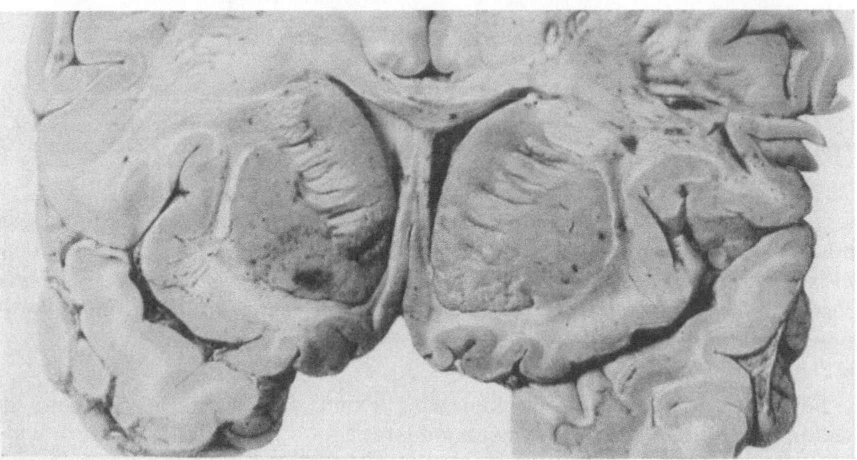

Abb. 8. Untere embolische Striatumapoplexie (in der Abbildung links). Betroffen ist hier das Gebiet, das bei den typischen, oberen, embolischen Apoplexien unverändert bleibt. Auf der rechten Seite des Bildes zahlreiche kleine Erweichungsherde der Marksubstanz (Endokarditis).

Ähnliche Veränderungen wie die eben besprochenen, erscheinen in der sagittal verfertigten Schnittfläche der Abb. 7 ebenfalls sehr klar: Es ist hier wieder zu sehen, daß sich die Erkrankung auf das vordere und mittlere Striatumgebiet erstreckt, und daß die Bündel der inneren Kapsel mehr oder weniger intakt bestehen bleiben.

Die eben geschilderten Veränderungen stellen nur *einen* Typus der embolischen Schädigung des Striatums dar. Wir hatten nämlich wiederholt Gelegenheit, Fälle zu beobachten, bei welchen durch den embolischen Gefäßverschluß *nicht das obere*, sondern das *untere Striatumgebiet* verändert wurde (Abb. 8). Ich bezeichnete in einer früheren Mitteilung diesen typischen Befund als *untere embolische Striatumapoplexie*. Das untere Gebiet des Kernkomplexes — also gerade jenes, das bei den bisher besprochenen embolischen Striatumapoplexien unversehrt bleibt — weist eine diffuse Erkrankung auf, die sich auf das Kerngebiet *elektiv* ausbreitet. Dieser Typus der embolischen Schädigungen ist in dem Fall der Abb. 9, 10 besonders klar zu beobachten. Wir sehen hier, daß

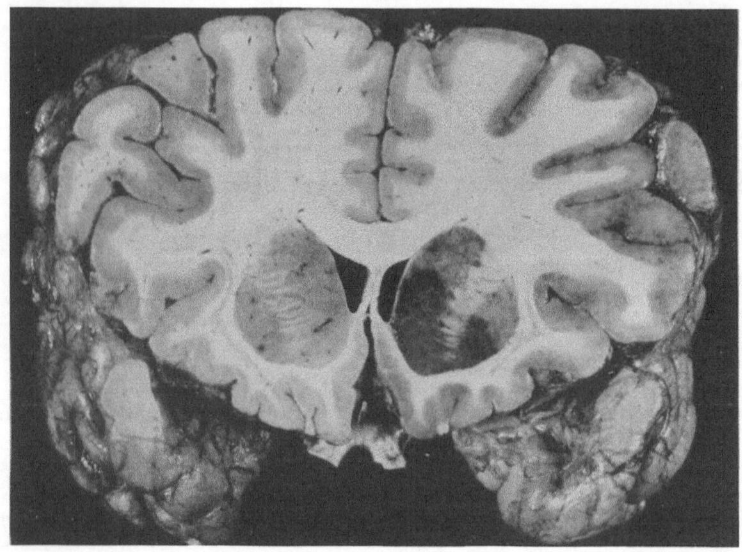

Abb. 9. Schnitt durch den Striatumkopf bei einer embolischen unteren Striatumapoplexie. Man beachte die haarscharfe Elektivität der striären Schädigung. Die Bündel der inneren Kapsel erscheinen im infarcierten Gebiet unverändert (Endokarditis).

die Putamenveränderungen im zentralen Teil der ganzen Schädigung liegen und das *mediale* Gebiet des Kerns betreffen, so daß dieser Fall einer embolischen *unteren* Striatumapoplexie in jeder Hinsicht *das Gegenstück der embolischen* „oberen" *Apoplexie darstellt.* Nur nebenbei sei bemerkt, daß auch die *Insel*rinde in diesem Fall — ähnlich wie im vorher erwähnten der Abb. 5 — in großer Ausdehnung geschädigt ist.

Fälle der unteren embolischen Apoplexien sind übrigens viel seltener als Schädigungen des oberen Striatumgebietes.

In einem einzigen Fall, bei einer sehr ausgedehnten embolischen Verstopfung der Arteria cerebri media *und* anterior, konnten wir eine totale Erkrankung des *ganzen* Striatums nachweisen.

Die striäre Schädigung, insbesondere auch ihre *Elektivität,* tritt bei *älteren* embolischen Insulten wenn möglich noch klarer hervor als in den akuten Fällen. Wir sehen nämlich die Veränderungen dann in einem sozusagen abgeklärten Zustand, wie dies in der Abb. 11 deutlich zu beobachten ist (s. auch Abb. 12).

Bemerkenswert ist, daß die besprochenen Typen der embolischen Schädigung *oft doppelseitig erscheinen*. Die doppelseitigen Läsionen sind oft gleichaltrig (Abb. 11), mitunter aber auch erst nacheinander entstanden (Abb. 5).

Sehr häufig sind *Läsionsherde der Großhirnrinde* — insbesondere der *Inselrinde* (Abb. 9, 11) als *komplizierende* Schädigungen neben dem oben beschriebenen, zentralen Striatumkomplex nachzuweisen; auch. *Markherde* kommen gar nicht selten vor (Abb. 8).

Überblicken wir die bisher besprochenen Fälle, so fällt als wesentliche, gemeinsame Eigenschaft an sämtlichen eine *gewisse Neigung der striären Veränderungen zur Ausfüllung der betroffenen Gebiete bis zu den anatomischen Grenzen auf*. Wir sehen also, daß die dicht nebeneinander stehenden punktförmigen Blutungen, z. B. des Falles in der Abb. 6 *die obere Hälfte des Striatumkopfes vollständig durchsetzen* und medial bis zur Ependymgrenze, lateral bis zur Marksubstanz reichen; weiterhin, daß sie in der Abb. 8 und 9 im selben Niveau *die untere Hälfte des Striatumkopfes vollständig ausfüllen*; ja hier ist die Elektivität und gewissermaßen Vollendung der Schädigung nicht nur am Ependym und an der äußeren Kapsel, sondern auch im Rayon der inneren Kapsel mit der größten Schärfe ausgeprägt[1].

Die Elektivität der Erkrankung und das *Ganzheitsbestreben ihrer Ausdehnung* ist übrigens nicht nur am Striatum, sondern auch am Claustrum und besonders klar in der Großhirnrinde zu erkennen (s. Abb. 9). Ich weise hier auf das elektive Verschontbleiben der Rindengirlande im Fall der Abb. 13 hin, bei einer massiven Blutung der Marksubstanz durch embolische Läsion.

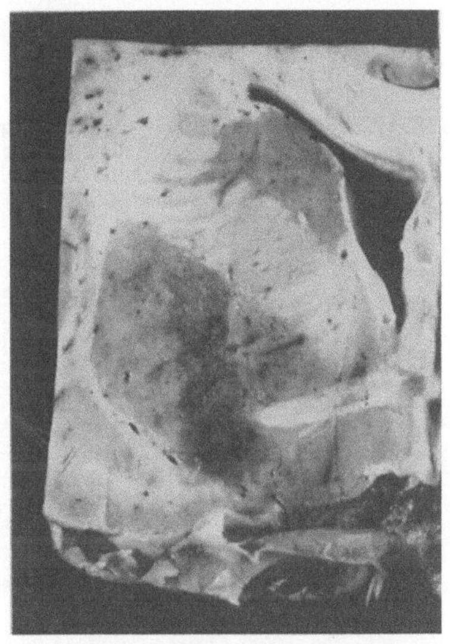

Abb. 10. Putamenveränderungen bei einer embolischen unteren Striatumapoplexie. Verändert erscheint die *mediale* Hälfte des Putamen. Man beachte die scharfe Abgrenzung der Veränderungen gegen das Pallidum (Endokarditis).

Es gibt aber *auch embolische Schädigungen*, bei welchen dieses sonst so auffällige Ganzheitsbestreben *nicht* zu erkennen ist. Wir hatten ja bereits im Vorangehenden Gelegenheit, auf Schädigungen hinzuweisen, die z. B. in der Marksubstanz auftraten, die neben dem Hauptherd im Striatum als eine Art Begleiterscheinung zu bewerten waren, und die ein Gebiet veränderten, ohne die Ganzheit des Marklagers besonders hervortreten zu lassen, wie z. B. im Falle der Abb. 8. Im Fall der Abb. 6 sind neben den unzweifelhaft zur Ganzheit strebenden Veränderungen im Striatum kleinere Läsionsherde der Inselrinde zu erkennen.

---

[1] In einer anderen Mitteilung bespreche ich derartige Gesetzmäßigkeiten in der Ausdehnung der Erkrankungen des Zentralnervensystems im allgemeinen: Dort ist auch eine eingehendere Erklärung für diese Eigenart der Ausdehnung anatomischer Veränderungen am Platze; hier sei nur darauf hingewiesen, daß es sich in erster Linie um *Auswirkungen der normalen Gefäßverteilung handelt*.

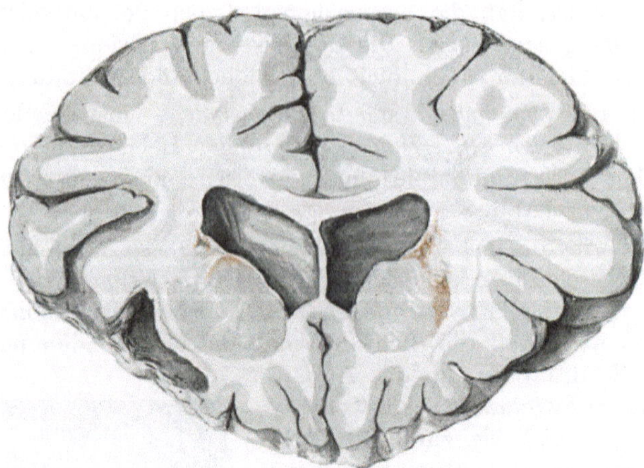

Abb. 11. Restzustand nach doppelseitiger embolischer, oberer Striatumapoplexie. Rostbraune Pigmentierung und narbige Schrumpfung des typischen Striatumgebietes. Die innere Kapsel bleibt intakt erhalten. In der linken Hemisphäre ist auch das vordere Striatumgebiet zerstört, links ausgedehnte Zerstörung der Rinde (Endokarditis).

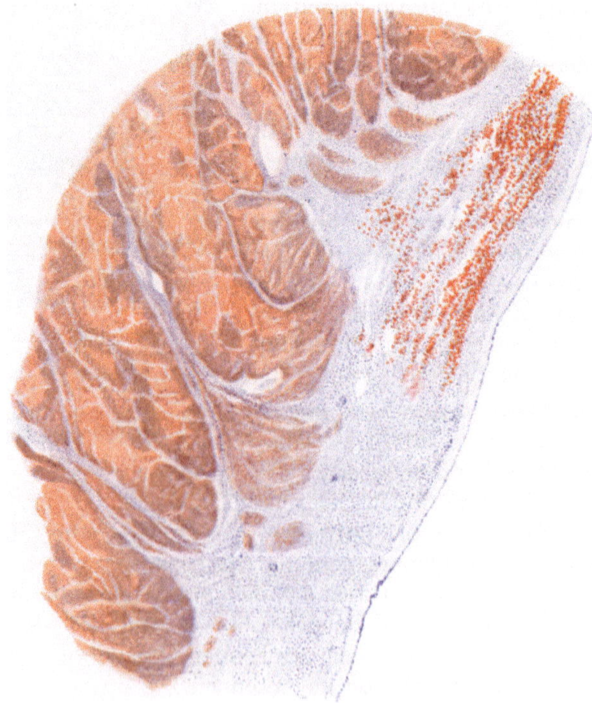

Abb. 12. Histologischer Schnitt durch das Striatum bei narbigem Endzustand nach embolischer, oberer Striatumapoplexie. Von der oberen Hälfte des Nucleus caudatus ist nur der schmale, völlig verödete Rest geblieben. Man beachte im Gegensatz zu diesem Schwund das mächtige Hervortreten der Bündel der inneren Kapsel (Endokarditis). (Fettfärbung. Die Bündel der inneren Kapsel braun-rot; das Erweichungsgebiet im Striatum enthält zahlreiche leuchtend rot gefärbte „Fettkörnchenzellen“).

In mehreren Fällen konnten wir derartige kleine Herde, an welchen das erwähnte Ganzheitsbestreben nicht zu erkennen ist, als *alleinige Folgen des*

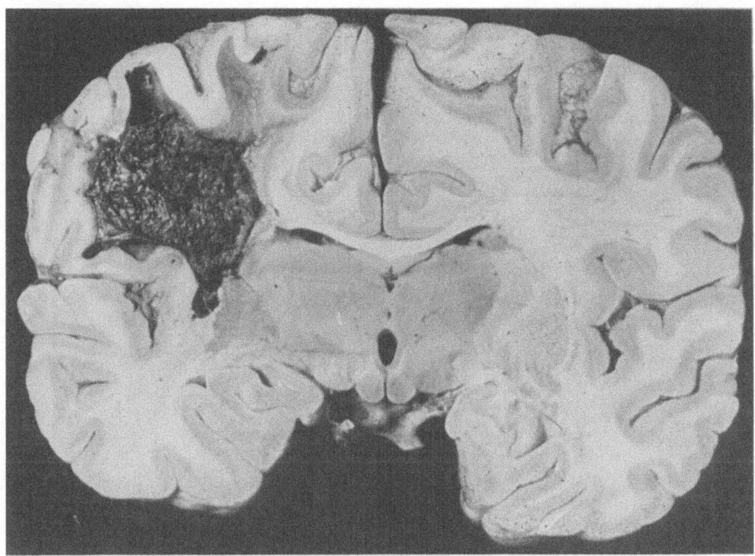

Abb. 13. Große Blutung der Marksubstanz. Embolische Läsion. 25 Jahre alter Mann. Maligne Endokarditis. Man beachte das elektive Verschontbleiben der parietalen Rindengirlande.

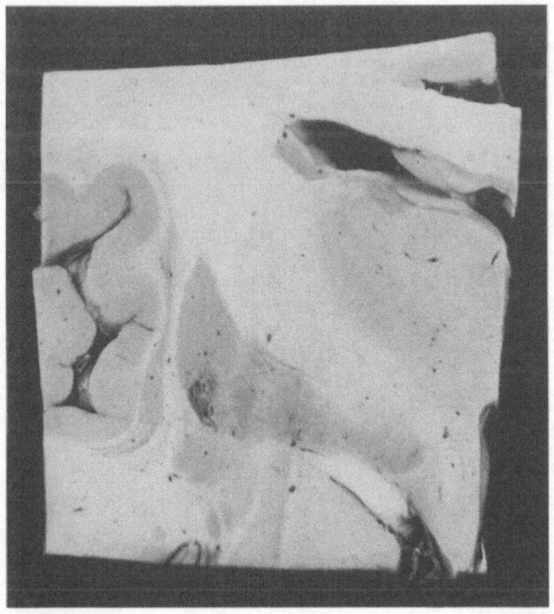

Abb. 14. Kleiner Erweichungsherd im Putamen bei Endokarditis. Kein „Ganzheitsbestreben" der Veränderungen.

embolischen Insultes feststellen. Wir fanden *im typischen oberen Striatumgebiet* in wiederholten Fällen multiple, kleine, isolierte Blutungsherde; von einem

Ganzheitsbestreben ist keine Spur zu erkennen. Hierher gehört auch der Fall der Abb. 14. Ähnlich isolierte Herde, die als alleinige Folgen des embolischen

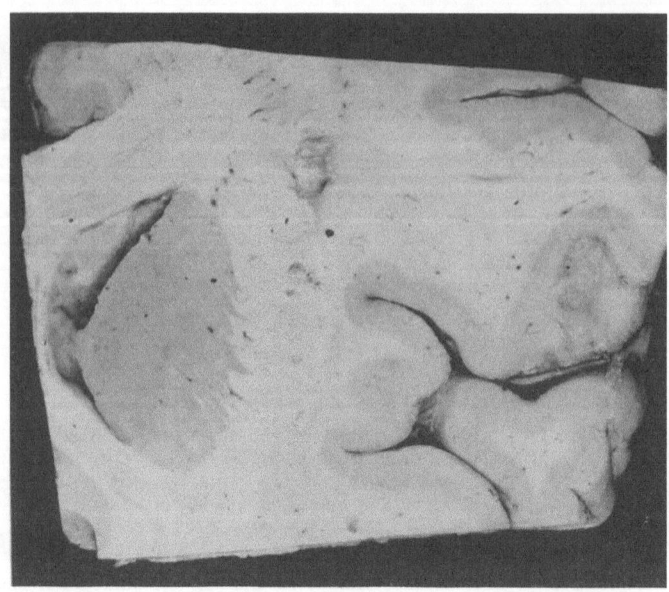

Abb. 15. Kleiner weißer Erweichungsherd des parietalen Marklagers bei embolischer Schädigung. Frische hämorrhagische Infarcierung eines kleinen Caudatumgebietes (Endokarditis).

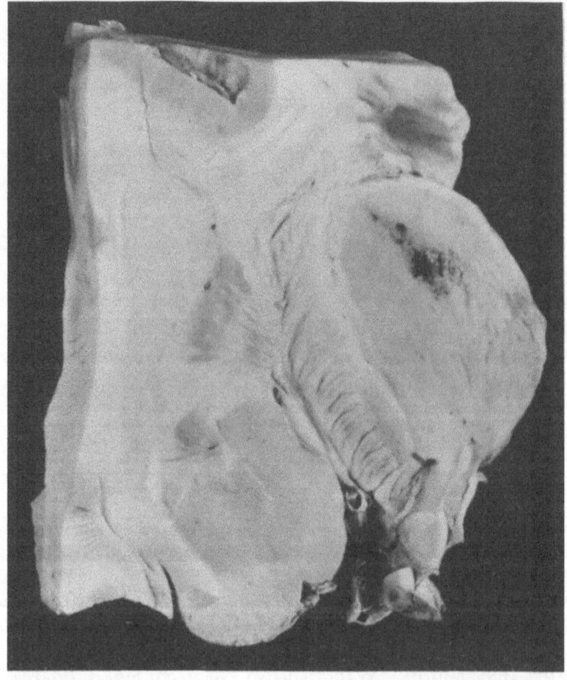

Abb. 16. Kleiner hämorrhagischer Herd des Thalamus bei embolischer Läsion (Endokarditis).

Insultes auftraten, sahen wir wiederholt in der Rinde, weiterhin in der Marksubstanz (Abb. 15), im Thalamus opticus (Abb. 16). Hierher müssen wir auch Herde rechnen, die wir bei embolischen Läsionen in der *Brücke*, im Pedunkulus nachgewiesen haben.

Wie aus dem Vorangehenden hervorgeht, treten *embolische Schädigungen sehr häufig multipel* auf. Vielfach ist eine gewisse *Symmetrie der Schädigung* nachzuweisen, indem das *Striatum in beiden Großhirnhemisphären* betroffen erscheint, oft *annähernd* gleichweit ausgedehnt. In anderen Fällen ist eine *Symmetrie* zu erkennen, indem die *Inselrinde doppelseitig* betroffen wurde.

In vielen weiteren Befunden besteht natürlich eine Multiplizität der Veränderungen, ohne daß auch nur die geringste Andeutung einer Symmetrie festzustellen wäre. Gewöhnlich handelt es sich in allen derartigen Herden um *wenig ausgedehnte Schädigungen*.

Selbst in Fällen, in welchen nur kleine — solitär oder multipel aufgetretene — Herde embolischer Genese vorliegen, ist *eine wichtige gemeinsame Eigenschaft* fast ausnahmslos nachzuweisen; *es handelt sich nämlich immer um Schädigungen derselben Gebiete*.

Am häufigsten betroffen erscheint dabei *das Striatum* selbst, und zwar sitzen *auch die kleinen Herde* in der überwiegenden Mehrzahl der Fälle in der oberen und lateralen Hälfte des Kernkomplexes. Wie bei den ausgedehnten Herden, ist auch bei kleinen Veränderungen die Lokalisation gerade in der *Inselrinde* häufig nachzuweisen; Gebiete der frontalen Rindengirlande sind ebenfalls sehr oft betroffen. Auch *das große Marklager* — und zwar das Gebiet oberhalb des Balkenniveaus — ist verhältnismäßig oft verändert (s. Abb. 15); zu den häufigeren Schädigungen gehören ferner Herde in der *occipitalen Marksubstanz* und in der *occipitalen Rinde*. Die genauere Lokalisation aller dieser Herde werden wir in einem späteren Abschnitt noch erörtern [1].

Bei der *Betrachtung der Ausdehnung* können wir also *zwei Typen* der embolischen Schädigungen unterscheiden: Veränderungen mit ausgesprochenem Ganzheitsbestreben und Veränderungen ohne diese Eigenschaft der Ausdehnung. Natürlich finden wir vielfach in ein und demselben Fall *Herde der beiden Typen nebeneinander*. Das Bestreben zur totalen Ausfüllung der betroffenen topistischen Einheiten ist aber eine wichtige und *meistens* nachweisbare Eigenschaft embolischer Läsionen.

Bezeichnen wir die typische, obere und untere Striatumapoplexie mit ihrem deutlich erkennbaren Bestreben zur völligen Ausfüllung der betroffenen Gebiete als die klassische Form embolischer Läsionen (s. z. B. die Fälle 6, 7, 9, 22, 23), so müssen wir feststellen, daß dieser Typus *die häufigste Folge* embolischer Verschlüsse darstellt. Abweichungen von diesem Typus bedeuten erstens Fälle, in welchen zwar typische Gebiete betroffen sind, aber nur *kleine* Herde entstanden; Abweichungen werden aber weiterhin auch durch Fälle dargestellt, in welchen *multiple* und in *verschiedenen Gebieten lokalisierte, große Herde zusammenfließen* und eine mehr oder weniger *einheitliche Zerstörung* ergeben.

---

[1] Die Markherde treten in der Marksubstanz des Parietallappens regelmäßig in zwei verschiedenen Territorien auf: 1. — häufiger — in einem Markgebiet, das unmittelbar oberhalb des Striatums liegt; 2. in der Nähe der Rindengirlande der Konvexität. Wie wir noch erörtern werden, handelt es sich dabei um zwei Gebiete, deren Gefäßversorgung weitgehend differiert.

Um zunächst bei frischen Insulten dieser Art zu bleiben, erwähne ich hier
die Veränderungen des Falles S. 996/26 (Abb. 17), in welchem ausgedehnte

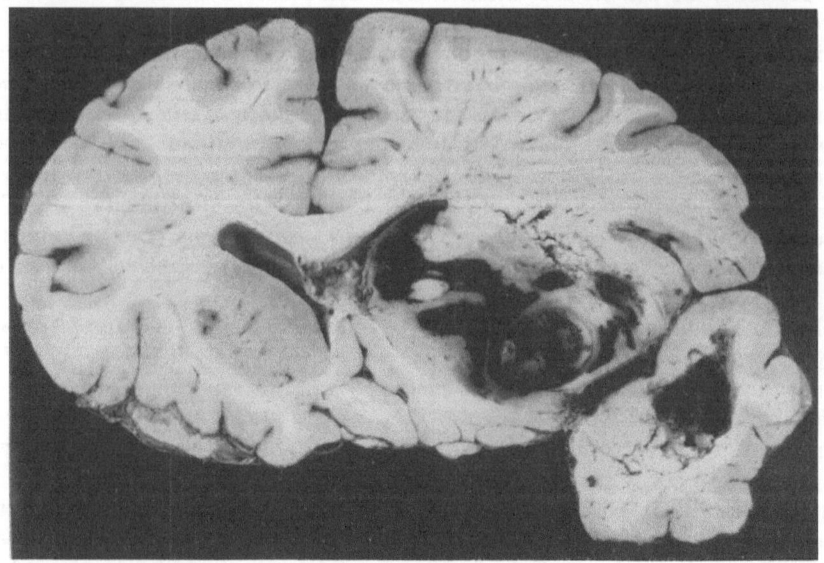

Abb. 17. Große atypische Läsion des Striatums der frontalen und parietalen Marksubstanz
bei Endokarditis.

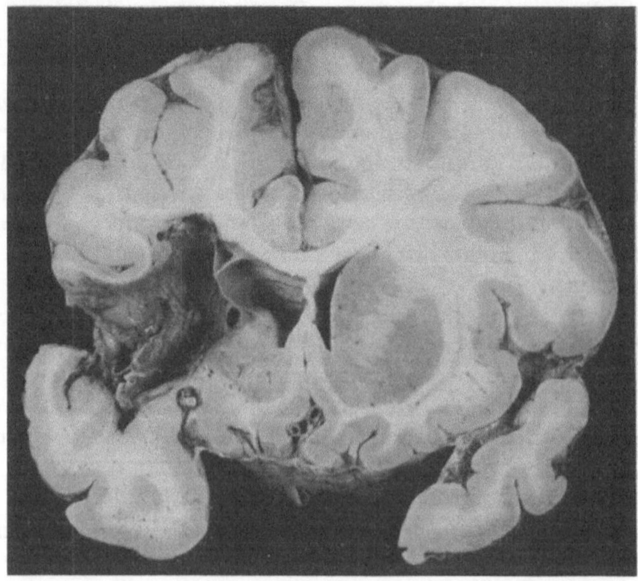

Abb. 18. Zerstörung im typischen Gebiet der embolischen Apoplexien. Die obere Hälfte des Striatumkopfes fehlt, ebenso das Claustrum und die Inselrinde. Alte embolische Läsion bei Endokarditis.

Herde des ganzen Striatums mit Blutungen im Claustrum, in der Inselrinde
und im Temporalmark zu einem einheitlichen großen Herd zusammengeflossen

erscheinen. Im eben zur Sprache stehenden Fall erinnert an typische, embolische Läsionen eigentlich nur die Lokalisation im Striatum, am meisten noch die Streifen zwischen den Bahnen der inneren Kapsel im Striatumkopf. Hierher gehört auch der Fall einer 62 Jahre alten Frau (S. 1410/28), bei der eine alte, ausgedehnte embolische Schädigung große Hirngebiete zerstörte (Abb. 18, 19).

Alle derartigen, hochgradig ausgedehnte, benachbarte topistische Einheiten kontinuierlich und *wahllos* zerstörenden Fälle embolischer Läsionen gehören *zu den Seltenheiten;* selbst in unserem großen Material hatten wir nur ganz vereinzelt Gelegenheit, derartige Befunde zu beobachten. Immerhin müssen wir hervorheben, daß sie *kennzeichnend* sind, und daß sie für das Verständnis

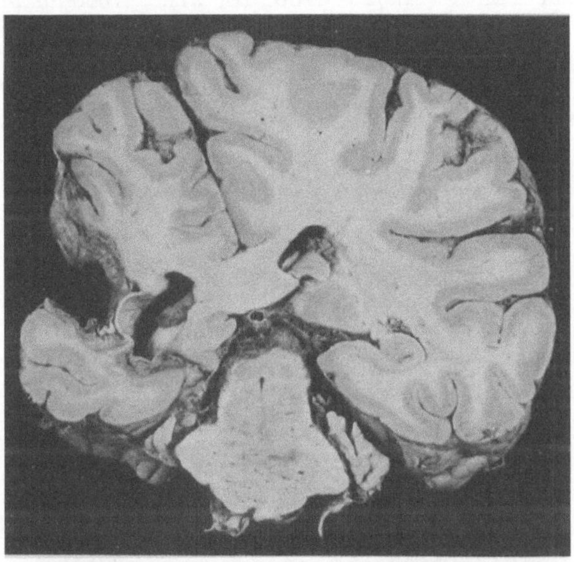

Abb. 19. Die hintersten Ausläufer einer alten großen embolischen Zerstörung. Zerstört ist die Rinde des Gyrus supramarginalis und angularis und das darunter liegende occipitale Markgebiet. Zerstört ist weiterhin auch die Rinde des Gyrus lingualis (alter endokarditischer Herzfehler).

der Genese sowohl der embolischen, als auch der nicht embolischen, apoplektischen Schädigungen von grundlegender Bedeutung erscheinen. Dieser Bedeutung entsprechend wollen wir den eben erwähnten Fall einer ausgedehnten, embolischen Schädigung möglichst genau zeigen.

In der Abb. 18 haben wir ja schon den großen Rindendefekt demonstriert, der die linke Hemisphäre verunstaltet. Auf der Basis des Occipitallappens ist noch ein zweiter, etwa keilförmiger Defekt der Oberfläche zu erkennen, dessen Spitze fast im Occipitalpol liegt und der sich nach vorne verbreiternd bis zum Niveau des hinteren Balkenknies ausdehnt (Abb. 19). Auf frontalen Schnittflächen erkennen wir das Bild einer *oberen Striatumapoplexie,* die den typischen Striatumanteil vollkommen zerstört und mit dem ebenfalls eingeschmolzenen Claustrumgebiet und der zerstörten Inselgegend eine zusammenhängende Höhle bildet (Abb. 18). Auch nach hinten dehnt sich der Defekt insofern typisch aus, als alle die kennzeichnenden Stellen einer embolischen Schädigung betroffen erscheinen; zerstört ist die gesamte Inselrinde, das Claustrum, das Striatum bis auf das vordere untere Kerngebiet. Der Globus pallidus *und sogar mediale Putamenteile blieben erhalten.*

Besonders bemerkenswert ist eine Zerstörung *großer occipitaler Rindengebiete* sowie eines großen Teils der *occipitalen Marksubstanz* (Abb. 19).

Alles in allem, liegt im vorliegenden Fall eine typische, *hochgradig ausgedehnte Schädigung* durch eine alte, embolische Kreislaufstörung vor, bei welcher die zerstörten Gebiete eine zusammenhängende, große Höhle ergaben. Für Blutungen, die wohl am Anfang der Erkrankung vorgelegen haben, zeugen jetzt noch deutliche *Pigmentanhäufungen* im Narbengewebe.

Bemerkenswert erscheint uns im vorliegenden Fall auch, daß die Läsionshöhle von zahlreichen, offensichtlich noch funktionierenden Gefäßstämmen durchquert wird, Gefäßstämme, deren *Größe und Lagerung an jene Arterien erinnern, die die betroffenen Gebiete auch unter normalen Verhältnissen versorgen.*

Veränderungen, die den eben besprochenen weitgehend entsprechen, sahen wir auch in dem Fall S. 259/28 (Abb. 20, 21). Übereinstimmend ist vor

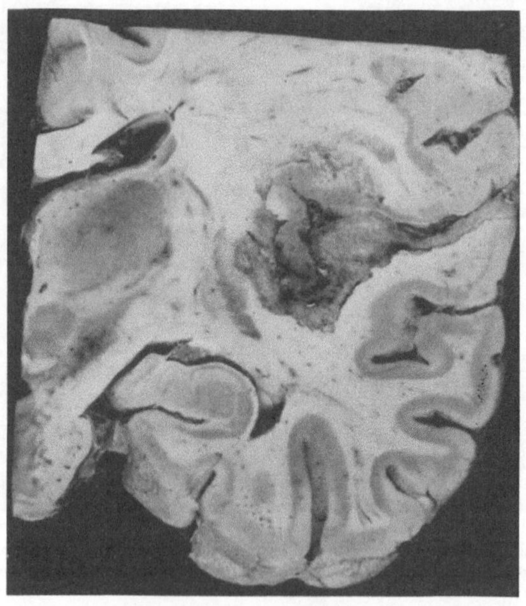

Abb. 20. Ausgedehnte embolische Erweichung der Inselrinde und der anschließenden temporalen Rindenteile (Endokarditis).

allem *die Lokalisation*; betroffen erscheint das vordere, obere Striatumgebiet, das ganze Claustrum, die Inselrinde. In den hier mitgeteilten Abbildungen (20, 21) zeige ich die Veränderungen der Inselrinde und des Occipitallappens, zweier Gebiete, auf deren Schädigung bei embolischen Kreislaufstörungen besonders hingewiesen werden muß.

Interessant ist übrigens noch der Unterschied zwischen den Veränderungen der beiden zuletzt besprochenen Fälle: Im ersteren führte die Kreislaufstörung zu einer totalen Auflösung des betroffenen Nervengewebes, im letzten Fall *nur zu einer Auflockerung.*

Um die bisher besprochenen *wichtigsten Eigenschaften* embolischer Läsionen nochmals hervorzuheben: *Der embolische Insult greift hauptsächlich das mittlere Gebiet des Striatums, insbesondere des Putamens an; sehr häufig ist auch die Inselrinde mitbetroffen; als recht regelmäßige Lokalisationen sind weiterhin fronto-*

parietale Marksubstanz, gewisse Gebiete der Frontalrinde, die occipitale Marksubstanz und occipitale Rinde zu bezeichnen.

Von Bedeutung ist nun auch die *Beschaffenheit der Kreislaufstörungen,* die als Folgen der embolischen Verschlüsse auftreten.

Wir besprachen im Vorangehenden vorwiegend Kreislaufstörungen, deren wesentlichstes Merkmal eine *Blutüberfüllung der betroffenen Gebiete* ist. Schon mit dem freien Auge können wir hier *verschiedene Typen* unterscheiden: Es gibt Fälle *ganz frischer* embolischer Schädigungen — z. B. gehört hierher der

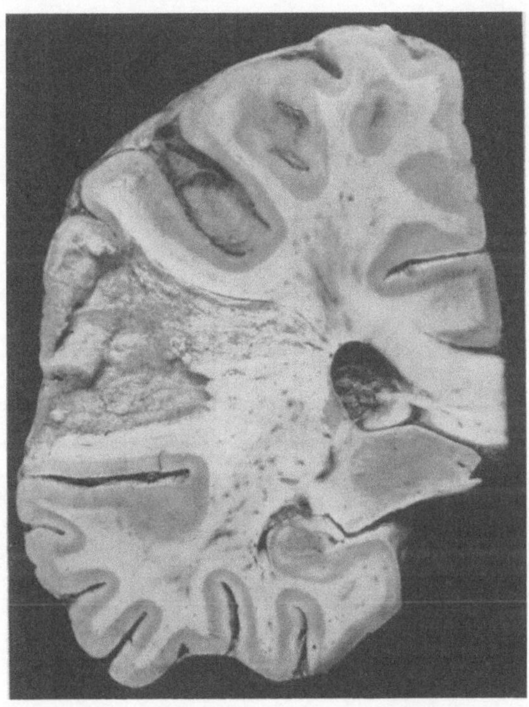

Abb. 21. Ausgedehnte Auflockerung der occipitalen Marksubstanz im Bereich des Gyrus supramarginalis. Die Rindengirlande ist zwar ebenfalls schwer geschädigt, sie blieb aber massiv. Embolische Läsion (Endokarditis).

bereits besprochene Fall S. 794/27 (Abb. 9, 10) — bei welchen die betroffenen Gebiete eine zwar deutlich ausgeprägte, doch *sehr subtile Rötung aufweisen,* die sich — im übrigen genau so wie gröbere Veränderungen — auf das ganze Gebiet der oberen oder unteren Striatumhälfte ausdehnt und die embolische Herkunft der Erkrankung auf den ersten Blick erkennen läßt. Auch die Veränderungen des Falles der Abb. 6 — eine typische, ganz frische, embolische, obere Striatumapoplexie — gehören hierher; die histologische Untersuchung ergab in den betroffenen Gebieten kennzeichnenderweise *nur sehr hochgradig erweiterte Gefäße* — wir werden die histologischen Befunde später noch eingehend erörtern und ergänzen — und kaum Blutungen. Wichtig ist, daß die Konturen der betroffenen Gebiete in solchen Fällen die alten bleiben: eine Verunstaltung durch Vergrößerung und Aufquellung des Striatums ist

nicht nachzuweisen. Einen weiteren Typus der Kreislaufstörungen bei embolischen Apoplexien stellen jene Fälle dar, bei welchen *die punktförmigen Blut-*

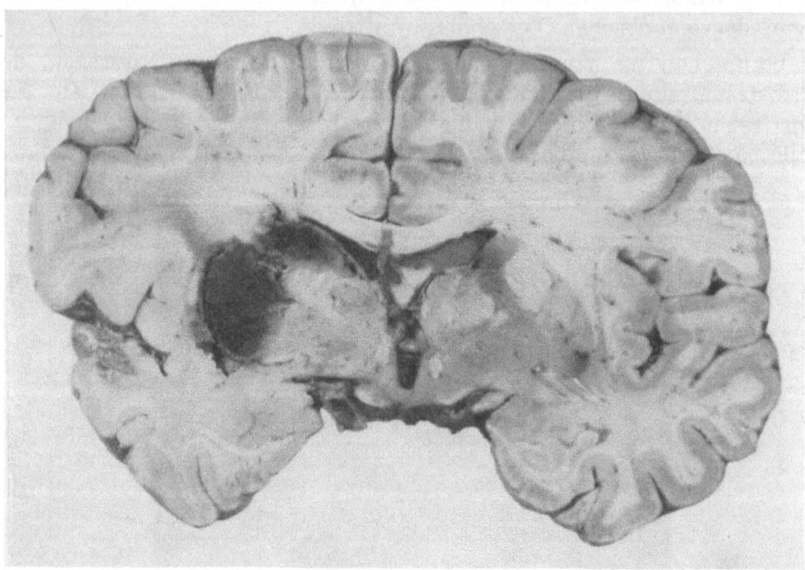

Abb. 22. Typische obere, embolische Striatumapoplexie. In den infarcierten Gebieten unzählige,
sehr dicht nebeneinanderstehende, punktförmige Blutungen, die im histologischen Bild vielfach
zu einheitlichen Maßen zusammenfließen (Endokarditis).

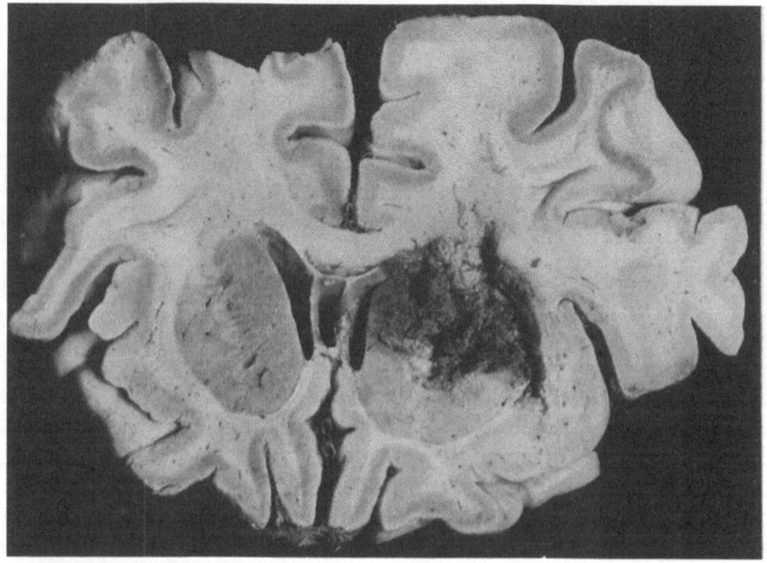

Abb. 23. Typisch lokalisierte embolische obere Striatumapoplexie. Die Blutungen fließen hier zu
einheitlichen Massen zusammen (Endokarditis).

austritte bereits mit freiem Auge — natürlich noch besser mit der Lupe — zu
erkennen sind. Es handelt sich in solchen Fällen um gleich große, feinste

Blutpunkte, die die betroffenen Gebiete bis zu den topistischen Grenzen gleichmäßig ausfüllen; regelmäßig ist hier *eine Vergrößerung, ein Hervorquellen* des veränderten Gebietes nachzuweisen, z. B. die Schnittflächen der Abb. 5 und der Abb. 7 gehören in diese Gruppe. Der Fall 418/24 (Abb. 22) stellt wiederum einen *anderen Typus* dar: Die typisch lokalisierte, embolische Schädigung tritt hier als eine fast gleichmäßige, *homogene Blutung* auf; mit freiem Auge ist nur an bestimmten Zeichen zu erkennen, daß es sich um eine Blutung handelt,

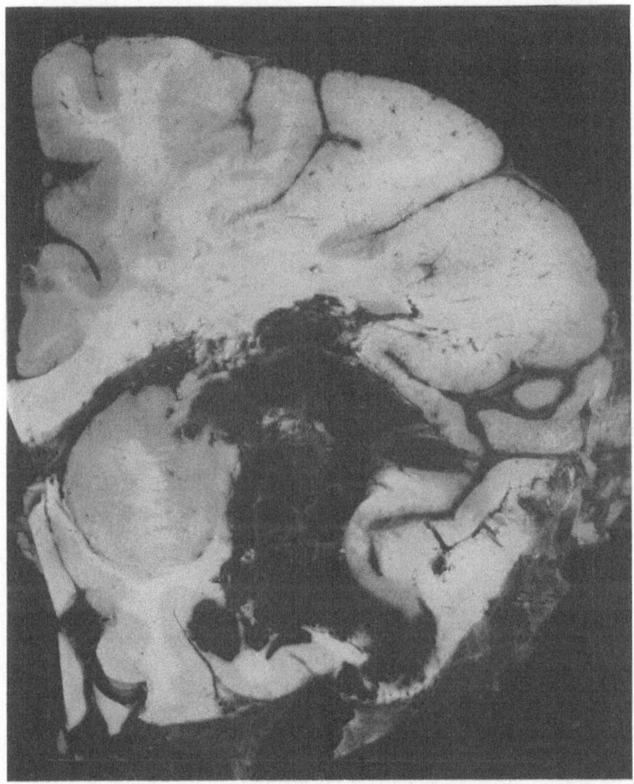

Abb. 24. Große massive Blutung bei embolischer Apoplexie. Atypische Läsion. Mitten im großen Blutungsherd noch reichliche Reste des Nervengewebes (Endokarditis).

die durch das *Zusammenfließen unzähliger kleinster Blutaustritte entstand*; diese Genese ist übrigens bei der histologischen Untersuchung unmittelbar zu beweisen. Die *Aufquellung* des betroffenen Gebietes, die ja bereits bei den vorher besprochenen Fällen mit einzeln erkennbaren, punktförmigen Blutungen deutlich hervortrat, ist bei den eben zur Sprache stehenden Veränderungen natürlich noch mehr ausgeprägt. In die Gruppe der fast homogen erscheinenden Blutungen als Folgen embolischer Insulte gehört der Fall 626/28 (Abb. 23), bei welchem die typisch, im oberen und lateralen Gebiet des Striatums lokalisierte Schädigung das betroffene Territorium fast auf das Doppelte der normalen Ausdehnung auftreibt. Zuletzt sei noch auf Befunde hingewiesen, die durch die Veränderungen des Falles S. 949/26 repräsentiert werden, und bei welchen

die embolisch entstandene *Blutung* als eine *vollkommen homogene Masse* erscheint (Abb. 24); allerdings sind auch hier — schon bei der Betrachtung mit
freiem Auge — Anhaltspunkte dafür zu gewinnen, daß es sich wiederum um das
Zusammenfließen kleiner Blutungen handelt; man sieht ja die netzförmig zusammenhängenden, in der mitgeteilten Abbildung weiß erscheinenden Reste
des zerstörten Nervengewebes in sämtlichen Teilen des Blutungsherdes. Das

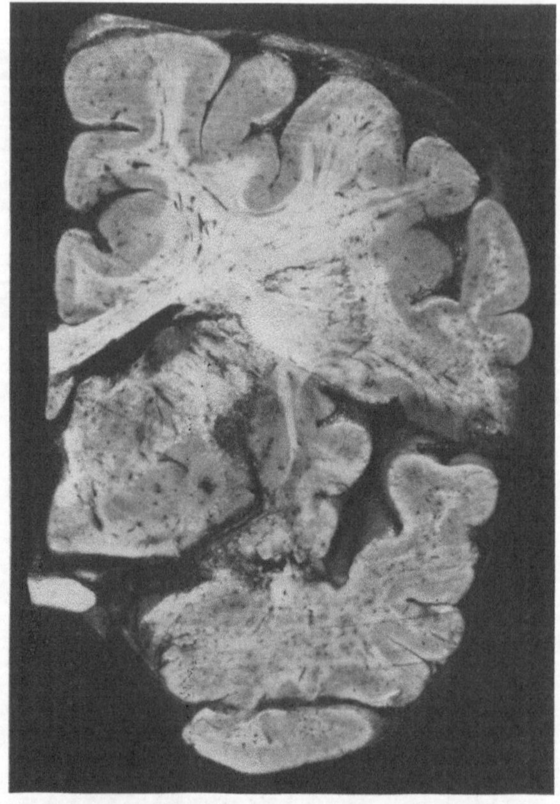

Abb. 25. Embolische Läsion des Striatums und der parietalen Marksubstanz. Im Striatum hämorrhagische Infarcierung, in der Marksubstanz „weißer" Erweichungsherd. Das im Putamen senkrecht
nach oben steigende Gefäß ist mit einem Blutungsmantel — adventitielle Blutung — umgeben. Der
Embolus sitzt an der Abzweigungsstelle dieses Gefäßes in der Arteria fossae *Sylvii* (Endokarditis).

Läsionsgebiet selbst ist auf mehr als das Dreifache der normalen Ausdehnung
aufgetrieben.

In den bisher besprochenen Fällen embolischer Läsionen handelt es sich
also in erster Linie um *blutige Kreislaufstörungen,* d. h. meistens um richtige
Blutungen und ihre Folgen. Nun hatten wir aber in einer Anzahl von Fällen
Gelegenheit, auch Folgen embolischer Kreislaufstörungen zu beobachten, in
welchen *Blutungen nicht zu erkennen* waren; es lagen *nur Erweichungen, Auflockerungen der Hirnsubstanz* vor, Veränderungen, die die früheren Autoren
oft als „weiße Erweichung" bezeichneten (Abb. 20, 21, 25). Sieht man derartige Herde, so wird manchmal die Annahme, daß Folgen ursprünglich blutiger
Kreislaufstörungen vorliegen, nicht auszuschließen sein; für diese Annahme

sprechen zahlreiche, später noch näher zu erörternde Befunde. Andererseits
sehen wir aber auch die Möglichkeit gegeben, daß Herde embolischer Läsionen
von vornherein „unblutig" auftreten, indem sie Extravasate nicht erkennen
lassen und in ihnen eine Hyperämie nicht sehr ausgeprägt erscheint.

Derartige *unblutige,* embolische Schädigungen sind übrigens in denselben
Gebieten lokalisiert, wie die blutigen; wir werden ja noch besprechen, daß es
sich hierbei um prinzipiell ähnliche, nur graduell differente Prozesse handelt.
So stellen also auch diese Fälle *keine Ausnahme* dar. In ganz frischen Fällen
ist die Farbe der Erweichungsherde nicht „weiß", sondern leicht rötlich; später
— durch die Ansammlung von fettbeladenen Gliazellen — gelblich.

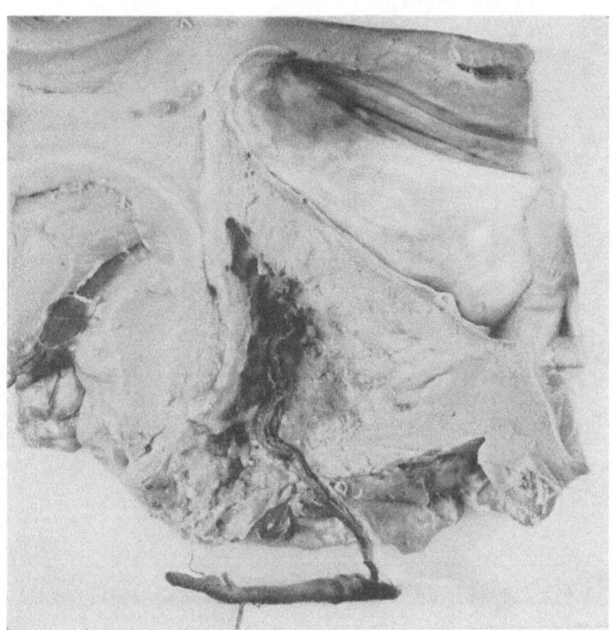

Abb. 26. Alte, narbige Höhle bei embolischer Schädigung. In der Erweichungshöhle ist dasselbe
Gefäß zu erkennen, das bei der frischen Schädigung im Falle der Abb. 25 die Zerstörung vermittelte.
Im vorliegenden Fall ist das Gefäß durchgängig, dient dem Kreislauf. Es erscheint von reichlichen,
rostbraunen Pigmentablagerungen bedeckt (alter endokarditischer Herzfehler).

In Anbetracht später noch zur Erörterung kommender Zusammenhänge
möchten wir bereits hier hervorheben, daß *alle die bisher besprochenen Blutungen*
bei embolischen Schädigungen *auftraten,* ohne daß wir bei ihnen — etwa als
Quellen der Blutungen — *Risse der Gefäßwand* hätten nachweisen können.
Die weitere Erörterung dieser Beobachtung, insbesondere ihrer Bedeutung für
eine Theorie der Pathogenese embolisch-apoplektischer Schädigungen, gehört
nicht mehr in den Rahmen dieses Kapitels. In einem späteren Abschnitt werden
wir ja noch reichlich Gelegenheit haben, dieses Thema zu erschöpfen; trotzdem
dürfen wir es auch hier nicht versäumen, auf die — nach unseren Feststellungen
fundamentale — Tatsache hinzuweisen, daß *bei embolischen Gefäßverschlüssen
unter Umständen sehr ausgedehnte Blutungen entstehen können, ohne daß als
Quelle oder Quellen der Extravasate irgendwelche Kontinuitätsunterbrechungen der
Arterienwand nachzuweisen wären.*

Besonders großen Wert lege ich auf die Feststellung, daß die *wichtigsten zuführenden Arterien* der typischen Läsionsgebiete in ihren Konturen intakt erscheinen. Eins dieser Gefäße haben wir im Fall der Abb. 25 (S. Nr. 585/26) mitten im völlig typisch lokalisierten und ausgedehnten embolischen Striatumherd präpariert, die Intaktheit des Stammes ist auch in der Abbildung klar zu erkennen. Ebenfalls sehr deutlich tritt die Intaktheit der zuführenden Arterie im Falle der Abb. 26 hervor; das Gefäß liegt in einer Aushöhlung im typischen, lateralen Putamengebiet, die nach einer alten embolischen Schädigung zurückblieb.

Gerade in diesem Zusammenhang erscheint uns die kurze Erörterung folgender Fälle als besonders wichtig.

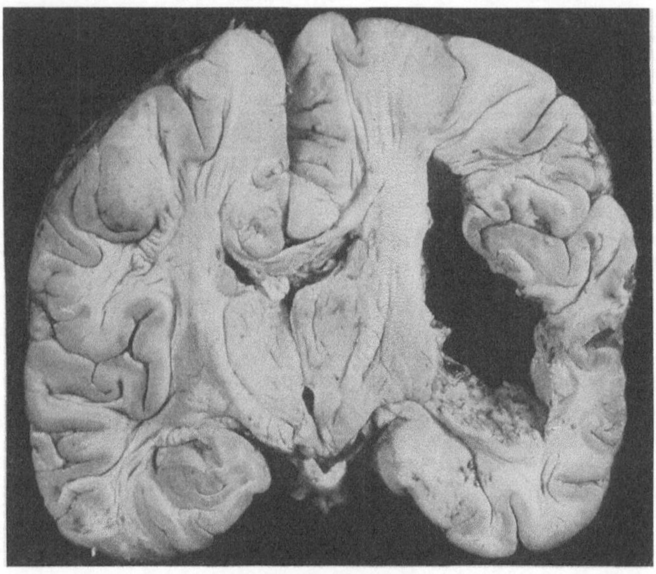

Abb. 27. Ausgedehnte Zerstörung im Claustrumgebiet bei embolischer Läsion. Wahrscheinlich Blutung aus zerrissenem mykotischem Aneurysma (thrombotisch-ulzeröse Endokarditis).

Wir fanden bei einem 27 Jahre alten Mann, der bis zum Abend seines Todes arbeitete, eine massive Blutung der rechten Claustrumgegend, die im Anschluß an eine thrombotische Endokarditis der Aortenklappen auftrat (S. 1385/27). Es konnte hier ein deutlicher Riß in der Wand eines mittleren *extracerebralen* Nebenastes der Arteria cerebri media nachgewiesen werden; dieser Befund läßt vermuten, daß auch die tödliche Blutung, die die Rindenregion von der Oberfläche der basalen Ganglien losgerissen hat (Abb. 27) durch eine analoge Gefäßwandschädigung ermöglicht wurde. Das Striatum blieb unversehrt.

In einem weiteren Fall, bei einem 40 Jahre alten Mann konnten wir in der rechtsseitigen Arteria cerebri anterior ein linsengroßes, geplatztes Aneurysma nachweisen (Abb. 83); die Blutung ergoß sich zum Teil nach außen, zum Teil brach sie in den rechten Ventrikel ein.

Es sei besonders hervorgehoben, daß trotz unseres großen Beobachtungsmaterials embolischer Schädigungen nur in diesen beiden Fällen eine vollkommen einwandfreie Ruptur einer Arterie nachzuweisen war.

In der Literatur sind — wie erwähnt — zahlreiche ähnliche Fälle bekannt. Auf die Vorgänge, die in derartigen Fällen zur Zerstörung der Gefäßwand führen können, werden wir später noch zu sprechen kommen.

II. Lokalisation, Ausdehnung und Beschaffenheit der apoplektischen Herde bei Hypertonie.

Lokalisatorische Typen der apoplektischen Hirnschädigungen bei der Hypertonie.

Die apoplektischen Hirnschädigungen, die während des Verlaufes der „essentiellen" Hypertonie entstehen, zerstören *meistens* das *Gebiet des Claustrums und des Striatums;* sie können aber in verhältnismäßig seltenen Fällen auch das *Großhirnmark* oder besonders die *Brücke* und auch das *Kleinhirn* angreifen. Der Thalamus opticus kann hin und wieder ebenfalls die primäre Lokalisation bzw. Entstehungsstelle apoplektischer Schädigungen bei der Hypertonie darstellen. Auch in den *Seitenventrikeln* finden wir Blutungen, die wir als gleichwertige, vor allem aber als *selbständige* Erscheinungsformen der hypertonischen, apoplektischen, blutigen Insulte betrachten müssen, wenn auch ihre Kombinationen mit Blutungen der basalen Ganglien weitaus häufiger sind.

Die basalen Ganglien, das Großhirnmark, Brücke, Kleinhirn und Seitenventrikel stellen sozusagen kardinale Erfolgsstellen der apoplektischen Insulte bei der Hypertonie dar, die infolge noch zu besprechender Verhältnisse häufig isoliert betroffen werden; wir sahen aber auch Kombinationen von Blutungen in 2—3 dieser Lokalisationen, ja Kombinationen *sämtlicher* Stellen kommen vor.

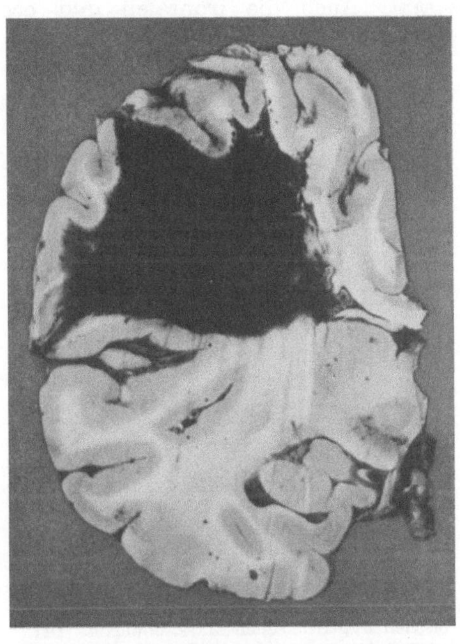

Abb. 28. Typische Markapoplexie bei Hypertonie. Man beachte die Rindengirlande: Sie blieb im großen und ganzen intakt.

In den nun folgenden Beschreibungen besprechen wir ausschließlich Hirnveränderungen, die im Verlaufe der *klinisch nachgewiesenen* sog. „essentiellen" *Hypertonie* auftraten; durch das Gemeinsame dieses vorangehenden klinischen Zustandes gehören sie schon von vornherein zusammen. Ich schicke voraus, daß für uns — da wir in erster Linie pathogenetische Probleme bearbeiteten — die Eigenschaften der Claustrum-Striatumapoplexien besonders wichtig erscheinen; diese Form der apoplektischen Schädigungen bei der Hypertonie werden wir also eingehend erörtern müssen. Dagegen glauben wir uns bei den übrigen Lokalisationen der hypertonisch apoplektischen Schädigungen mit kurzgefaßten Feststellungen begnügen zu dürfen.

a) Schädigungen der Marksubstanz der Großhirnhemisphären bei Hypertonie.

In einer Gruppe der apoplektischen Insulte bei der Hypertonie finden wir *ausschließlich die Marksubstanz* betroffen. Die Hauptmasse des Blutergusses

sitzt in vielen derartigen Fällen in der Schnittfläche, die den schmalen Schwanzteil des Nucleus caudatus, einen breiten Querschnitt des Thalamus, den Keil des
Putamenpallidums und die breite innere Kapsel enthält. Auf dieser Schnittfläche ist nun fast das ganze Mark vom Niveau der Balkenplatte nach oben von
dichten Blutungsmassen ersetzt (Abb. 28, 34). Das Läsionsgebiet reicht oft
überall bis an die Parietalrinde heran, so daß große Strecken des Rindenmantels
unterminiert, wie herauspräpariert erscheinen. In vielen Fällen erscheint das
Zerstörungsgebiet der apoplektischen Insulte *einheitlich* und *in einem ununter-
brochenen Zusammenhang vom Frontallappen bis in den Occipitallappen ausgedehnt.* Auch die frontalen und occipitalen Blutungsgebiete dehnen sich

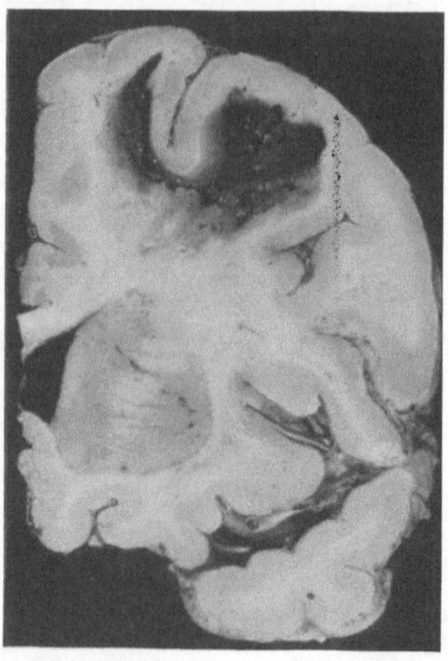

Abb. 29. Schnittfläche bei einer ausgedehnten
typischen hypertonischen Markapoplexie. Der
vorderste Ausläufer einer großen Markblutung.

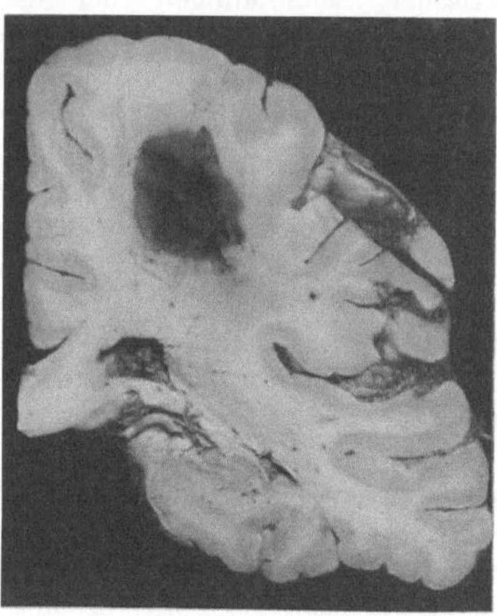

Abb. 30. Der hinterste Ausläufer einer großen
Markblutung bei Hypertonie.

regelmäßig *in der oberen Hälfte der Hemisphären* aus; auch hier liegt ihre
untere Grenze ungefähr am Balkenniveau (siehe Abb. 29, 30).

In den bisher kurz erörterten Fällen erschien die Schädigung in der Gestalt
massiver, sehr ausgedehnter Blutungen, die — wie erwähnt — die Marksubstanz
vom Frontalpol fast bis zum Occipitalpol einnehmen können. Selbstverständlich
gibt es zahlreiche *Variationen der Ausdehnung* derartiger apoplektischen Schädigungen. Oft liegen multiple kleinere Herde vor, die nur stellenweise zu massiveren Knoten zusammenfließen. Häufig konnten wir im typischen Läsionsgebiet der hypertonischen Markapoplexien nur einen kleinen, runden Läsionsherd
nachweisen.

Wir sehen verhältnismäßig häufig Fälle, in welchen der Blutungsherd in
der Marksubstanz durch eine mehr oder weniger schmale Brücke *mit einer
Blutung auf der Hirnoberfläche zusammenhängt* (Abb. 31). Sieht man nur Fälle
mit sehr ausgedehnten Blutungen in der Marksubstanz, so gewinnt man leicht
den Eindruck, daß es sich hier um einen *Durchbruch* der zentralen Blutung
nach außen handelt, und daß jene Brücke, die die Rindengirlande durchbricht,

eben die Durchtrittsstraße darstellt. Wir werden aber in unseren späteren Erörterungen hervorheben müssen, daß es sich hier *nicht um Durchbrüche,* sondern um Blutungen im Verlaufe einer arteriellen Straße handelt, die gleichzeitig mit der großen Blutung in der Marksubstanz entstanden ist und mit ihr auch sonst genetisch engstens zusammenhängt.

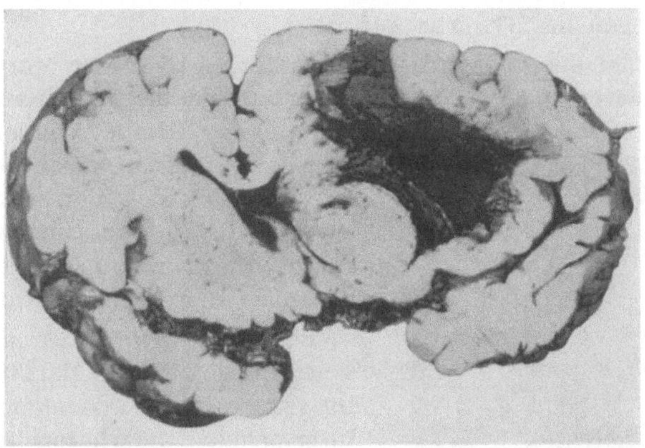

Abb. 31. Große hypertonische Markapoplexie mit „Durchbruch" der Blutung zur pialen Oberfläche.

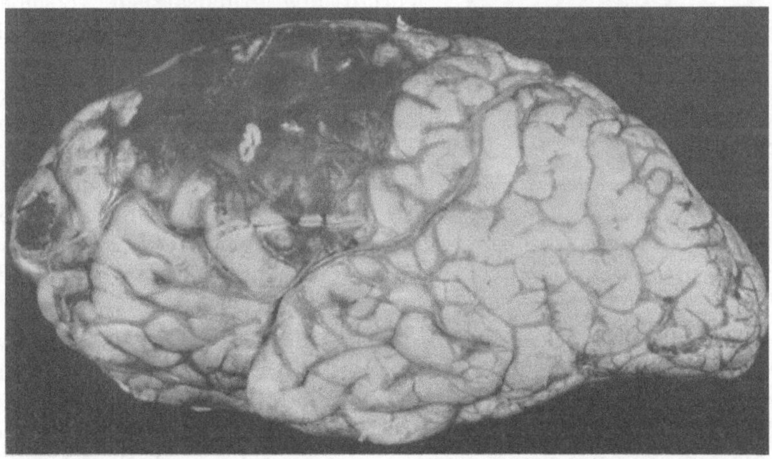

Abb. 32. Ausgedehnte piale Blutung bei typischer hypertonischer Markapoplexie.

Nur kurz sei darauf hingewiesen, daß derartige „Durchbrüche" auch in Fällen nachzuweisen sind, in welchen der Markblutungsherd ziemlich tief, von der Rindengirlande entfernt liegt und nur sehr wenig ausgedehnt erscheint. Im Falle der Abb. 32 handelt es sich um einen „Durchbruch" bei großer Blutung in der Marksubstanz.

Im übrigen ist hervorzuheben, daß Markapoplexien bei der Hypertonie, im Vergleich zu der großen Häufigkeit der Striatum-Claustrumherde, nur recht selten vorkommen.

Wie wir noch zu erörtern haben, kommen Markherde kombiniert mit Herden der übrigen typischen Lokalisationen ebenfalls vor.

Die bisher besprochenen *blutigen* Läsionsherde in der Marksubstanz stellen *nur einen Typus* der hypertonischen Markapoplexien dar; wir hatten wiederholt Gelegenheit auch Fälle zu beobachten, bei welchen Patienten an typischen-hypertonisch-apoplektischen Insulten verstarben, und die Sektion *unblutige Schädigungen* der Marksubstanz nachweisen ließ (Abb. 33); meistens handelt es sich um wenig ausgedehnte Herde, die kombiniert mit anderen hypertonischen Schädigungen des Gehirns auftraten.

Die *Lokalisation* der apoplektischen Zerstörungen in der Marksubstanz der Großhirnhemisphäre bei der Hypertonie entspricht der Lokalisation embolisch entstandener Herde vollkommen. Diese *Identität der Lokalisation* tritt besonders bei kleinen Herden klar hervor. Identisch ist auch die Lokalisation vieler arteriosklerotisch-thrombotisch entstandener Zerstörungen der Marksubstanz.

Bei allen Arten der apoplektischen Schädigungen der Marksubstanz sind übrigens *zwei lokalisatorische Typen* zu unterscheiden, die wir voneinander trennen müssen, weil ihre Zerstörung durch die Vermittlung grundsätzlich verschiedener Gefäßstraßen erzeugt werden; die Abb. 29 stellt eine apoplektische Zerstörung der Marksubstanz bei Hypertonie dar, die *durch Rindenäste* der Arteria cerebri media vermittelt wurde. Die Abb. 33 zeigt eine — ebenfalls bei Hypertonie aufgetretene — Erkrankung der Marksubstanz, die im terminalen Gebiet eines Astes der Arteria cerebri media liegt, der das Striatum durchquert.

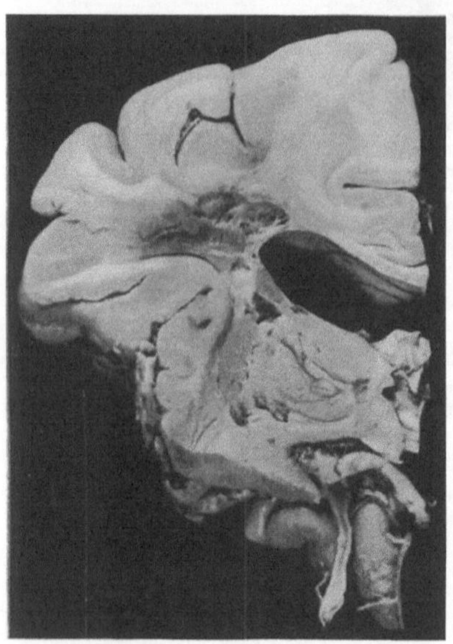

Abb. 33. „Weiße" Erweichung im typischen Läsionsgebiet bei Hypertonie. Die Schädigung liegt im terminalen Gebiet eines Gefäßes, das aus der Art. cerebri media hervorgeht und das Striatum durchquert.

Am Schluß dieses Abschnittes wollen wir nun kurz einen typischen Fall der hypertonischen Markapoplexien in seiner gesamten Ausdehnung vorführen (S. 899/28). Die Abb. 29 zeigt das vorderste Gebiet der Schädigung im Frontallappen, die Abb. 30 zeigt den hintersten — occipitalen — Ausläufer der kontinuierlich zusammenhängenden Blutungsmassen; Abb. 34 zeigt das mittlere — parietale — Gebiet der großen Blutung. Ein pathogenetisch sehr wichtiger Befund sei besonders hervorgehoben: Eine kleine piale Blutung im Bereiche des Parietallappens; der Markherd und der eben erwähnte piale Herd kommunizieren miteinander nicht.

b) Apoplektische Schädigungen der Brücke bei Hypertonie.

Verhältnismäßig häufig — vor allem häufiger als die Marksubstanz — ist bei der essentiellen Hypertonie *die Brücke* betroffen. Die Läsionsherde sehen wir oft als alleinige Schädigungen, recht häufig treten sie aber auch in Begleitung von größeren oder kleineren Blutungen der übrigen Hirnteile auf.

Wir möchten vorausschicken, daß wie bei den Markapoplexien auch in der Brücke sowohl *blutige,* als auch *unblutige Schädigungen* vorkommen. Wir wollen uns aber hier in erster Linie mit den blutigen Insulten befassen.

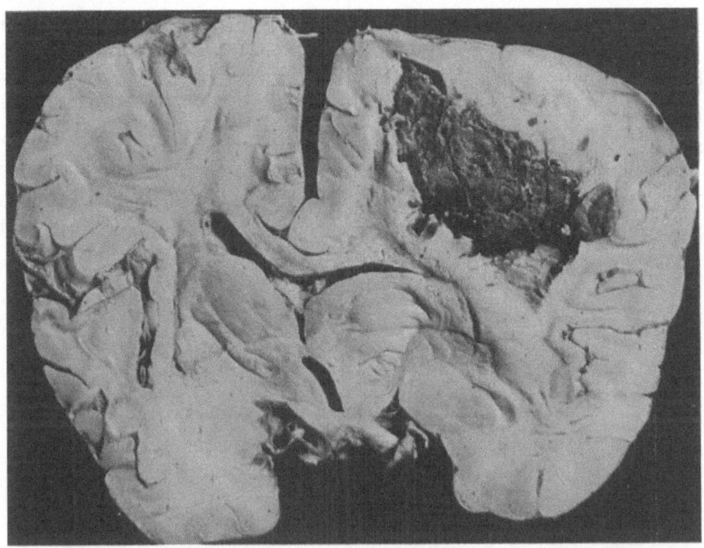

Abb. 34. Ausgedehnte frische Blutung bei Hypertonie. (Komplexe Apoplexie.)

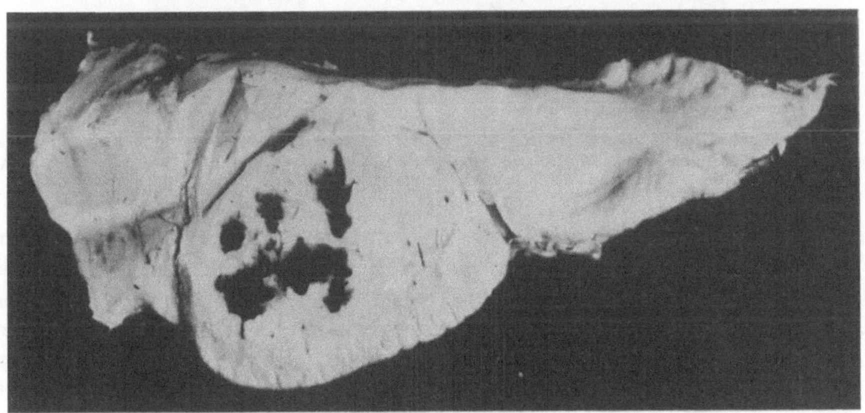

Abb. 35. Typische Blutungen in der Brücke bei Hypertonie.

Eine der wichtigsten und sehr häufig nachweisbaren Eigenschaften der apoplektischen Brückenschädigung bei der Hypertonie ist *die Multiplizität der Herde*; es ist fast in sämtlichen Fällen, auch in Fällen mit sehr ausgedehnten Zerstörungen leicht festzustellen, daß sich die Herde aus *mehreren kleineren zusammensetzen.* Wir erkennen diese Eigenschaft an den Fällen der Abb. 35, 36, 64 — multiple, recht massive Herde —, der Abb. 37 — die multiplen massiven Herde fließen zu größeren, einheitlichen zusammen — und auch in der Abb. 38,

6*

in welcher die Brücke durch die beinahe einheitlich erscheinende, große Blutung
fast vollkommen zerstört wurde.

Am klarsten ist natürlich diese Eigenschaft in Fällen zu erkennen, in welchen
die einzelnen Herde klein erscheinen.

Bei geeigneter Schnittführung ist nun eine zweite, besonders pathogenetisch sehr wichtige Eigenschaft der hypertonischen Brückenapoplexien zu erkennen. Schneiden wir nämlich die Brücke knapp in der medialen Linie oder
eventuell *neben* der Arteria basilaris auf — wie wir es in den Abb. 35
und 37 zeigen —, so können wir oft mit großer Klarheit feststellen, daß die
Brückenblutung aus zahlreichen *streifenförmigen* Blutungsherden zusammengesetzt ist, die auf der breiten, unteren Oberfläche der Brücke beginnen und
konzentrisch zur Ventrikelfläche gerichtet verlaufen. Liegt ein Fall vor, in

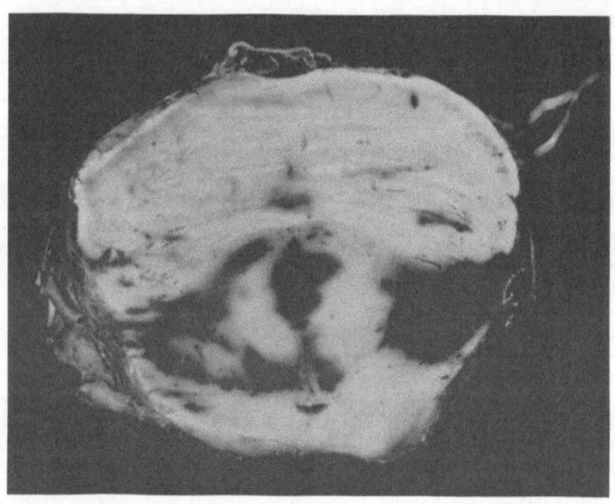

Abb. 36. Zahlreiche Blutungsherde in der Brücke bei Hypertonie. Man beachte im Bilde links
die zahlreichen streifenförmigen Blutungen: sie stellen alle Blutungen im Verlaufe von kleinen
Arterien dar, die als sekundäre Nebenäste der Art. basilaris in die Brücke eintreten.

welchem nur wenig Blutungsherde zu sehen sind, so ist diese Zusammensetzung
aus streifigen Blutungsherden schon bei der Betrachtung mit freiem Auge sehr
eindrucksvoll zu erkennen. Haben wir dagegen massive Blutungen vor uns,
so ist meistens erst mit der Lupe klar festzustellen, daß es sich auch hier
um das Zusammenfließen streifiger Herde handelt. Mit der Lupe ist übrigens
fast ausnahmslos zu erkennen, daß *die Blutungen um Arterienstämme liegen,
die als primäre oder sekundäre Nebenäste der Arteria basilaris zu identifizieren
sind* und oft die erste Strecke nach ihrem Eintritt in die Brückensubstanz verlaufen, ohne den Blutungsmantel aufzuweisen; dieser tritt meistens erst an
Stellen auf, an welchen die Verzweigungen des Arterienbaumes bereits beginnen
(Abb. 37, s. auch Abb. 106).

So erweisen sich regelmäßig auch massive Blutungsherde, wie jener in der
Abb. 38 gezeigte, *aus zahlreichen streifenförmigen Blutungen zusammengesetzt.*
Streifen, die um Nebenäste der Arteria basilaris entstanden und im Gebiet
der Endverzweigungen, der Form und Ausdehnung des Gefäßgeästes entsprechend, massiv zusammenfließen.

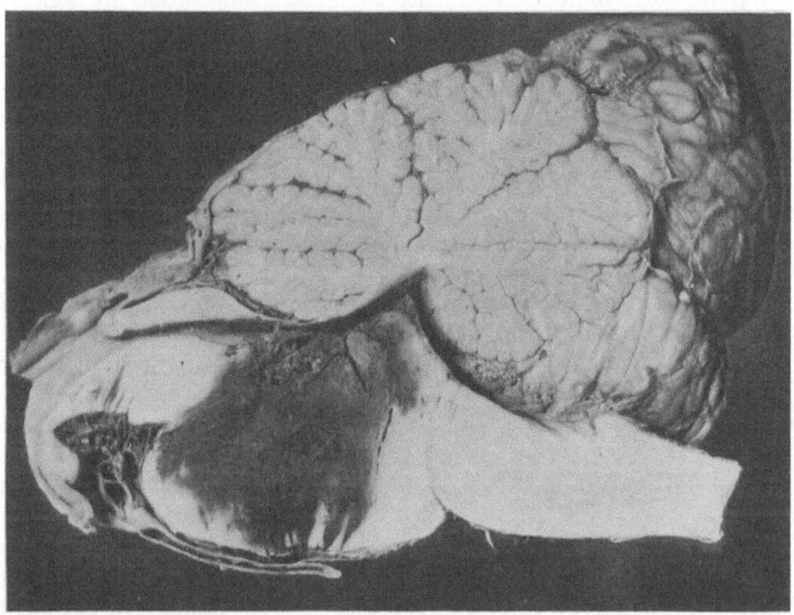

Abb. 37. Größerer Blutungsherd der Brücke bei *Hypertonie*. Man beachte die zahlreichen typischen streifenförmigen Blutungen im Verlauf der senkrechten Art. basilaris-Nebenäste. Im terminalen Gebiet dieser Gefäße (in der Gegend unterhalb des Bodens des 4. Ventrikels) fließen die Blutungen zu homogener Masse zusammen; sie heben den Boden leicht auf und füllen zum Teil auch den Hohlraum des 4. Ventrikels aus. Man beachte die feinsten streifenförmigen Blutungen in der Gegend des Aquäduktes!

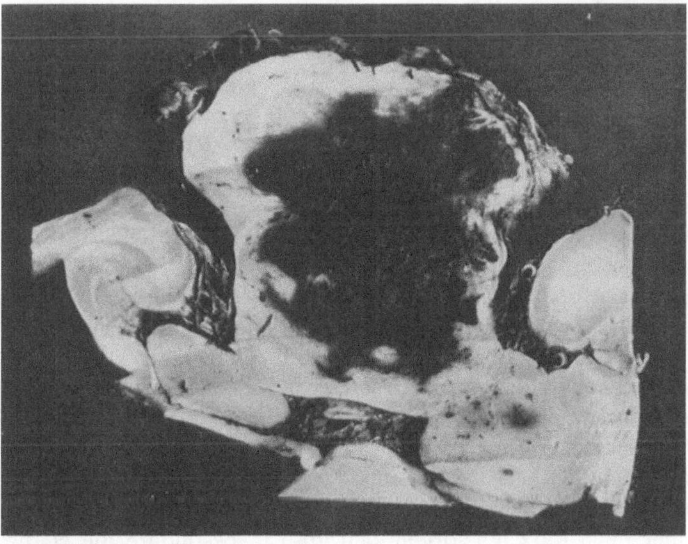

Abb. 38. Massiver Blutungsherd der Brücke bei Hypertonie.

Wir hatten wiederholt Gelegenheit, Fälle zu beobachten, in welchen die massive Blutung des Geästes *den Boden des vierten Ventrikels aufhebt, ja zertrümmert und die Brückenblutung in den Hohlraum des Ventrikels ergießen läßt* (ähnlich wie in Abb. 148). Wir weisen nachdrücklich darauf hin, daß die Blutung auch in solchen Fällen im *terminalen Geäst* entstanden ist, und daß die feineren streifenförmigen Blutungen, die aus dem massiven Blutungsherd herausragen und zur ventralen Fläche der Brücke — genauer gesagt zur Arteria basilaris — ziehen, *nicht Ausläufer der Blutung*, sondern im Gegenteil, jene *zuführenden Wege* darstellen, an welchen die zur Blutung führende Einwirkung zu den Stellen der ausgedehnten Extravasate gelangte.

Auf Grund derartiger Beobachtungen dürfen wir behaupten, daß die scheinbar unsystematischen Blutungen frontaler Schnitte, wie wir sie zum Beispiel in der Abb. 64 dargestellt haben, *terminale Gebiete kleiner Arterien verändern*, die zu primären oder sekundären Ästen der Arteria basilaris gehören. Unsystematisch erscheinende Blutungsherde sieht man selbstverständlich auch an den empfohlenen sagittalen Schnitten der Brücke; ein eng daneben verfertigter, ähnlich verlaufender Schnitt kann dann die Zugehörigkeit der Herde zu Gefäßbäumchen des Arteria-basilaris-Systems mit großer Klarheit zeigen.

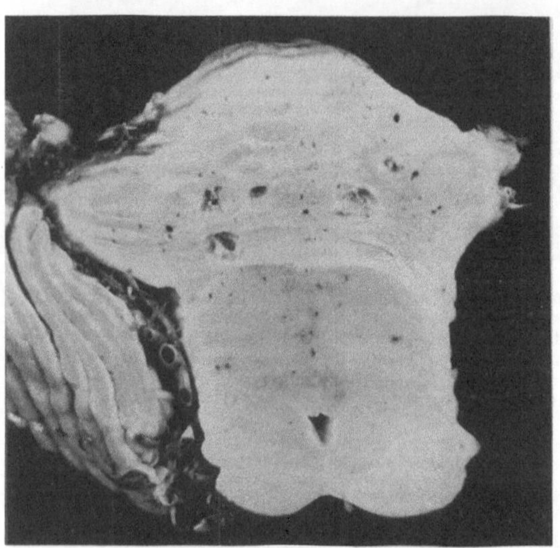

Abb. 39. Multiple „unblutige" Auflockerungsherde der Brücke bei Hypertonie.

Wir haben es schon kurz angedeutet und möchten es hier nochmals hervorheben, daß Blutungen der Brücke auch im Verlaufe von *Sekundärverzweigungen der Arteria basilaris* entstehen können. Blutungen, die in diese Gruppe gehören, haben wir in der Abb. 36 bereits dargestellt. Die Blutungsstreifen sind zum Teil um Gefäße entstanden, die in die Substanz der Brücke *von der Seite her* eintreten.

Oft liegt nur *ein einziger Blutungsherd* vor. Derartige isolierte Herde können übrigens sehr klein sein; kennzeichnend für sie ist, daß sie recht tief in der Brückensubstanz liegen. Wie später noch eingehend zu erörternde histologische Befunde exakt zeigen, handelt es sich *auch hier* oft um Blutaustritte *in terminalen* Verzweigungen kleiner Arterien.

Nur kurz sei darauf hingewiesen, daß die *unblutigen* Läsionsherde der Hypertonie ganz ähnlich lokalisiert erscheinen. Es handelt sich ausnahmslos um kleine, meistens multiple Herde tief in der Brückensubstanz. (Abb. 39).

Es sei hier noch kurz hervorgehoben, daß insbesondere die *kleinen* Brückenherde bei der Hypertonie an denselben Stellen gefunden werden, wie die embolischen oder die arteriosklerotisch-thrombotischen Schädigungen.

c) Apoplektische Schädigungen des Kleinhirns bei der Hypertonie.

Apoplektische Schädigungen des Kleinhirns bei der Hypertonie sind recht selten und betreffen in der überwiegenden Mehrzahl der von uns beobachteten

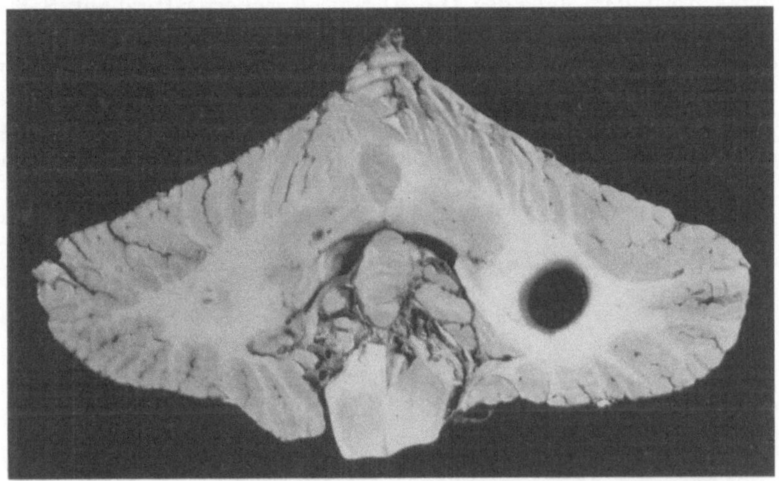

Abb. 40. Blutungsherd der Marksubstanz des Kleinhirns bei komplexer Apoplexie.

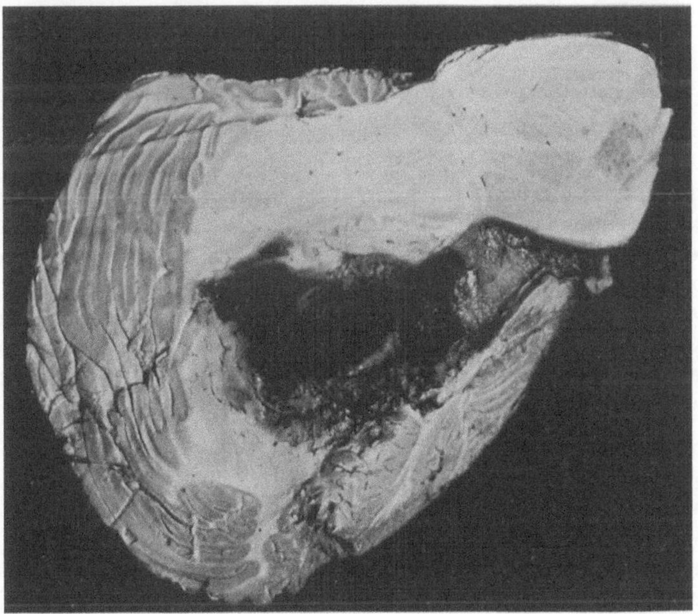

Abb. 41. Frischer Blutungsherd der Marksubstanz des Kleinhirns bei Hypertonie.

Fälle *die Marksubstanz.* Wir sahen von kleinen punktförmigen, bzw. stecknadelkopfgroßen Herden an sämtliche Übergänge bis zur völligen Zertrümmerung einer Hemisphäre.

Wir wollen hier vor allem nur Beispiele dieser Schädigung kurz erwähnen, ohne eine systematische Darstellung zu versuchen.

Die Kleinhirnblutung im Falle der Abb. 40 ist als Begleiterscheinung neben mehreren kleinen Herden des Großhirns aufgetreten; die ausgedehntere apoplektische Zerstörung im Falle der Abb. 41 trat als isolierter Herd auf (S. 665/13). Isolierte Kleinhirnblutungen sind natürlich nicht immer tödlich und lassen dann kennzeichnende Narben zurück. Größere Blutungen des Kleinhirns kommunizieren oft mit flachen, pialen Blutungen; die Durchtrittsstelle der intracerebellaren Blutung ist schmal und stellt — ähnlich wie die bereits erörterten Kommunikationsstellen bei Markapoplexien — nicht einen Durchbruch dar,

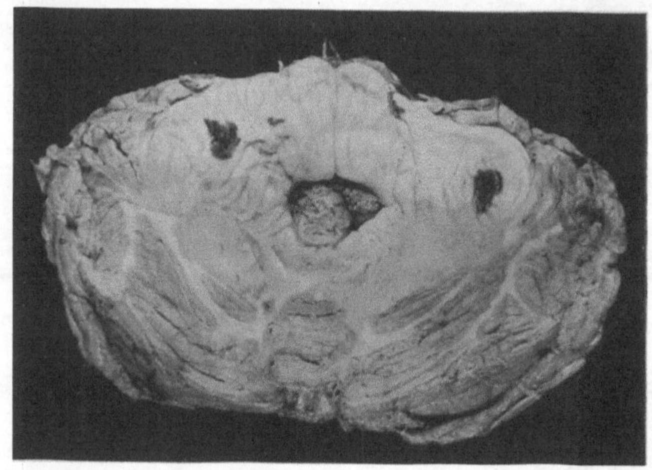

Abb. 42. Symmetrische Blutungsherde des Kleinhirns bei Hypertonie.

sondern entsteht im Verlaufe jenes Gefäßes, das zur Ausbreitung der apoplektischen Schädlichkeit benützt wurde.

Auf die Begründung und Bedeutung derartiger Vorstellungen werden wir später noch eingehend zu sprechen kommen.

Es sei auch noch kurz darauf hingewiesen, daß apoplektische Blutungen des Kleinhirns, die im Anschluß an Hypertonie erscheinen, oft vollkommen symmetrisch angeordnet, *in beiden Hemisphären gleichzeitig* auftreten (Abb. 42). Natürlich gibt es auch asymmetrische, doppelseitige Blutungen.

d) Die hypertonischen Claustrum-Putamen-Apoplexien.

Wir erwähnten bereits, daß die apoplektischen Hirnschädigungen, die während des Verlaufes der „essentiellen Hypertonie" entstehen, *meist das Gebiet des Claustrums und des Striatums zerstören*. Wir wollen nun diese Schädigungen eingehender erörtern, nicht nur darum, weil diese Form der apoplektischen Blutungen bei der Hypertonie *praktisch die größte Bedeutung* hat, sondern auch darum, weil *diese Form der hypertonischen Apoplexien den häufigsten embolischen Insulten sehr ähnlich* ist, und weil der Vergleich der hypertonischen Putamen-Claustrumapoplexien mit den embolischen Läsionen für das allgemeine Problem der hypertonischen Hirnschädigungen wichtige Aufklärungen ergibt.

Das *kennzeichnendste Bild* dieser überaus häufigen Form der apoplektischen Insulte trifft man *an der frontalen Schnittfläche, die durch den oder etwas vor dem Mandelkern führt.* Man findet auf diesen Schnittflächen gewöhnlich eine große, massive Blutung der lateralen Putamenhälfte, die mit einer ganz ähnlichen Blutung des Putamen — Inselrinde — Zwischenraumes untrennbar zusammenfließt, wie z. B. im Fall der Abb. 43, 55. Die Inselrinde und eine schmale basale Markschicht sind in diesem Fall völlig unversehrt, trotzdem die massive Blutung ganz eng bis an sie heranreicht. Die obere Grenze des Insultgebietes wird durch die innere Kapsel gebildet, die untere Grenze durch die obere Kontur des Mandelkerns; der Mandelkern selbst ist intakt. Der Blutungsherd erscheint ungemein massiv und ringsum von einer sehr schmalen Zone flohstichartiger Blutungen

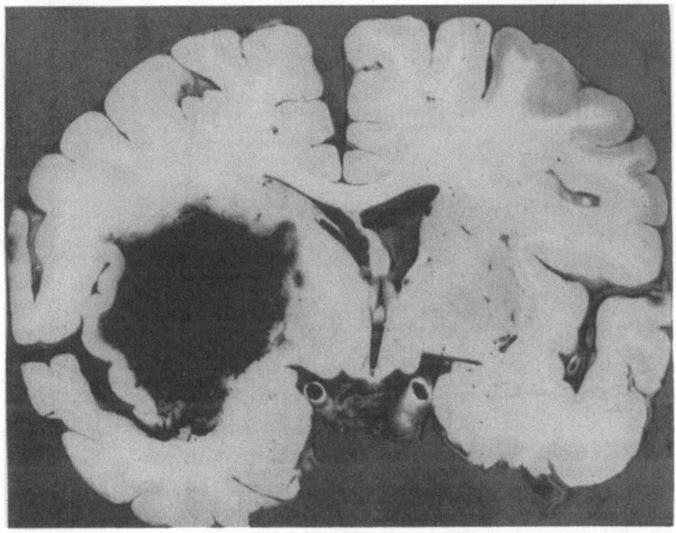

Abb. 43. Typische akute Striatum-Claustrum-Apoplexie bei Hypertonie. Man beachte das elektive Verschontbleiben der Inselrinde.

umgeben; derartige Blutungen besetzen das — sonst massiv erhaltene — mediale Putamengebiet.

In vielen Fällen dieser Gruppe sind *Abweichungen* aufzufinden; schon hier darf aber festgestellt werden, daß es sich dabei immer *nur* um *unwesentliche* Differenzen handelt; *die wesentlichen Eigenschaften,* nämlich *die Zerstörung des mittleren, peripheren Putamenteiles und des Claustrumgebietes* durch die massive, homogen erscheinende Blutung *sind in allen Fällen mit der gleichen Deutlichkeit nachzuweisen.*

Noch zwei Fälle sollen hier kurz geschildert werden, die die kennzeichnenden Eigenschaften der Putamen-Claustrumapoplexien in einer geradezu klassischen Prägnanz zeigen.

Die Nucleus amygdalae-Schnittfläche eines dieser Fälle (S. 381/25) weist die typische Zerstörung des peripheren Putamenabschnittes und des Claustrumgebietes auf; die äußere Kapsel ist in dem massiven, homogenen Blutungsherd natürlich mit eingeschlossen und völlig zerstört. Innere Kapsel, Globus pallidus, Inselrinde und Mandelkern erscheinen unversehrt (Abb. 44). Im Fall

der Abb. 45 ist die zu beschreibende Schnittfläche etwas vor dem Mandelkern
verfertigt, an einer Stelle, die den horizontalen Arm der vorderen Commissur

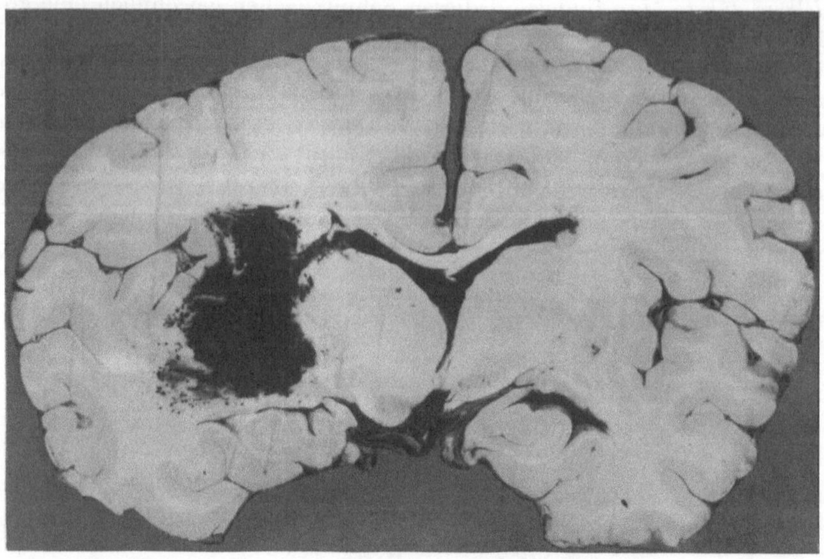

Abb. 44. Typische Striatum-Claustrum-Läsion. Schmale Blutung in einer grauen Verbindungsbrücke
des Striatums.

enthält. Das Bild ist aber absolut charakteristisch. Man sieht eine massive
Blutung, die das Claustrum, den peripheren Putamenabschnitt einnimmt und
völlig zerstört und typischerweise bis an
die Inselrinde heranreicht. Die Inselrinde,
innere Kapsel, Globus pallidus blieben unversehrt.

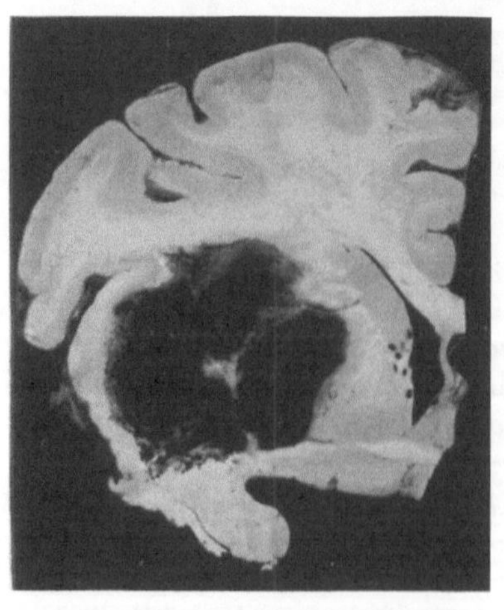

Abb. 45. Man erkennt die Zusammensetzung der blutigen Zerstörung aus zwei
Herden.

Auf der eben zur Sprache stehenden
Schnittfläche der hypertonisch-apoplektischen Blutungen findet man *auch ein Markgebiet* regelmäßig verändert; es schließt sich
den typischen ganglionären Gebieten nach
oben unmittelbar an, so daß die Blutungen
dieser Territorien sehr häufig zu einheitlichen Herden zusammenfließen; es handelt
sich um dasselbe Markgebiet, das wir bei
den embolischen und hypertonischen Markapoplexien bereits kurz erwähnt haben
und von dem wir feststellen konnten, daß
es zu einem Ast der Art. cerebri media gehört, der das Putamen durchquert. Wir haben
bereits darauf hingewiesen, daß dieses Mark-
gebiet bei der Hypertonie auch isoliert betroffen werden kann. (Abb. 33.)

Kennzeichnende *Bilder* der Putamen-Claustrumapoplexien trifft man auch
an frontalen Schnittflächen, die durch die breiteste Stelle des Striatums führen.
So findet man in der rechten Hemisphäre eines der bereits erwähnten Fälle

(S. 381/25) zwischen peripherer Putamengrenze und Rindengirlande eine massive Blutung, die das Claustrum völlig zerstört, lateral fast bis an die — übrigens unversehrt gebliebene — Rindengirlande reicht und medial mit der größten Prägnanz an der Putamenoberfläche endet, so daß die Putamenoberfläche nach Herauslösung der Blutungsmassen, wie in einem sorgfältigen anatomischen Präparat herausgeschält erscheint (ähnlich wie in der Abb. 46).

In einem weiteren von mir beobachteten Fall ist das Gebiet zwischen Putamen und Rindengirlande der linken Hemisphäre durchsetzt von dicht nebeneinander stehenden *punktförmigen Blutungen,* die stellenweise zu massiven Blutungen zusammenfließen; aber auch in diesem Fall ist festzustellen, daß das Blutungsgebiet medial knapp an der Putamengrenze endet und peripher knapp bis an die Rindengirlande heranreicht. Ganz ähnlich wie im vorher geschilderten Fall sind im Putamen, andererseits auch in der Rindengirlande, keinerlei Zeichen einer Schädigung nachzuweisen; das Claustrumgebiet ist von Blutungen vollkommen durchsetzt. In klassischer Ausprägung sind diese Verhältnisse der breitesten Striatumschnittfläche in einem Fall zu beobachten (Nr. 525 d. Neur. Inst.), in welchem nach Resorption der Blutung und nach Abklärung der Zerstörung der anatomische Folgezustand eines apoplektischen Insultes vor uns liegt: Man findet eine breite Aushöhlung des Putamen-Rinden-Zwischenraumes, die das Claustrumgebiet vollkommen einnimmt, lateral fast bis an die Rindengirlande heranreicht, medial an der Putamengrenze endet und die Putamenoberfläche mit der Prägnanz der anatomischen Präparate freilegt. Das sehr reichlich nachweisbare rostbraune Blutpigment läßt über das Entstehen der Erkrankung keinen Zweifel aufkommen. Wir haben den Fall im J. f. Psychol. u. Neur. Vol. **32** abgebildet.

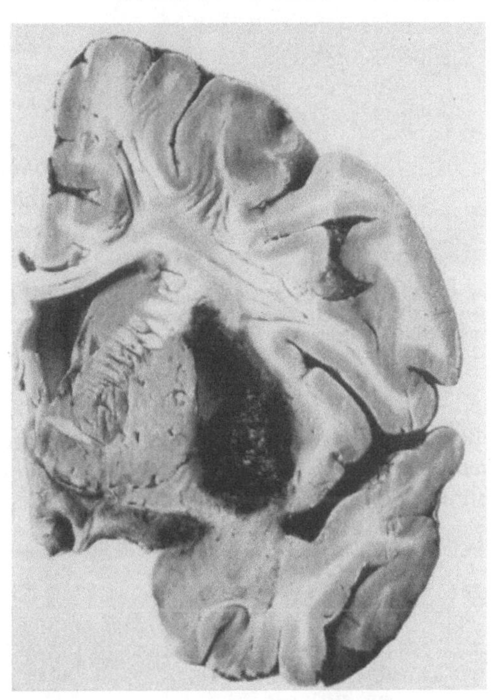

Abb. 46. Vorne liegende Schnittfläche bei einer typischen hypertonischen Apoplexie. Die Blutung zerstört das vorderste Claustrumgebiet.

Ein *drittes* ungemein *kennzeichnendes* Bild der Putamen-Claustrumapoplexien trifft man an frontalen Schnittflächen, die bereits *hinter den basalen Ganglien,* im *hintersten Ausläufergebiet* des Insultes verfertigt werden. *Man findet hier eine ausgedehnte, massive Blutung, die sich subependymär in längsovaler Form fast dem ganzen Ventrikelspalt entlang ausdehnt;* zwischen der Blutung und dem Ependym bleibt immer eine Zone unversehrter Hirnsubstanz bestehen; die obere Grenze des Blutungsherdes reicht an der occipitalen Schnittfläche — übrigens ganz ähnlich wie an der parietalen und an der vordersten Schnittfläche — *nur bis zum Niveau der Balkenplatte* und nicht darüber hinaus. Dieses kennzeichnende Bild war in allen jenen Fällen zu beobachten, die wir in den vorangehenden Erörterungen erwähnten, und zwar immer in völlig gleicher Ausdehnung und Beschaffenheit (Abb. 47).

Nun gibt es Fälle der Claustrum-Putamenapoplexien, bei welchen sich das

Läsionsgebiet *nur auf das zentrale Gebiet der Hemisphären lokalisiert und von allen Seiten von intakt gebliebener Nervensubstanz umgeben ist.* Die meisten bisher besprochenen Fälle sind dieser Art. Diese immer vollkommen gleich erscheinenden *einfachen* Putamen-Claustrumapoplexien muß man aber von *komplizierten Putamen-Claustruminsulten* unterscheiden, bei welchen sich die zentral entstandenen Blutungen entweder nach der *Gehirnoberfläche* oder in die *Ventrikelhöhlen* fortsetzen. Dieses Übergreifen erfolgt in vielen Fällen an *typischen Stellen* und in typischer Form.

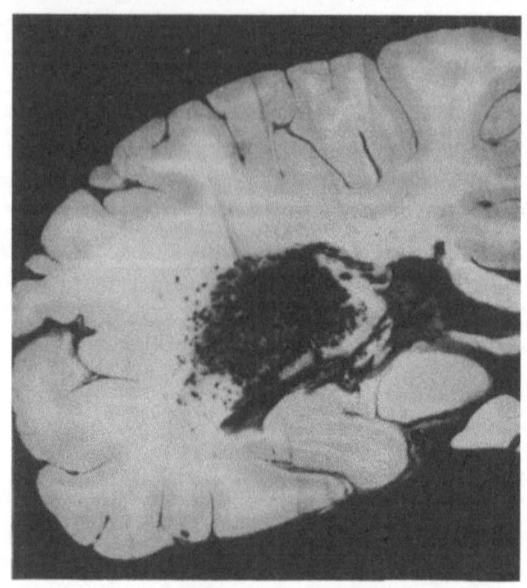

Abb. 47. Der hinterste Ausläufer einer typischen Striatum-Claustrum-Apoplexie bei Hypertonie. Man erkennt im Bild, daß der Herd aus unzähligen kleinen Blutungen zusammengesetzt ist.

Eine dieser Stellen findet man *am vorderen Pol des Seitenventrikels;* die Blutung, die in diesen Fällen besonders massig erscheint, schält die Putamenoberfläche in vollkommen typischer Weise heraus — die kugelige Oberfläche des Kerns ist dabei vielfach wie in einem sorgfältigen anatomischen Präparat freigelegt — oben aber, an der Stelle, an welcher der Bogen der inneren und äußeren Kapsel zusammenfließt, wird der schmale Markkorridor, der den oberen Teil des Capsula externa-Bogens vom Ependym der Seitenventrikelecke trennt, zerrissen und die Blutung dehnt sich bis in die Ventrikelhöhle aus

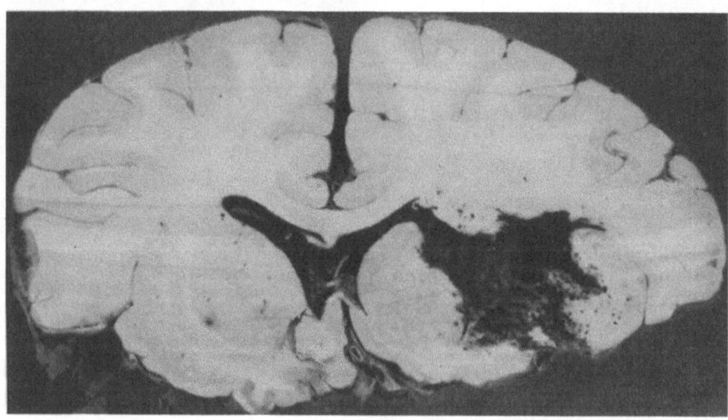

Abb. 48. „Durchbrüche" bei Claustrum-Striatum-Apoplexie.

(Abb. 48); oft erscheint dabei auch das Septum pellucidum zerstört und die Blutung füllt die Ventrikelhöhle der sonst unbeteiligten Hemisphäre aus.

Eine zweite — *mittlere* — typische Verbindungsstelle der ganglionären Blutungsgebiete mit der Ventrikelhöhle ist an frontal gelegten Schnittflächen zu sehen, die bereits den schmalen Schwanzteil des Nucleus caudatus treffen.

Die Claustrum-Putamenblutung, die übrigens gerade an diesen Schnittflächen ihre massigste Ausdehnung erreicht, übertritt den schmalen Korridor der inneren Kapsel und ergießt sich in den Seitenventrikel. Es ist für die Lokalisation der Durchtrittsstelle von Bedeutung, daß Putamen und Nucleus caudatus in diesem Abschnitt normalerweise durch eine recht breite graue Verbindungsbrücke zusammenhängen; man sieht nun Fälle, in welchen die zentrale Putamen-Claustrumblutung den Seitenventrikel noch nicht erreicht, sondern nur das Gebiet der eben erwähnten Verbindungsbrücke besetzt (Abb. 44); man gewinnt

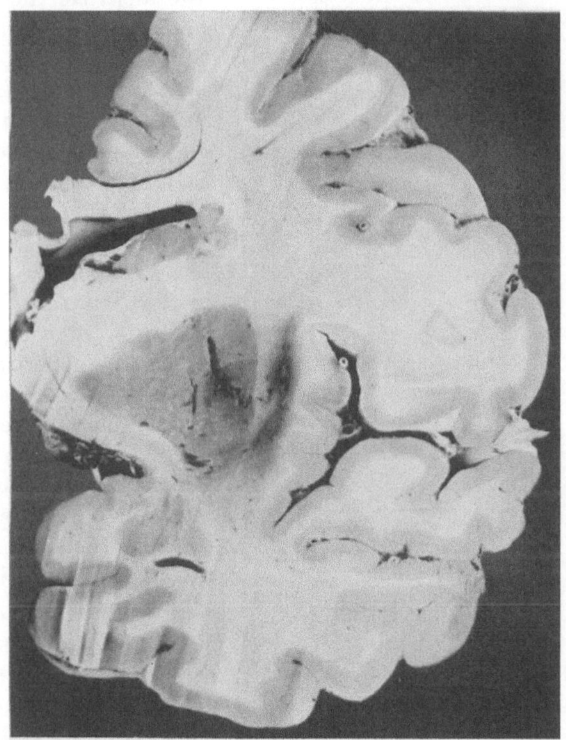

Abb. 49. Völlig isolierte Herde des Putamens und des Claustrums bei Hypertonie.

so den Eindruck, daß *die „Durchbruchs"blutungen immer primär in dieser Verbindungsbrücke sitzen und daß sie hier entstanden sind.*

Eine dritte, hintere „Durchbruchsstelle" der Hemisphärenblutung in den Seitenventrikel sieht man im Gebiet der subependymären Blutung des Occipitallappens; die Verbindung geht immer aus dem *oberen* Pol des Blutungsherdes hervor (Abb. 47).

Außer den eben geschilderten blutigen Verbindungen zu den Ventrikelhöhlen gibt es *noch eine typische Stelle* der Putamen-Claustrumapoplexien, an welcher die *Blutung mit der Hirnoberfläche* verbunden ist; es ist das jenes Gebiet der Rindengirlande, an welcher der Frontallappen an der Hirnbasis in den Temporallappen umbiegt (Abb. 48, 101, 103) und an welcher die striären Gefäße aus der Arteria cerebri media in die Hirnsubstanz eintreten.

Es sei schon hier vermerkt, daß alle diese Verbindungen des zentralen Blutungsherdes mit den Ventrikelhöhlen und mit der Hirnoberfläche, die in der

Literatur vielfach als mechanisch bedingte *Durchbrüche* der großen intracerebralen Blutung gedeutet werden, ihre Lokalisation, ja ihr Entstehen zum größten Teil gewissen *Eigenschaften der arteriellen Versorgung* verdanken, auf die wir noch zu sprechen kommen werden.

Allerdings ist mit diesen Feststellungen über Zusammenhänge zwischen Blutungen der Ventrikelhöhlen und der basalen Ganglien noch nicht alles über Blutungen der Ventrikel selbst gesagt. Wir werden diese Frage später noch etwas eingehender erörtern müssen, wir wollen aber schon hier betonen, daß

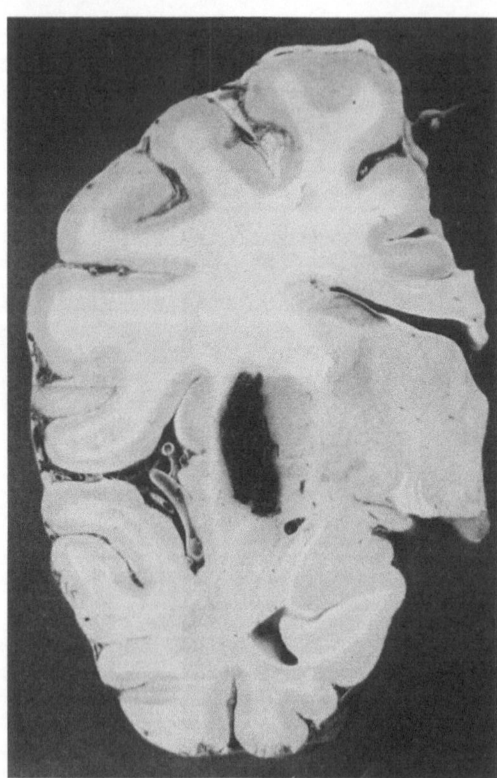

Abb. 50. Größerer, isolierter Blutungsherd im lateralen Putamengebiet bei Hypertonie.
Man betrachte das Bild mit der Lupe; s. S. 141.

Blutaustritte in den Ventrikelhöhlen durchaus nicht *immer von der Ausdehnung einer apoplektischen Blutung in der Hirnsubstanz abhängig sind*; wir sahen ausgedehnte Blutaustritte der Seitenventrikel in Fällen mit verhältnismäßig geringfügigen Schädigungen der eigentlichen cerebralen Gebiete, selbst in Fällen, in welchen die Ventrikelblutung und die Blutung in der Hirnsubstanz genetisch zusammengehören. Anderseits sahen wir auch Fälle, in welchen apoplektische Blutungen *nur in den Seitenventrikeln* auftraten, offenbar von den Gefäßeinrichtungen der eigentlichen Hirnsubstanz unabhängig; die Hirnsubstanz erschien unversehrt.

Eine der wichtigsten Eigenschaften *vieler* Putamen-Claustrumapoplexien ist das *ununterbrochene Zusammenhängen der Blutungsmassen vom Frontallappen bis in den Occipitallappen*. Dieses Zusammenhängen ist bereits bei den *einfachen*, zentralen Putamen-Claustruminsulten, und naturgemäß noch ausgeprägter bei den mit Durchbrüchen komplizierten Fällen vorhanden. Es gibt aber auch Fälle, bei welchen *die Quellengebiete* der sonst meistens zusammengeflossenen Blutungen als *Einheiten einzeln* zu erkennen waren, und welche auf diese Weise eine *Analyse der Zusammensetzung* von großen Blutungen gestatteten. Derartige Befunde sind sowohl bei akut entstandenen Apoplexien, als auch bei Fällen mit älteren Insulten oft zu erheben.

So findet man im Falle der Abb. 45 in der Schnittfläche *zwei* Blutungsgebiete; man sieht einen peripheren Blutungsherd, der das Claustrum und seine unmittelbare Umgebung einnimmt, und findet ein *zentrales* Blutungsgebiet im Putamen. Zwischen den beiden Blutungsgebieten ist deutlich *ein Streifen weißer Substanz* zu erkennen: *Die äußere Kaspel.*

Es ist so festzustellen, daß selbst die völlig einheitlich erscheinenden Blutungsherde der Putamen-Claustrumapoplexien wahrscheinlich *immer* aus mindestens zwei Blutungsherden zusammengesetzt sind, eben aus einer im Claustrum und einer im Putamen entstandenen Blutung (Abb. 49). Die Einheitlichkeit der Läsion ergibt sich durch die *sekundäre Zerstörung der dazwischen liegenden weißen Gebiete.* Wir haben zahlreiche Befunde erheben können, die geeignet sind, diese Feststellung zu stützen. Die Bilder erscheinen immer typisch und gleich beschaffen.

Sehr häufig findet man auch *isolierte Blutungsherde* in *einem* der beiden typischen Blutungsgebiete. Besonders oft erhebt man derartige Befunde *im Putamen*; die Blutungen liegen immer innerhalb des Kerngebietes, in dessen lateralem Abschnitt (Abb. 50). Sie sind gewöhnlich sehr klein — bis linsengroß — rund; *besonders geeignet zur Untersuchung der Bedingungen, unter welchen apoplektische Blutungen entstehen.* Befunde wie jener der Abb. 51 — kleine, akut entstandene Blutung im linken Putamen eines Falles, dessen rechte Hemisphäre eine ausgedehnte Claustrum-Putamenblutung enthält — sind geeignet, uns *den eigentlichen zentralen*

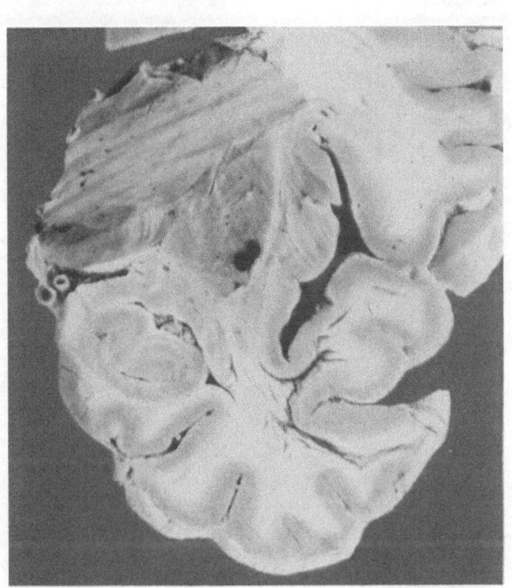

Abb. 51. Kleiner Blutungsherd im typischen, lateralen Putamengebiet bei Hypertonie.

Sitz selbst sehr ausgedehnter Putamenblutungen zu zeigen. Von diesen Befunden kleinster Blutungen gibt es alle Übergänge zu großen isolierten Insulten des Putamens und auch zu Blutungen des Putamens, die mit Blutungen des Claustrums zusammenfließen.

Es kann darüber kein Zweifel bestehen, daß alle diese Befunde verschieden intensiv ausgeprägte Erscheinungsformen ein und desselben Insulttypes darstellen.

Die Eigenschaften der Putamen-Claustrumapoplexien sind auch in Fällen klar zu untersuchen, *die Defekte und Reste nach alten Schädigungen* aufweisen.

Wir sahen viele Fälle von alten Putamen-Claustrumapoplexien, bei welchen typische Bilder von Restzuständen *an der Nucleus amygdalae-Schnittfläche* zu erkennen waren. Die Abb. 52, 137 (S. 21/20) stellt z. B. das kennzeichnende Bild dieser Befunde dar; ein schmaler, rostbrauner Läsionsherd, der den mittleren, bzw. lateralen Putamenteil einnimmt und der sich nach oben in die Marksubstanz fortsetzt.

Alle diese Fälle geben unverkennbar den anatomischen Folgezustand nach *einfachen, zentralen Putamen-Claustrumapoplexien* wieder.

Entsprechend diesen alten *einfachen Putamen-Claustrumapoplexien* der Nucleus amygdalae-Schnittfläche gibt es auch Restzustände nach Blutungen, bei welchen die zentrale Blutung sowohl nach dem Ventrikel, als auch nach der Hirnoberfläche zu mit „Durchbrüchen" kompliziert erschien; diese Bilder der Restzustände entsprachen wieder völlig den bereits geschilderten Bildern von akuten Apoplexien. In solchen großen Herden erkennt man in der Läsionshöhle regelmäßig zahlreiche Arterien, die oft noch frisches Blut enthalten, also der Zirkulation dienen oder auch obliteriert erscheinen.

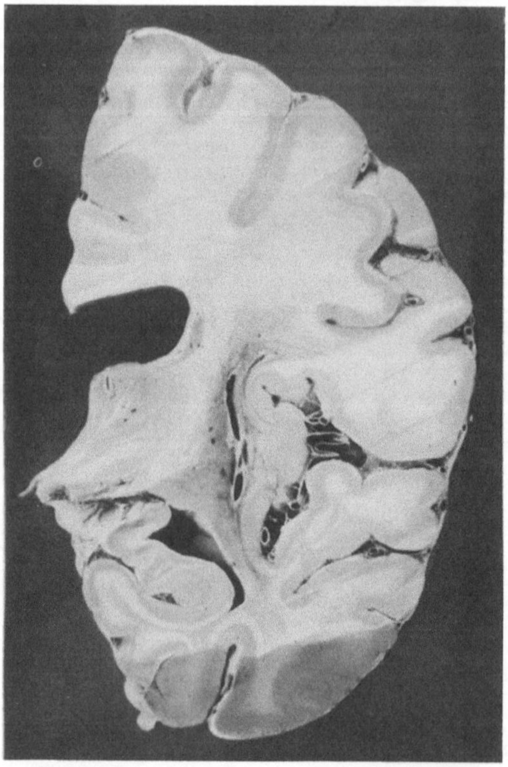

Zweifellos wiegen in allen bisher geschilderten Fällen von Putamen - Claustrumapoplexien jene Blutungen vor, die sich tatsächlich in den Gebieten des Putamen bzw. Claustrum selbst ausdehnen. Nun ist aber *in sehr vielen Fällen auch das intensive Mitbetroffensein des Nucleus caudatus nachzuweisen*, ein Umstand, der es wegen der Pathogenese der apoplektischen Hirninsulte verdient besonders hervorgehoben zu werden. *Es handelt sich dabei gewöhnlich um kleine Insultherde, hauptsächlich im Kopfteil des Caudatus.*

Akute punktförmige Blutungen des Nucleus caudatus sind z. B. im Falle der Abb. 53 (S. 1299/24) oder im Falle der Abb. 65 vorhanden; die Herde treten regelmäßig in Begleitung von zahlreichen kleineren Läsionen des Putamens auf. Blutungen sieht man übrigens auch in den grauen Verbindungsbrücken des Striatum gar nicht so selten ebenfalls isoliert.

Abb. 52. Narben im Putamen und im Claustrum nach apoplektischer Blutung bei Hypertonie.

e) Einige Übereinstimmungen und Unterschiede embolischer und hypertonisch-apoplektischer Hirnschädigungen.

Bevor wir die Eigenschaften der apoplektischen Schädigungen bei der Hypertonie weiter besprechen, möchte ich zunächst einige *jener Übereinstimmungen erörtern, die zwischen hypertonischen und embolischen apoplektischen Schädigungen bestehen*; wir haben sie bei der Erörterung der hypertonischen Mark- und Brückenapoplexien bereits kurz vermerkt, sie drängen sich aber bei der Betrachtung gerade der hypertonischen Striatum-Claustrumapoplexien förmlich auf.

Der Vergleich ergibt nämlich ohne weiteres, daß die embolischen Veränderungen mit großer Regelmäßigkeit *genau dieselben Gebiete des Gehirns befallen*, die man auch bei den geschilderten hypertonischen Apoplexien betroffen findet.

Schon wegen ihrer überwiegenden Häufigkeit erscheinen uns zunächst die Übereinstimmungen zwischen den embolischen und hypertonischen *Striatum-*

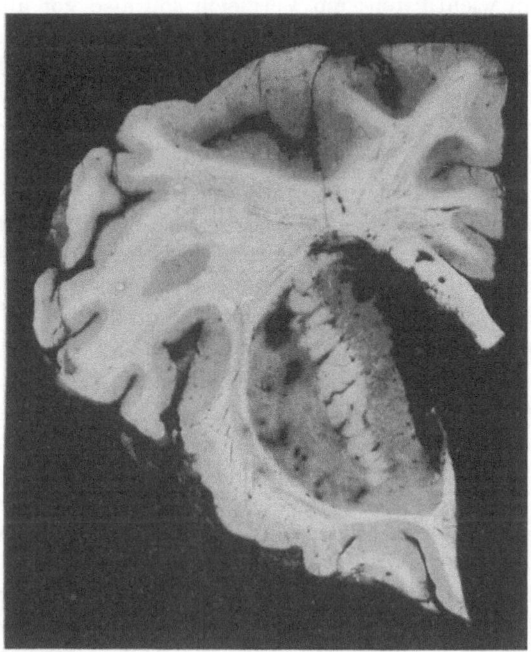

Abb. 53. Zahlreiche frische kleine Blutungsherde im Striatum bei Hypertonie.

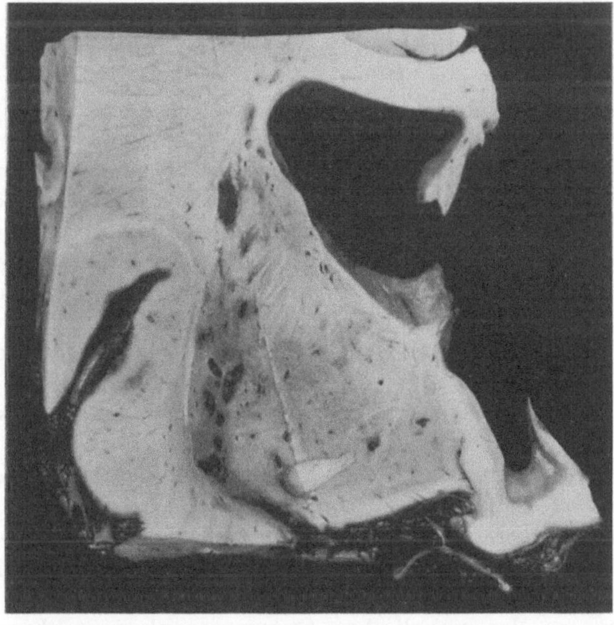

Abb. 54. Zahlreiche kleine Narben im typischen lateralen Putamengebiet bei Hypertonie. Die kleinen Lakunen stellen meistens Herde und Gefäßstämme dar; sie dürften zweifellos als Folgen perivasculärer Blutungen zurückgeblieben sein.

veränderungen am wichtigsten; ein Vergleich soll also vor allem bei der Untersuchung der Veränderungen *dieser* Gebiete ausgeführt werden. Wir finden bei der hypertonischen Putamen-Claustrumapoplexie dieselben Gebiete verändert, wie bei der embolischen Striatumapoplexie: *In allererster Reihe den lateralen Abschnitt des mittleren Putamenteiles, das Claustrumgebiet und den Nucleus caudatus.*

Eine sehr wesentliche Übereinstimmung ergibt auch die Feststellung, daß die grauen Verbindungsbrücken des Striatum sowohl bei der Putamen-Claustrumapoplexie, als auch bei der embolischen Striatumapoplexie *isoliert* betroffen erscheinen können, und die zwischen ihnen verlaufenden Faserbündel der inneren Kapsel oft unversehrt bestehen bleiben.

Ich möchte hier nochmals auch auf jene recht häufigen Befunde der hypertonischen Putamen-Claustrumapoplexien hinweisen, die uns zeigten, daß die einzelnen Gebiete dieses Schädigungsgebietes wie etwa Einheiten, auch isoliert erkranken können; wir sahen so bei den Putamen-Claustrumapoplexien Bilder, die mit Befunden der embolischen Striatumapoplexie weitgehend übereinstimmen: *Betroffensein des Claustrum und des lateralen Putamenteils bei Unversehrtheitder zwischen ihnen verlaufenden äußeren Kapsel.* Oder Betroffensein des lateralen Putamengebietes und des Nucleus caudatus bei Verschontbleiben der inneren Kapsel. *Das zentrale, am konstantesten betroffene Läsionsgebiet ist bei beiden Läsionsarten an der Nucleus amygdalae-Schnittfläche aufzufinden; diese Beobachtung stellt die wichtigste Übereinstimmung zwischen ihnen dar.*

Natürlich sind auch *Unterschiede* zwischen den beiden Läsionsarten leicht aufzufinden; das Claustrum ist bei den hypertonischen Putamen-Claustrumapoplexien häufiger betroffen als bei der embolischen Striatumapoplexie; der vordere Putamenabschnitt bleibt bei der hypertonischen Putamen-Claustrumapoplexie gewöhnlich verschont; Läsionen der Rindengirlande kommen bei hypertonischen Putamen-Claustrumapoplexien selten vor. Und schließlich *der auffallendste Unterschied wird durch die Beschaffenheit der Blutaustritte selbst gegeben:* Man sieht nämlich bei der embolischen Striatumapoplexie dicht nebeneinanderstehende *punktförmige* Blutungen, deren Abstammung aus kleinen Gefäßen — vorwiegend Capillaren — in allen Teilen der Läsionsgebiete akuter Fälle zu erkennen ist; zwar gibt es auch bei Putamen-Claustrumapoplexien ähnlich beschaffene Läsionsgebiete, charakteristisch für diese Apoplexieart sind aber die *massigen, homogenen,* wie aus einem Stück gegossenen *Blutungen.* Alle diese Differenzen sind aber nicht geeignet, die prinzipiellen Übereinstimmungen der beiden Apoplexiearten zu verwischen. *Man könnte es so ausdrücken, daß die Befunde der hypertonischen Putamen-Claustrumapoplexien plumpe, vergröberte, gewissermaßen verunstaltete Veränderungen der embolischen Striatumapoplexie darstellen.*

Die prinzipielle Übereinstimmung der beiden Läsionsarten findet man immer und immer wieder durch Befunde bei Putamen-Claustrumapoplexien bestätigt; insbesondere findet man häufig Fälle, deren *Lokalisation* mit der Lokalisation von Veränderungen der embolischen Striatumapoplexie *vollkommen* übereinstimmt.

Im Falle der Abb. 54 sieht man z. B. im typischen vorderen und mittleren Gebiet der embolischen oberen Striatumapoplexie in den beiden Hemisphären zahlreiche kleine Pigmentherde nach älteren Blutungen und auch vereinzelte frische Blutaustritte; wie bei den typischen embolischen, oberen Striatumapoplexien sind die Faserbündel der inneren Kapsel bei dem eben zur Sprache stehenden Fall von Schädigungen verschont geblieben, trotzdem die durchziehenden grauen Brücken des Striatum vielfach lädiert erscheinen; die Schädigung dehnt sich weiterhin in typischer Weise in der oberen Hälfte des vorderen Striatumabschnittes aus und endet nach unten an den typischen Stellen in einer geraden Linie; zum Unterschied von den embolischen Striatumapoplexien ist aber das betroffene Gebiet *nicht diffus* von dicht nebeneinander stehenden punktförmigen Herden durchsetzt, sondern enthält *isolierte, grobe,* bis linsengroße Herde. Ganz ähnlich ist auch der Fall der Abb. 53.

Derartige Befunde sind geeignet, prinzipielle Übereinstimmungen in der Entstehung der beiden Apoplexiearten klar hervorzuheben. Bemerkenswert ist aber, daß die übereinstimmenden Befunde bei den hypertonischen Putamen-Claustrumapoplexien in derselben Reinheit wie bei den embolischen Striatumapoplexien immer nur an *einzelnen* Stellen des gewöhnlich doch recht ausgedehnten Schädigungskomplexes nachzuweisen sind; andere Stellen *desselben* Insultes weisen dann immer spezifische Eigenarten der hypertonischen Putamen-Claustrumapoplexien auf.

Auf die Erklärung aller dieser Übereinstimmungen und Unterschiede werden wir noch zu sprechen kommen.

Am wichtigsten erscheint uns zunächst die Tatsache, daß hypertonische Schädigungen in denselben Hirn- bzw. Gefäßgebieten entstehen können, die auch für die embolischen Läsionen die typischen Schädigungsgebiete darstellen.

Eine *wichtige Übereinstimmung* zwischen embolischen und hypertonischen apoplektischen Schädigungen stellt die in beiden Gruppen nachgewiesene *Multiplizität der Herde* dar: Die Zerstörungen treten sowohl bei den embolischen als auch bei den hypertonischen Schädigungen in verschiedenen typischen Läsionsgebieten vielfach auf einmal, oft aber auch nacheinander auf. Allerdings ist hervorzuheben, daß die in verschiedenen Zentren aufgetretenen Blutungen bei embolischen Apoplexien selten zu einheitlichen Herden zusammenfließen; dagegen ist es bei hypertonischen Schädigungen ein häufiges Vorkommnis, daß multizentrisch erschienene Herde sich zu einem einzigen großen massiven Blutungsherd vereinigen.

Bei den Fällen embolischer Striatumapoplexien konnte die *Unversehrtheit der inneren Kapsel* regelmäßig nachgewiesen werden. Auf ähnliche Befunde habe ich auch hier bei der Beschreibung der Putamen-Claustrumapoplexien vielfach hingewiesen (Abb. 43, 44, 45 usw.). Ich glaube, auf Grund dieser Befunde und auf Grund der Analogie mit der embolischen Striatumapoplexie annehmen zu dürfen, daß selbst bei derartig hochgradigen Zerstörungen der inneren Kapsel durch Putamen-Claustrumblutungen wie im Fall der Abb. 55 (S. 1198/19) *das ursprüngliche Blutungsgebiet meist in den grauen Gebieten des Striatum zu suchen ist, und daß die Bündel der inneren Kapsel dabei nur sekundär auseinandergedrängt und geschädigt werden* [1]. Apoplektische Insulte bei der Hypertonie, die unzweifelhaft in den Bündeln der inneren Kapsel selbst entstehen, sind im Verhältnis zu den Fällen, bei welchen eine sekundäre Schädigung angenommen werden muß oder angenommen werden kann, nur recht selten.

---

[1] Ähnlich äußert sich auch BEATTIE und DICKSON im „Textbook of Pathology".

Mit den bisherigen Erörterungen sind die Übereinstimmungen, die zwischen embolischen und hypertonischen Insulten bestehen, noch lange nicht erschöpft. Zu erwähnen ist, daß ähnlich wie bei embolischen Herden auch bei den hypertonischen apoplektischen Insulten *unblutige* Schädigungen vorkommen; natürlich gibt es in beiden Gruppen auch Kombinationen blutiger und unblutiger Zerstörungen in ein und demselben Fall.

Wir haben uns in diesem Abschnitt selbstverständlich auf Übereinstimmungen beschränken müssen, die bereits mit der einfachen makroskopischen Betrachtung festzustellen sind. Die mikroskopische Untersuchung,

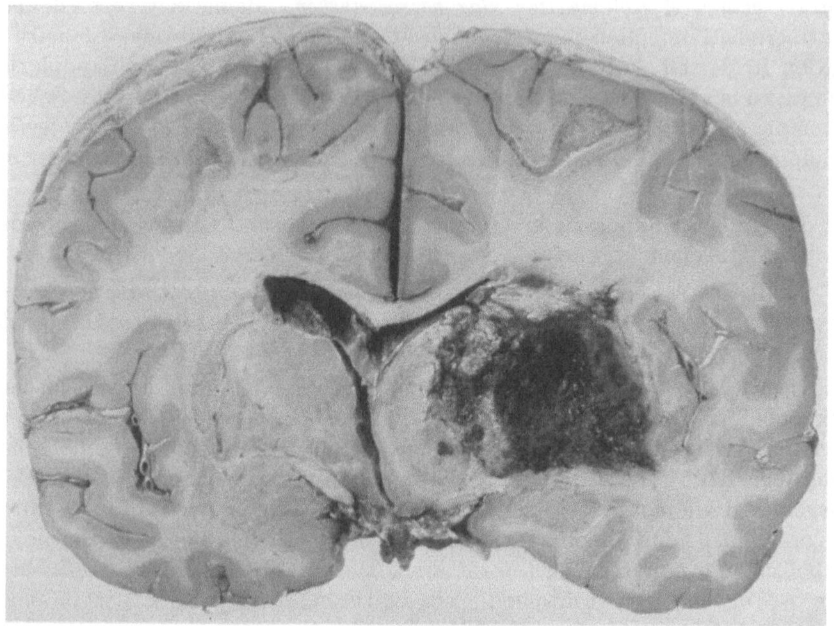

Abb. 55. Zerstörung der inneren Kapsel bei Striatum-Claustrum-Apoplexie durch Blutungen in den grauen Verbindungsbrücken des Striatums.

über deren Ergebnisse wir in einem späteren Abschnitt noch näher berichten werden, ergibt eine große Anzahl pathogenetisch ebenfalls sehr wichtiger Übereinstimmungen.

f) Blutungen im Ventrikelsystem des Gehirns bei hypertonischen Insulten.

Blutungen in die Höhlen des Ventrikelsystems — *insbesondere größere Blutungsmassen in den Höhlen* — kommen fast ausschließlich nur bei den hypertonischen Insulten vor.

Blutaustritte in die Seitenventrikel wurden bisher fast ausnahmslos als Komplikationen großer Blutungen in der Hirnsubstanz selbst betrachtet; man findet in der Literatur, wenn auch nicht sehr genaue Angaben, so doch immer wieder die Feststellung, daß es sich dabei um „Durchbrüche" großer intracerebraler Blutungen handelt. Daß Durchbrüche tatsächlich vorkommen, hatten wir in zahlreichen Fällen zu beobachten Gelegenheit. Der Fall der Abb. 56

(S. 102/25) stellt den Prototyp derartiger Befunde dar: Eine große Markapoplexie — die das Markgebiet in typischer Weise vom Frontallappen bis zum Occipitallappen kontinuierlich mit Blutmassen infiltriert — zerreißt die schmale Barriere in der Balkengegend und ergießt sich in sämtliche Ventrikelhöhlen. Wir heben hervor, daß auch Aquädukt und vierter Ventrikel vollkommen ausgefüllt erscheinen.

Wir haben Veranlassung anzunehmen, daß eine derartige Tamponade des dritten und vierten Ventrikels auch entstehen kann, wenn massige Blutungen

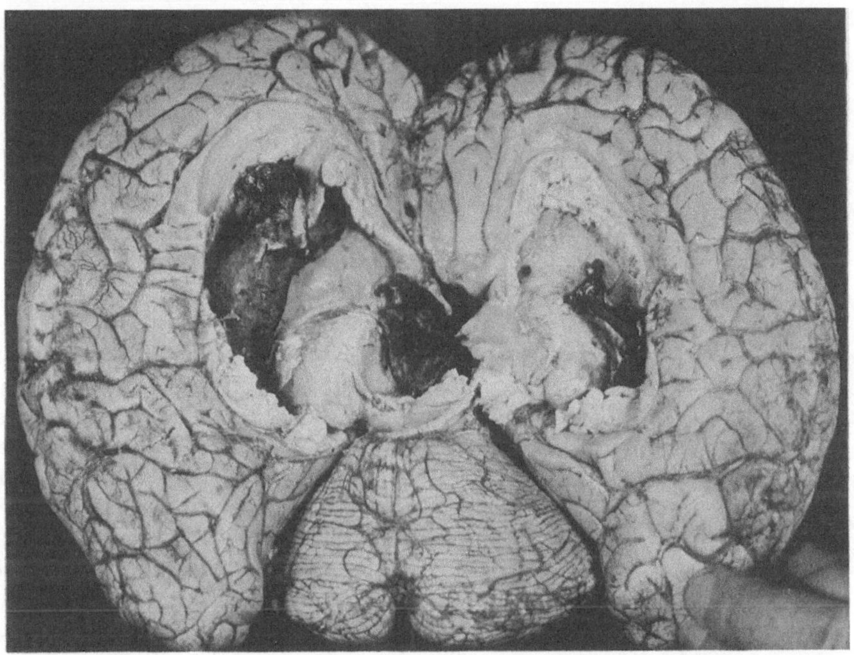

Abb. 56. Tamponade sämtlicher Ventrikelhöhlen bei großer Markapoplexie bei Hypertonie.

der typischen Claustrum-Putamengebiete die Hirnsubstanz sprengen und ihre Blutmassen in die Seitenventrikel entleeren.

Es gibt aber auch Befunde, die darauf hinweisen, daß es sich bei Ventrikelblutungen durch hypertonischen Insult durchaus *nicht immer um sekundäre Durchbruchsfolgen* einer primär etwa in der Marksubstanz oder im striären Gebiet lokalisierten großen Blutung handelt, sondern um Erscheinungen, die als *selbständige Äquivalente* oder wenigstens als gleichgeordnete Symptome eines großen apoplektischen Insultes auftreten. An derartige Fälle hypertonischapoplektischer Ventrikelschädigungen läßt die Abb. 57 denken. Wir sehen hier eine verhältnismäßig schmale Blutungsbrücke, die das vordere Striatumgebiet gerade in jener Linie durchquert, die in so vielen Fällen unserer Beobachtungen die obere bzw. untere Grenze der embolischen Striatumschädigungen darstellt. Wie die Abbildungen zeigen, setzt sich die Blutung vom lateralen Striatumrand bis zum Ventrikelspalt fort und hängt hier mit mächtigen Blutungsmassen der Ventrikelhöhle zusammen.

Die Untersuchung ergibt, daß die Verbindungsstelle zwischen ganglionärer und Ventrikelblutung regelmäßig durch einen *schmalen* Blutungsstreifen dargestellt wird.

Besonders bemerkenswert ist in diesem Zusammenhang der Befund der Abb. 58; hier sehen wir nämlich, daß die sonst typische Blutung *auch nach der Hirnoberfläche zu* „durchgebrochen" erscheint, an jener Stelle, an welcher das Frontalhirn in den vorspringenden Temporalpol übergeht. Wir werden diese Beobachtung später bei der pathogenetischen Erklärung derartiger Fälle noch gut gebrauchen können.

Ich erinnere auch an die bereits im Vorangehenden gebrachten Bemerkungen über Ventrikelblutungen, die als Komplikation der Striatum-Claustrumblutung auftreten; es gelingt oft zu zeigen, daß das Verbindungsgebiet zwischen Hirnherd und Ventrikelhöhle einem schmalen Streifen grauer Substanz der normalen Verhältnisse entspricht (s. Abb. 44), so daß man selbst bei breiten Verbindungen, wie etwa in der Abb. 48, die Vermutung nicht ablehnen kann, daß es sich auch hier nicht um einen eigentlichen „Durchbruch", sondern um eine selbständige Blutung handelt, die in der grauen Substanz an *Ort und Stelle* entstanden, die zentrale Striatum-Claustrumblutung in die Ventrikelhöhle gewissermaßen *selbständig fortsetzt.* Auf ähnliche Gedanken läßt übrigens auch der Fall der Abb. 58 kommen; auch hier könnte man daran denken, daß die Verbindung mit der Ventrikelhöhle nicht durch einen „Durchbruch" der an und für sich gar nicht sehr massigen zentralen Blutung bedingt wurde, sondern durch Blutungen entstand, die in einer normalerweise vorhandenen grauen, striären Brücke auftraten.

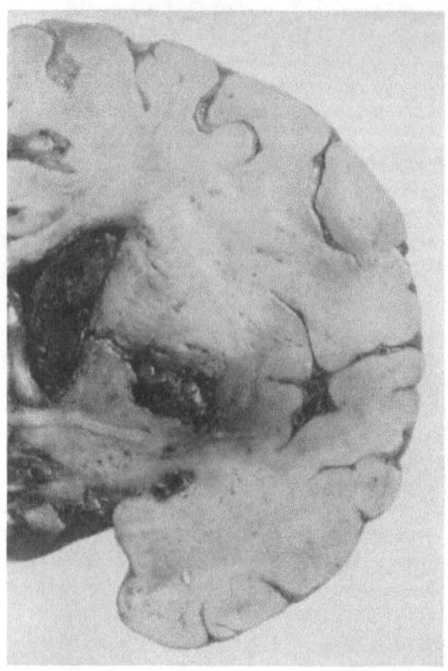

Abb. 57. Blutung des Striatum mit „Durchbruch" in den Seitenventrikel.

Gerade in der zuletzt erwähnten Abb. 58 ist ein „Durchbruch" zur Hirnoberfläche zu sehen, ähnlich wie wir ihn bereits vorher erwähnt haben; wir sollten uns eigentlich hier pathogenetischer Bemerkungen enthalten, möchten aber trotzdem bemerken, daß *alle diese zuletzt erwähnten „Durchbruchsgebiete" zur Hirnoberfläche oder in die Ventrikelhöhlen nichts anderes als Versorgungsterritorien jener Gefäßbäume — Stämme und Baumkronen — darstellen, in deren Bereich auch die großen, mitten in der Hirnsubstanz erscheinenden Herde auftreten.*

Die eben erwähnten Fälle der Abb. 57, 58 zeigen bereits ein gewisses Mißverhältnis zwischen den Blutungsmassen in den Ventrikelhöhlen und den Blutungen in der Hirnsubstanz selbst; man würde unvoreingenommen nicht ohne weiteres daran denken, daß z. B. die massive Ventrikelblutung der Abb. 57 durch einen „Durchbruch" des doch recht kleinen „zentralen" Herdes entstanden sei. Man wird vielmehr auf den Gedanken kommen, zu untersuchen, ob nicht andere Möglichkeiten des Entstehens einer Ventrikelblutung bestehen als jene des „Durchbruches" einer großen zentralen Blutung. Ohne hier auf nähere pathogenetische Zusammenhänge einzugehen, möchten wir nur einige Befunde erwähnen.

In der Ventrikeloberfläche des Nucleus caudatus bei Fällen, bei welchen ausgedehnte Teile der Gangliengebiete durch eine Blutung zerstört wurden, aber ein eigentlicher „Durchbruch" in den Seitenventrikeln nicht erfolgte, sehen wir sehr häufig zahlreiche kleine punktförmige oder scheidenartige Blutungen, die im Verlaufe terminaler Verzweigungen auftraten und diese Verästelungen zwar verunstalten, aber gerade dadurch besonders deutlich hervortreten lassen.

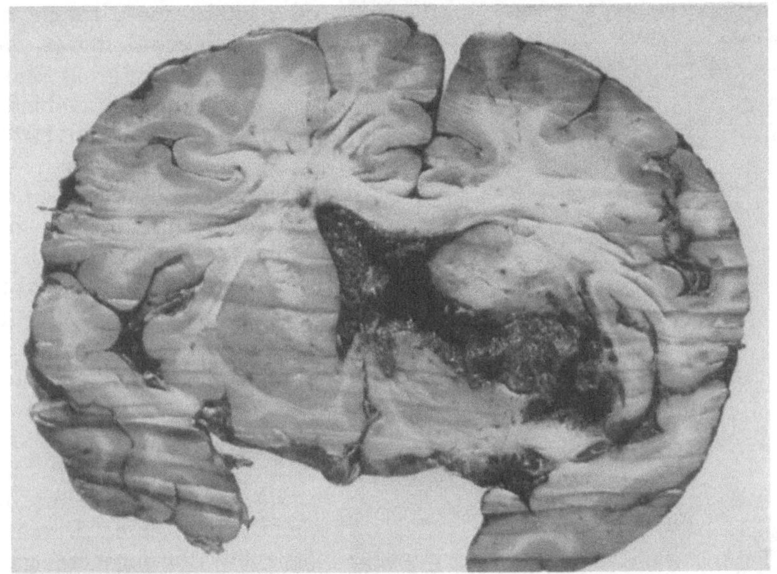

Abb. 58. Blutung des Striatums bei Hypertonie mit „Durchbruch" in den Seitenventrikel. Man beachte den Riß in der Rindengirlande der Fossa *Sylvii*.

Trotzdem es eigentlich nicht hierher gehört, möchten wir bemerken, daß es sich dabei um die Endverzweigungen typischer *striärer Arterienäste* handelt, deren Bedeutung für die hypertonisch-apoplektischen Zerstörungen wir später noch eingehend zu besprechen haben.

In diese Gruppe der Ventrikelveränderungen gehört der Fall der Abb. 59.

Es liegen hier unzählige punkt- und streifenförmige Blutungen in der Ventrikeloberfläche des Nucleus caudatus und des Thalamus opticus vor; wir müssen bemerken, daß es sich um Blutaustritte in den terminalen Gebieten der *Arteria chorioidea* handelt. Diese Verzweigungen werden wir später noch besprechen. Abb. 129 zeigt die Ventrikelfläche des Balkens mit zahlreichen punkt- und streifenförmigen Blutungen; auch hier handelt es sich noch um Blutaustritte in den terminalen Verzweigungen der Arteria chorioidea.

Es kommt uns in diesen zuletzt erwähnten Beispielen nur darauf an zu zeigen, daß Blutungen der Ventrikelwand und der Ventrikelhöhle bei Hypertonien *unzweifelhaft* nicht nur als „Durchbruch", sondern auch als *selbständige Äquivalente* des hypertonischen Insultes auftreten *können*.

Die Krönung aller dieser Befunde und Andeutungen wäre ein Fall, den wir beobachteten und bei welchem wir bei Hypertonie eine Ventrikelblutung — *völlige Tamponade des gesamten Ventrikelsystems* — nachweisen konnten, ohne daß in der eigentlichen Hirnsubstanz mehr als nur ganz geringfügige Schädigungen vorgelegen hätten. Es handelt sich um eine auch in unserem großen Material einzig dastehende Beobachtung; die Abbildungen sind uns leider verloren gegangen.

Wir hätten jetzt nur noch einige kurze Bemerkungen über *Blutungen im Hohlraum des vierten Ventrikels*.

Wie bei den Seitenventrikeln besteht natürlich auch hier die Möglichkeit, daß die im Hohlraum nachgewiesenen Blutungsmassen aus *durchgebrochenen Blutungen* naher oder entfernter Hirnteile hervorgehen; wir erwähnten ja, daß sich durchgebrochene große Blutungen der typischen Markgebiete oder der basalen Ganglien bis in den 4. Ventrikel erstrecken können (Abb. 56). Besonders zu erwähnen sind Durchbrüche, die aus größeren Blutungsherden des Kleinhirns entstehen (Abb. 41).

Wie bei den Seitenventrikeln müssen wir aber auch hier Befunde aufzählen, die darauf hinweisen, daß der Hohlraum des 4. Ventrikels auch in Fällen mit Blutungsmassen belegt, ja *ausgefüllt* erscheinen kann, in welchem große, zum „Durchbruch" geeignete Blutungsherde gar nicht vorliegen. Es handelt sich in solchen Fällen ausnahmslos um Blutungen des 4. Ventrikels, die mit kleineren oder größeren Blutungen der Brücke kombiniert auftreten; es liegen die bereits beschriebenen streifenförmigen Blutungen der Brücke vor.

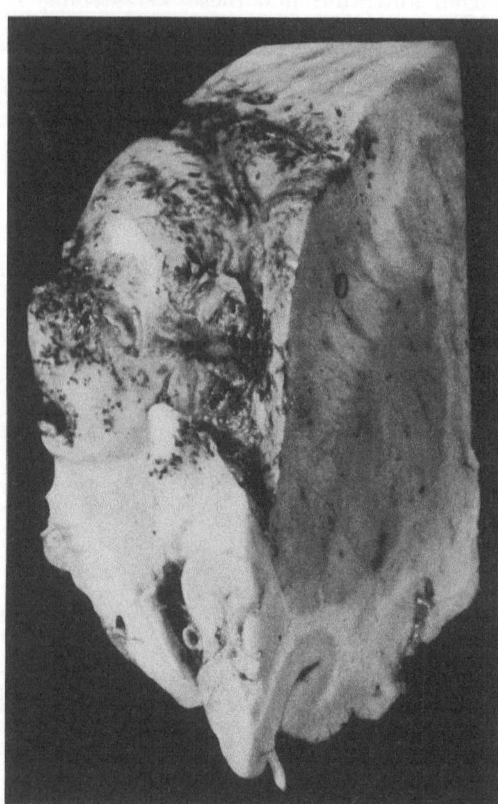

Abb. 59. Punktförmige Blutungen in der Wand des Seitenventrikels bei Hypertonie. Versorgungsgebiet der Art. chorioidea anterior. Man vergleiche die Veränderungen mit den Abb. 62, 129.

Untersucht man *den Boden des 4. Ventrikels* in solchen Fällen, so wird man dieselben punkt- und streifenförmigen Blutungen nachweisen können, die wir in der Wand der Seitenventrikel bereits wiederholt erwähnt haben. Es sei also besonders hervorgehoben, daß derartige punkt- und streifenförmige Blutungen im Boden des 4. Ventrikels auch in Fällen mit ganz geringfügigen Blutaustritten in der Brücke vorkommen können. Je reichlicher aber die Blutungen in der Brücke selbst erscheinen, um so zahlreicher und um so massiger treten die kleinen Blutungen auch in der Wand des 4. Ventrikels auf, und wir glauben schon hier darauf hinweisen zu müssen, daß sie beim Entstehen von großen Tamponaden des 4. Ventrikels.

wie wir sie z. B. in der Abb. 148 darstellen, eine wesentliche genetische Rolle spielen.

Kurz zusammengefaßt gibt es also Blutungen im Hohlraum des 4. Ventrikels, die durch Einfließen von Blutungsmassen aus den höher gelegenen Ventrikelteilen entstehen, weiterhin Blutungen, die mit Blutaustritten im Kleinhirn kombiniert erscheinen und schließlich Blutungen des 4. Ventrikels, die wir Hand in Hand mit kleineren oder größeren Blutungen der Brücke auftreten sehen.

g) Schädigungen des Thalamus bei Hypertonie.

Schädigungen des Thalamus kommen bei hypertonischen Apoplexien *verhältnismäßig selten* vor, und die Herde, die dabei erscheinen, zeichnen sich meistens durch ihren *geringen Umfang* aus. Meistens sahen wir nur kleinste,

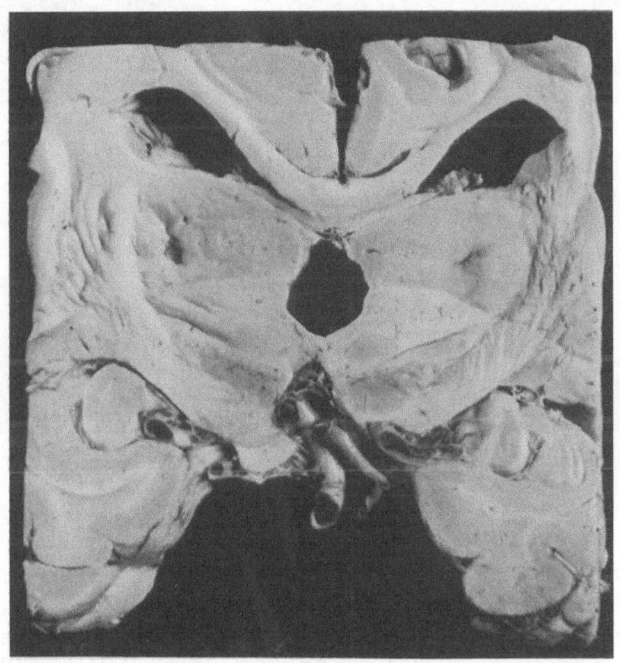

Abb. 60. Symmetrische ältere Herde im Nucleus lateralis thalami.

punktförmige Blutungen oder auch kleinste, rostbraune Fleckchen nach derartigen Schädigungen. Immerhin muß hervorgehoben werden, daß auch größere Herde vorkommen.

Auffallend häufig sahen wir *unblutige* („Auflockerungs"-) *Herde im Thalamus* bei hypertonischen Schädigungen.

Wir glauben plausible Erklärungen für diese Seltenheit und auch für den relativ geringen Umfang der apoplektischen Zerstörungen im Thalamus gefunden zu haben und werden auf dieses Thema später noch zurückkommen.

Die *Lokalisation der thalamischen* Herde ist recht genau zu bestimmen. Es handelt sich nämlich in den *meisten Fällen um Schädigungen im Nucleus lateralis thalami,* ähnlich wie wir es an den unblutigen Herden der Abb. 60

zeigen, oder wie es die kleinen rostbraunen Flecke der Abb. 61 erkennen lassen. Selbst in den größeren Herden dieses Kernteils konnte klar festgestellt werden, daß es sich um Schädigungen handelt, deren Mittelpunkt genau an derselben Stelle liegt, wie in den eben erwähnten Fällen.

Eine zweite wichtige Lokalisation wird durch den *Nucleus medialis* dargestellt. Die Abb. 62 zeigt einen typischen Fall dieser Lokalisation.

Wir erkennen hier eine doppelseitige Schädigung, rechts stärker ausgeprägt als links. Besonders links ist die Lokalisation im Nucleus medialis mit großer Klarheit festzustellen; die Läsion besteht im wesentlichen aus zahlreichen punktförmigen Blutungen, die sich um den eintretenden Ast der Arteria chorioidea gruppieren. Wie noch zu erwähnen sein wird, handelt es sich hier um punktförmige Blutungen *im terminalen Versorgungsgebiet* dieses Gefäßes. Auch die unzähligen, punktförmigen Blutungen der anderen Seite sind im

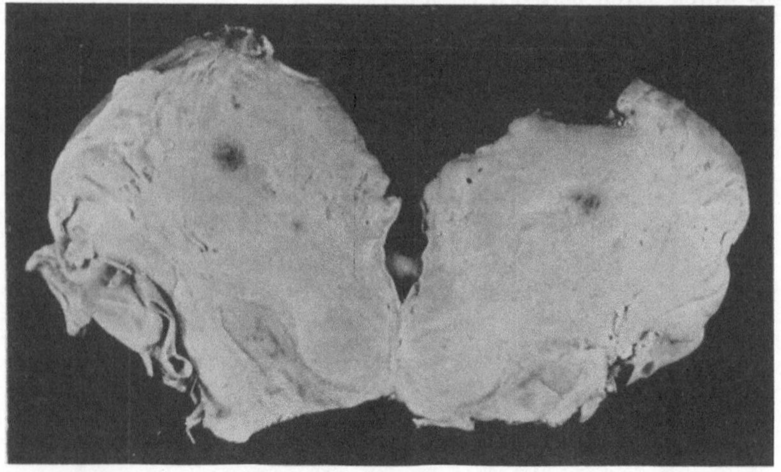

Abb. 61. Symmetrisch gelegene rostbraune Herde des Thalamus bei Hypertonie.

Gebiet des Nucleus medialis lokalisiert, nur ist die Schädigung hier mit einer Quellung der veränderten Hirnsubstanz verbunden; das Läsionsgebiet erscheint also auffallend breit.

Auf diesen zuletzt erwähnten Fall werden wir übrigens später noch zu sprechen kommen; der klare Zusammenhang mit einer bestimmten Gefäßversorgung, weiterhin die Zusammensetzung der Blutung aus unzähligen, schon mit dem freien Auge klar erkennbaren, punktförmigen Blutungen läßt uns diesen Fall als besonders wertvoll erscheinen.

Es können selbstverständlich auch Herde des Nucleus lateralis und Nucleus medialis *gleichzeitig* vorliegen.

Die Veränderungen des Falles der Abb. 63 lassen einen dritten Typus der thalamischen Läsionen bei Hypertonie erkennen; wir finden hier in erster Linie die *hintersten Teile* — Pulvinar — *und die subthalamischen Gebiete* betroffen. Die nähere Untersuchung dieses Falles zeigte die Zusammenhänge der Läsion mit Schädigungen der benachbarten Hirngebiete; wir sahen, daß die thalamische Läsion gewissermaßen den Mittelpunkt eines großen Blutungsherdes darstellt, der nach hinten ausgedehnte Gebiete der Brücke und nach vorne den Globus pallidus mitbetrifft. Erwähnenswert erscheint, daß die groben Blutungsmassen im eben besprochenen Fall jene Gebiete, die im später noch

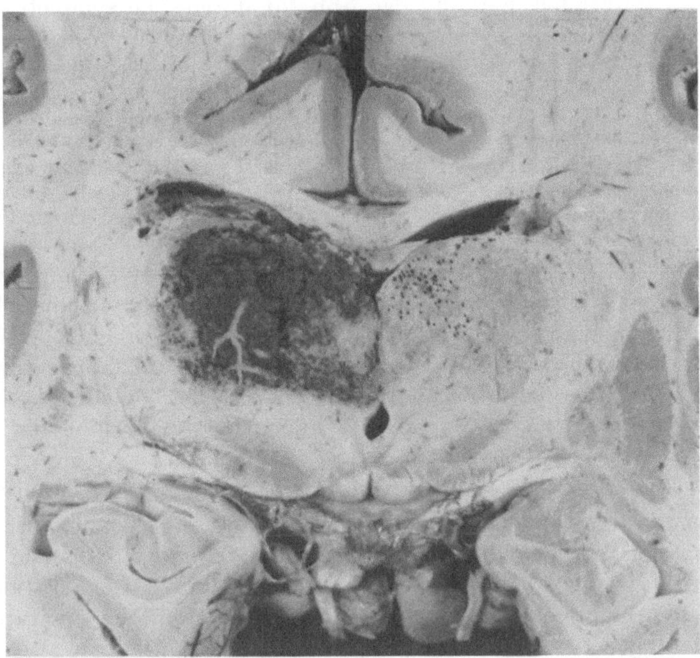

Abb. 62. Zahlreiche, zum Teil zusammenfließende punktförmige Blutungen im Nucleus medialis thalami links. Vereinzelte punktförmige Blutungen im selben Thalamusgebiet. Essentielle Hypertonie. Die Arteria chorioidea mit ihren Verzweigungen im Thalamus. Die unzähligen punktförmigen Blutungen sind im terminalen Gebiet dieser Arterie aufgetreten.

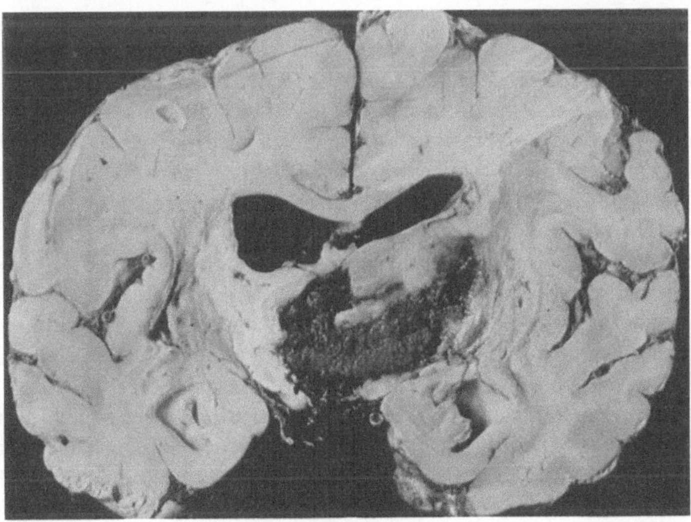

Abb. 63. Massive frische Blutung im hintersten Teil des Thalamus. Alter narbiger Herd des linken Claustrums.

zur Sprache kommenden Befunde der Abb. 70 durch eine symmetrische Auflockerung so besonders gut hervortreten, mit zerstören.

Unsere späteren Erörterungen über die Gefäßversorgung des Thalamus werden zeigen, daß der Nucleus medialis einerseits und andererseits der Nucleus lateralis in terminalen Gebieten bestimmter Arterien liegen, die nur durch zwei grundsätzlich verschiedene Wege zu erreichen sind. Es sei aber schon hier hervorgehoben, daß wir damit durchaus nicht behaupten dürfen, daß die Versorgung des Nucleus medialis und lateralis voneinander *vollkommen* unabhängig sind. Diese Andeutungen genügen vielleicht auch, die Vermutung schon hier auszusprechen, daß jener 3. Typus der thalamischen Läsion bei der Hypertonie, vielleicht ebenfalls mit *Besonderheiten der Gefäßversorgung* zusammenhängt.

Wir hätten hier jetzt noch die bereits erwähnte Tatsache nochmals zu unterstreichen, daß neben den blutigen Läsionsherden bei der Hypertonie sehr häufig unblutige Schädigungen — Auflockerungen — des Thalamus vorkommen. Weiterhin weisen wir darauf hin, daß die embolisch entstandene thalamische Schädigung des Falles der Abb. 16 ähnlich im Nucleus medialis lokalisiert ist, wie manche in diesem Kapitel erwähnte hypertonische Läsion.

h) Komplexe Schädigungen des Gehirns bei hypertonischen Apoplexien.

Wir haben in den vorangehenden Schilderungen die einzelnen lokalisatorischen Typen apoplektischer Schädigungen bei der Hypertonie auseinander gehalten und dabei das Hauptgewicht immer auf *eine* bestimmte Lokalisation gelegt; wir haben hypertonische Striatum-Claustrum, hypertonische Markapoplexien, Ventrikelblutungen usw. als *einzelne* Typen beschrieben.

Nun gibt es aber — und zwar verhältnismäßig häufig — Fälle apoplektischer Schädigungen bei der Hypertonie, bei welchen Zerstörungen *zugleich* in den *verschiedensten Hirngebieten* vorliegen, so daß die Kennzeichnung derartiger Fälle mit der Bezeichnung *einer* der kardinalen Lokalisationen völlig ungenügend erscheinen muß. Wir möchten also über „komplexe, apoplektische Schädigungen" sprechen.

Wir wollen hierbei Fälle, in welchen zu älteren Schädigungen bestimmter Hirngebiete frische Zerstörungen anderer Hirnteile hinzutreten, Fälle, bei welchen also die Mannigfaltigkeit des Gesamtbildes durch schubweise entstandene, *nacheinander* auftretende Läsionsherde bedingt wird, gar nicht berücksichtigen und interessieren uns hier ausschließlich für Fälle, bei welchen in einem großen apoplektischen Anfall in den verschiedensten Hirnteilen *auf einmal* Blutungsherde entstehen.

Wie wir im Vorangehenden schon wiederholt erwähnen mußten, sind kleinere oder größere Blutungsherde bzw. Zerstörungen in verschiedenen Hirnteilen als Begleiterscheinungen bei sämtlichen Einzeltypen der hypertonisch apoplektischen Schädigungen nachzuweisen. So findet man in Fällen typischer Markapoplexien fast regelmäßig frisch entstandene, kleinere Herde in den typischen Gangliengebieten oder in der Brücke oder im Kleinhirn oder sogar in allen diesen Hirnteilen; besonders häufig ist das symmetrische Hirngebiet der anderen Hemisphäre betroffen. Der Vollständigkeit halber erwähnen wir, daß derartige kleinere Blutungen als Begleiterscheinungen auch in der Pia sehr häufig nachzuweisen sind. Alle diese Feststellungen, die wir eben für den Fall einer großen hypertonischen Markapoplexie geprägt haben, behalten ihre volle Gültigkeit auch für Fälle, in welchen große Zerstörungen der basalen Ganglien oder große hypertonische Blutungen der Brücke im Mittelpunkt des Läsionskomplexes stehen;

auch in derartigen Fällen finden wir also in den übrigen typischen Läsionsgebieten sehr häufig frisch entstandene, kleinere Blutungen als Begleitsymptome.
*Die Multiplizität der frisch auftretenden Herde bei irgendeinem hypertonisch-
apoplektischen Insult stellt ja einen der wesentlichsten Charakterzüge hypertonischer
Apoplexien dar.*

Es gibt nun Fälle, in welchen sich diese geradezu gesetzmäßige Multiplizität
der Herde in der Produktion zahlreicher *kleiner* Schädigungen äußert. In anderen
Fällen wird der Befund zahlreicher kleinerer Herde durch *eine große Zerstörung*
beherrscht. In wiederum anderen Fällen liegen in sämtlichen typischen Läsionsgebieten *große* Herde vor, so daß unter Umständen Schädigungen entstehen,
*die sich durch enorm ausgedehnte massive Blutungen auszeichnen, das ganze Mark-
lager, die basalen Ganglien und die Brücke zerstören und möglicherweise sogar*

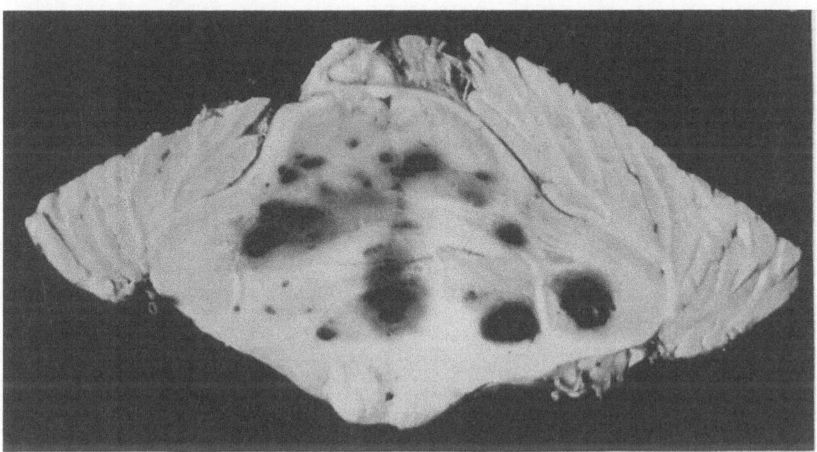

Abb. 64. Multiple kleinere und größere Herde der Brücke bei komplexer Apoplexie.

durch ebenfalls große Herde der anderen Hemisphäre noch vergröbert werden. Wir
hatten wiederholt Gelegenheit, derartige Zerstörungen zu beobachten.

Steht man auf dem Boden der herkömmlichen Lehrmeinung, daß apoplektische Blutungen durch den Riß eines großen Gefäßes entstehen, so wird
man leicht dazu neigen, anzunehmen, daß die so exzessiv ausgedehnte Zerstörung durch irgend*eine,* zentral gelegene Blutungsquelle verursacht wurde,
die ihre Extravasate ins ganze Gehirn überall einströmen und sich einwühlen
ließ. Ist man aber in der Lage, eine größere Anzahl derartiger komplexer apoplektischer Zerstörungen zu beobachten, so wird man ohne weiteres einsehen
können, daß es sich in solchen Fällen keinesfalls um Blutungen handelt, die
aus einer einzigen Quelle hervorgegangen, sich in die verschiedenen Hirngebiete hineinwühlten, sondern *daß hier zusammenfließende, große Blutungen
aus mehreren, ja zahlreichen, voneinander entfernt lokalisierten Quellen vorliegen.*

Beispiele komplexer apoplektischer Blutungen, bei welchen *ein* Mittelpunkt
derartiger, geradezu diffuser, blutiger Infiltrationen im typischen Striatum-
Claustrumgebiet zu erkennen war, wollen wir hier gar nicht besonders erwähnen;
zahlreiche der im Vorangehenden besprochenen, typisch hypertonischen Blutungen haben wir in Fällen gesehen, die durch ausgedehnte Blutungen in der

Brücke kompliziert erschienen (Abb. 43). Ebenso stammen mehrere Abbildungen unserer hypertonischen Brückenapoplexien aus Fällen, in welchen neben Zerstörungen in der Brücke noch ausgedehnte blutige Herde auch des Striatum-Claustrumgebietes vorgelegen haben. Da aber die Beobachtungen über komplexe Apoplexien für unsere späteren pathogenetischen Untersuchungen von größter Bedeutung sind, möchten wir es nicht unterlassen, wenigstens einen Fall dieser Art in seiner ganzen Ausdehnung auch hier vorzuführen.

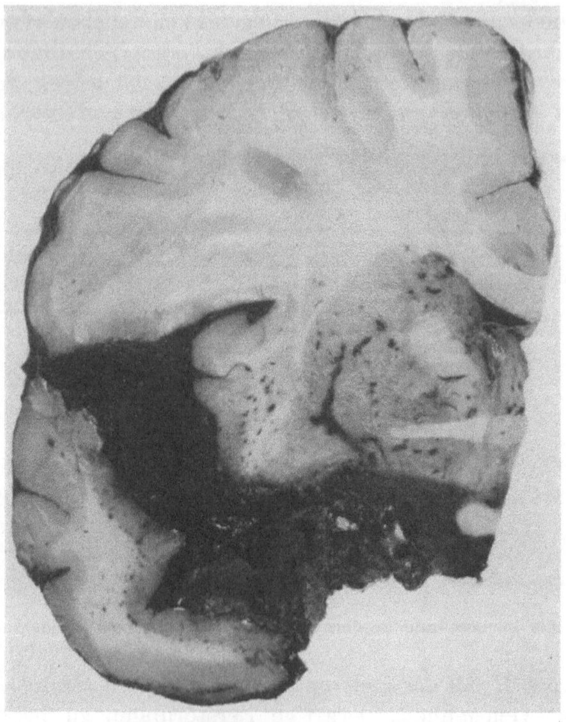

Abb. 65. Ausgedehnte piale Blutung (Blutung im Verlauf der Arteria fossae *Sylvii*) bei Hypertonie. Man beachte die mantelförmige Blutung im Verlauf einer striären Arterie.

Im Falle der Abb. 34 liegt zunächst eine typische, ausgedehnte, wenn auch nicht exzessiv entwickelte, hypertonische Markapoplexie vor, die — wie wir es früher schon beschrieben haben — typischerweise vom Frontallappen bis zum Occipitallappen sich ausdehnt und die Gebiete oberhalb des Balkenniveaus verändert. Zu dieser Schädigung gehören multiple, recht große Herde der Brücke (Abb. 64) und andererseits ein ziemlich großer Herd des Kleinhirns.

Also ein typischer Fall der komplexen Apoplexien mit allen Eigenschaften dieser Schädigung.

Wertvoll erscheint uns an diesem Fall, daß die Blutungsherde in den typischen Läsionsgebieten so verteilt auftraten, daß sie die Multiplizität der Genese, d. h. das Entstehen der Blutungsherde in *verschiedenen Gefäßgebieten* klar erkennen lassen. Insbesondere mahnt der Befund in der Brücke nicht nur daran, daß die hypertonischen, blutigen Zerstörungen in den zusammenfließenden, großen, komplexen Apoplexien aus mehreren kleineren Herden entstehen, sondern auch daran, daß selbst *eines* dieser kardinalen Zentren niemals aus einer einzigen Quelle entsteht, sondern durch das Zusammenfließen zahlreicher, kleinerer Blutungen bedingt wird.

Ich möchte nochmals kurz darauf hinweisen, daß durch noch größere Ausdehnung derartiger Einzelherde und durch ihr Zusammenfließen jene ganz großen Zerstörungen entstehen, die manchmal die gesamte Hirnsubstanz in fast allen Teilen blutig infiltrieren.

i) Bemerkungen über seltenere Formen der apoplektischen Hirnschädigungen bei der Hypertonie.

Neben den im Vorangehenden besprochenen apoplektischen Veränderungen bei der Hypertonie, die wir dank ihrer mehr oder weniger großen Häufigkeit als

Typen hypertonisch - apoplektischer Schädigungen bezeichnen können, gibt es auch Fälle von apoplektisch auftretenden Blutungen im Zentralnervensystem, die selbst im Rahmen des von uns untersuchten, verhältnismäßig großen Materiales *als atypische Schädigungen* erscheinen.

Derartig abweichende Resultate des apoplektischen Insultes zu beobachten hatten wir im ganzen nicht sehr häufig Gelegenheit; die einzelnen Formen dieser Gruppe konnten wir nur selten wiederholt beobachten. Wenn also das von uns untersuchte Material dieser *atypischen hypertonisch - apoplektischen Schädigungen* noch nicht geeignet ist, eine systematische Darstellung der in gleicher Form auftretenden Fälle zu erlauben, so möchten wir trotzdem nicht versäumen, eine Erörterung der ganzen Gruppe auszuführen, weil wir in diesen Fällen schwierige pathogenetische Fragen erkennen, deren Untersuchung und Aufklärung vielleicht auch für das

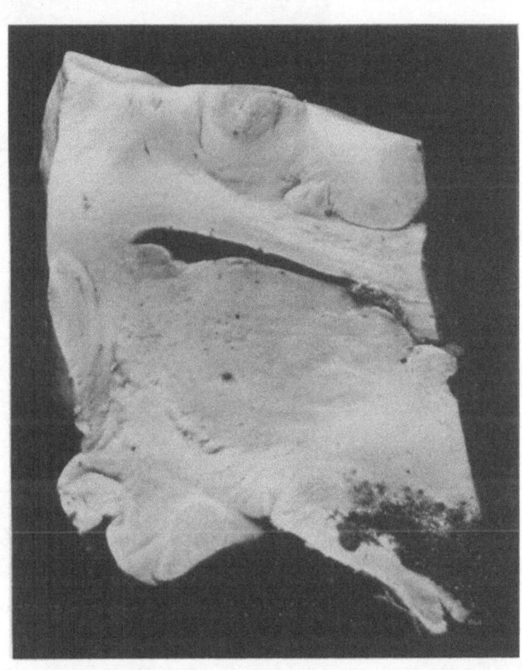

Abb. 66. Blutungsherd der Substantia nigra bei Hypertonie. Man beachte den winzigen Blutungsherd im Thalamus.

allgemeine Problem der Pathogenese hypertonisch-apoplektischer Insulte von Nutzen sein könnte.

Wie der Fall der Abb. 65 (S. 687/25) zeigt, gibt es apoplektische Schädigungen bei der Hypertonie, die *hauptsächlich die Hirnoberfläche* verändern. Wir werden auf diesen Punkt später noch eingehender zu sprechen kommen, wir heben aber schon hier hervor, daß es sich vorwiegend um *Blutungen im Bereiche der Arteria fossae Sylvii und ihrer Hauptverzweigungen* handelt. Wie die Abb. 65 zeigt, können in solchen Fällen *auch im Innern der Hirnsubstanz Veränderungen auftreten.*

Besonders interessant erschien in diesem Fall, daß die *Schädigung der Hirnsubstanz* dieselben Gebiete betrifft, die wir so häufig als alleinige Läsionsstellen bei hypertonischen Apoplexien nachweisen konnten, nämlich das Putamen und den N. caudatus. Wichtig ist weiterhin *die Form* der intracerebralen Schädigung: Ein Ast, der von der Arteria fossae *Sylvii* senkrecht nach oben steigt, erscheint von mantelförmigen Blutungen umgeben; die Untersuchung mit der Lupe ergibt, daß auch weitere Blutungsstreifen, die von der Linie der Arteria fossae *Sylvii* senkrecht nach oben ziehen, im Verlaufe kleiner Gefäße entstanden sind. Die Zusammenfassung des Befundes drängt sich uns auf: *es handelt sich um apoplektisch aufgetretene Blutungen in zahlreichen Geästen des Arteria fossae Sylvii-Baumes.*

Zu bemerken ist dabei, daß ähnliche Blutungen der Hirnoberfläche auch in Bezirken der Arteria basilaris bzw. ihrer pialen Arterien vorkommen, wie

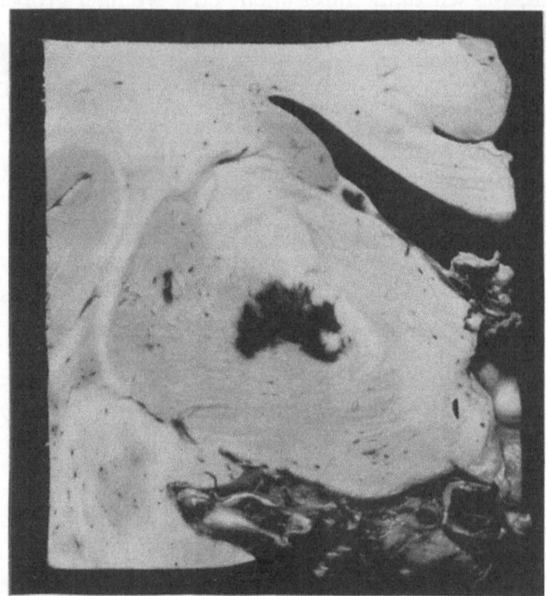

Abb. 67. Blutungsherd des Pallidums bei Hypertonie.

denn überhaupt kleine, flache Blutungen der Pia bei hypertonisch-apoplektischen Schädigungen des Hirninnern häufig auftreten.

Wenn auch nicht sehr häufig, so hatten wir doch wiederholt Gelegenheit, Fälle bei der essentiellen Hypertonie zu beobachten, bei welchen *ausgedehnte piale Blutungen* das Bild völlig beherrschen. Viele der in der Literatur als „Pachymeningitis haemorrhagica" bekannten Krankheitsfälle dürften in diese Gruppe der hypertonischen Apoplexien gehören.

Im Rahmen einer Besprechung der seltenen Formen apoplektischer Zerstörungen bei der Hypertonie müßten wir eigentlich auch den in einem vorangehenden Kapitel bereits erwähnten Fall der Abb. 63 hervorheben; es ist der einzige Fall in unserem Material mit einer Thalamusschädigung der geschilderten Art.

In diese Gruppe gehört auch der Fall der Abb. 66, 67 (S. 1161/28), bei welchen die Kombination isolierter Blutungsherde der Substantia nigra und des Globus pallidus vorlag. Sowohl Pallidumherde als auch grobe Veränderungen der Substantia nigra sind schon an und für sich seltene Schädigungen bei hypertonischen Apoplexien.

Hypertonisch-apoplektische Herde der *Medulla oblongata*, weiterhin des *Ammonshorns*, die schon mit freiem Auge aufzufinden sind, gehören zu den sehr seltenen Befunden. Wir haben aber auch derartige Herde gesehen.

k) Weitere Beobachtungen zur Morphologie der hypertonischen, apoplektischen Insulte.

Wir müssen hier nun noch einige weitere Eigenschaften der hypertonischen Apoplexien kurz besprechen, die in der Literatur bisher entweder überhaupt nicht oder viel zu wenig beachtet wurden. Beachtenswert erscheinen sie uns

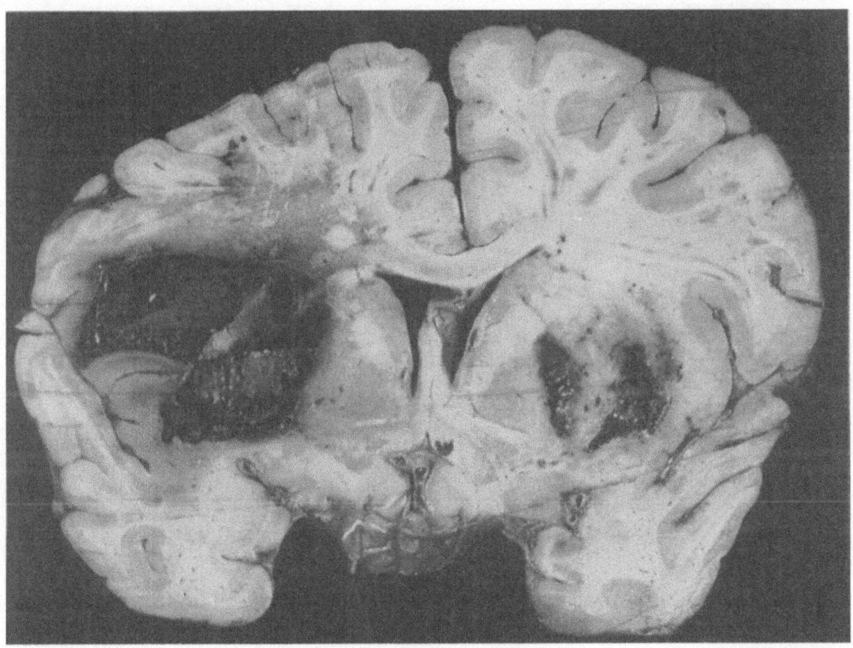

Abb. 68. Doppelseitige große Blutung in der typischen Striatum-Claustrum-Gegend bei Hypertonie.

vor allem darum, weil sie uns für das Verständnis der Pathogenese hypertonischer Hirninsulte wichtige Hinweise gegeben haben.

So haben wir bereits feststellen können, daß die hypertonischen Apoplexien sehr häufig gleichzeitig *doppelseitig* auftreten; ja, dies gehört sogar zur Regel, wenn ausgedehnte Schädigungen vorliegen. Meistens finden wir dann neben der großen Blutung der einen Seite eine etwas — oder sogar bedeutend — kleinere Blutung der anderen Seite. Auch der Fall der Abb. 68 gehört in diese Gruppe (S. 733/26). Trotzdem hier die Blutung in *beiden Hemisphären* ziemlich ausgedehnt ist, erscheint die Blutung der rechten Hemisphäre doch beträchtlich kleiner.

In anderen Fällen sehen wir dann den ganz typischen, den häufigeren Befund: Die rechte Hemisphäre wurde durch eine sehr ausgedehnte, hypertonische Claustrum-Putamenapoplexie zerstört; in der linken Hemisphäre finden wir im *typischen Läsionsgebiet nur geringfügige Veränderungen.*

Bemerkenswerterweise treten *besonders kleine Blutungen bei der Hypertonie sehr häufig doppelseitig, d. h. in beiden Großhirnhemisphären, und zwar vollkommen symmetrisch auf.* Wir sahen derartig symmetrisch lokalisierte Herde am häufigsten im lateralen Gebiet der Putamina; die Herde erscheinen dann vollkommen gleich weit ausgedehnt (ähnlich wie in der Abb. 147).

Wir bringen hier Abbildungen von Schädigungen, die zwar in den weniger häufig betroffenen Gebieten der hypertonischen Apoplexien entstanden sind, aber sonst absolut kennzeichnend erscheinen. Im Falle der Abb. 69 waren sogar *mehrere Paare symmetrisch gelegener, kleiner Blutungsherde nachzuweisen.* Die

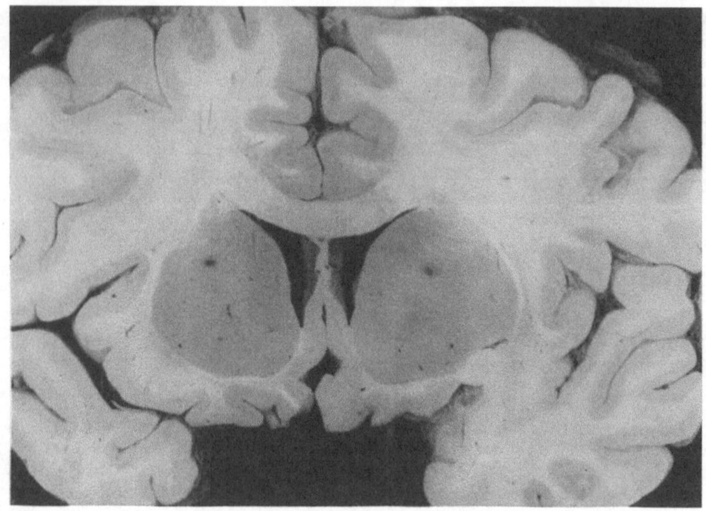

Abb. 69. Symmetrische kleinste Blutungsherde im Striatum bei Hypertonie.

Abb. 69 zeigt eine Schnittfläche, die durch den breitesten Teil des Striatums führt; die winzigen Blutungsherde sitzen hier — vollkommen symmetrisch gelagert — in den grauen Verbindungsbrücken zwischen den Bündeln der inneren Kapsel. Auf einer mehr nach hinten liegenden Schnittfläche — die vordere Commissur wurde hier getroffen — liegen etwas größere Herde.

Im Falle der Abb. 61 (S. 637/24) liegt eine etwas ältere, kleinste, *symmetrisch gelegene apoplektische Schädigung des Thalamus opticus* vor. Die Herde sind gleich groß, absolut symmetrisch lokalisiert, im selben Reparationsstadium, also zu gleicher Zeit entstanden. Die Abb. 42 — ein bereits erwähnter Fall — zeigt ebenfalls symmetrisch gelegene Herde des Kleinhirns.

Wie bei embolischen Schädigungen — wir sprachen bereits darüber — findet man auch bei der Hypertonie apoplektische Herde, die *ohne* Blutungen auftreten.

Derartige Herde können sogar als *alleinige Zeichen* apoplektischer Insulte bei der essentiellen Hypertonie erscheinen. In den von uns beobachteten Fällen haben sie größere Dimensionen nicht erreicht; wir fanden sie in den typischen Apoplexiegebieten, insbesondere in den striären Gebieten verstreut, bis linsengroß auch in typischen Markgebieten. Bemerkenswerterweise können auch derartige *unblutig entstandene* Herde häufig *symmetrisch* auftreten.

Im Falle der Abb. 70 (S. 447/24) finden wir an der Grenze zwischen Nucleus ruber und Thalamus symmetrisch gelagerte Auflockerungsherde, die sich in der Mittellinie berühren und zusammen eine Schmetterlingsfigur ergeben. Im Falle der Abb. 60 sind sogar mehrere *symmetrisch gelagerte, unblutig* entstandene Läsionsherde auf derselben Schnittfläche des Thalamus zu erkennen.

Wie erwähnt, sind die symmetrisch auftretenden Läsionsherde, insbesondere *Blutungsherde* bei der Hypertonie oft *sehr klein,* so daß wir sie geradezu als „*Insulteinheiten*" bezeichnen möchten.

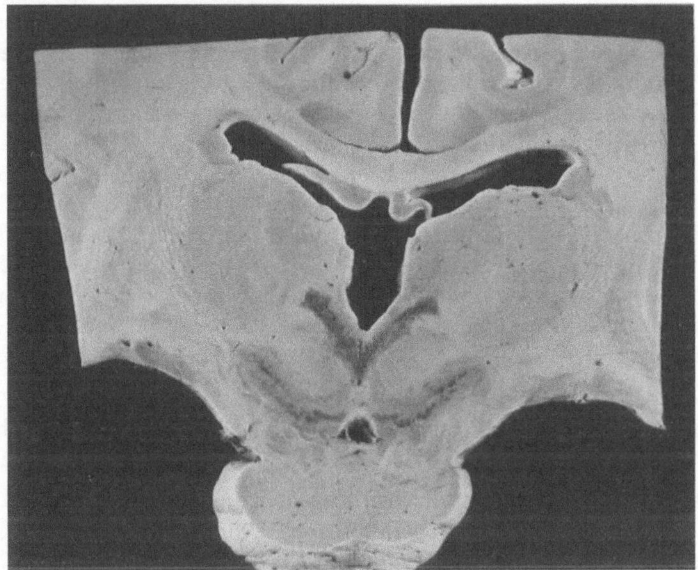

Abb. 70. Symmetrisch gelegene Auflockerungsherde des Thalamus bei Hypertonie.

Natürlich kommen diese *kleinsten Blutungsherde* bei der Hypertonie *nicht nur symmetrisch vor.* Man trifft sie bei sorgfältiger Untersuchung bei Hypertonikern *sehr häufig in den verschiedensten Gebieten des Groß- und Kleinhirns;* im Gebiet der basalen Ganglien, in der Marksubstanz, in der Großhirnrinde (z. B. auch im Gyrus hyppocampi), in Fällen mit großen hypertonischen Insulten, *aber auch in Gehirnen, in denen andere Schädigungen nicht nachzuweisen sind.* Oft trifft man derartige Herde bereits als *kleine rostbraune Narben*: Zeugen eines vorübergehenden kleinen, „passagèren", apoplektischen Anfalls.

Wir werden noch ausführlich erörtern, daß gerade diese kleinen „Blutungseinheiten" — sowohl die frischen als auch die älteren — besonders geeignet sind, die Bedeutung des funktionellen Momentes bei der Entstehung der hypertonischen apoplektischen Insulte zu zeigen.

Wir erwähnten im Vorangehenden wiederholt Blutungen in der Pia, die als Begleiterscheinung großer oder auch kleinerer intracerebraler Schädigungen auftraten. Über ausgedehnte piale Blutungen als *wesentlichstes* anatomisches Zeichen bei hypertonisch-apoplektischen Insulten hatten wir im vorangehenden Kapitel einiges besonders zu bemerken. An dieser Stelle möchten wir auf eine bestimmte Form der Begleiterscheinungen bei größeren *intracerebralen* hypertonischen Blutungen hinweisen, die wir in analoger Form auch bei embolischen Schädigungen feststellen konnten und die bei hypertonischen Insulten häufig vorkommen und den Charakter der intracerebralen Veränderungen oft schon durch die einfache Eröffnung der SYLVIUSschen Grube bestimmen lassen. Ich meine *mantelförmige Blutungen,* die die Arteria fossae *Sylvii* umgeben und sowohl Adventitia als auch piales Gewebe der unmittelbaren Umgebung verändern. Diese Blutungen treten meistens nicht sehr ausgedehnt auf, manchmal aber füllen sie den SYLVIUSschen Spalt und sprengen ihn gewissermaßen. Auf alle diese Veränderungen werden wir übrigens in unseren späteren Erörterungen noch zu sprechen kommen.

Wir erwähnten bei der Besprechung der embolischen Blutungen, daß hier gewissermaßen drei Stufen zu unterscheiden sind: Kreislaufstörungen, die im veränderten Hirngebiet eine schwache, makroskopisch gerade erkennbare Rötung verursachen. Weiterhin Blutungen, die durch unzählige, dicht nebeneinander stehende punktförmige Extravasate gekennzeichnet sind und schließlich Blutungen, die als massive, kompakte Herde imponieren, und bei welchen die Zusammensetzung aus unzähligen punktförmigen Blutungen mit dem freien Auge überhaupt nicht zu erkennen ist. Wir erwähnten auch, daß kompakte Blutungen bei den embolischen Insulten verhältnismäßig selten zu beobachten sind, und daß in der Mehrzahl embolischer Apoplexien punktförmige Blutungen vorliegen. Nun haben wir auch bei den hypertonischen Insulten Gelegenheit, *alle diese Formen* der Kreislaufstörungen zu beobachten. Wie aus unseren Beschreibungen hervorgeht, wiegen hier allerdings gerade die massiven Blutungen vor, es ist aber besonders wichtig darauf hinzuweisen, *daß auch Läsionsherde — und zwar große Schädigungen — vorkommen, in welchen keine massiven Blutungen vorliegen, sondern nur dicht nebeneinander stehende punktförmige Extravasate.*

III. Formen der arteriosklerotischen Apoplexien, Lokalisation und Beschaffenheit der Herde.

Entsprechend unserem Unterscheidungsprinzip kamen hier für uns von vornherein nur Hirnveränderungen in Betracht, die von der Hypertonie unabhängig, durch *arteriosklerotische Gefäßveränderungen* bzw. *Gefäßverschlüsse* verursacht wurden. Wir haben vorgezogen, hier selbst Fälle nicht zu besprechen, bei welchen zwar die apoplektischen Veränderungen durch arteriosklerotische Verschlüsse entstanden sind, aber die „essentielle" Hypertonie als Grundkrankheit ebenfalls vorlag.

In einem späteren Abschnitt dieser Arbeit werden wir noch Gelegenheit haben, einiges über die Genese der Arteriosklerose der Hirngefäße zu bemerken. Wir werden dort auch *Eigenarten der Lokalisation* arteriosklerotischer Veränderungen der Hirnarterien kurz erörtern und sie zu erklären versuchen. *Hier* wollen wir uns zunächst nur auf die durch Arteriosklerose bzw. arteriosklerotische Thrombose verursachten *Hirnschädigungen* selbst beschränken.

Besonders wichtig erscheint uns vor allem, daß *die arteriosklerotischen Thrombosen in denselben Gefäßgebieten auftreten, die wir auch bei den embolischen und hypertonischen Schädigungen so häufig betroffen finden; ganz vorwiegend im Bereiche der Arteria fossae Sylvii und ihrer striären Nebenäste.*

So sind denn also die Gewebsveränderungen, die durch die Arteriosklerose hervorgerufen wurden, vorwiegend in denselben Hirnteilen anzutreffen, die auch bei embolischen und hypertonischen Insulten geschädigt werden: Zunächst im lateralen Teil des mittleren Putamens, im Claustrum und im vorderen Striatumgebiet.

Das vordere Striatumgebiet ist übrigens bedeutend häufiger betroffen als bei den hypertonischen Insulten.

Untersucht man eine größere Anzahl von Fällen mit arteriosklerotischen Veränderungen des zentralen Nervengewebes, so kann man *zwei Typen* der Schädigungen unterscheiden:

1. Veränderungen, die das Resultat *älterer,* seit längerer Zeit bestehender Prozesse darstellen.

Meistens *kleine Erweichungshöhlen* von unregelmäßigen Formen, glatter Wand; oft, als wäre die fehlende Substanz aus ihnen mit einem Meißel herausgesprengt. *Blutungen* oder *Hyperämie* sind nicht nachzuweisen, dagegen weist eine rotbraune Färbung oft auf Hämosiderinablagerungen hin.

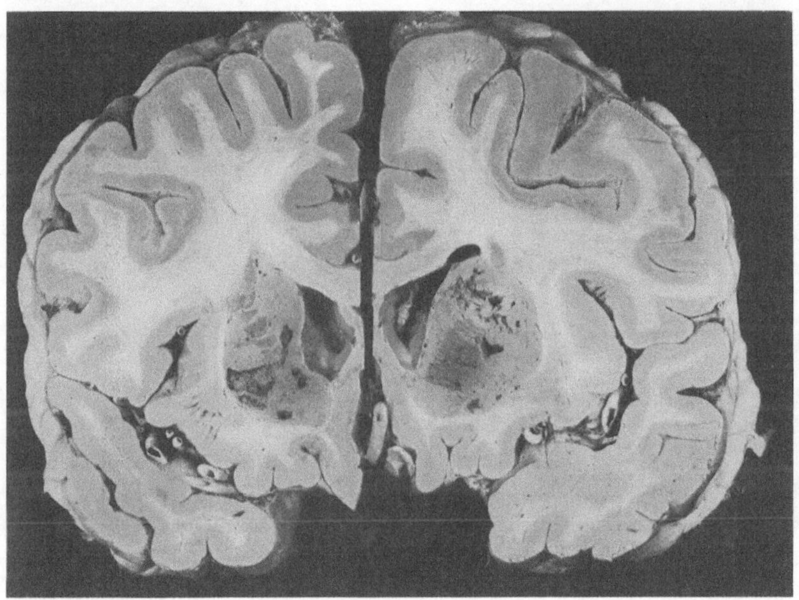

Abb. 71. Multiple arteriosklerotisch-thrombotische Erweichungsherde im Striatum beiderseits.

Diese — oft eckigen — kleinen Höhlen sitzen also im mittleren und vordersten Gebiet des Putamen (Abb. 71) oder im Caudatuskopf (Abb. 71), oft auch *zwischen* den Bündeln der inneren Kapsel, in der grauen Substanz entstanden. Auch die innere Kapsel kann betroffen sein.

Derartige Herde finden wir übrigens nicht nur im Striatum, sondern in sämtlichen Gebieten der vorhin beschriebenen embolischen oder hypertonischen Apoplexien auf. Um zunächst nur die typischen Gebiete zu erwähnen, sind arteriosklerotisch entstandene Erweichungen auch *in der Brücke* nachweisbar (Abb. 72). Wir finden die Herde *im Thalamus opticus* oder *in der Marksubstanz der Großhirnhemisphären* auf (Abb. 73). Man beachte die völlige Übereinstimmung der Lokalisation derartiger Herde mit embolisch oder hypertonisch entstandenen Zerstörungen.

Bemerkenswert ist, daß derartige arteriosklerotische Erweichungen im *selben Gehirn* regelmäßig in *großer Anzahl* auftreten, und daß ihre Ausdehnung den Umfang einer Bohne nur selten übertrifft. Interessant ist auch, daß im

selben Gehirn gewöhnlich *verschieden alte* Herde angetroffen werden. Die Altersdifferenz ist am Fettgehalt abzuschätzen; die Farbe der Herde variiert zwischen
gelb und kreideweiß. *Hochgradige arteriosklerotische Veränderungen* sind in
solchen Fällen regelmäßig in *sämtlichen Gefäßen des Gehirns nachzuweisen*; sie
sind auch in den sichtbaren Arterien unserer Abbildungen klar zu erkennen.

In verhältnismäßig selteneren Fällen konnten wir auch *ausgedehnte Erweichungsprozesse* feststellen, die ebenfalls mit *alten* arteriosklerotischen Gefäßverschlüssen zusammenhängen. Auch diese großen — ebenfalls ohne frische
Blutungen einhergehenden — Erweichungen zerstören dieselben Gebiete, die
sonst nur kleine Erweichungsherde aufweisen, vor allem also wieder *das Striatum.*

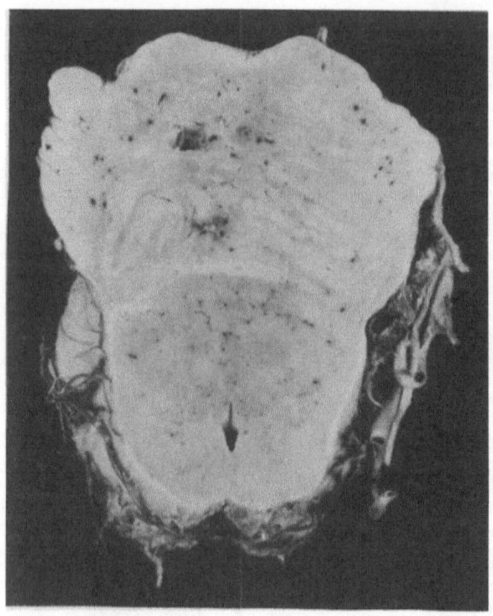

Abb. 72. Multiple Erweichungsherde der Brücke
bei Arteriosklerose.

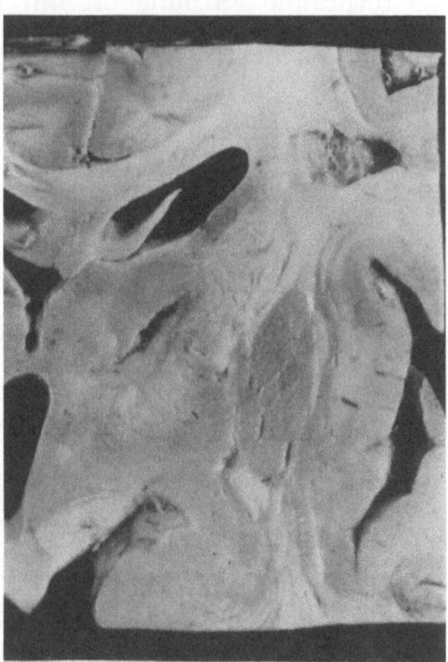

Abb. 73. Arteriosklerotisch-thrombotische
Erweichungsherde des Thalamus und der
Marksubstanz.

Betroffen ist aber auch oft genug die Marksubstanz, wobei *die occipitale Marksubstanz* eine besondere Prädilektionsstelle darstellt.

2. Neben diesen „unblutigen" arteriosklerotischen Schädigungen des Gehirns
sahen wir auch primär *arteriosklerotisch bedingte Insulte, die mit einer sehr ausgeprägten hämorrhagischen Infarcierung verbunden waren.*

Diese Form der arteriosklerotischen Schädigung der Nervensubstanz lokalisiert sich
in dieselben Gebiete, die auch bei den unblutigen arteriosklerotischen Erweichungen betroffen sind, und die auch bei den embolischen und hypertonischen Insulten verändert
werden. Wir finden also kleinere oder größere Herde dieser *blutigen Infarcierungen vor allem
im Striatum*: Im Kopf des Nucleus caudatus, im typischen lateralen Gebiet des mittleren
Putamenteils.

Herde der hämorrhagischen, arteriosklerotischen Erweichungen sind meistens
nur in den typischen apoplektischen Läsionsgebieten aufzufinden, aber selbst
in Fällen, in welchen Herde der Marksubstanz oder der Rinde oder atypischer
Teile der basalen Ganglien vorwiegen, sind Schädigungen *auch des Striatums
fast ausnahmslos nachzuweisen.*

Hämorrhagische Infarcierungen bei arteriosklerotischen Verschlüssen betreffen die *Rindengirlande* des *Occipitallappens auffallend* oft; die Erkrankung ist dann in der Gestalt ausgedehnter pialer Blutungen — dicht nebeneinander stehende punktförmige Blutaustritte — schon auf der Oberfläche deutlich zu erkennen (Abb. 74).

Sieht man zahlreiche Fälle der mit hämorrhagischer Infarcierung einhergehenden Schädigungen, so wird man finden, daß eine der wichtigsten Eigenschaften vieler arteriosklerotisch-thrombotischer Veränderungen die auffallende

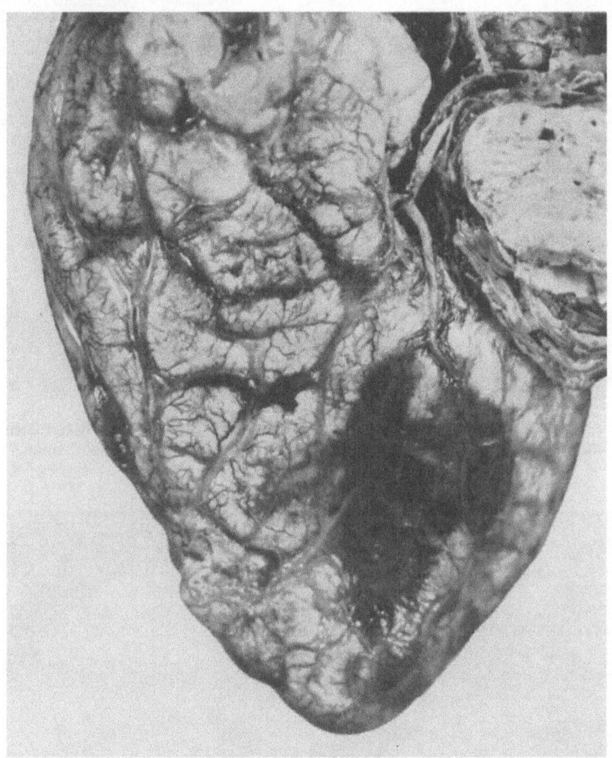

Abb. 74. Ausgedehnte piale Blutung (hämorrhagische Infarcierung der Rindengirlande) bei thrombotischem Verschluß der Art cerebri posterior.

Ähnlichkeit mit Schädigungen ist, die durch embolische Kreislaufstörungen entstanden. In den bisher erörterten Fällen — wohl in der überwiegenden Mehrzahl sämtlicher Beobachtungen — äußert sich diese Ähnlichkeit in sehr klaren und kaum mißverständlichen *Andeutungen,* indem die Herde in denselben Gebieten erscheinen, die sonst zur Lokalisation embolischer Schädigungen dienen und im Einzelnen ähnliche Bilder der hämorrhagischen Infarcierung bieten. Konnten wir beim Vergleich der embolischen und hypertonischen apoplektischen Schädigungen feststellen, daß die Ähnlichkeit zwar unverkennlich ist, daß aber die hypertonischen Läsionsherde sozusagen vergröberte Formen der Ergebnisse embolischer Schädigungen darstellen, so könnte man in manchen Fällen der arteriosklerotischen apoplektischen Schädigungen den Eindruck gewinnen, daß Veränderungen, die bei embolischen Kreislaufstörungen vollentwickelt, voll

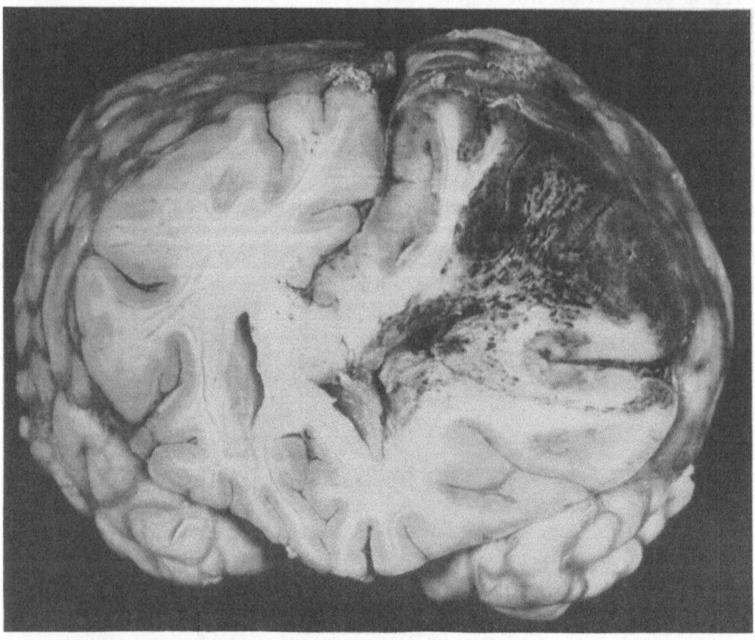

Abb. 75. Ausgedehnte, hochgradige hämorrhagische Infarcierung der frontalen Rindengirlande und der frontalen Marksubstanz bei arteriosklerotischer Thrombose.

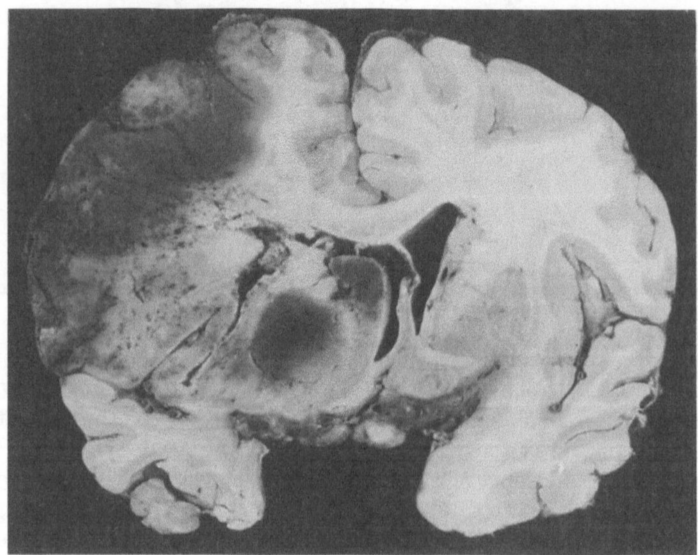

Abb. 76. Ausgedehnte, hochgradig hämorrhagische Infarcierung der fronto-parietalen Rinde, der Marksubstanz und des Striatums bei arteriosklerotischer Thrombose.

ausgebildet erscheinen, bei arteriosklerotischen Gefäßverschlüssen nur eben *angedeutet* auftreten (vgl. z. B. die Veränderungen der Abb. 71 mit Veränderungen der Abb. 6).

Immerhin hatten wir Gelegenheit auch Fälle zu beobachten, bei welchen — wenigstens *an einer Stelle* des Gesamtbildes — die Ähnlichkeit der *unzweifelhaft* arteriosklerotisch entstandenen Schädigung mit einer Erkrankung embolischer Genese täuschend erschien. Die in der Abb. 76 gezeigte Schnittfläche einer unzweifelhaft arteriosklerotisch-thrombotisch entstandenen Schädigung könnte tatsächlich zu einer Verwechslung Veranlassung geben; wir sehen die für embolische Schädigungen überaus kennzeichnende, frische, hämorrhagische Infarcierung der typischen striären Abschnitte und der — auch bei Embolie

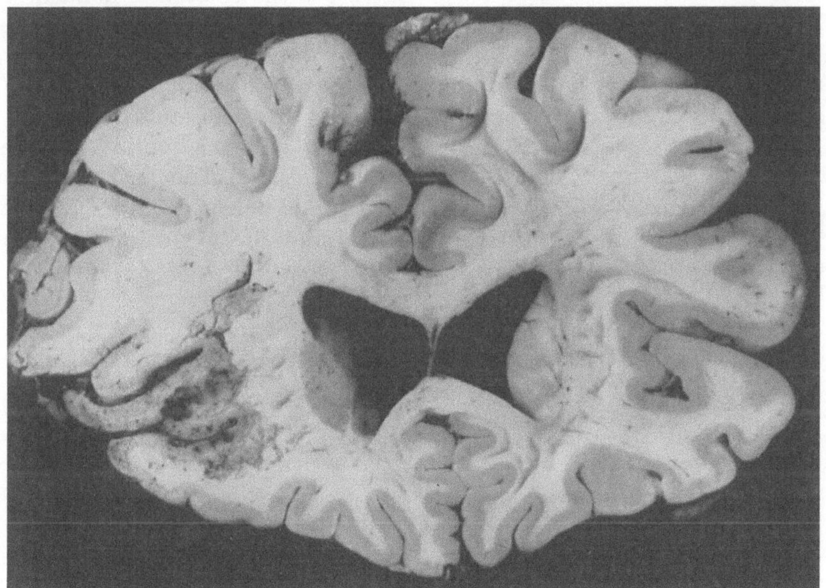

Abb. 77. Hämorrhagische Infarcierung der Rindengirlande bei arteriosklerotischer Thrombose.

oft betroffenen — periinsulären Rindenabschnitte. Selbst die in der Marksubstanz der Abb. 75, 76 nachweisbaren Infarktblutungen wären nicht ohne weiteres geeignet, eine sichere Unterscheidung zu ermöglichen. Die Schädigung dehnt sich nach vorne aus; infarciert erscheinen gewisse frontale Rindengebiete, in deren Bereich wir Schädigungen auch bei embolischen Verschlüssen regelmäßig nachweisen können.

Allerdings müssen wir hervorheben, daß wir eine so hochgradige hämorrhagische Infarcierung der Marksubstanz, wie wir sie in unserem Fall im Frontal- und Parietalhirn nachweisen konnten, bei embolischen Schädigungen nie gesehen haben (Abb. 75, 76).

Selbstverständlich findet man in sehr vielen Fällen hämorrhagische arteriosklerotische Erweichungsherde neben „unblutigen" Herden auf; wie bei den embolischen und hypertonischen apoplektischen Schädigungen, handelt es sich ja auch hier oft nur um verschiedene Erscheinungsformen ein und derselben Erkrankung. So erscheint ein Läsionsgebiet „unblutig", wenn die initialen

Symptome der hämorrhagischen Infarcierung, nämlich die Blutüberfüllung der Kapillaren, kleine Blutungen, bereits verschwunden sind; wie noch zu erwähnen sein wird, ist in sehr vielen Fällen „weißer" oder „gelber" Erweichungsherde bei arteriosklerotischen Verschlüssen, als erstes Stadium der Erkrankung eine hämorrhagische Infarcierung, zumindesten eine hochgradige Hyperämie tatsächlich anzunehmen. Unsere Untersuchungen ergaben aber, daß Erweichungsherde bei Arteriosklerose auch entstehen können, ohne daß im Anfang Blutungen vorgelegen hätten; wie bei embolischen und hypertonischen Schädigungen, müssen wir auch für arteriosklerotische Herde annehmen, daß sie unter Umständen durch Kreislaufstörungen hervorgerufen werden, bei welchen Blutungen gänzlich fehlen und die Hyperämie — wenigstens makroskopisch — kaum in Erscheinung tritt.

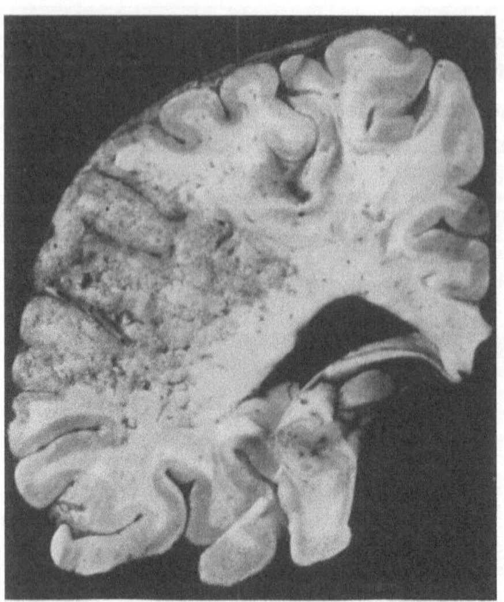

Abb. 78. Ausgedehnte Erweichung der occipitalen Rinden- und Marksubstanz bei arteriosklerotischer Thrombose.

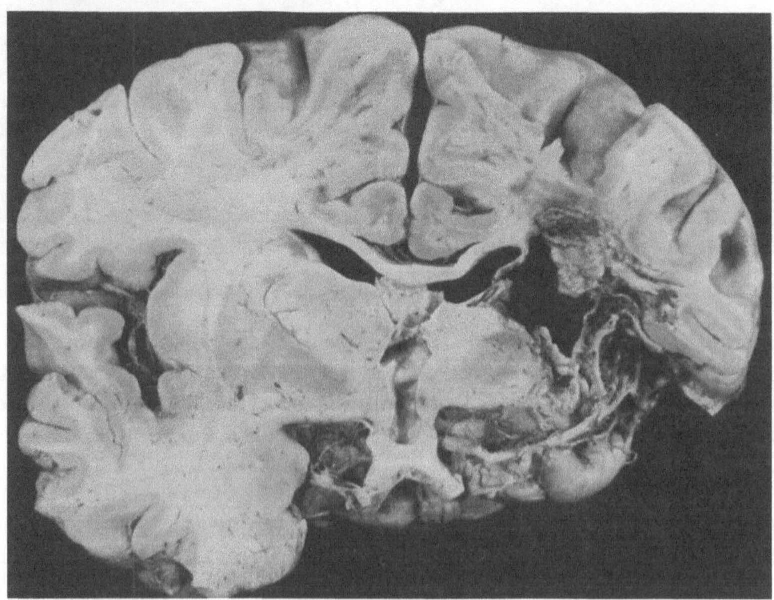

Abb. 79. Der typische Striatumteil, Claustrum, Inselrinde sind eingeschmolzen. Ausgedehnte alte Erweichungshöhle bei arteriosklerotischer Thrombose.

Hämorrhagische und „unblutige" Schädigungen sehen wir auch in den Abb. 77 u. 78 nebeneinander. Es handelt sich hier um eine Schädigung des Gehirns, die besonders ausgedehnte Gebiete betrifft und uns von großem Interesse zu sein scheint, weil in ihr erstens wieder die innige Verwandtschaft zwischen arteriosklerotischen und embolischen Schädigungen des Zentralnervensystems zu erkennen ist und weil wir hier zweitens eine *kontinuierliche*, vom Frontalhirn fast bis zum Occipitalpol ausgedehnte Erkrankung beobachten können, die *alle jene Gebiete zusammenhängend geschädigt zeigt,* die wir zwar auch in vielen anderen Fällen, *aber immer nur in kleineren, isolierten Abschnitten* betroffen finden. Die Abb. 77 zeigt die Schädigung des Frontallappens, hauptsächlich der frontalen Rinde; die Rinde selbst ist hämorrhagisch infarciert, die anschließenden Markgebiete sind „weiß" erweicht. Auf einer etwas mehr nach hinten liegenden Schnittfläche, deren Veränderungen mit den vorher besprochenen Zerstörungen kontinuierlich zusammenhängen, sehen wir ein Bild, das embolischen Läsionen täuschend ähnlich scheint; wir finden in der oberen Hälfte des vorderen Striatums *eine leichte Hyperämie,* die dieses Gebiet von den unteren Striatumteilen scharf und überaus typisch unterscheidet, und die histologisch tatsächlich mit einer Schädigung der Nervensubstanz zu identifizieren ist; weiterhin sehen wir einen ziemlich großen weißen Herd der Marksubstanz sowie die Auflockerung der Inselrinde. Die Abb. 78 zeigt den hintersten Ausläufer der Zerstörung: Ausgedehnte „weiße" Erweichung der Occipitalrinde und der occipitalen Marksubstanz in denselben Gebieten, die wir bei embolischen Schädigungen oft verändert gesehen haben, und die auch bei hypertonischen Apoplexien verändert erscheinen können. Der thrombotische Verschluß sitzt in kontinuierlicher Ausdehnung im Hauptstamm der Arteria fossae Sylvii und zahlreichen ihrer Äste.

Im vorliegenden Fall handelt es sich also um eine ausgedehnte *Auflockerung der Hirnsubstanz* nach arteriosklerotischem Verschluß. Wir hatten nun Gelegenheit, auch Fälle arteriosklerotischer Zerstörungen zu untersuchen, bei welchen dieselben Gebiete *die schwere Form der Schädigung* aufwiesen und *aufgelöst* erschienen, so daß *eine zusammenhängende Höhle* entstand, *die die so oft bezeichneten Hirnteile in einem großen einheitlichen Defekt vereinigte.* Die Abbildungen des

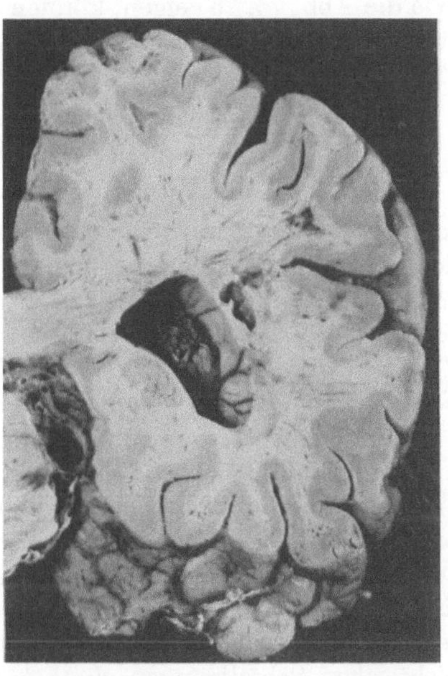

Abb. 80. Erweichungsherd der occipitalen Marksubstanz bei arteriosklerotischer Thrombose.

Falles S. 335/28 zeigen die Veränderungen einer derartigen Zerstörung; der vordere Pol der Aushöhlung reicht in die Marksubstanz des Frontalhirns, der hintere bis in den Occipitallappen.

Besonders beachtenswert ist die Ausdehnung der Zerstörung auf die obere Striatumhälfte. Die Abb. 79 zeigt die Erweichungshöhle in ihrer äquatorialen Schnittfläche: eingeschmolzen erscheinen Caudatum, laterales Putamengebiet, Claustrum und Inselrinde. Die Abb. 80 zeigt den hintersten Ausläufer der Schädigung; kleine Höhlen in der occipitalen Marksubstanz; *die Rinde dieser occipitalen Gebiete ist interessanterweise intakt geblieben.* Wir werden auf die Bedeutung dieser Beobachtung noch zurückgreifen.

Wir möchten nun *nicht* den Eindruck erwecken, daß die im letzten Teil dieses Kapitels wiederholt beschriebenen Fälle ausgedehnter Schädigungen durch arteriosklerotische Gefäßverschlüsse *häufig* vorkommen. Im Gegenteil, ich möchte betonen, daß sie im Vergleich zu den *sehr häufigen kleineren, arteriosklerotischen Schädigungen* als *Raritäten* zu betrachten sind, deren eingehende Erörterung wir hier nur vornahmen, weil sie für das allgemeine pathogenetische Problem der apoplektischen Schädigungen wichtige Feststellungen ermöglichen.

Im großen ganzen sind arteriosklerotische Erweichungsherde dadurch gekennzeichnet, daß sie 1. nur wenig ausgedehnt erscheinen; 2. fast ausnahmslos zu mehreren auftreten; 3. meistens entstehen, ohne klinisch katastrophale Insulte zu verursachen; 4. ist eine Art Progredienz festzustellen, indem sich zu den bereits vorhandenen älteren Herden fortwährend neue hinzugesellen.

Wir haben sowohl bei den embolischen als auch bei den hypertonischen apoplektischen Schädigungen die Beschaffenheit der Blutungen besonders gekennzeichnet. Wir möchten auch in diesem Abschnitt darauf hinweisen, daß Blutungen, die als Folgen arteriosklerotischer Gefäßverschlüsse auftreten, meistens als ziemlich dicht nebeneinanderstehende, punktförmige Extravasate erscheinen. Wie die Abb. 75, 76 zeigen, können diese kleinsten Herde so dicht nebeneinander stehen, daß sie den Eindruck massiver, kompakter Blutungen erwecken.

IV. Zusammenfassende Bemerkungen über die Lokalisation und makroskopische Beschaffenheit der apoplektischen Herde.

Überblicken wir unsere Erörterungen in den vorangehenden Abschnitten, so müssen uns zunächst wieder die so oft unterstrichenen Ähnlichkeiten zwischen den einzelnen Formen auffallen. Das Wesentliche an dieser Ähnlichkeit ist die *völlige Übereinstimmung der Lokalisation; es handelt sich bei allen Arten der apoplektischen Schädigungen immer um Läsionen derselben Gebiete; die gleichen Territorien sind es auch, die bei allen genetisch-differenten Formen der apoplektischen Schädigungen unversehrt bleiben.*

So finden wir also sowohl bei den hypertonischen als auch bei den embolischen und arteriosklerotischen Apoplexien immer *in erster Linie das Striatum* betroffen, und zwar das mittlere Gebiet dieser Kerngruppe; gleich häufig betroffen erscheint bei allen Formen auch *das Claustrum.* Andererseits bleiben Hirnteile wie Glob. pallidus oder Medulla oblongata von Schädigungen sowohl bei embolischen als auch bei arteriosklerotischen und hypertonischen Insulten fast regelmäßig verschont. Weiterhin wird der Thalamus bei allen Arten der apoplektischen Schädigungen *gleich häufig* betroffen; auch die occipitalen Gebiete werden ungefähr bei allen Formen in derselben Häufigkeit verändert. Müssen wir sagen, daß Schädigungen der Großhirnmarksubstanz bei hypertonischen Apoplexien verhältnismäßig nicht sehr häufig vorkommen, so gilt diese Feststellung auch für embolische und arteriosklerotische Insulte. Das Kleinhirn ist bei allen Arten der apoplektischen Insulte nur selten betroffen.

Es besteht eigentlich nur folgende *Differenz: Die Rindengirlande der Großhirnhemisphären ist bei hypertonischen Apoplexien nur selten und niemals in dem Umfang geschädigt, wie bei embolischen und arteriosklerotischen Insulten.* Dies gilt besonders für occipitale Gebiete. Vielleicht handelt es sich aber hier nur um eine *scheinbare* Differenz. Dieselben Gefäßstraßen, deren Erkrankung bei embolischen und arteriosklerotischen Insulten, die weniger oder mehr ausgedehnten Veränderungen der Rindengirlande verursachen, sind auch bei der Hypertonie affiziert; die Schädigung erscheint aber hier meistens *nur im intracerebralen Terminalgebiet* der betroffenen Gefäßbäume, während bei embolischen und arteriosklerotischen Verschlüssen vielfach — durchaus nicht immer — die Rindengebiete miterkranken. Diese Abweichung zu erklären, werden wir später noch versuchen müssen.

Wir werden noch eingehend besprechen, daß es sich bei allen Formen der apoplektischen Schädigungen in erster Linie um *Veränderungen in terminalen Gefäßgebieten* handelt; die apoplektischen Zerstörungen des Striatums, der Marksubstanz oder der Großhirnrinde können sowohl bei den arteriosklerotischen, als auch bei den embolischen und hypertonischen Insulten *als Zerstörungen innerhalb terminaler Gefäßgebiete bezeichnet werden*; dies ist natürlich auch für apoplektische Schädigungen der Brücke gültig, ja, hier ist die Eigenschaft des Läsionsgebietes *als terminales* Gefäßgebiet in sehr vielen Fällen schon mit freiem Auge klar zu erkennen.

Wir haben im Vorangehenden in erster Linie jene Übereinstimmungen der Lokalisation besprochen, die wir bei der Untersuchung der basalen Ganglien

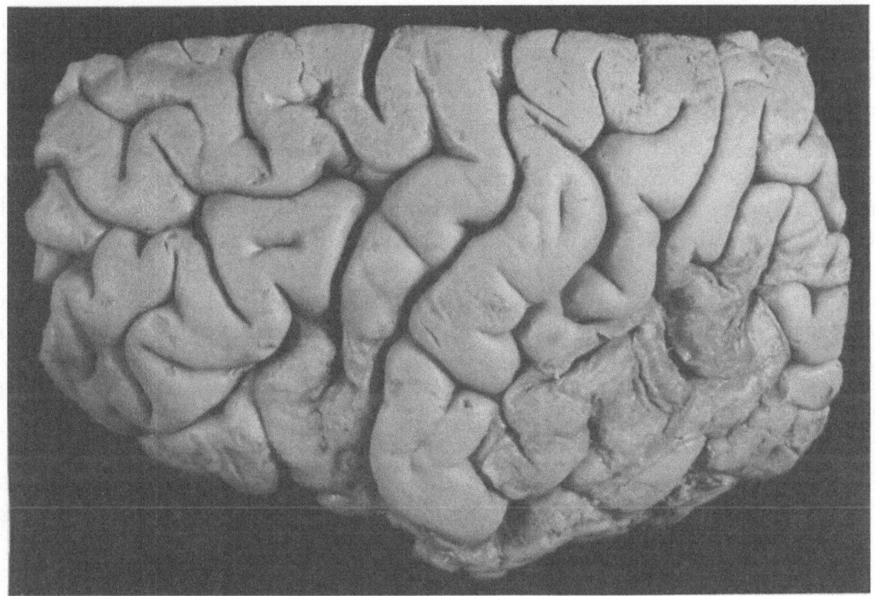

Abb. 81. Die typischen Läsionsgebiete des Rindenmantels bei embolischen und arteriosklerotisch-thrombotischen Apoplexien.

beobachteten. Zur Vervollständigung dieser Beobachtungen hätten wir jetzt noch die genauere Lokalisation jener *Schädigungen* anzugeben, die wir *bei arteriosklerotischen und embolischen Läsionen in der Großhirnrinde* nachweisen können.

Zur Einleitung dieser Betrachtungen ist folgender Fall sehr geeignet (S. 407/27, Berlin). Es handelt sich um einen 68 Jahre alten Mann mit einer ausgedehnten arteriosklerotischen Thrombose der Arteria fossae *Sylvii* und mit typischen striären Erweichungsherden, auf die wir uns aber hier nicht näher einlassen wollen. Es interessiert uns hier nur die *Schädigung der Großhirnrinde*, die gerade in diesem Fall besonders beachtenswert erscheint, weil sie uns *Zentren der Rindenschädigung isoliert* zeigt, zentrale Gebiete, die in zahlreichen anderen Fällen durch grobe Schädigungsherde verbunden oder auch nach vorne, nach oben und unten bzw. hinten vergrößert erscheinen (Abb. 81).

Im vorliegenden Fall sehen wir also zunächst die Schädigung des *Operculums und der Pars-Opercularis* der unteren Frontalwindung. Dann folgt nach hinten der unversehrt gebliebene *untere Teil der hinteren Zentralwindung* und im Anschluß daran finden wir das ganze Gebiet des *Gyrus supramarginalis und Gyrus angularis* geschädigt; die Hirnwindungen sind in diesen bezeichneten Gebieten gelb, schmäler als unter normalen Verhältnissen und schlaff; wie die frontalen Schnittflächen zeigen, hochgradig aufgelockert.

Zu bemerken ist, daß auch in diesem Fall typischerweise eine *ausgedehnte Schädigung der Insel* vorlag, so daß also das geschädigte Operculum und der intakte untere Teil der hinteren Zentralwindung sehr wichtige und kennzeichnende Schädigungsgebiete *verdeckt* und die *Kontinuität zwischen dem vorderen frontalen und dem hinteren parietalen Herd tatsächlich besteht.*

Hervorgehoben sei weiterhin, daß sich die Schädigung auch auf die Falte ausdehnt, die Frontal- und Parietallappen voneinander trennt, und daß ein guter Teil der oberen Temporalwindung, nämlich mehrere transversale Windungen des Temporallappens, mitbetroffen wurde.

Wie erwähnt, stellt der eben besprochene Fall nur *einen* Typus der apoplektisch geschädigten Fälle dar; in vielen anderen Fällen dehnt sich die Rindenläsion z. B. nach *vorne* auf die Frontalwindungen aus. Ein Beispiel dafür ist der Fall der Abb. 77, bei dem wir eine ausgedehnte Schädigung des *Gyrus frontalis medius* und *inferior* zu beobachten hatten, allerdings nur in ihren hintersten Abschnitten; vereinzelte frische Herde konnten auch in der Rinde des Gyrus frontalis superior beobachtet werden. Häufig kommt auch die Ausdehnung der Erkrankung auf die ganze Rindengirlande der *oberen Temporalwindung* vor, z. B. Abb. 20. Am allerhäufigsten allerdings sieht man die *alleinige Schädigung der Inselrinde und des ihr anschließenden opercularen Rindengebietes,* ähnlich wie es z. B. an der Schnittfläche der Abb. 11 zu erkennen ist. Die Schädigung der Temporallappen kann sich auch nach *hinten* ausdehnen; wie die Abb. 79 zeigt, kann sie *die obere* und *mittlere Temporalwindung* ziemlich ausgedehnt betreffen.

Die Schädigung kann sich vom zentralen Gebiet der *parietalen* Herde, nämlich vom Gyrus supramarginalis und Gyrus angularis aus auch nach oben auf die Rinde des Lobulus parietalis inferior ausdehnen (s. Fall der Abb. 78).

Die *medialen Rindengebiete des Frontal- und Parietallappens* sahen wir *nur* in ganz *vereinzelten Fällen verändert.* Ebenso bleiben die vordersten Teile der Frontalwindungen, die oberen Teile der Zentralwindungen und die oberen und unteren Occipitalwindungen (Gyrii occipitales superiores und Gyrii occipitales laterales) fast ausnahmslos verschont.

Dagegen werden bestimmte *mediale Flächen des Occipitallappens* verhältnismäßig häufig betroffen. Es handelt sich um den Gyrus lingualis, wie z. B. in der Abb. 74 bei einer arteriosklerotisch-thrombotischen Kreislaufstörung. Manche embolische Apoplexien zeigen ebenfalls, daß im Anschluß an Schädigungen des Gyrus lingualis auch Rindengebiete der Fissura calcarina, insbesondere des Gyrus fusiformis und des Cuneus betroffen werden können. Der Fall der Abb. 18, 19 — eine embolisch entstandene Schädigung — zeigt den typischen Läsionskomplex bei der Betrachtung auf frontalen Schnittflächen. Wir sehen, daß auch hier eine Schädigung des Operculums, der unteren Teile der Zentralwindungen, des Gyrus supramarginalis, Gyrus angularis, der Insel, der oberen Temporalwindung vorliegt; diese Schädigung ist übrigens — wie bereits vermerkt — mit einer kennzeichnenden Läsion des Gyrus lingualis kombiniert.

Fassen wir die vorhergehenden Erörterungen über Schädigungen des Rindenmantels bei embolischen und arteriosklerotischen Apoplexien zusammen, so ist festzustellen, daß *das Gebiet der Insel, des Operculums, des Gyrus supramarginalis und Gyrus temporalis superior als zentrales Schädigungsterritorium bezeichnet werden kann, das unter allen Rindengebieten am häufigsten betroffen wird.* Es ist häufig als einziges Schädigungsgebiet nachzuweisen und erscheint in Fällen, in welchen ausgedehnte Zerstörungen des Rindenmantels vorliegen, regelmäßig mitbetroffen. Die Schädigung der Rindengirlande ist übrigens oft eine kontinuierliche, vielfach liegen aber auch nur vereinzelte, verstreute, kleinere Läsionsherde vor.

Allerdings dürfen wir die Betonung der Übereinstimmung zwischen den einzelnen Arten der apoplektischen Schädigungen nicht übertreiben; wir glauben in den vorangehenden Ausführungen klar gezeigt zu haben, daß die Lokalisation und *insbesondere die Beschaffenheit der Veränderung* in den *meisten* Fällen geeignet ist, schon bei der Betrachtung mit freiem Auge einen sicheren Hinweis auf ihre Entstehungsart zu geben.

Zu beachten ist bei dieser Differenzierung zunächst *die Beschaffenheit und Ausdehnung der Blutungen.* Wie erwähnt, finden wir bei embolischen Schädigungen und bei arteriosklerotisch-thrombotischen Kreislaufstörungen regelmäßig punktförmige Blutungen, die gleichgroß zu sein und in gleichen Abständen voneinander zu liegen scheinen. Blutungen, die im Verlaufe der Hypertonie auftreten, sind massiv, klotzig; diese Eigenschaft tritt meistens auch bei den kleinsten hypertonischen Extravasaten hervor, insbesondere wenn sie als isolierte oder vereinzelte Herde erscheinen. Sehr kennzeichnend ist weiterhin für *embolische* Kreislaufstörungen *die Neigung des Läsionsgebietes sich bis zu den Grenzen der befallenen topistischen Einheit auszudehnen;* diese Eigenschaft tritt besonders *bei striären Herden* hervor, sie ist aber auch bei Schädigungen der Inselrinde und des Claustrums klar zu erkennen. Dieselbe Neigung ist übrigens auch *bei arteriosklerotischen* Schädigungen festzustellen, allerdings fast ausschließlich *nur* bei Erkrankungen der *Rindengirlande;* jene Form der Ausdehnung des Läsionsgebietes bis zu den Grenzen der vorderen oberen Striatumhälfte und des mittleren Teils des lateralen Putamen, die wir bei den embolischen Läsionen geradezu regelmäßig nachweisen konnten, beobachteten wir bei arteriosklerotischen Kreislaufstörungen nur ganz vereinzelt. Die Neigung, topistische Einheiten bis zu ihren anatomischen Grenzen auszufüllen, ist übrigens auch bei hypertonischen Schädigungen zu beobachten; wir sahen aber derartige Herde *ausschließlich in der Marksubstanz* der Großhirnhemisphären.

Ein wichtiger, auch pathogenetisch bemerkenswerter Unterschied ergibt sich aus folgender Beobachtung: Hypertonische Insulte betreffen mit Vorliebe Gebiete, die schon früher einmal die Lokalisation einer hypertonischen Schädigung dargestellt haben; besonders *bei großen, tödlichen Blutungen* war wiederholt nachzuweisen, daß sie in Gebieten auftraten, *die bereits ältere* Läsionsherde — unter Umständen Narben — enthielten. Wie noch zu schildern sein wird.

stellt diese Wiederkehr der Schädigung in bereits lädierten Gebieten eine wesentliche pathogenetische Eigenschaft, ja eine wichtige Erklärung der hypertonischen Insulte dar.

Bei der arteriosklerotischen Apoplexie schließt die Natur der Kreislaufstörung die Wiederkehr einer schweren Erkrankung in dasselbe Gebiet aus; die die Schädigung vermittelnde Gefäßstraße wird ja schon bei der ersten Gelegenheit verschlossen und verhindert die Verbreitung neuer, schädlicher Einflüsse; man wird also bei schweren, multiplen Schädigungen durch arteriosklerotische Gefäßverschlüsse immer das Betroffenwerden *neuer* Gebiete feststellen können.

Allerdings können *geringfügige frische Erkrankungen — mikroskopische Kreislaufstörungen* — auch in Gebieten alter arteriosklerotischer Schädigungen auftreten.

Die Übereinstimmungen, die wir bei der Betrachtung der verschiedenen Apoplexieformen nachweisen konnten, sind von *prinzipieller* Bedeutung, aber auch *nur* prinzipieller Natur; man könnte sagen, *der Rohbau der Veränderungen ist bei allen Formen der apoplektischen Insulte vollkommen gleich, die vollständige Ausführung aber individuell verschieden.*

Wir möchten nicht verschweigen, daß wir in manchen Fällen, insbesondere alter und ausgedehnter apoplektischer Schädigungen, nur mit Hilfe der Anamnese und durch den Vergleich mit Veränderungen der übrigen Organe zu einer Präzisierung der Genese gelangten, und daß wir in — allerdings sehr seltenen — anamnestisch mangelhaften oder mangelhaft obduzierten Fällen nicht entscheiden konnten, ob die vorliegenden schweren Schädigungen Folgen embolischer, hypertonischer oder arteriosklerotischer Insulte darstellen.

Einen dieser Fälle möchten wir auch hier wenigstens kurz vorführen, um auf die immerhin vorhandenen Schwierigkeiten der Differentialdiagnose nochmals eindringlich hinzuweisen.

Es handelt sich um den Fall einer 56 Jahre alten Frau (N. J. 15/26), die seit vielen Jahren mit schwersten, cerebralen Symptomen krank lag. Die Hirnsektion ergab eine ausgedehnte Zerstörung der rechten Hemisphäre, deren Gebiet vom Frontallappen bis zum Occipitallappen reicht und Territorien der Marksubstanz, der basalen Ganglien und der Großhirnrinde in einer einheitlichen Höhle zusammenfaßt. Die vordere Kuppe der narbigen Erweichungshöhle reicht in die frontale Marksubstanz, das Striatum ist im Kopfgebiet typischerweise in seiner oberen Hälfte affiziert, an der Schnittfläche des mittleren, striären Gebietes fehlt der laterale Putamenabschnitt (Abb. 82) und im Occipitalgebiet erscheint sowohl die Rinde als auch die Marksubstanz der typischen apoplektischen Läsionsgebiete in recht großem Umfang zerstört. Kennzeichnenderweise fehlt das Claustrum; die Inselrinde ist ebenfalls sehr ausgedehnt affiziert. Wie die Abb. 82 zeigt, wurde auch der Parietallappen der linken Hemisphäre betroffen.

Wir möchten noch hervorheben, daß in der Erweichungshöhle selbst zahlreiche Gefäßstämme zu erkennen sind, die den Eindruck erwecken, daß sie Reste jener Gefäßbäume darstellen, die das jetzt so hochgradig erkrankte Gebiet bereits früher, noch vor der Erkrankung, als normale Bestandteile versorgten. Die Querschnitte aller dieser Gefäßstämme lassen frisch, postmortal geronnenes Blut erkennen.

Trotz der ziemlich genauen anamnestischen und klinischen Angaben fehlen wichtige Feststellungen zur Ermittlung der Genese der vorliegenden Hirnveränderungen; von einer Hypertonie ist in der Krankengeschichte keine Rede; das Fehlen dieser Angaben könnte aber auch ein Versäumnis der klinischen Untersuchung sein. Arteriosklerotisch-thrombotische Verschlüsse konnten wir bei der Sektion des Gehirns nicht nachweisen; allerdings bestand eine ziemlich hochgradige Arteriosklerose und die Möglichkeit ist keineswegs auszuschließen, daß eine frühere Thrombose rekanalisiert wurde. Leider war nur die Hirnsektion gestattet und wir können also über den Zustand des Herzens und der inneren Organe keinerlei anatomische Angaben machen. Vor allem können wir eine chronische Endokarditis ebensowenig ausschließen, als feststellen; die Möglichkeit einer embolischen Genese der vorliegenden Veränderungen ist also ebenfalls nicht auszuschließen.

Kurz, wir haben einen Fall vor uns, der *den Endzustand nach einer ausgedehnten apoplektischen Zerstörung darstellt und bei welchen die morphologische*

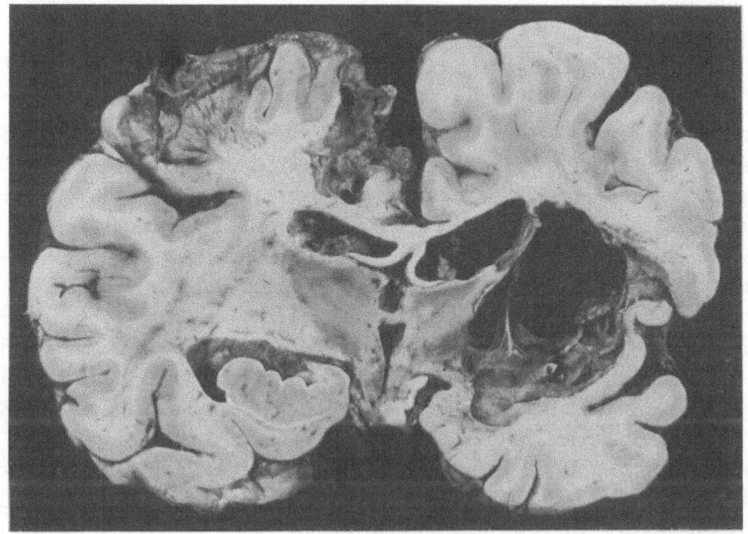

Abb. 82. Große alte Erweichungshöhle nach apoplektischer Schädigung. Nähere Genese unklar.

Beschaffenheit der Hirnveränderungen nicht mehr geeignet ist, einwandfreie Schlüsse auf die Genese zu erlauben.

Die Form der Schädigung entspricht übrigens sehr weitgehend der Veränderungen der Abb. 77, 78, geradezu vollständig den Veränderungen der Abb. 79, 80, also zweier Fälle, bei welchen die einwandfrei nachgewiesenen arteriosklerotischen Gefäßverschlüsse die Genese als völlig geklärt erscheinen lassen. Die Veränderungen unseres zweifelhaften Falles entsprechen aber mit derselben Genauigkeit auch den nachgewiesenerweise embolisch entstandenen Zerstörungen des Falles der Abb. 18, 19 und entsprechen auch Zerstörungen, die im Verlaufe der essentiellen Hypertonie unzweifelhaft ohne embolische oder arteriosklerotisch-thrombotische Kreislaufstörungen entstanden waren.

Das Wesentliche in der Übereinstimmung zwischen hypertonisch-arteriosklerotisch oder embolisch entstandenen Schädigungen, nämlich die absolute, starre Identität der Lokalisation kann also bei apoplektischen Insulten, die das sozusagen zur Verfügung stehende Läsionsgebiet voll ausnützen, individuelle Einzelheiten, die eine Differenzierung der Genese ermöglichen, vollkommen verdecken.

Die so oft betonten Übereinstimmungen zwischen den verschiedenen Formen der apoplektischen Insulte scheinen uns jetzt schon zu beweisen, *daß beim Entstehen der verschiedenen apoplektischen Insulte bestimmte, gemeinsame Faktoren mit im Spiele sind,* deren Einfluß mächtig genug ist, um selbst bei grundsätzlich verschiedenen auslösenden Ursachen ähnliche, bzw. analoge Ergebnisse zu produzieren.

Ich möchte zunächst gerade diese gemeinsamen Faktoren erforschen und zu diesem Zweck die Ähnlichkeiten, die sich bei der Untersuchung der verschiedenen Formen apoplektischer Insulte ergeben, noch weiter ausbauen; wir werden wesentliche Übereinstimmungen bei der noch immer nicht erschöpften makroskopischen Untersuchung der verschiedenen Formen apoplektischer Schädigungen und auch bei der mikroskopischen Untersuchung der Veränderungen reichlich nachweisen können.

B. Makroskopische und mikroskopische Befunde an den Gefäßen bei apoplektischen Veränderungen des Gehirns.

In den Schilderungen der vorangehenden Abschnitte mußte ich die Veränderungen der striären Gebiete immer besonders hervorheben. Übereinstimmungen zwischen wichtigen Eigenschaften der genetisch verschiedenen apoplektischen Insulte fallen zwar bei sämtlichen Lokalisationen auf; auch Hinweise auf wesentliche pathogenetische Eigenschaften sind durch den Vergleich sämtlicher lokalisatorischer Formen zu gewinnen. *Die striäre Lokalisation verdient aber unsere besondere Aufmerksamkeit wegen ihrer großen Häufigkeit und der dadurch bedingten überragenden praktischen Bedeutung.* So werden wir uns also in den folgenden Erörterungen, in welchen *wir eine genaue morphologische Analyse speziell der Kreislaufstörungen bei apoplektischen Insulten vornehmen, in erster Linie mit Befunden in striären Gebieten beschäftigen.* Die pathologischen Erscheinungen, die wir *hier* für die Apoplexien nachweisen können, repräsentieren ja die feineren Veränderungen sämtlicher Lokalisationen; wir werden Befunde der in der Marksubstanz, in der Brücke usw. lokalisierten apoplektischen Veränderungen nur soweit heranziehen, als sie uns eine Ergänzung oder eine Erleichterung ermöglichen.

I. Makroskopische Befunde an präparierten Gefäßen bei apoplektischen Schädigungen.

Wir haben die Arterienstämme der apoplektischen Läsionsgebiete von ihrer Abgangsstelle an den Cerebralarterien bzw. von ihrer Durchtrittsstelle in die Hirnsubstanz an mit Hilfe einer einfachen Präparation sorgfältig verfolgt; sie führten uns regelmäßig mitten in die Gebiete der apoplektischen Zerstörungen und ließen bereits bei dieser Betrachtung klare *Zusammenhänge des arteriellen Gefäßbaumes mit den apoplektischen Zerstörungen* erkennen. Es sei schon jetzt betont, daß wir dabei zwar kennzeichnende Veränderungen sowohl der Hauptstämme als auch besonders ausgeprägt der terminalen Verzweigungen aufgefunden haben, daß wir aber — von zwei Fällen embolischer Schädigungen abgesehen — *niemals eine Kontinuitätsunterbrechung der betroffenen Gefäßbäume im Sinne eines Risses einwandfrei nachweisen konnten* [1].

---

[1] Wir haben diese Präparation regelmäßig erst vorgenommen, nachdem das ungeöffnete oder nur durch einen Schnitt halbierte Gehirn 3—4 Tage in Formalin fixierte. Die sonst

1. Makroskopische Befunde an präparierten Gefäßen bei embolischen Apoplexien.

Die in den vorangehenden Beschreibungen reichlich nachgewiesenen Übereinstimmungen zwischen den einzelnen genetischen Typen der apoplektischen Schädigungen können wir zunächst in einer Untersuchung vermehren, die zur Bestimmung der feineren, makroskopisch-anatomischen Veränderungen ausgeführt wurde.

So stimmen also Befunde, die wir mit der *makroskopischen Präparation der Hirngefäße bei embolischen Apoplexien* erheben konnten, sehr weitgehend mit jenen Veränderungen der Gefäßbäume überein, die wir in einem folgenden Kapitel bei den hypertonischen Apoplexien ausführlich zu beschreiben gedenken.

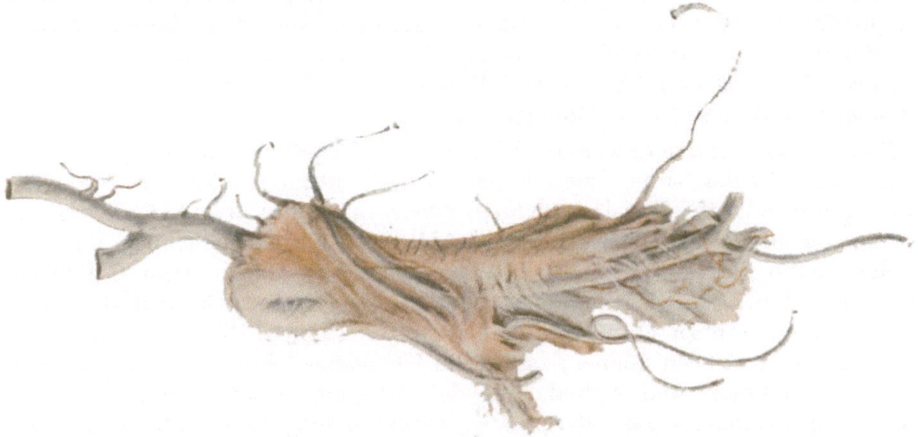

Abb. 83. Rostbraune Pigmentierung des Arteria cerebri media-Komplexes nach ausgedehnter Mantelblutung bei Embolie. (Aufs Doppelte vergrößert.)

Wir werden uns daher hier möglichst kurz fassen und nur Befunde aufzählen, die für die embolischen Insulte besonders kennzeichnend erscheinen.

So müssen wir hier in erster Linie *über die Lokalisation und Beschaffenheit der embolisierten Pfröpfe* selbst berichten.

Die Pfröpfe sitzen in der überwiegenden Mehrzahl der Fälle *im lateralen Teil der Arteria cerebri media*, an der Stelle, an welcher die senkrechten striären Arterien nach oben steigen.

An der Stelle des Einkeilens erscheint das Gefäßlumen besonders weit, wie aufgetrieben. Die Adventitia ist von Blutungen durchsetzt, so daß man *das Gefäß* oft mit einer Art *blutiger Hülle umgeben* findet, die den Verschluß meistens schon ohne Eröffnung des Gefäßlumens vermuten bzw. feststellen läßt (Abb. 25). Der eben erwähnte blutige Mantel dehnt sich oft auf eine *größere Strecke* aus als der Pfropf; er setzt sich vielfach auf die senkrecht nach oben steigenden striären Äste fort, auch auf die Gefäßstämme, die die Arteria cerebri media nach der Hirnoberfläche zu verlängern. Die periarterielle Blutung

ungemein zerreißlichen Gefäße erweisen sich nach dieser Behandlung widerstandsfähiger. Auch die *leichte Härtung der Extravasate* erleichtert das Präparieren. Bei zu langer Formalinfixierung werden allerdings die Blutungsmassen so hart, daß man nicht mehr zuverlässig arbeiten kann.

erscheint oft kontinuierlich, so daß sie das Gefäßrohr in einen steifen, gestreckten, plumpen Stab umwandelt; oder es sind zwischen einzelnen Flecken adventitieller Blutungen auch Gefäßstrecken zu sehen, die unverändert blieben, allerdings ziemlich erweitert erscheinen. Ich hebe hier hervor, daß wir ähnliche Blutungen der Fossa *Sylvii* auch bei den hypertonischen Apoplexien aufgefunden haben.

Im Falle der Abb. 83 sehen wir die rostbraune Pigmentierung der Arteria fossae *Sylvii* und ihres Bettes nach derartiger Blutung bei einer älteren embolischen Schädigung.

Verfolgt man nun die Gefäßstämme bis in jene striären Gebiete, in welchen die für die embolischen Schädigungen so kennzeichnenden punktförmigen Blutungen auftraten, so kann man vielfach *ganze Gefäßbäume* isolieren, deren Hauptstämme die eben besprochenen kontinuierlichen oder immer wieder unterbrochenen Blutungshüllen aufweisen und in *deren Baumkronen — im terminalen Gefäßgebiet — an den feinsten Ästen oder zwischen diesen kleine, rundliche Blutungen zu erkennen sind* (ähnlich wie Abb. 85—87).

Sowohl die Veränderungen der größeren Gefäßstämme als auch die Blutungen im Geäst der Baumkrone sind bei der Betrachtung *mit der Lupe* besonders klar zu beobachten. *Winzige Blutungspünktchen in der Wand eines striären Gefäßes*, die bei der Betrachtung mit freiem Auge eben zu erkennen sind, erscheinen dann *als runde, kugelige, kleine Hämatome*, die auf dem Gefäßrohr sitzen, mit ihm offensichtlich fest verbunden. Von diesen winzigen Blutungsherden führen nun zu ebenfalls rundlichen Hämatomen, die die Größe einer Linse beinahe erreichen können, zahlreiche Übergänge. Vergleicht man sie mit den Beschreibungen und Abbildungen der Autoren, *so ist leicht festzustellen, daß wir jene Gebilde vor uns haben, die seit* CHARCOT *und* BOUCHARD *als ,,Miliaraneurysmen'' bezeichnet wurden.* Wir haben sie bei der Untersuchung der Arterien in Gebieten hypertonisch geschädigter Gefäße ebenfalls sehr reichlich aufgefunden; sie stellen also keineswegs einen Befund dar, der für die embolische Apoplexie spezifisch kennzeichnend wäre; allerdings erscheinen *sie bei hypertonischen Läsionen durchschnittlich größer*; so große, imponierende Gebilde, wie wir sie bei hypertonisch-apoplektischen Blutungen geradezu regelmäßig zu sehen bekommen, sind bei embolischen Apoplexien nicht nachzuweisen.

Die eben beschriebenen mantelförmigen und kugelartigen Blutungen intracerebraler Gefäße treten natürlich nur in frischen Fällen embolischer Verschlüsse *als frische Extravasate* hervor. In älteren Fällen sahen wir wiederholt ausgedehnte *Pigmentierungen,* die zweifellos spätere Folgen derartiger mantelförmiger Blutungen darstellen (ähnlich wie in Abb. 99).

Wir sahen auch manche Fälle, bei welchen in der Gefäßwand *in der unmittelbaren* Umgebung des eingekeilten Pfropfes mit freiem Auge Blutungen nicht nachzuweisen waren; wie noch näher auszuführen sein wird, liegen in solchen Fällen sehr häufig *mikroskopische Kreislaufstörungen* vor.

In den terminalen Verästelungen der verstopften Hauptstämme ist die mantelförmige Umhüllung der Gefäßstämme regelmäßig aufzufinden; allerdings sind die derart entstandenen Gebilde *äußerst zerreißlich* und die Gefäße werden bei der Präparation auf kurze Augenblicke vielfach nur sichtbar, weil die mantelförmigen Blutungen sie vergröbert haben.

Besonders günstige Verhältnisse bei den embolischen Apoplexien ermöglichten uns auch die Untersuchung von *Querschnitten vereinzelter größerer Gefäße,* die zu den Läsionsgebieten führten. Wir konnten dabei schon mit freiem Auge feststellen, daß *auch die Media vielfach betroffen ist: sie erscheint verdickt, gequollen, ja auffallend morsch.* Dies kann auf breiten Strecken des Arterienverlaufes der Fall sein oder auch nur in lokalisierten Gebieten der kleinen adventitiellen Blutungen.

Am pialen Ast jenes im vorausgehenden bereits erwähnten Falles mit Ruptur sind Einzelheiten der Gefäßveränderungen schon mit der Lupe klar zu erkennen. Wir sehen die kahnförmige Öffnung eines mittleren Gefäßastes an einer Verzweigungsstelle; die Ränder der Öffnung sind aufgeworfen, sehr breit und lassen eine hochgradige Quellung der Media erkennen. Das abgerissene Wandstück ist wie ein Deckel von dem beschriebenen Defekt abzuheben und von

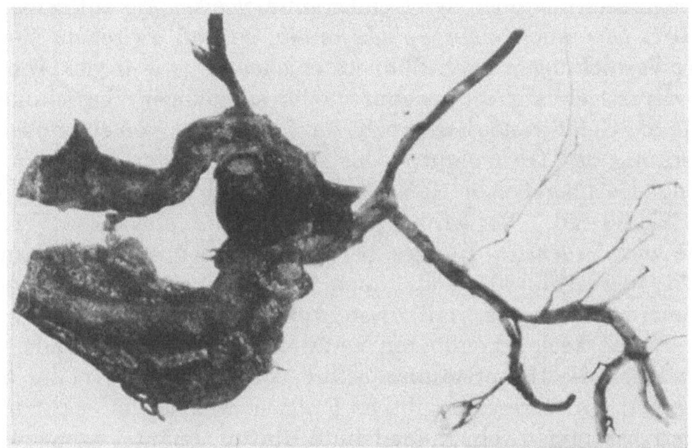

Abb. 84. Geplatztes Aneurysma der Art. cerebri anterior. Auf das Dreifache vergrößert.

feinsten Blutungen durchsetzt. Ziemlich ausgedehnte adventitielle Blutungen erscheinen auch unmittelbar oberhalb der rupturierten Stelle. An den Veränderungen der Rupturstelle selbst ist mit freiem Auge nicht klar festzustellen, ob es sich um eine ganz frische oder ältere Erkrankung der Media handelt.

Auch im zweiten Fall mit einer Gefäßruptur ist ein interessanter Befund zu erheben; die Kuppe eines linsengroßen Aneurysmas der Arteria cerebri ant. erscheint durchlöchert (Abb. 84).

Fassen wir die häufigsten *makroskopischen* Gefäßbefunde kurz zusammen, so ist also hervorzuheben, daß *zwei Typen der Blutungen* gesehen wurden: Arterien mit *mantelartigen* Blutungen und Arterien mit *kugelförmigen* Hämatomen der Wand. Beide Typen haben wir ganz vorwiegend *an kleinen Arterien* beobachten können; große Stämme sind verhältnismäßig selten so schwer betroffen, daß bereits mit freiem Auge deutliche Veränderungen festzustellen wären. Der Typus der runden, kugeligen und der lang ausgezogenen, mantelförmigen Blutungen ist bei der mikroskopischen Untersuchung auch an Capillaren und an *den Venen* zu erkennen. Analoge Blutungen an Venen konnten wir bei der makroskopischen Präparation nicht mit Sicherheit identifizieren.

Arterien, die wir in Fällen herauspräparieren, in welchen der Patient unmittelbar im apoplektischen Insult verstarb, sind — trotz der Blutungen in der Wand — ziemlich widerstandsfähig; Gefäße dagegen, die *einige Tage nach dem Anfall* aus den Herden gewonnen werden, sind *morsch, brüchig* und *zerfließlich*.

2. Makroskopische Befunde an Hirngefäßen bei hypertonischen apoplektischen Schädigungen.

Präpariert man die *Striatumgefäße der Arteria fossae Sylvii* in der angegebenen Weise *in akuten Fällen* hypertonischer Blutungen, so läßt sich an Gefäßen, die im Blutungsgebiet selbst verlaufen oder oft auch an Gefäßstämmen, die sich neben den Zerstörungsgebieten erstrecken, *eine mächtige Verdickung des Gefäßumfanges nachweisen*, die sich schon bei der Untersuchung mit freiem Auge zum großen Teil als durch *blutige Auflagerungen* bedingt erweist.

Diese Auflagerungen können den Gefäßstamm *gleichmäßig* auftreiben (Abb. 85, 86 und 89, 107) *oder* auch mehr *spindelförmig,* so daß zwischen Stellen recht beträchtlicher Verdickungen auch dünnere erscheinen (wie in der Abb. 87, 128). *Der Umfang* derartiger lang ausgedehnter oder spindeliger Verdickungen durch Blutungen um die Gefäßwand, kann recht *stark variieren*; von einer eben bemerkbaren Vermehrung des Querschnittes bis zu Verdickungen, die mit dem normalen Umfang des umgebenen Gefäßes zahlenmäßig zu vergleichen gar nicht lohnt (Abb. 88 und 89). Es sei hervorgehoben, daß alle diese Verdickungen Gefäßstämme *verschiedensten* Ranges betreffen können, sowohl Hauptstämme — wie z. B. in der Abb. 86 — als auch Verästelungen wie in der Abb. 87 und 85. Bemerkenswert ist, daß diese Auftreibungen an den *kleineren*, ja makroskopisch eben noch erkennbaren Verzweigungen, auch in Fällen auftreten können, in welchen die Hauptstämme selbst völlig oder fast völlig unversehrt scheinen (Abb. 94). Andererseits gibt es Fälle, in welchen an den zuführenden größeren Arterienstämmen sehr ausgedehnte Blutungsmäntel nachzuweisen sind und bei welchen Veränderungen der terminalen Verzweigungen nicht vorliegen (z. B. Abb. 86).

Daß es sich bei den eben beschriebenen Auftreibungen der äußeren Gefäßkonturen tatsächlich um *Schädigungen* handelt, *die mit der Gefäßwand engstens zusammenhängen,* werden ganz einwandfrei nur die noch zu besprechenden Resultate histologischer Untersuchungen ergeben können; einige Merkmale, die mit freiem Auge zu erkennen sind und ebenfalls für die enge Zusammengehörigkeit sprechen, wollen wir aber hier trotzdem anführen.

So findet man also regelmäßig eine *Erweiterung des Lumens selbst*, nicht nur der Gefäßkonturen (Abb. 90 b); diese Erweiterung kann recht beträchtlich erscheinen, so daß man unter Umständen den Eindruck bekommen könnte, daß eine Art — allerdings *sehr* ausgestreckter — aneurysmatischer Erweiterung vorliegt, besonders, wenn man jene Stellen aufsucht, an welchen die Erweiterung des Lumens mit noch normal gebliebenen, engeren Stellen unmittelbar zu vergleichen ist. Die Erweiterungen des Gefäßlumens wiederholen sich übrigens im Verlaufe eines größeren Stammes oft mehrmals; sie sind auch in der histologischen Untersuchung noch deutlich zu erkennen.

Ein weiteres Merkmal der Abhängigkeit der blutigen Auflagerungen von der Gefäßwand ist, daß an Stellen solcher Erweiterungen, insbesondere an jener

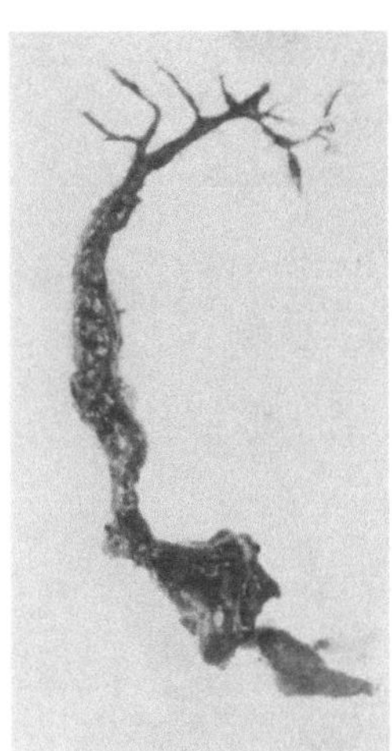

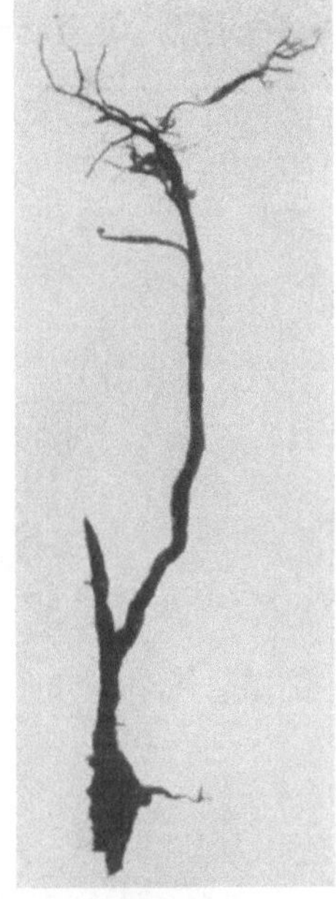

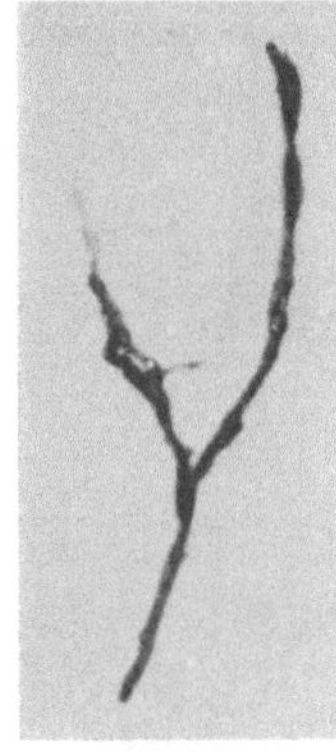

Abb. 85.   Abb. 86.   Abb. 87.

Abb. 85. Kleine Arterie aus striärem Blutungsherd bei hypertonischer Apoplexie; mächtige adventitielle Blutung, auch die Verzweigungen wurden durch mantelförmige Blutungen verunstaltet.

Abb. 86. Arterieller Gefäßbaum aus einem Blutungsherd bei Hypertonie.

Abb. 87. Isoliertes Gefäß aus einem frischen Blutungsherd bei hypertonischer Apoplexie. Der Gefäßstamm erscheint von einer mantelartigen adventitiellen Blutung umgeben. Das terminale Geäst ziemlich frei. Das Präparat wurde auf das Doppelte vergrößert.

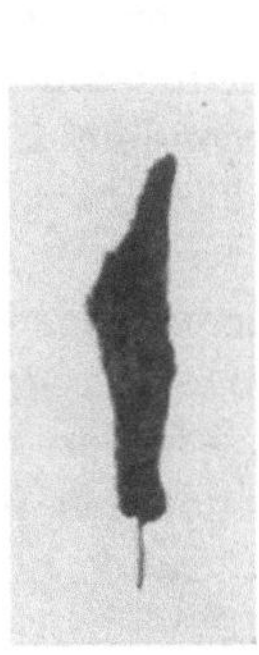

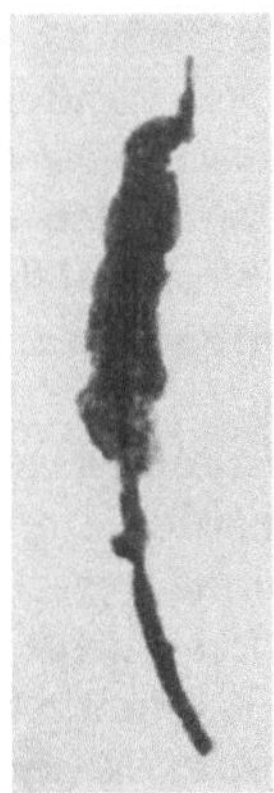

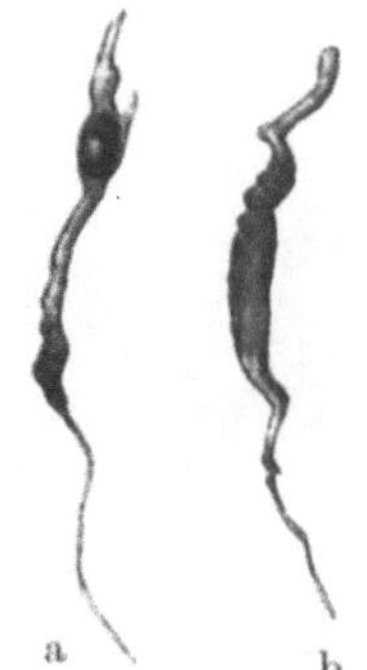

Abb. 88.   Abb. 89.   Abb. 90.

Abb. 88. Kleine Arterie mit relativ sehr ausgedehnter mantelförmiger Blutung. Aus einem größeren Blutungsherd bei hypertonischer Apoplexie.

Abb. 89. Arterie mit ausgedehnter mantelförmiger Blutung.

Abb. 90. Vergrößerte Gefäßchen aus einem Blutungsherd bei Hypertonie; a zeigt neben anderen Veränderungen auch eine kugelförmige Blutung der Wand.

Grenze, an welcher die Blutauflagerungen eben beginnen, *eine hochgradige Hyperämie der Gefäßwand* selbst vorliegt, die dann etwas höher auch an Stellen

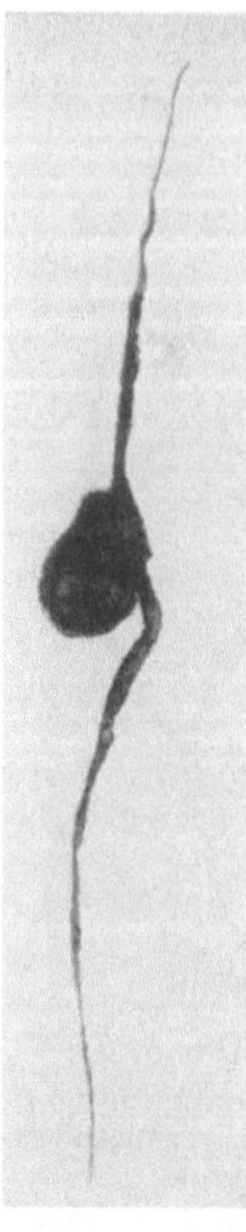

Abb. 91. 10fach vergrößertes Arterienästchen mit kugelförmigem Wandhämatom.

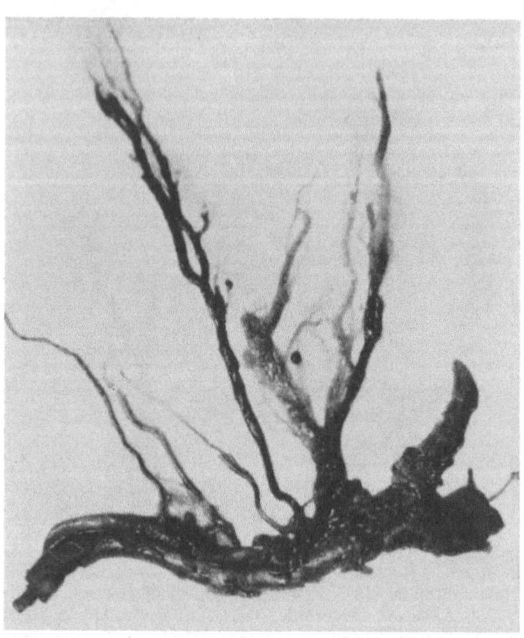

Abb. 92. Präpariertes Gefäßgewirr (striäre Nebenäste der Art. cerebri media) mit winzigen kugelförmigen Hämatomen an den Gefäßstämmen (sog. Miliaraneurysmen).

nachzuweisen ist, die bereits durch die Blutung selbst bedeckt werden (Abb. 90). Wie wir später noch zu besprechen haben, handelt es sich hier um *eine Hyperämie im Gefäßsystem der Gefäßwand* bzw. der Adventitia, die in vielen Fällen mit den verschiedensten Formen örtlicher Kreislaufstörungen, insbesondere auch mit ausgedehnten *Blutungen in der Gefäßwand* verbunden sein kann.

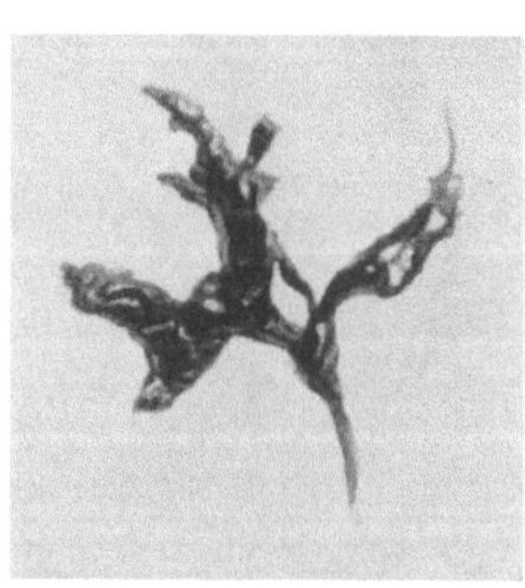

Abb. 93. Zahlreiche, meistens zerplatzte, kugelförmige kleine Hämatome an den terminalen Verzweigungen einer Arterie.

Interessant ist weiterhin, daß wir in ausgedehnten Blutungsherden, mitten in Blutungen eingebettet, Gefäßstämme verschiedenster Größe finden können, die von den umgebenden Blutungsmassen mit der größten Leichtigkeit zu befreien sind und die, wenn auch etwas erweitert, *von irgendeiner Hyperämie oder gar Blutung völlig verschont*, in ihrer *normalen Blässe* erscheinen; die vorher geschilderten Gefäßstämme aber sind von den blutigen Auflagerungen nicht völlig zu befreien.

Präpariert man Gefäßstämme aus Blutungsherden heraus, so findet man an ihnen oft Veränderungen mit freiem Auge, die wir noch besonders zu erörtern haben. Zwar handelt es sich hier um Erscheinungen, die im Prinzip mit jenen übereinstimmen, die wir an den Gefäßwänden hier bereits beschreiben konnten, nämlich um *Blutungen in der Gefäßwand*; es fällt aber hier die *besondere Form* dieser Veränderungen auf; es handelt sich um *kugelige, mit einer feinsten Haut umgebene Gebilde, die schon vor* CHARCOT *und* BOUCHARD *beschrieben wurden und seit dieser Zeit als „Miliaraneurysmen" bekannt sind.*

Sie können so klein sein, daß sie dem freien Auge eben noch auffallen und ihre richtige Gestalt erst bei der Betrachtung mit der Lupe erkennen lassen (Abb. 87, 90, 91, 92); sie können aber auch die Größe einer Linse bis zu der eines Kirschkerns erreichen und dann den PICKschen „übermiliaren Aneurysmen" entsprechen (Abb. 102, 105). *Noch größere Gebilde,* bei welchen eine kugelige Form in der bei den kleineren ausnahmslos vorhandenen Vollkommenheit zu sehen gewesen wäre, fand ich nicht.

Nun sitzen alle diese kugeligen Gebilde *auf einem Gefäß, mit ihm allem Anschein nach organisch zusammenhängend.* Das Berührungsgebiet zwischen Gefäß und Kügelchen ist manchmal nicht sehr breit; oft ist sogar noch in ihm die kugelige Wölbung des Gebildes mit der Lupe deutlich zu erkennen (Abb. 91).

Sehr häufig konnten wir bei den kleinen Kügelchen feststellen, daß durch ihre Mitte ein winziges, eigentlich nur mit der Lupe wahrnehmbares Gefäßchen wie eine Achse durchzieht, und daß bei den größeren bis zu kirschkerngroßen Kugeln entsprechend größere Arterien als Achse nachzuweisen sind. Im allgemeinen besteht ein gewisser Zusammenhang zwischen der Größe der kugeligen Auftreibungen und der Größe der Gefäße, die sie tragen; je größer das Gefäß, um so größer *kann* die kugelige Blutung auftreten. Immerhin sahen wir aber auch in der Wand größerer Arterien sehr häufig winzige Blutungskügelchen.

Es sind auch *gewisse Prädilektionsstellen* an den Gefäßbäumen, an welchen derartige Kügelchen besonders reichlich oder besonders regelmäßig zu erkennen sind.

Über diesen Punkt werden wir später noch einiges zu bemerken haben, es sei aber schon hier erwähnt, daß es sich dabei um Stellen handelt, die mechanisch besonders exponiert erscheinen: Biegungen, Verzweigungsstellen, Berührungsstellen mit anderen Gefäßen usw.

Die kleinen Blutungskügelchen können aber die Zweige oft recht zahlreich belegen, so daß das Ganze ähnlich wie etwa ein knospendes Ästchen erscheint. Leider sind diese kleinen Kügelchen — wie schon andere Untersucher, haben übrigens auch wir feststellen können, daß es sich hier um *Pseudoaneurysmen, um kleine kugelige Blutungen in der Adventitia handelt* — sehr vergänglich; im allgemeinen ist zu sagen, daß sie um so leichter zerfließen, je größer sie sind. In Abb. 93 standen sie im Gebiet der größeren terminalen Äste so dicht nebeneinander, daß man den Eindruck einer Traube gewann; leider sind die kleinen Perlen zerplatzt, so daß das im Bilde gezeigte amorphe Aussehen des Läsionsgebietes entstand; mit der Lupe sind übrigens am Bild deutliche Kügelchen trotzdem noch zu erkennen.

Alle diese „*Pseudoaneurysmen*" können in Gefäßbäumen auftreten, deren Hauptstämme selbst betroffen waren, aber auch in Gefäßbäumen, an welchen sie die einzigen Spuren einer Erkrankung darstellen; man findet sie im Bereiche verschieden großer, massiver Hirnblutungen, aber auch in sonst intakten Hirngebieten als einzige Zeichen einer Hirnschädigung.

Die eingangs erwähnten, oft sehr ausgedehnten mantelförmigen Blutungen und die verschieden großen Blutungskügelchen treten natürlich sehr häufig nebeneinander auf. Wir hatten oft Gelegenheit Fälle zu sehen, bei welchen die eine Seite einer Arterie die typische, lang ausgestreckte Mantelblutung aufwies und die andere Seite kugelförmige Blutungen trug (Abb. 90 a).

Die bisher besprochenen Blutungen in der Wand der Gefäße verschiedenen Kalibers sind zwar für die Erklärung der Genese hypertonischer Blutungen von großer Bedeutung, zur *Masse* großer apoplektischer Blutungen tragen sie aber nur wenig bei; sie stellen hauptsächlich nur *Zeichen* dar, *die erkennen lassen, welche Gefäßstraßen zur Verbreitung der katastrophalen Schädigung benützt wurden.*

Wie erwähnt, sind die Hauptmassen der Blutungen von den größeren Stämmen und Verzweigungen oft verhältnismäßig leicht zu entfernen. Versucht man die Isolierung von Gefäßbäumen innerhalb großer Blutungsmassen, so gelingt es sie so zu befreien, daß auch die Baumkrone — also die Endverzweigungen, das „terminale Gefäßgebiet", um mit RICKER zu sprechen — frei vorliegt, *ohne mit Blutaustritten unlösbar verwickelt* zu sein. Wir glauben bei solchen Befunden darauf schließen zu können, daß derartige Gefäßbäume nur *zufällig* in das Blutungsgebiet mit einbegriffen wurden, daß sie vor allem nicht als Quellen der Blutaustritte betrachtet werden dürfen. *Andere Gefäßbäume dagegen —* deren Hauptstamm und deren zahlreiche größere und kleinere Nebenäste von den Hauptmassen der Blutungen meistens bis auf kleinere, fest anhaftende Reste leicht zu befreien sind — *erscheinen in ihrem Kronengebiet mit Blutungen so fest verbacken, daß man schon bei der Betrachtung mit freien Augen den Eindruck eines organischen Zusammenhanges gewinnt,* nämlich den, daß gerade *die terminalen Gebiete der Blutung als Quellen dienten* (Abb. 93, 94, 95, 96, 97).

Wie die noch zu erörternden histologischen Befunde zeigen, ist dies tatsächlich der Fall: Befunde, wie die in den Abb. 93, 94, 95, sind als *Kerngebiete der apoplektischen Blutungen bei der Hypertonie anzusehen.*

Wir konnten in zahlreichen Fällen feststellen, daß alle diese bisher besprochenen Blutungen — also die ausgedehnten, mantelförmigen Blutungen der Arterienwände, die kleinen und größeren lokalen Blutungen, die Blutaustritte in den terminalen Gebieten der *großen* apoplektischen Zerstörungen — *regelmäßig* zu mehreren auftreten, und zwar oft an Gefäßen, die das Blut nach sehr *verschiedenen Richtungen* zu befördern haben. Es gibt Fälle, bei welchen *sämtliche senkrechten striären Äste der Arteria cerebri media eine Hülle adventitieller Blutungen aufweisen.* Im Fall der noch zu erwähnenden Abb. 98 konnten im großen Blutungsherd *zwei Blutungszentren im Geäst zweier terminaler Verzweigungen* isoliert werden; daneben verläuft ein großer Nebenast der Arteria cerebri media, der nur die sehr ausgedehnte adventitielle Blutung aufweist. In einigen weiteren, später noch zu besprechenden Präparaten (Abb. 101, 103, 104) tritt diese Multiplizität der Gefäßschädigungen wenn möglich noch deutlicher hervor.

Ähnlich wie bei den embolischen Apoplexien ist also auch bei den hypertonischen Insulten das gleichzeitige Betroffensein mehrerer striärer, arterieller Straßen nachzuweisen.

Eine Art der Zusammengehörigkeit aller dieser Äste ist schon von vornherein unter allen Umständen evident; sie stellen ja Verzweigungen eines gemeinsamen striären Astes der Arteria cerebri media dar, oder Äste, die aus einer kurzen Strecke der Arteria cerebri media dicht nebeneinander unmittelbar hervorgehen.

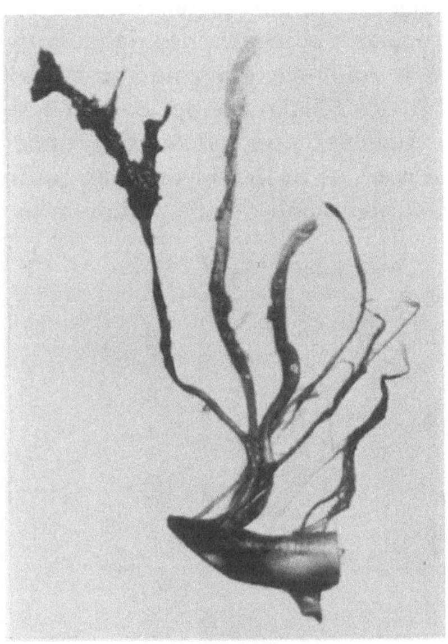

Abb. 94.
Isoliertes Kerngebiet einer apoplektischen
Blutung bei Hypertonie.

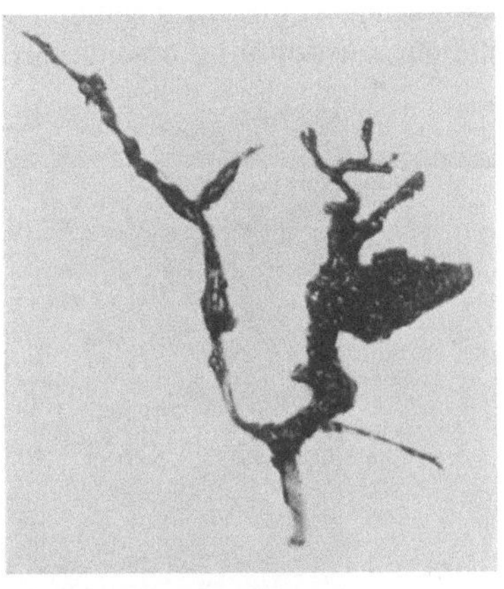

Abb. 95.
Verzweigungen einer Arterie im Kerngebiet
einer apoplektischen Blutung. Man beachte die
plumpen adventitiellen Blutungen, weiterhin die
ovalen und kugelförmigen Hämatome.

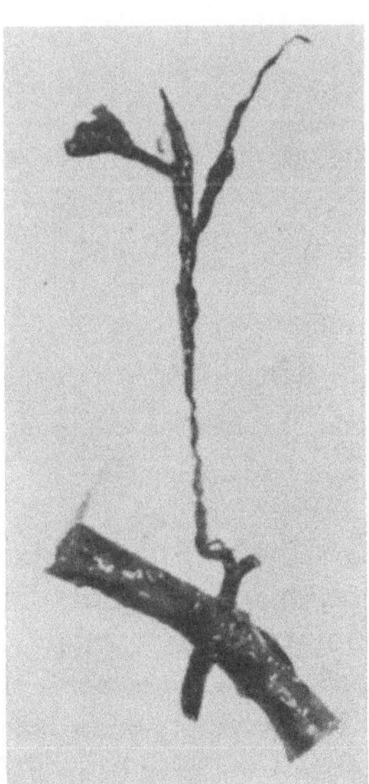

Abb. 96.
Isoliertes präpariertes Gefäß bei hypertonischer
Apoplexie. Spindelförmige Auftreibungen.

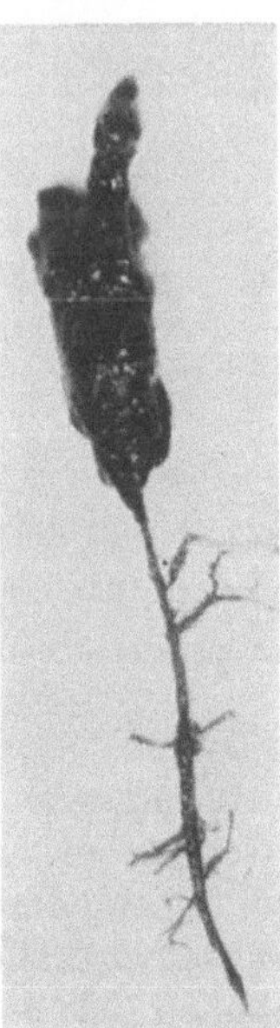

Abb. 97.
Präparierter Gefäßbaum bei Hypertonie.
Blutungen hauptsächlich im Geäst

Diese Multiplizität tritt selbstverständlich noch auffälliger hervor, wenn wir uns die Mühe nehmen, in Fällen hypertonisch-apoplektischer Schädigungen nicht nur Striatumarterien, sondern zugleich auch Gefäße anderer typischer Läsionsgebiete, insbesondere der Brücke und des Thalamus opticus zu präparieren. In besonders günstigen Fällen, in welchen also tatsächlich multiple Herde vorliegen, und in welchen diese Herde noch dazu nicht von einer unübersichtlichen Ausdehnung erscheinen, ist die Gebundenheit der Schädigung an die

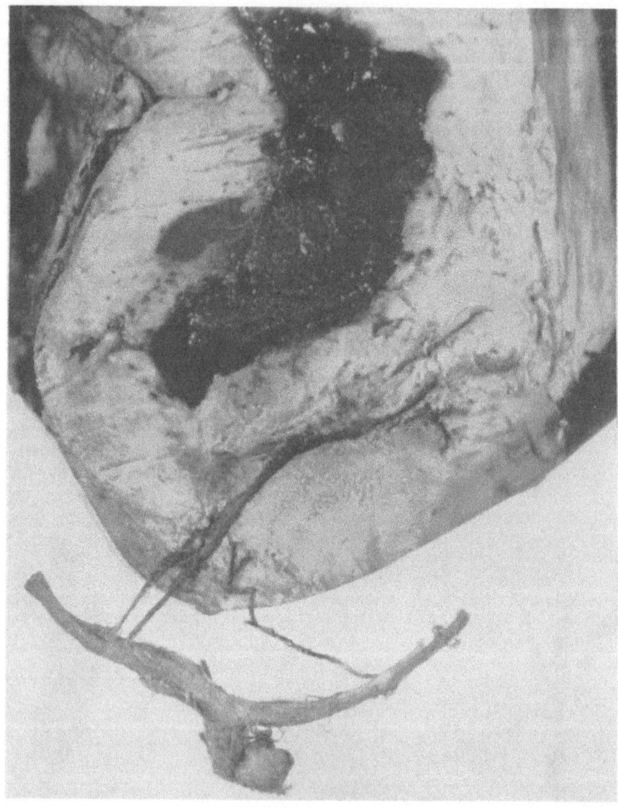

Abb. 98. Präpariertes Läsionsgebiet bei hypertonischer Apoplexie. Links oben die große massive Blutung, rechts Äste der Art. cerebri media, die in das Striatum führen, von mantelartigen Blutungen umgeben sind und mit dem großen Blutungsherd nicht zusammenhängen.

arteriellen Straßen — an die Stämme als zuführende Straßen und an die terminalen Gebiete als eigentliche Erfolgsstellen — besonders augenfällig. Wir hatten so Gelegenheit, z. B. im Striatum nur „miliare Aneurysmen", in der Brücke nur Scheidenblutungen (d. h. *nur Gefäßwandschädigungen*) und im Thalamus desselben Falles etwa ausschließlich nur *Veränderungen in terminalen Gebieten* (ähnlich wie in der Abb. 100) zu beobachten. Derartige Fälle, die bei der Bestimmung der Pathogenese von besonderem Wert erscheinen, dürften schon aus rein morphologischen Gesichtspunkten als beachtenswert bezeichnet werden.

Wir haben jetzt noch Befunde kurz zu erörtern, die wir bei Fällen nachweisen konnten, die eine hypertonische Blutung längere Zeit überstanden haben und die ebenfalls mit freien Augen an präparierten Gefäßen aufgefunden wurden. Es handelt sich hier um die selbstverständlichen Folgen der eben besprochenen Kreislaufstörungen in der Gefäßwand: um lang ausgezogene, gewöhnlich in ein dünnes, leicht abziehbares Häutchen konzentrierte, das Gefäßrohr mantelförmig umgebende, rostbraune *Pigmentreste* als Folgen einer früheren mantelförmigen Blutung (Abb. 99). Weiterhin sieht man punktförmige, bei der Betrachtung mit der Lupe kugelig erscheinende, rostbraune Flecken: Folgen von „Pseudoaneurysmen" (Abb. 99). Auch diese Klümpchen sitzen in einer dünnen adventitiellen Haut, die aber gerade an der Stelle der Pigmentreste oft recht fest mit dem Gefäßrohr verwachsen erscheint. Die histologische Untersuchung derartiger Herdchen ergibt — wie wir noch zu erörtern haben — vielfach amorphe Anhäufungen rostbrauner Pigmentmassen, oft aber auch ein Granulationsgewebe mit pigmentierten Zellen.

Ähnlich wie bei den embolischen Schädigungen erscheinen die Gefäße *in ganz frisch entstandenen hypertonisch-apoplektischen Herden ziemlich widerstandsfähig* auch dann, wenn sie durch die verschiedenen Wandblutungen betroffen wurden. Einige Tage nach dem Insult sind viele Gefäße morsch, brüchig, zerfließlich — ganz wie bei den embolischen Zerstörungen. Im Gegensatz zu den embolischen Schädigungen findet man diese Zeichen des Unterganges nicht nur an kleinen Gefäßen, sondern auch an den größeren Stämmen sehr häufig auf. Wie die histologische Untersuchung zeigt, sind derartige Stufen des Unterganges für das Alter der Schädigung absolut kennzeichnend: Bilder, wie im Fall der Abb. 113 sind

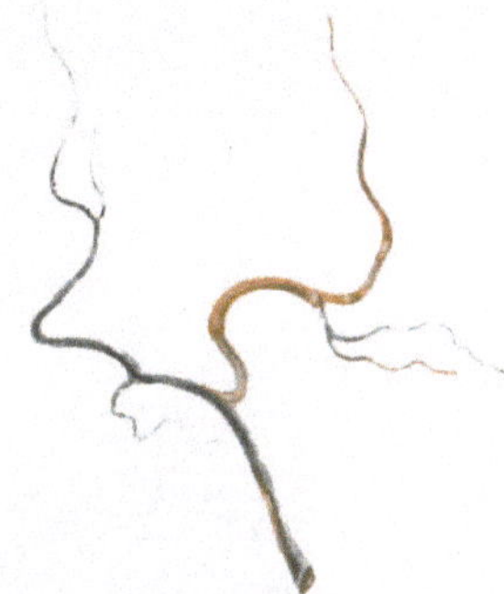

Abb. 99. Rostbraune — Hämosiderin — Umhüllung einer kleinen Striatumarterie. Mehrere kleinste kugelige Pigmentanhäufungen. (Restzustand nach typischen Mantel- und Kugelblutungen.)

nur bei ganz frischen apoplektischen Zerstörungen zu finden; Befunde wie im Fall der Abb. 115 sind für Patienten kennzeichnend, die den Insult einige Tage überlebt haben.

Wir möchten nun auch noch die Frage kurz erörtern, *wie sich die eben besprochenen mit freiem Auge oder mit der Lupe wahrnehmbaren Veränderungen der isolierten größeren und kleineren Gefäßstämme im Gewebsverband des nur durch große Schnitte eröffneten Gehirns präsentieren.*

Die bereits erwähnte Abb. 98 zeigt uns einen ziemlich großen Gefäßstamm mit einer — auch mikroskopisch nachgewiesenen — Mantelblutung in einem Hirngebiet, in dem sonst keinerlei Schädigungen nachzuweisen sind; die tödliche Hirnblutung dieses Falles ist in einem etwas entfernt liegenden Gebiet lokalisiert.

Wir sehen also, daß *Blutungen, die sich ausschließlich nur auf die Gefäßwand beschränken, vorkommen, ja, wir dürfen behaupten, daß derartige Blutungen sehr häufig als einzige Zeichen* einer apoplektischen Kreislaufstörung auftreten.

Sie sind, besonders bei der Betrachtung mit der Lupe, sehr klar nicht nur an den Präparaten, sondern auch an den photographischen Abbildungen zu erkennen. So erkennt man eine frische Scheidenblutung im Querschnitt getroffen in einem mit der Lupe vergrößerten Abschnitt der Abb. 50; unzweifelhaft ähnlicher Genese sind die zahlreichen kleinsten Herde, die wir

mit der Lupenvergrößerung eines Abschnittes der Abb. 54 zu erkennen sind;
auch hier erkennt man in den kleinen Herden die quergetroffenen Gefäßrohre;
die breiten, leeren Lücken um die offenen Rohre selbst sind unzweifelhaft Folgen
der bereits resorbierten Mantelblutung. Die kleinen Lücken erscheinen rostbraun
pigmentiert.

Die lokalisierten, spindelförmigen oder kugeligen Auftreibungen bzw. Auflagerungen in der Wand der größeren und kleineren Gefäßstämme erscheinen
im Gewebsverband als runde Querschnitte von der Ausdehnung einer Linse
bis zu der Größe eines Stecknadelkopfes, oder auch punktförmig. Beim Isolieren

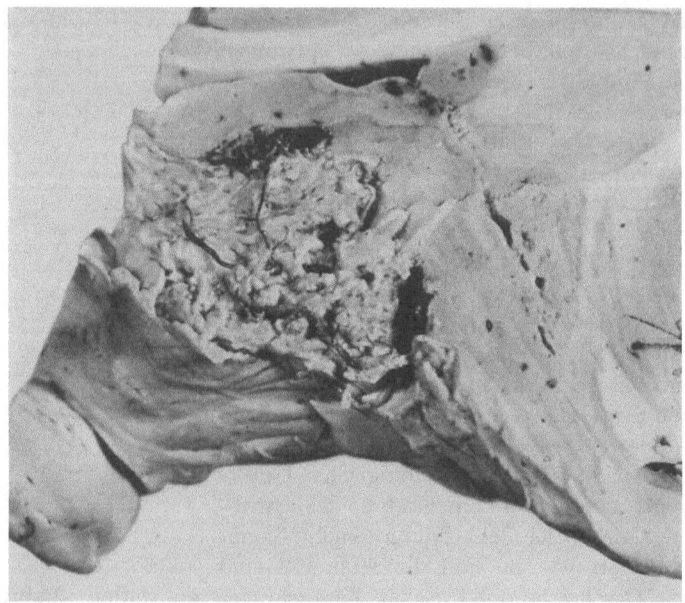

Abb. 100. Freigelegter kleiner Blutungsherd des Thalamus bei essentieller Hypertonie. Man erkennt
die kleine Arterie als zuführende Straße und sieht, daß der Blutungsherd im terminalen Gebiet
des Gefäßes liegt; der Blutungsherd besteht aus dicht nebeneinander stehenden punktförmigen
Blutungen.

des Gefäßes ist gewöhnlich recht leicht nachzuweisen, daß das auf der Schnittfläche gesehene Herdchen oder Blutungspünktchen ein typisches Pseudoaneu-
rysma darstellt. Dies war z. B. auch bei den kleinen Kügelchen der Abb. 66, 69 der
Fall (siehe auch die Abb. 1, 2, Bilder aus der CHARCOT-BOUCHARDschen Arbeit).

Es sei aber nochmals hervorgehoben, daß isoliert erscheinende, kleine, rundliche
Herde sich vielfach nicht als Blutungen in der Gefäßwand, sondern als Blutaus-
tritte im Geäst eines kleinen terminalen Gebietes erweisen (Abb. 117, 100).

Wir erwähnten, daß sowohl große als auch kleinere Blutungen in terminalen
Gebieten vorkommen können, ohne daß in den Wänden der *zuführenden* Arterien
irgendwelche Schädigungen nachzuweisen wären. Dies ist bei glücklicher Schnittführung auch im Gewebszusammenhang zu sehen.

Im allgemeinen schwinden die Reste mantelförmiger oder sonstiger Blutungen der Gefäßwand häufig sehr gründlich, wie dies besonders in Herden zu
erkennen ist, die ursprünglich sehr ausgedehnt waren. In einem mit der Lupe

vergrößerten Abschnitt der Abb. 137 sind zahlreiche, längs verlaufende
oder quer getroffene Gefäßrohre zu erkennen; sie liegen in einem rostbraun
pigmentierten, lockeren Gewebe, im Rest einer ausgedehnten Zerstörung nach
hypertonischer Blutung. Die Gefäße sind, wie im Bilde zu erkennen, intakt;
irgendwelche massiveren Auflagerungen weisen sie nicht auf, trotzdem anzunehmen ist, daß im frischen Stadium der Zerstörung einige von ihnen wohl
alle Formen der von uns besprochenen Gefäßveränderungen enthielten.

Am Schlusse dieses Abschnittes möchte ich nun einige meiner Präparate
noch gesondert besprechen; sie zeigen uns die im Vorangehenden besprochenen

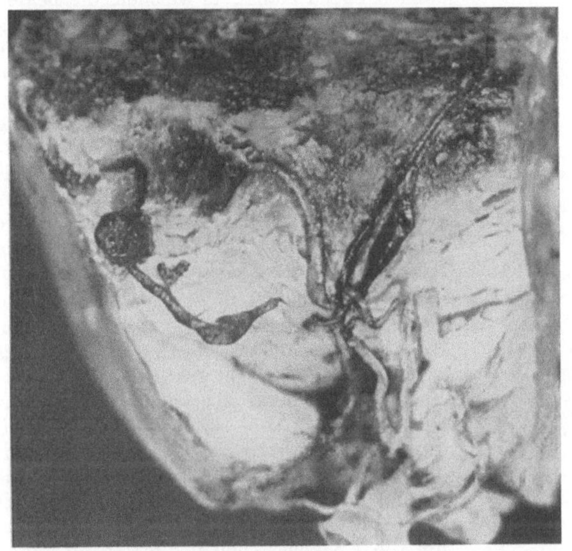

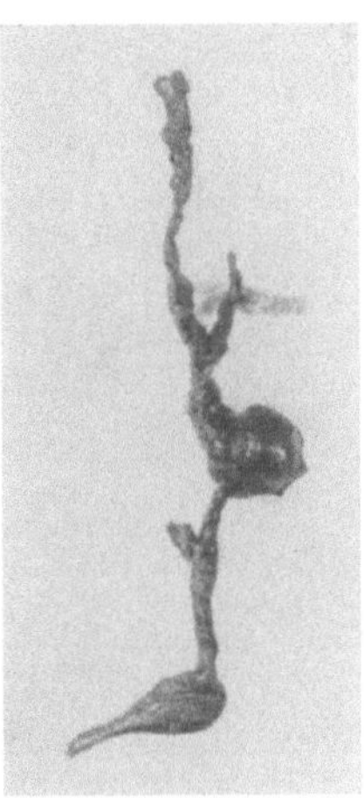

Abb. 101. Aus der Umgebung einer großen apoplektischen Blutung
bei Hypertonie. Nähere Beschreibung siehe im Text.

Abb. 102.

Befunde nochmals im Gewebsverband und sind somit geeignet zu einer Art
Zusammenfassung.

Im Fall der Abb. 101 haben wir das präparierte Randgebiet einer großen, typisch
lokalisierten Claustrum-Striatumapoplexie vor uns. Die großen Stämme der Carotis und
der Arteria fossae *Sylvii* sind zu erkennen; von ihnen ziehen in das striäre Gebiet die Striatumarterien hinauf. Das im Bild links nach oben ziehende, vielfach verunstaltete Gefäß
ist von der Arteria fossae *Sylvii* abgerissen, sein unteres Ende schwebt jetzt frei. Es
handelt sich übrigens um dasselbe Gefäß, das wir in der Abb. 102 isoliert abgebildet haben.
Die zu unterst erkennbare, eigentümliche, tennisschlägerartige Verdickung hängt mit einer
Schleifenbildung zusammen, die die Arterie an dieser Stelle — knapp oberhalb des Eintritts
in die Hirnsubstanz — ausführt; wir werden darauf noch zu sprechen kommen. Nach
oben folgen dann plumpe — durch Gefäßerweiterung und durch perivasculäre Blutung
vergröberte — Verzweigungen, und dann ein kirschkerngroßes, rundes, kugeliges Hämatom
rings um das durchziehende Gefäß. Dieses Gebilde entspricht den Beschreibungen PICKS
sehr weitgehend, es dürfte sich unzweifelhaft um ein sog. „übermiliares Aneurysma"
handeln. Nur ein Unterschied: Irgendwelche Anzeichen, die auf ein „Bersten" hinweisen
würden, bestehen nicht; wie die nähere Untersuchung zeigt, dringt die Arterie vollkommen
geschlossen durch. Die terminalen Verzweigungen des Gefäßes verlieren sich dann nach
oben in einem ziemlich umfangreichen Blutungsherd. Alles in allem: Eine Striatumarterie,
die in ihrem ganzen Verlauf typische Veränderungen erkennen ließ; ausgedehnte Mantel-

blutung, die am ganzen Stamme, an den größeren Verzweigungen und auch in den terminalen Verästelungen zu erkennen ist, weiterhin lokale, kugelförmige Auftreibungen der Gefäßkonturen.

Betrachten wir nun sämtliche, am Bild dargestellten Gefäße und gehen dabei von der linken Kante nach rechts, so folgt jetzt ein völlig intaktes Gefäß: Eine Arterie, die wir von ihrer isolierten Abgangsstelle an der Arteria fossae *Sylvii* bis zu den terminalen Verzweigungen verfolgen konnten. Keine Spur von Wandblutungen, trotz der unmittelbaren Nähe der großen striären Zerstörung. Dann folgen zwei weitere Gefäße, deren untersten Abschnitte von der Arteria cerebri media bis zur Eintrittsstelle in die Hirnsubstanz intakt erscheinen; im Bereich des Durchtritts selbst — in einem später noch näher zu beschreibenden engen Kanal, in welchem die beiden Arterien unter normalen Verhältnissen eng aneinander liegen — erscheinen nun die plumpen Auftreibungen der Gefäßkonturen, verursacht durch fest anhaftende perivasculäre Blutungen. Die perivasculäre Blutung ist übrigens auch oberhalb der plumpen Auftreibungen zu erkennen; sie dehnt sich bis in das terminale Geäst aus, das sich in der großen blutigen Zerstörung verteilt. Diese Präparation zeigt übrigens wieder, daß die Hauptmassen der Extravasate im terminalen Gebiete der großen striären Arterien liegen.

Die Abb. 103 und 104 stellen die beiden Hemisphären eines weiteren Falles dar: Links (Abb. 103) saß eine sehr große Blutung, rechts eine zwar kleinere, aber noch immer ganz beträchtliche (Abb. 104). Wie die Abbildungen zeigen, haben wir striäre Gebiete mit den typischen striären Arterien vor uns. Die Arteria cerebri media wurde im Präparat der Abb. 103 etwas nach vorne gezogen, um die Abgangsstellen der Striatumarterien besser darstellen zu können. Die im Bild mit spindelförmigen Auftreibungen dargestellten striären Arterien lagen alle eng nebeneinander, in jenem engen Kanal, welchen die Gefäße unmittelbar nach dem Eintritt in die Hirnsubstanz passieren. Um eine klarere Darstellung zu ermöglichen, habe ich sie auseinandergezogen; die äußerst kennzeichnenden, spindelförmigen Auftreibungen kommen dadurch etwas höher zu liegen als ich

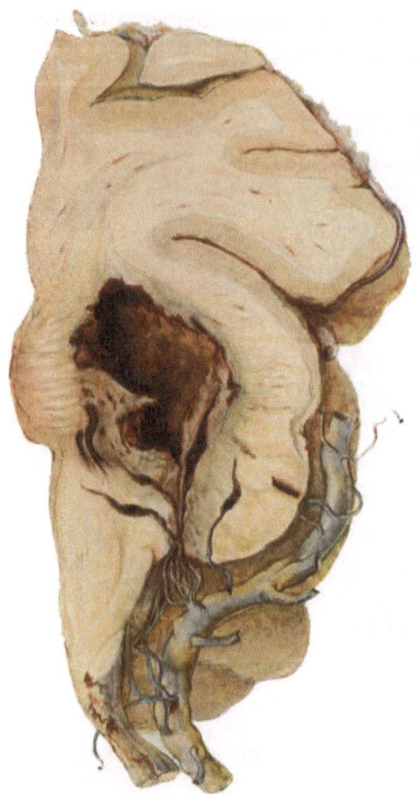

Abb. 103. Präparierte Striatumarterien bei hypertonisch-apoplektischer Blutung. Nähere Beschreibung siehe im Text.

sie eigentlich aufgefunden habe. Zu erwähnen ist noch, daß die Gefäße durch den angelegten frontalen Schnitt verstümmelt wurden; darum enden sie unmittelbar oberhalb der spindeligen Auftreibung.

Die ohne weiteres feststellbare *Multiplizität der Veränderungen* äußert sich noch in der mantelförmigen, blutigen Umhüllung eines peripheren, in die Hirnsubstanz eintretenden kleinen Astes der Art. cerebri media; auch in den sehr ausgeprägten perivasculären Blutungen zweier weiteren auf der Schnittfläche sichtbaren Striatumarterien.

Der frontal geführte Schnitt zerteilte auch in der Abb. 104 zahlreiche striäre Arterien. Die Arteria cerebri media wurde hier nach unten gezogen. Bemerkenswert sind zunächst die kleinen, ausnahmslos kugelförmigen Blutungen in *extracerebralen* Verästelungen der Arteria fossae *Sylvii*: unzählige kleine „Miliaraneurysmen", die stellenweise zu größeren Klümpchen zusammenfließen. Kennzeichnenderweise sind derartige kleinste Blutungen bereits auch an den kleinen Nebenästen der Carotis selbst zu erkennen.

Verfolgen wir nun die striären Arterien des Bildes von links nach rechts; die am linken Rand der Abbildung verlaufende Arterie läßt in ihrem extracerebralen Abschnitt keinerlei Veränderungen erkennen. Bald nach dem Eintritt sieht man bereits feine Wandblutungen an ihr, das Lumen des Gefäßes erscheint beträchtlich erweitert und das terminale Geäst eines im Bild nach links ziehenden größeren Nebenastes steckt mitten in der großen Blutung und ist mit Extravasaten unlösbar verwickelt. Der Hauptstamm selbst erscheint im Bild nur unterbrochen, weil ihn unser Schnitt zerstörte; der periphere Stumpf — den wir präpariert haben — endet mit den terminalen Verästelungen ebenfalls im großen Blutungsherd.

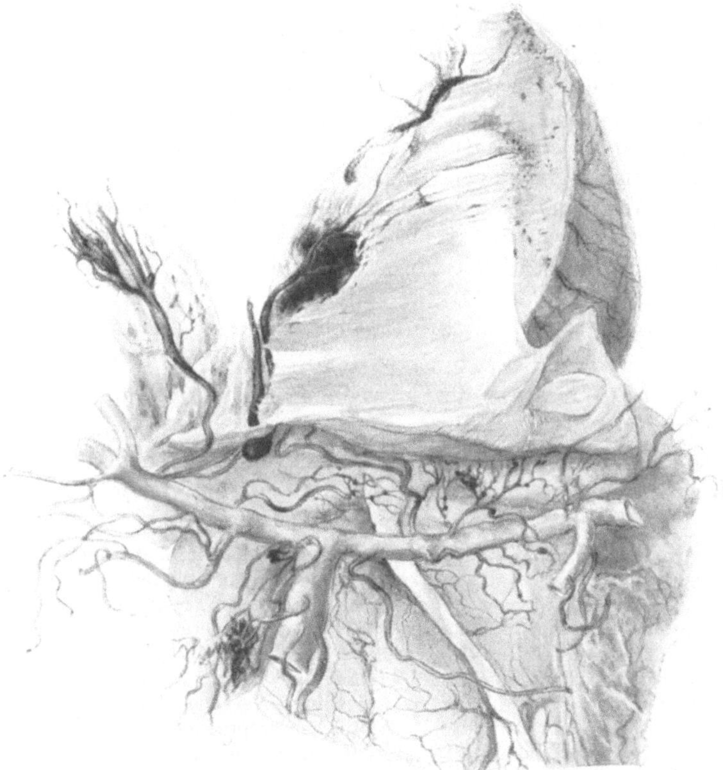

Abb. 104. Präparierte Striatumarterien bei hypertonisch-apoplektischer Blutung. Nähere Beschreibung siehe im Text. Man beachte die zahlreichen punktförmigen Blutungen im Nucleus caudatus. Zahlreiche kleinste, kugelförmige Blutungen extracerebraler Striatumäste (Pseudoaneurysmen).

Man muß also hier den Eindruck gewinnen, daß ein größerer striärer Ast vorliegt, der jene Schädlichkeit, die die Blutung veranlaßte, vermittelt hat und Spuren dieser Vermittlung nicht nur im eigentlichen Erfolgsgebiet — in den terminalen Verzweigungen — erkennen läßt, sondern auch am Stamme selbst.

Unmittelbar neben dem eben besprochenen Ast geht nun aus der Art. fossae *Sylvii* ein weiterer hervor, der sich sofort in zwei Zweige teilt. Einer dieser Äste läßt unmittelbar vor dem Eintritt in die Hirnsubstanz eine ganz beträchtliche *Kugel* erkennen, die bei flüchtiger Betrachtung als ein „übermiliares Aneurysma" imponiert. Bei der etwas genaueren Untersuchung sieht man aber, daß es sich um eine *Schleife* des Gefäßes handelt, die in perivasculärer Blutung eingehüllt, die Kugelform des Gebildes bedingt. Das Gefäß selbst weist in der Hirnsubstanz eine beträchtliche Verdickung auf: eine Folge der typischen perivasculären Blutung.

Unterbrochen erscheint das Gefäß nur, weil es von uns durchgeschnitten wurde.

Der zweite Zweig desselben Gefäßes verläuft bis zur Eintrittsstelle in die Hirnsubstanz unverändert. Unmittelbar nach dem Eintritt läßt es aber bereits die typische Mantelblutung erkennen und behält diese bis zu den feinen terminalen Verzweigungen. Der kleine Blutungsherd rechts neben diesem Stamm liegt im terminalen Gebiet eines kleineren Nebenastes.

Die Schnittfläche zeigt noch eine weitere Anzahl typischer Veränderungen: Durch Blutungen verdickte terminale Verzweigungen von striären Arterien, deren unteres Gebiet durch unseren Schnitt entfernt wurde; zahlreiche frische punktförmige Blutungen im N. caudatus im terminalen Gebiet dieser Zweige.

Fassen wir den Befund dieses Falles zusammen, so ergibt sich, daß die für die Pathogenese so grundlegend wichtige *Multiplizität der Herde* sich zunächst im Auftreten der Herde in beiden Großhirnhemisphären äußert; weiterhin im Auftreten von mantelförmigen, runden, spindelförmigen Wandblutungen an *zahlreichen* Arterien beider Striatumgebiete; dann im Auftreten der unzähligen kleinen kugelförmigen Blutungen in den pialen Ästchen der Arteria fossae *Sylvii* links. Der Vollständigkeit halber muß erwähnt werden, daß neben diesen größeren striären Blutungen auch typische streifenförmige Blutungen der Brücke nachzuweisen waren, in ähnlicher Form, wie wir es im Vorangehenden bereits geschildert haben.

Es sei besonders hervorgehoben — weil für die späteren pathogenetischen Erörterungen von größter Bedeutung —, *daß Risse der Gefäße*, trotz der genauesten Untersuchung und trotz der ausgedehnten mantelförmigen Blutungen, *nicht nachzuweisen waren*.

Von Bedeutung ist noch, daß sowohl die eben besprochenen Präparate als auch das unmittelbar vorher erörterte, von Patienten stammen, die *unmittelbar nach dem Schlaganfall* verstarben.

Auch das Präparat der Abb. 105 stammt von einem Patienten, der im akuten Schlaganfall verstarb. Die Sektion ergab einen großen, typischen, striären Herd und daneben zahlreiche *kleine* Blutungsherde der Brücke und der *Marksubstanz* der linken Großhirnhemisphäre. Unsere übliche Präparation in den striären Gebieten ergab die gewöhnlichen Befunde: Mantelblutungen, kleinere und größere kugelförmige Blutungen usw. Das hier mitgeteilte Bild zeigt den *Befund der Marksubstanz* und ist von besonderem Interesse, weil die dargestellten Veränderungen in der sonst intakten Nervensubstanz *isoliert* auftraten. Es handelt sich natürlich um Befunde, die den bisher besprochenen in allen Eigenschaften entsprechen. Verändert erscheinen intracerebrale Äste einer großen pialen Verzweigung der Arteria cerebri media. An sämtlichen — übrigens radiär auseinander strebenden — Ästen sind dicke Blutungshüllen zu erkennen, die aus den in normalem Zustand wegen ihrer Dünne kaum sichtbaren Gefäßen plumpe Stäbe erzeugen. An der Verzweigungsstelle eines dieser Gefäße liegen zwei *kirschkerngroße Kugeln* nebeneinander: Zwei typische große Pseudoaneurysmen. Die terminalen Gebiete aller dieser Gefäße sind intakt.

Im Fall der Abb. 137 habe ich eine ältere striäre Schädigung freigelegt; man erkennt im Originalpräparat die intakte, zuführende Straße, einen striären Arterienast und die rostbraunen Flecke des terminalen Gebietes.

Wir haben noch zu erwähnen, daß die Arterien der typischen apoplektischen Gebiete, die durch Mantelblutungen, durch Pseudoaneurysmen oder diffuse Erweiterungen als Straßen der Schädigungen gekennzeichnet erscheinen, *vielfach stockendes, ja thrombotisches Blut enthalten*. Alle diese Erscheinungen, die Wandblutungen, die Gefäßerweiterungen, die Stase oder Thrombose in den Arterien, stellen — wie wir später noch sehen werden — nichts anderes als die einfache Folge der Lähmung der Nervenapparate in bestimmten Gefäßbäumen dar.

In den Beschreibungen dieses Abschnittes tritt eine deutliche *Überein-stimmung zwischen den Befunden* hervor, die wir *an den größeren* und an *den kleineren* — evtl. makroskopisch gerade noch sichtbaren — *Arterien* nachweisen konnten; *an allen diesen Gefäßen sehen wir mantel- und kugelförmige Blutungen der Wand.* Diese *Uniformierung* der Arterien durch die apoplektische Schädigung — die, wie erinnerlich in derselben Form auch in embolisch-apoplektischen

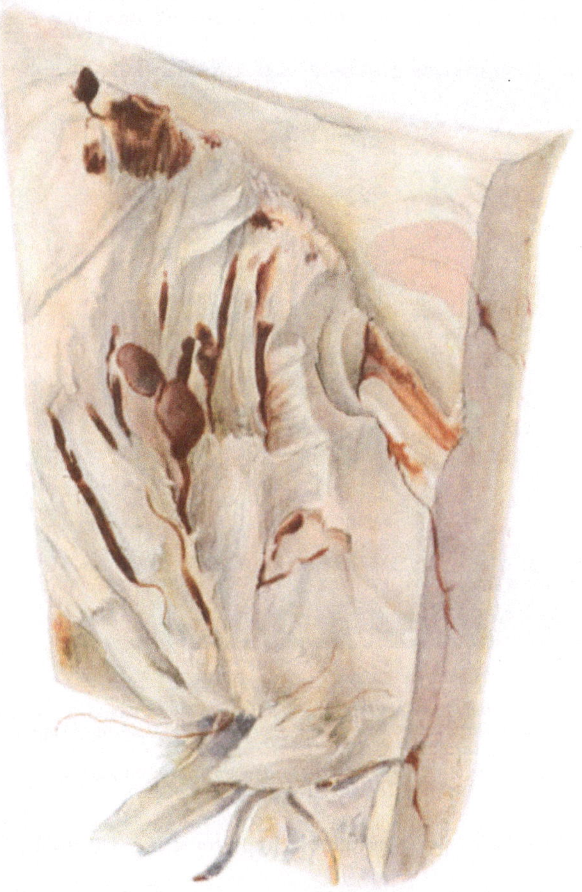

Abb. 105. Präparierte Gefäße in der Marksubstanz bei großer Blutung im Striatum. Nähere Beschreibung siehe im Text. Kugelförmige, aneurysmaähnliche Hämatome.

Herden nachzuweisen ist — darf keinesfalls als eine Begleiterscheinung der Schädigung betrachtet werden: sie ist auch in den kleinsten Herden der hypertonischen Schädigung nachzuweisen, ja, mantel- oder kugelförmige Blutungen der Gefäßwand stellen oft die einzige Folge der apoplektischen Kreislaufstörung dar.

Die mikroskopische Untersuchung zeigt, daß auch die Capillarblutungen denselben Charakter haben wie die in diesem Kapitel eingehend beschriebenen arteriellen Schädigungen; die Blutungen capillärer Herkunft zeigen regelmäßig im *Kleinsten* dasselbe Bild, das wir in den Arterien bei der makroskopischen

Untersuchung so eindrucksvoll und so oft zu sehen bekamen. In der histologischen Untersuchung sind völlig analoge mantelartige Blutungen *auch der Venen* — der größeren und kleineren — zu erkennen. Bei der makroskopischen Untersuchung ist es mir nie geglückt, entsprechend veränderte Venen mit Sicherheit zu identifizieren.

Anhang: Präparationsbefunde bei hypertonischen Brückenschädigungen. Der Vollständigkeit halber und weil auf diese Art auch unsere später folgenden pathogenetischen Erörterungen noch weiter vorbereitet werden, möchte ich nun kurz einige Befunde bei

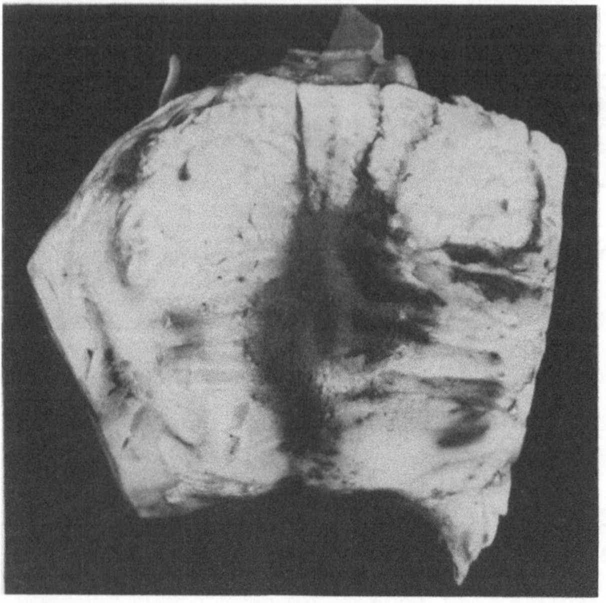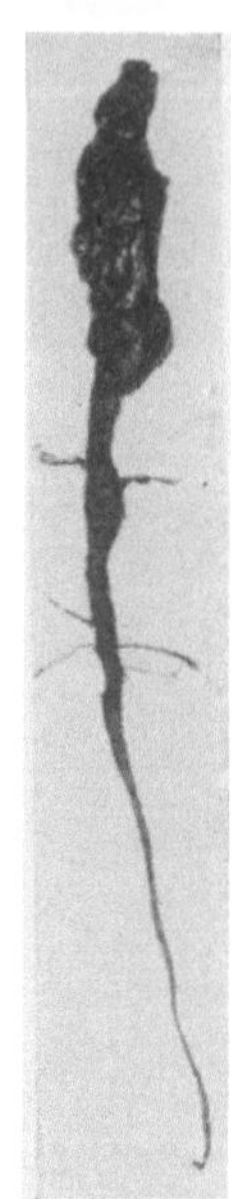

Abb. 106.   Abb. 107.

Abb. 106. Große Brückenblutung. Man erkennt die Äste der Arteria basilaris als zuführende Straßen (sie sind von mantelförmigen Blutungen umhüllt). Die Hauptmassen der Blutungen liegen in den terminalen Gebieten dieser Arterien.

Abb. 107. Isoliertes vergrößertes Gefäß bei hypertonischer Brückenblutung. Die Hauptmasse der Blutung liegt im terminalen Gebiet.

Brückenblutungen besonders besprechen, die bei hypertonischen Insulten mit großer Regelmäßigkeit erscheinen.

Es kommt mir dabei hauptsächlich darauf an, wiederum die *Multiplizität* der hypertonischen Herde zu zeigen: Die Tatsache, daß in der Brücke Schädigungen auftreten, ist ja in vielen Fällen komplexer, hypertonischer Blutungen mit Läsionsherden in den striären oder in den Markgebieten bereits selbst ein wesentliches Ergebnis dieser Multiplizität. Wir erwähnten aber bei der Besprechung der Brückenapoplexien die Zusammensetzung der Brückenherde selbst aus zahlreichen Blutungen in terminalen Gebieten verschiedener Äste; gerade derartige Befunde möchte ich hier nun wieder unterstreichen. Im Fall der Abb. 107 sahen wir eine große Blutung der Brücke, auf deren Analyse wir hier nicht eingehen wollen. Am interessantesten erscheint uns die Veränderung eines langen Nebenastes der Arteria basilaris, der die ganze Brücke umgeht und dann von der Seite her — oberhalb der Vierhügel — in sie eintritt. Wir erkennen das dünne Ästchen in der Furche zwischen Brücke und Medulla oblongata; je weiter es nach unten zieht, um so plumper erscheint es durch die typischen perivasculären Auflagerungen. Sein terminales Gebiet liegt in einem etwa bohnengroßen Blutungsherd; wir haben es, soweit es ging, aus diesem Herd befreit und zur Darstellung gebracht.

Im Fall der Abb. 106 sehen wir zahlreiche Zweige der Arteria basilaris zum Teil direkt, senkrecht, zum Teil nach einer kleineren oder größeren horizontalen Abweichung in die Brücke einziehen. Es ist klar zu erkennen, daß an den Gefäßstämmen dieselben mantelförmigen Blutungen vorliegen, die wir im Vorangehenden, insbesondere für striäre Gefäße, so häufig beschreiben konnten. Weiterhin sehen wir die Aufsplitterung dieser größeren Arterienstämme in die Verzweigungen der terminalen Gebiete bzw. in Blutungen dieser Territorien.

Ich erinnere an dieser Stelle auch an die Abb. 35, die den leicht vergrößerten Abschnitt eines Brückenherdes zeigt; auch hier erkennen wir mitten in der Blutung die noch intakten Konturen letzter arterieller Verzweigungen.

In Brückenherden ist die Unabhängigkeit der typischen apoplektischen Wandveränderungen bei der Hypertonie von arteriosklerotischen Erscheinungen besonders oft und klar zu beobachten.

3. Makroskopische Befunde an präparierten Gefäßen bei arteriosklerotischen Apoplexien.

Nach den bisherigen Schilderungen dürfen wir uns hier besonders kurz fassen.

Die thrombotischen Verschlüsse, die sich an den Stellen der hochgradigen sklerotischen Veränderungen entwickeln, können bereits *den großen Carotisstamm verschließen* und sich von hier aus auf die ganze Länge der Arteria fossae *Sylvii* ausdehnen.

Häufiger als derartige totale Verschlüsse sind die weniger ausgedehnten, die *nur die Abgangsstellen der striären Arterien* betreffen. Wir hatten den Eindruck gewonnen, daß gerade dieses *Abgangsgebiet der striären Arterien* fast ausnahmslos die primäre Lokalisation der *ausgedehnten* arteriosklerotischen Thrombosen darstellt; in *diesem* Gebiet liegt der Kern des ganzen Prozesses, von dem aus sich in allen Richtungen frische thrombotische Massen auflagern und sekundär *bis zur Carotis oder bis in feine Verzweigungen der striären Arterien alles verschließen.*

Wir möchten nicht versäumen, wieder darauf hinzuweisen, daß also die arteriosklerotischen Thrombosen dieselben Stellen der Arteria fossae *Sylvii* betreffen, in welchen wir auch die embolischen Verschlüsse aufzufinden gewohnt sind, und die sich auszeichnen, weil sie das Abgangsgebiet der striären Arterien jener Gefäße darstellen, die uns als Träger von wichtigen anatomischen Befunden auch bei den hypertonischen Apoplexien bekannt sind.

Wir konnten in Fällen sehr ausgedehnter, arteriosklerotischer Thrombosen wiederholt feststellen, daß die ältesten thrombotischen Veränderungen gerade *in diesem Gebiet* vorliegen, so daß die weiteren Gefäßverschlüsse mit großer Wahrscheinlichkeit gar nicht als Folgen primärer lokaler Gefäßwandveränderungen, sondern *als Fortsetzung der zentralen Thrombose entstanden sind.*

In den striären Gefäßen selbst sind *arteriosklerotische Veränderungen* bei der Präparation leicht zu erkennen; sie *sitzen* vor allem an *den Stellen der Biegungen und Abzweigungen.* An diesen Stellen konnten wir häufiger lokal entstandene, kleine, nicht fortgeleitete, thrombotische Verschlüsse nachweisen.

Interessanterweise ließen sich *periadventitielle Blutungen,* die den bei embolischen und hypertonischen Apoplexien beschriebenen prinzipiell entsprechen, auch bei arteriosklerotischen Thrombosen nachweisen. Sie befallen in erster

Linie das Gebiet der Art. cerebri media in der Gegend der striären Arterien. Wir sahen aber auch Fälle, in welchen periadventitielle Blutungen sich sehr weit erstreckt und den Verschluß des Gefäßes auf den ersten Blick verraten haben.

Diese adventitiellen Blutungen, die sich von den ähnlich lokalisierten bei der Hypertonie nur unterscheiden, weil sie *viel weniger massig* erscheinen, werden wir in einem späteren Abschnitt bei der Besprechung von mikroskopischen Befunden nochmals erwähnen; ihre enge Verwandtschaft mit Veränderungen bei Embolien und hypertonischen Apoplexien wird dort besonders klar hervortreten. Wir hatten bei der Besprechung der embolischen Schädigungen wiederholt darauf hingewiesen, daß *die Zerstörung im Nervengewebe vom eigentlichen thrombotischen Verschluß ziemlich entfernt auftritt*; der Verschluß sitzt in der Arteria cerebri media, die hämorrhagische Infarcierung etwa im vordersten Teil des Striatums.

Ähnliches konnten wir nun auch bei arteriosklerotisch-thrombotischen Schädigungen beobachten; in vielen Fällen fanden wir thrombotische Verschlüsse der Arteria cerebri media und die damit zusammenhängende Infarcierung *in den räumlich entfernten,* typischen striären Gebieten. Es handelt sich dabei selbstverständlich um Veränderungen *im Versorgungsgebiet striärer Gefäße, um Veränderungen im terminalen Geäst eben jener Gefäßbäume, deren Stämme an ihrer Abgangsstelle aus der Arteria cerebri media verschlossen wurden.*

Bilder, die wir bei Präparation derartiger Fälle gewinnen, entsprechen Präparaten embolischer Schädigungen; hier wie dort Verschluß der Arterie an der Abgangsstelle und eine hämorrhagische Infarcierung im terminalen Gebiet. Die Bilder entsprechen aber auch sehr weitgehend Befunden, die wir bei entsprechender Präparation hypertonischen Läsionen gewinnen; ein Vergleich mit der Abb. 100 zeigt ja, daß auch bei hypertonisch-apoplektischen Fällen mit geeigneter Präparation die Läsion eines terminalen Gefäßgebietes mit dem dazugehörigen Arterienstamm zusammen dargestellt werden kann.

Die makroskopischen Befunde an den Arterien entsprechen also in vielen Fällen den Feststellungen bei embolischen und hypertonischen Apoplexien. Die Übereinstimmung tritt um so deutlicher hervor, als auch bei den arteriosklerotisch verschlossenen Arterien mantelförmige Blutungen in Abschnitten auftraten, deren Lumen selbst offen blieb. Im allgemeinen entsprechen die Gefäßveränderungen mehr dem Befund bei embolischen Läsionen. Größere kugelförmige Hämatome der Gefäßwand sahen wir bei arteriosklerotischen Thrombosen niemals, nicht einmal stecknadelkopfgroße. Wenn wir bloß auf kugelförmige Blutungen der Gefäßwand achten, so tritt die Analogie zu den anderen apoplektischen Schädigungen nur bei der Untersuchung mit der Lupe hervor; viele winzige Pünktchen in der Gefäßwand oder in der Nervensubstanz erweisen sich dann als kugelförmige, kleinste Hämatome eines Gefäßchens.

Erwähnung verdient noch eine Beobachtung bei arteriosklerotischen Thrombosen: In der Adventitia der verschlossenen Gefäße — auch in Abschnitten, deren Lumen gar nicht verschlossen ist — finden wir sehr häufig Ablagerungen von rostbraunem Eisenpigment, das sicherlich bereits vor der Ausbildung der Thrombose an Ort und Stelle lag. Ich will hier nur so viel bemerken, daß diese

Hämosiderinablagerungen Reste adventitieller Blutungen darstellen; ihre nähere Genese soll später noch zur Sprache kommen.

In der Literatur der apoplektischen Insulte wird viel über aneurysmatische Erweiterungen sklerotischer Arterien gesprochen. Trotz sorgfältigen Suchens ist es mir nie gelungen, an *intracerebralen* Gefäßen echte aneurysmatische Erweiterungen nachzuweisen, dagegen sah ich wiederholt derartige Veränderungen an der *Arteria cerebri media* selbst, insbesondere an der Abzweigungsstelle an der Carotis; man findet dort eine etwa stecknadelkopfgroße, runde Vorwölbung. Die Wand des Gebildes ist äußerst dünn, durchsichtig.

II. Mikroskopische Befunde am Gefäßapparat in den apoplektischen Herden.

1. Mikroskopische Befunde der Kreislaufstörungen bei embolischen Apoplexien.

Das Studium der mikroskopischen Befunde der Kreislaufstörungen bei embolischen Apoplexien war für die Entwicklung unserer Anschauungen von der Genese der apoplektischen Zerstörung, insbesondere der apoplektischen *Blutung,* von entscheidender Bedeutung; viele jener Feststellungen über die Pathogenese, die wir in einem späteren Kapitel noch zusammenstellen werden, und die wir bei den hypertonischen Schädigungen nicht ohne Annahmen und hypothetische Erklärungen gewonnen haben, sind hier bei den embolischen Apoplexien vielfach unmittelbar abzulesen.

Können wir uns also bei der Beurteilung hypertonischer Apoplexien von Hypothesen nicht völlig freimachen, so haben wir wenigstens bei den zum Vergleich immer wieder heranzuziehenden embolischen Insulten sehr häufig die Möglichkeit, mit klaren Tatsachen zu arbeiten.

Wir wollen die Besonderheiten der Lage bei den embolischen Apoplexien kurz kennzeichnen.

1. Wir haben in typischen — wie bereits erörtert, vor allem striären — Gebieten ausgedehnte Blutungen vor uns, die durch den Verschluß bzw. durch das *Einkeilen eines faßbaren Pfropfes* verursacht wurden.

2. Wir sehen bei den embolischen Apoplexien mit großer Klarheit, daß es sich ganz unzweifelhaft um eine *exquisite Schädigung des Gefäßsystems* handelt; dieses ist es ja, das durch den Pfropf betroffen wird, und in ihm treten die ersten, oft auch ausschließlichen, pathologischen Veränderungen auf. Sind bei embolischen Apoplexien auch Gewebsveränderungen vorhanden, so können diese ganz klar *als Folgeerscheinungen der Kreislaufstörung* erkannt werden. Die Konstruktion von Theorien, wie etwa bei den hypertonischen Apoplexien, daß Gewebsveränderungen ein primäres Moment darstellen, das Blutungen nach sich zieht, ist hier bei den embolischen Apoplexien ganz und gar unmöglich; ein Zweifel darüber, daß die Kreislaufstörungen allein, als erste und unmittelbare Folgen des embolisierten Pfropfes entstanden, kann gar nicht aufkommen.

3. Die Veränderungen der striären Gebiete bei embolischen Apoplexien stellen einen geradezu vollkommenen Typus von Striatumerkrankungen dar, die durch das Arteriensystem vermittelt wurden. Von Bedeutung ist hierbei, daß die embolisierten Pfröpfe in die von Blutungen durchsetzten Gewebs-

gebiete selbst gar nicht hineingelangen, sondern an einer entfernten Stelle, nämlich an den Abgangsstellen der striären Arterien *in der Arteria cerebri media* stecken bleiben. Alle Kreislaufstörungen, die in den Läsionsgebieten selbst entstehen, werden von dieser Stelle her veranlaßt, *induziert.*

4. Sehr lehrreich für das allgemeine Problem der apoplektischen Schädigungen sind die Befunde von Kreislaufstörungen bei embolischen Insulten vor allem auch darum, weil ihre Ätiologie so klar ist; bei analogen Befunden der hypertonischen und arteriosklerotischen Apoplexien werden wir auf dieses nach allen Richtungen geklärte Beispiel immer mit Recht zurückgreifen können.

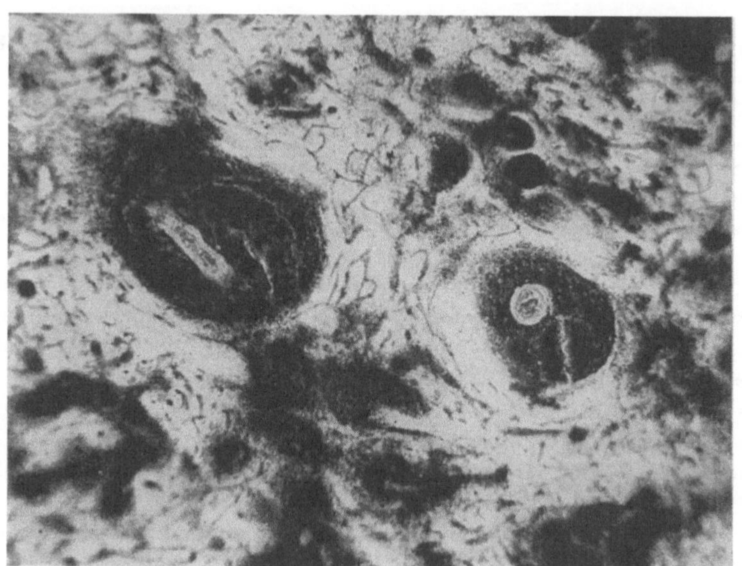

Abb. 108. Adventitielle Blutungen um Arterien, hochgradige Capillarerweiterungen, capilläre Blutungen bei embolischer Apoplexie. Ganz frischer Fall.

Die mikroskopischen Untersuchungen der Produkte embolischer Kreislaufstörungen haben wir entsprechend unserer bei der makroskopischen Untersuchung geübten Methode sowohl an präparierten, isolierten Gefäßen und Gefäßbäumen, als auch im Gewebsverband ausgeführt.

Mikroskopische Untersuchungen an *isolierten größeren Gefäßstämmen* werden wir im nächsten Kapitel bei den hypertonischen Apoplexien etwas eingehender erörtern; die dort erhobenen Befunde bestehen — soweit sie prinzipieller Natur sind — voll und ganz auch für die Veränderungen bei embolischen Apoplexien.

Alle Veränderungen erkennen wir *auch an Schnittpräparaten* des erhaltenen Gewebsverbandes. Wir sehen im Präparat der Abb. 108 Arterien mit adventitieller Blutung umgeben; der Befund entspricht dem bereits besprochenen Blutungsmantel an isolierten Arterien. Analoge Befunde sind bis zu den feinsten, als Arterien erkennbaren Verzweigungen festzustellen und wir erinnern daran, daß die adventitiellen Blutungen nach unseren makroskopischen Befunden vom großen Stamm bis zu den feinen Verzweigungen kontinuierlich verlaufen, oder aber auch von unverändert gebliebenen Gefäßstrecken unterbrochen werden können. Auch hierfür sind bei der mikroskopischen Untersuchung klare Belege zu finden.

Es gelingt weiterhin vielfach noch im mikroskopischen Bild ausgedehnte Zusammenhänge von kleineren oder größeren Gefäßbaumteilen zu erkennen, bei welchen eine Kreislaufstörung vom größeren Arterienast bis in die feinen Capillarverzweigungen unmittelbar zu verfolgen ist (ähnlich wie in Abb. 116, 119). Sieht man diese Bilder, so wird man den Wert makroskopischer Untersuchungen besonders schätzen lernen; die mikroskopische Untersuchung zeigt uns ja eigentlich auch nicht vielmehr als das, was wir bei der makroskopischen Präparation bereits klar erkannt haben.

Mit den adventitiellen Blutungen ist in histologischen Schnitten übrigens häufig auch eine *beträchtliche Erweiterung* der Gefäßlichtung festzustellen. Wenn man auch *vielleicht* berechtigt wäre, allein schon aus diesen *Arterienerweiterungen* auf pathologische Kreislaufverhältnisse zu schließen, möchten wir einen derartigen Schluß hier vermeiden und nur Arterien als Teilnehmer an einem pathologisch veränderten Kreislauf bezeichnen, bei welchen zum mindesten adventitielle Blutungen nachzuweisen waren. Viel klarer glauben wir dagegen *Erweiterungen in den terminalen Gefäßgebieten* als Zeichen pathologischer Kreislaufverhältnisse verwerten zu können.

So ergibt die histologische Untersuchung, daß die so überaus kennzeichnende *rötliche Verfärbung typischer striärer Gebiete* bei embolischen Insulten, die eine Diagnose der Erkrankung auf den ersten Blick ermöglichten, in manchen Fällen *fast einzig und allein durch die Erweiterung der Capillaren erzeugt wurde* (Abb. 9, 109). Für die pathologische Natur derartiger Erweiterungen der Capillaren spricht auch, daß sie in Gebieten auftreten, in welchen kennzeichnend veränderte, d. h. von adventitiellen Blutungen umgebene Arterien aufzufinden sind; *diese Arterien stellen offenbar die Straße dar, in welcher die Kreislaufstörung bis zu den letzten Verzweigungen der terminalen Gebiete vorwärts drangen* (Abb. 108).

Im übrigen ist die Erweiterung der Capillaren meistens mit Erscheinungen verbunden, deren pathologische Natur unmittelbar festgestellt werden kann; in vielen Gebieten finden wir nämlich die erweiterten Capillaren von kleinen Blutungen umgeben (Abb. 109). Bemerkenswerterweise kann man die erweiterten Capillaren sehr häufig noch in solchen kleinen Blutungsherden klar erkennen, da sie durch die vorhandenen Endothelzellen scharf umgrenzt bleiben. Derartige Bilder zeigen einwandfrei, daß *die pericapillären Blutungen durch Diapedese aus den Capillaren entstanden sind,* daß sie — um mit RICKER zu sprechen — das Ergebnis der Erythrodiapedese darstellen.

Besonders eindrucksvoll sind Bilder, in welchen wir an denselben, von der typischen, adventitiellen Blutung umgebenen arteriellen Stamm fixiert ein ganzes Geäst erweiterter Capillaren nachweisen können, zum Teil nur erweitert, zum Teil aber mit den kleinen, capillären Blutungen versehen (Abb. 108).

Wir finden aber in solchen Gebieten capillärer Erweiterungen noch zahlreiche andere Befunde, wie sie durch die Untersuchungen von RICKER und durch die seiner Nachprüfer, besonders TANNENBERG und GROLL, allgemein bekannt wurden. So sehen wir erweiterte Capillaren mit tadellosen Konturen, in welchen die roten Blutkörperchen einzeln nicht mehr zu unterscheiden sind, sondern eine homogene Masse bilden, wie ineinander geflossen erscheinen; wir haben das morphologische Äquivalent der „roten Stase" vor uns (Abb. 109).

Es ist selbstverständlich, daß pericapilläre Blutungen auch an Capillaren mit solcher roten Stase vorliegen können.

Vielfach im Zusammenhang mit typisch veränderten Arterien oder auch mit erweiterten Capillaren finden wir weitere Capillarstrecken sowie kleine Venen, in deren Lumen *dichte Anhäufungen von polymorphkernigen Leukocyten* zu erkennen sind. RICKER bezeichnet dieses Bild in den Venen als „weiße Stase" (Abb. 110). Wir glauben annehmen zu dürfen, daß derartige histologische Bilder dem funktionellen, vitalen Zustand der „weißen Stase" tatsächlich entsprechen. Um die Gefäße — kleine Venen und Capillaren — mit Leukocytenanhäufungen, aber auch um Gefäße ohne dieser „weißen Stase" sahen wir reichlich ausgewanderte weiße Blutkörperchen: *Leukodiapedese* (Abb. 110).

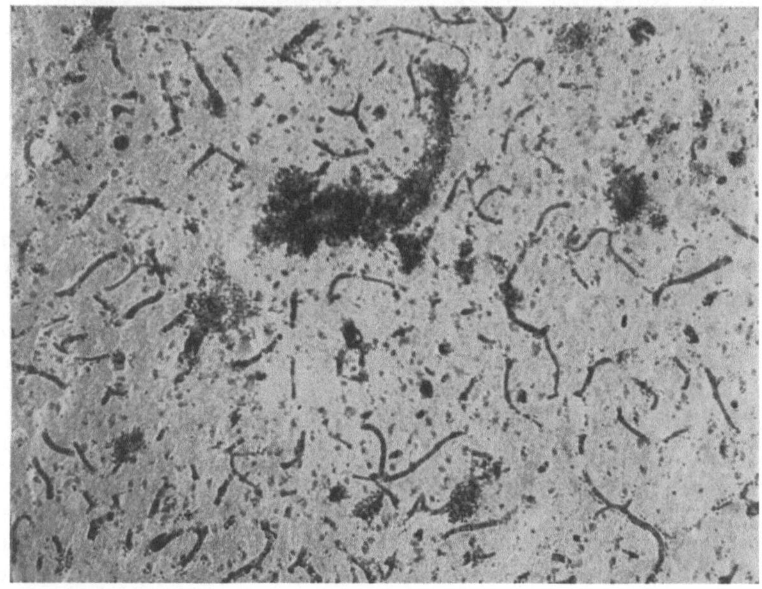

Abb. 109. Hochgradige Hyperämie, rote Stase, Erythrodiapedese im Striatum bei embolischer Apoplexie.

Es muß hier besonders hervorgehoben werden, daß alle diese Veränderungen in Gebieten auftreten, in welchen verschlossene Gefäße gar nicht nachzuweisen sind.

Die kleinen Capillarblutungen können nun vielfach *konfluieren* und den *Eindruck recht massiver Blutaustritte erwecken.* Ich möchte diese Art des Entstehens großer Blutungsherde bei embolischen Apoplexien besonders unterstreichen; von den einfach erweiterten Capillaren und locker voneinander getrennt stehenden, kleinen pericapillären Blutungen bis zu den großen, massiv erscheinenden Herden können hier alle Übergänge nebeneinander mit großer Klarheit unmittelbar beobachtet werden. Die Konturen von Arterien, Capillaren und Venen sind in den Blutungsherden teils an den Gefäßwandzellen, teils an der eigenartigen Lichtbrechung der Gefäßwand und sehr häufig auch an der noch zu besprechenden *Formalininkrustierung* der Gefäßwände deutlich zu erkennen (Abb. 111). Auffallend reichlich liegen in den ausgedehnten

Blutungsherden oder auch in den Gebieten mit noch vorhandenem Nervengewebe *polymorphkernige Leukocyten*; zwar stehen sie natürlich nicht so dicht
nebeneinander wie etwa bei eitrigen Prozessen, sie verleihen aber dem betroffenen Gewebsgebiet einen wesentlichen Charakterzug (Abb. 110). Die Gefäßkonturen innerhalb der Blutungsherde sind übrigens vielfach auch noch festzustellen oder wenigstens zu vermuten, weil sie durch polynukleäre Leukocyten
besetzt erscheinen (Abb. 111). Auch die polymorphkernigen Leukocyten enthalten oft sehr viel Formalinpigment.

*Es muß also hervorgehoben werden, daß alle die auftretenden Blutungen mit
Gefäßstraßen in Zusammenhang stehen, deren völlige Geschlossenheit —* wenigstens

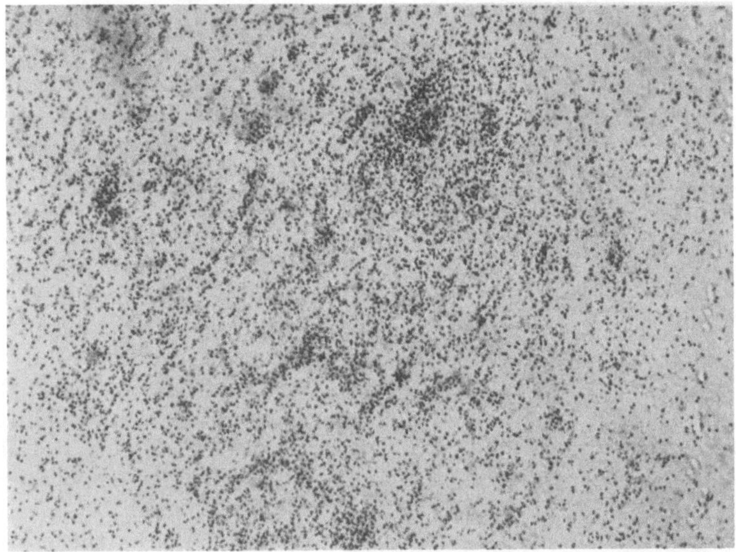

Abb. 110. Weiße Stase, ausgedehnte Leukodiapedese im Striatum bei embolischer Apoplexie.

in den bisher erörterten frisch entstandenen Fällen — *klar und einwandfrei
nachzuweisen ist.*

Ebenso wie die Konturen der Capillaren in den kleineren oder größeren
Blutungsherden bei Fällen, die den Insult eine Zeit lang überlebt haben, verschwinden können, sind auch *in den Arterienwänden zahlreiche Veränderungen*
nachzuweisen, die wir als *regressiv* bezeichnen müssen und die wir in einem
späteren Kapitel bei der *Pathogenese* der embolischen Insulte als selbstverständliche Folgen der Kreislaufstörungen in der Gefäßwand, insbesondere in
der Adventitia beschreiben werden.

Vor allem fällt hier eine *Lockerung der Media* auf. Die einzelnen Muskel-
züge der Wandschichten trennen sich voneinander, es entstehen längliche
Lücken, wie beim Aneinanderlegen starrer, gebogener Stäbe oder Lamellen
(ähnlich wie in Abb. 123). Die Endothelschicht geht hierbei oft selbständig
vor; sie reißt von der Media ab und liegt geschrumpft, zusammengefallen in
der Mitte des Gefäßquerschnittes (Abb. 123).

Neben der Auffaserung und Auflockerung ist in der Media auch eine *Quellung
der Muskelfasern* nachzuweisen, die oft die wichtigste Veränderung darstellen

kann. Der Muskelring verbreitet sich dadurch auf das Vielfache, einzelne Züge sind nicht mehr zu erkennen, die Kerne mangelhaft gefärbt oder völlig verschwunden. In den Lücken der aufgefaserten und gequollenen Media sind oft rote Blutkörperchen zu sehen (ähnlich wie in Abb. 141). Die Quellung der zerfaserten Media kann vielfach so hochgradig sein, daß die Stelle eines Gefäßquer- oder Längsschnittes nur an einem gleichmäßig trüb gefärbten, rundlichen bzw. länglichen Flecken zu erkennen bleibt. *Wir haben bei solchen Bildern den Endzustand eines Gefäßunterganges vor uns, der also hier bei den embolischen Apoplexien in einem Blutungsherd vor sich geht, nachdem die periarterielle Blutung bereits bestanden hat.*

Folgende Beobachtungen erscheinen uns noch beachtenswert. Selbst sehr ausgedehnt konfluierende Blutungen gliedern sich in *kleinere Blutungsherde*, in eine Art *Blutungseinheiten*, in deren Mittelpunkt, je nach der Quelle, eine Arterie oder Vene oder Capillare zu erkennen ist (Abb. 108). Die Einheitlichkeit und die *bausteinartige Bedeutung* derartiger kleiner Herde tritt bei den locker nebeneinanderstehenden Blutungen sehr klar hervor; man gelangt so zur Feststellung, daß die Blutungen bei den embolischen Apoplexien *immer in der Gestalt derartiger* arterieller, venöser und capillärer *Insulteinheiten* auftreten.

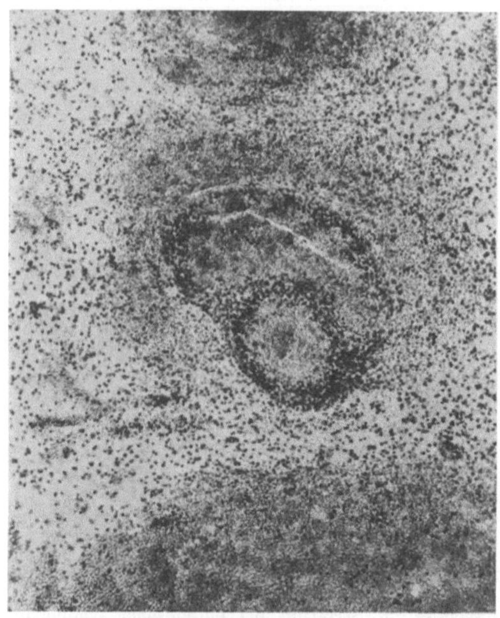

Abb. 111. Nekrotische kleine Arterie im Striatum 4 Tage nach einem embolischen Insult. Die Gefäßkonturen sind noch an Leukocyten und Formalinpigment zu erkennen. Zu erkennen ist auch die Grenze der typischen periarteriellen Blutung.

„Insulteinheiten" sind regelmäßig selbst noch in der Masse größerer Blutungen zu erkennen, vielfach an der noch intakt erscheinenden Arterienwand und an einer runden, periarteriellen, fest zusammenhaltenden — wie durch ein Häutchen umgrenzten — Blutung, ähnlich wie etwa in der Abb. 118; in vielen anderen Fällen wiederum durch Leukocyteneinlagerungen in die Gefäßkonturen und in eine periarterielle Grenze, die das periarterielle Hämatom — eben das Gebiet der Insulteinheit — an die Arterie fixiert (Abb. 111). Derartige histologische Bilder erinnern an jene makroskopischen Befunde an Arterien, die wir im vorigen Abschnitt bereits besprochen haben: *an die kleinen aneurysmaähnlichen Auftreibungen.* Entsprechend diesen makroskopischen Befunden können wir natürlich im histologischen Präparat vielfach auch Insulteinheiten nachweisen, die aus *langgestrecktem* Gefäß — Arterie oder Vene oder Capillare — und mantelförmiger, perivasaler Blutung bestehen. Wir heben hervor, daß alle diese Konturen der Insulteinheiten, also die des zentralen Gefäßes weiterhin die Konturen jenes häutchenartigen Gebildes, das das perivasale Hämatom zusammenhält, durch Einlagerungen des Formalinpigments besonders klar hervortreten können.

Eine weitere Beobachtung zeigte uns, daß an *Endothelzellen der* Capillaren, aber auch der größeren Gefäße *Quellungen* und *Vergrößerungen* auftreten können, eine Feststellung, die eine gewisse Aufmerksamkeit verdient, weil POLLAK und REŽEK ähnliche „Endothelwucherungen" auch bei den von ihnen beschriebenen — nicht embolischen — Apoplexiefällen gesehen haben (ähnlich wie in Abb. 141).

Bei allen diesen Befunden, deren enge Zusammengehörigkeit erst in einem später folgenden Abschnitt über die Pathogenese der Kreislaufstörungen bei embolischen Insulten erhellen wird, interessiert uns die *augenfällige Identität mit den* RICKER*schen* bzw. in den neueren Forschungen über funktionelle Kreislaufstörungen erkannten *Befunden* ganz besonders.

Es wird uns in dem Beispiel der embolischen Kreislaufstörungen nicht besonders schwer fallen zu zeigen, daß *alle Veränderungen* tatsächlich durch *ähnliche, funktionelle Mechanismen* entstanden sind, wie sie etwa durch RICKER in seinen experimentellen Untersuchungen erkannt wurden; es liegt ja hier alles klar und einfach zutage.

Die Befunde, die uns durch die RICKERschen Untersuchungen geläufig wurden, hatten uns eine *genaue Untersuchung* der adventitiellen Blutungen nahe gelegt. Es zeigte sich, daß auch diese ausnahmslos mit hochgradigen *Erweiterungen der adventitiellen Capillaren* verbunden sind, in völlig ähnlicher Weise, wie capilläre Blutungen auch sonstwo im geschädigten Gewebe. Wir konnten feststellen, daß eine hochgradige Erweiterung der adventitiellen Gefäße auch ohne Blutungen bestehen kann; wir sahen in adventitiellen Gefäßen das morphologische Äquivalent der „roten Stase"; dann hochgradige Ansammlungen von polynucleären Leukocyten, Infiltration der Adventitia und der Arterienwand durch polymorphkernige, weiße Blutzellen: *Leukostase* und *Leukodiapedese*. Kurz, wir konnten die morphologischen Äquivalente der von RICKER studierten verschiedenen Erscheinungsformen funktioneller Kreislaufstörungen auch in der Adventitia der arteriellen Gefäßstraßen nachweisen.

Es sei hier nur kurz bemerkt, daß also die adventitiellen Blutungen im Verlaufe größerer und kleinerer Arterien aus den Capillaren der Gefäßwand hervorgehen; natürlich erscheinen diese adventitiellen Blutungen *bevor* das Gewebe der Gefäßwand irgendwelche Veränderungen aufweisen würde; treten in diesen Geweben irgendwelche Veränderungen auf, so sind sie als Folgen der Kreislaufstörung in der Gefäßwand zu erklären.

Mit dieser Reihenfolge der Gefäßwandveränderungen hängt es zusammen, daß wir *in Fällen, in welchen der Tod mehrere Tage nach dem embolischen Insult eintrat, regelmäßig morsche, brüchige Arterien nachweisen können, die sich bei der histologischen Untersuchung als völlig nekrotisch und mit thrombotischen Massen gefüllt erweisen.*

In Gebieten älterer embolischer Schädigungen sind auch in einer Zeit, in welcher sich das Gefäßsystem vom ursprünglichen Insult durch den eingekeilten Pfropf bereits erholt hat, Veränderungen nachzuweisen, die wir noch kurz erwähnen müssen. Es handelt sich um hochgradige Erweiterungen in terminalen Gebieten — in den Capillaren und kleinen Venen — des ursprünglich betroffenen Gefäßbaumes, um eine Art Reizzustand, der darauf hinweist, daß die primäre Schädigung durch die Einkeilung trotz der Konsolidierung noch immer wirkt. In derartigen Gebieten sieht man neben den Erweiterungen der Capillaren und kleinen Venen vielfach auch kleine, ganz frisch entstandene capilläre Blutungen.

Wir erwähnten im Vorangehenden, daß bei embolischen Gefäßverschlüssen vielfach auch „*unblutige*" Läsionsherde auftreten, Schädigungen, die in der Literatur gewöhnlich als „weiße", „anämische" oder „gelbe" Erweichungsherde bezeichnet werden. Die histologische Untersuchung derartiger Herde ergibt regelmäßig dieselben Kreislaufstörungen, die wir bei der Untersuchung der „blutigen" embolischen Infarcierungen kennengelernt haben, vor allem Bilder der roten und der weißen Stase: also im Prinzip vollkommen gleichwertige Veränderungen, wie bei den blutigen Insulten; es besteht nur der Unterschied, daß in den Gebieten „unblutiger" Erweichungen eine Erythrodiapedese entweder überhaupt nicht oder nur andeutungsweise vorliegt. Diesen histologischen Befunden entspricht dann die bereits erwähnte makroskopische Beobachtung, daß die „weißen", die „unblutigen" Erweichungsherde bei embolischen Schädigungen im Stadium ihres ganz frischen Entstehens dem freiem Auge leicht rötlich gefärbt erscheinen.

2. Histologische Befunde der Kreislaufstörungen bei hypertonischen Apoplexien.

Wir wollen auch bei der Erörterung histologischer Untersuchungen von Kreislaufstörungen bei hypertonischen Apoplexien dieselbe Reihenfolge einhalten,

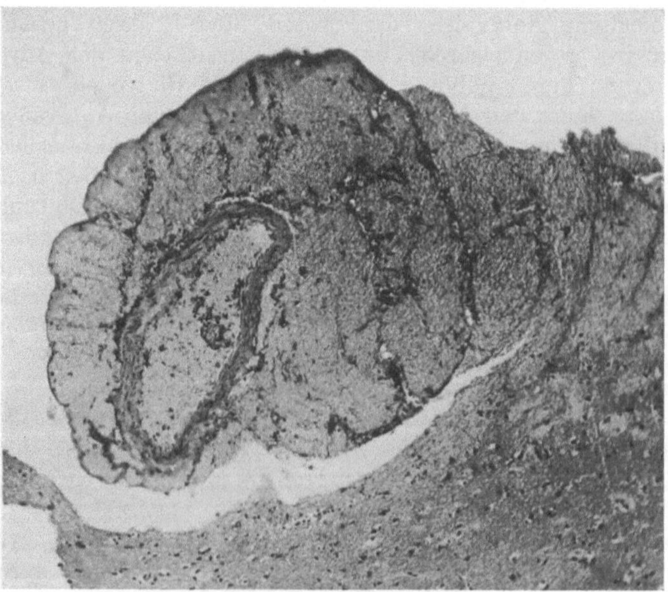

Abb. 112. Periarterielle, mantelförmige Blutung an einem durch Präparation isolierten Gefäß.
(Hypertonischer Insult.)

die wir bei den Beschreibungen der makroskopischen Befunde angewandt haben und zunächst Ergebnisse *an isolierten* Gefäßen besprechen.

So finden wir also in einem Fall (S. 1322/27), in welchem neben der großen hypertonischen Blutung in einem sonst intakten Hirnbezirk mehrere Arterienstämme mit mantelartigen Blutungen umgeben sind (Abb. 98), den makroskopischen Befund histologisch bestätigt; um das klaffende Lumen eine Blutung, die das Gefäß von allen Seiten umgibt (Abb. 112). Die Gefäßwand, insbesondere die Muscularis erscheint intakt (abgesehen von gewissen später noch zu besprechenden Veränderungen), das Lumen mit frischem Blut gefüllt. Die Intaktheit der Gefäßwand ist auch im Elasticapräparat zu erkennen.

Die Abb. 113 zeigt ein sog. „Miliaraneurysma"; die kleine Arterie weist eine ausgeprägte Rundzelleninfiltration auf, zum Zeichen dafür, daß die Blutung in der Adventitia nicht die einzige Folge der Kreislaufstörung darstellt. Im Lumen des Gefäßes sind lose Blutkörperchen noch deutlich zu erkennen.

Die beiden eben beschriebenen Befunde an *isolierten* Gefäßen repräsentieren nun alle jene Feststellungen, die wir in Fällen *frischer* Insulte gesehen haben: Intakte Media, intakte Elastica, Blutung in der Adventitia, frisches Blut im Lumen selbst; *niemals ist es uns gelungen, in dieser Periode irgendwelche Kontinuitätsunterbrechungen der Gefäßkonturen einwandfrei nachzuweisen.*

Selbstverständlich sind all diese Formen mit großer Klarheit und auch sehr reichlich in großen Schnitten zu erkennen, die den *ganzen Zusammenhang des Gewebsverbandes* darstellen. Je nach der Schnittführung bekommen wir hier die mantelförmigen Blutungen um Querschnitte oder Längsschnitte der Arterienlumina zu sehen (Abb. 114, 119).

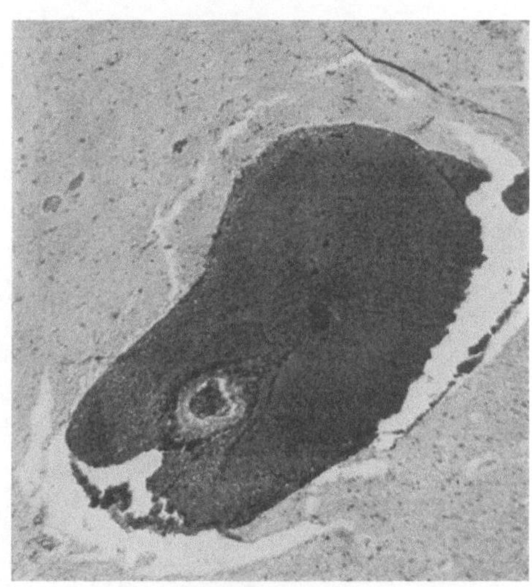

Abb. 113. Isolierter, kugelförmiger·Blutungsherd bei Hypertonie. Man beachte die intakte Arterie mitten im Hämatom.

Oft sind diese Mantelblutungen in ziemlich *großer Entfernung von den eigentlichen massiven Herden* zu erkennen, zum Zeichen dafür, daß die Straßen, die sie umhüllen, zu den Gebieten des großen Herdes führen oder unter allen Umständen durch den Schlag der hypertonischen Schädigung *mitbetroffen* wurden. Auch hier kann die Unversehrtheit der Gefäßwand, insbesondere der Muscularis, in zahlreichen Fällen nachgewiesen werden, so daß wir unseren schon vorher — bei den embolischen Schädigungen — geäußerten Eindruck, daß Blutungen in der Adventitia auftreten, bevor irgendwelche regressive Veränderungen in der Muscularis nachzuweisen wären, wieder bestätigt finden.

Die Abb. 114 zeigt uns derartige Blutungen längs getroffen.

In diesem letzteren Bild erkennt man übrigens bereits gewisse Einzelheiten, die das Entstehen der perivasculären Blutungen vermuten lassen. Wir sehen die breite Zone einer Blutung, die das Gefäß von der einen Seite her begleitet und etwa dreifach so breit erscheint als das Gefäß selbst.

Man hat den Eindruck, daß die perivasculäre Blutung einen *präformierten*

Raum zwischen Muscularis und eigentlicher Grenze des Nervengewebes aus-
füllt, ja, man erkennt sogar an dieser ektodermalen Grenze längliche, schmale
Zellen, die an Endothel erinnern und die den eben erwähnten perivasculären
Raum abschließen. Überall stellt im Falle der eben zur Sprache stehenden
frischen Kreislaufstörung dieses Häutchen *eine Grenze der Blutung* dar, selbst
wenn rote Blutkörperchen über diese Grenze hinaus sehr reichlich austreten
(Abb. 114). Man erkennt sie dann in frischen Fällen an den aneinandergereihten

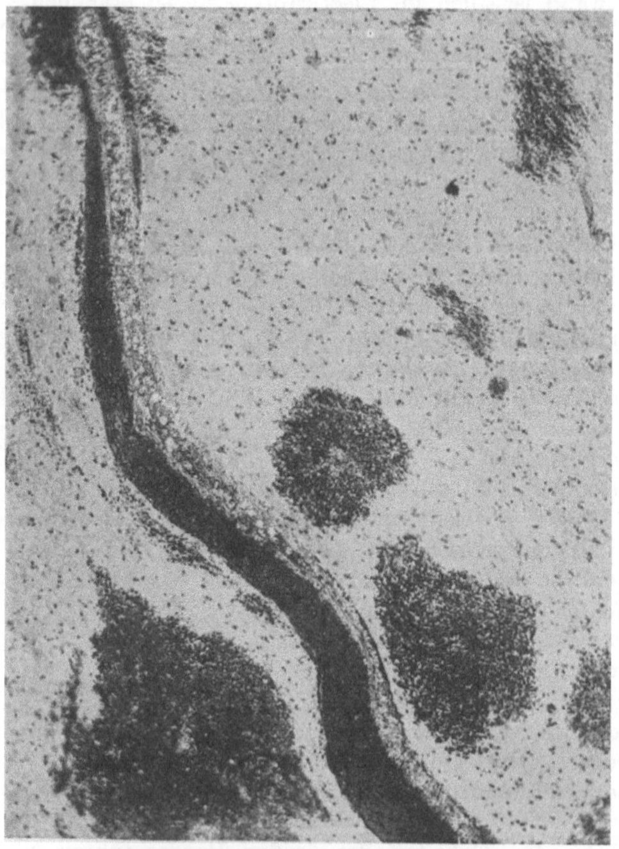

Abb. 114. Längs getroffene kleine Arterie mit adventitieller Blutung bei hypertonischer Apoplexie.
Man erkennt deutlich die Grenze des periarteriellen Raumes.

länglichen Zellen, später als ein kernloses, schmales Band; oft auch durch
die Inkrustation mit Formalinpigment (Abb. 115). Dieses Häutchen ist es,
das *die Einheitlichkeit der „Miliaraneurysmen"* bedingt und bei vorsichtiger
Präparation eine Portion des Blutmantels um den Gefäßstamm festhält, auch
wenn die über das Häutchen hinaus liegenden Blutmassen schon entfernt sind.

Wir weisen darauf noch besonders hin, daß alle diese Formen der adventitiellen Blutungen oft in Hirngebieten auftreten können, in welchen sonst weit
und breit keine Spur irgendwelcher Schädigungen der Hirnsubstanz vorliegt.

Wir beschrieben im Vorangehenden plumpe Auftreibungen der Gefäßstämme
durch Blutungen, die die sonst so zierliche Zeichnung der Gefäßbäume

verunstalten. Diese Verunstaltungen sind auch in Schnittpräparaten mitten im Gewebszusammenhang sehr häufig zu erkennen, je nach der Schnittführung in größerer oder kleinerer Ausdehnung (Abb. 116).

Alle diese Formen der *Blutungen in den Arterienwänden*, die wir neben den großen Blutungen regelmäßig auffinden, tragen zur Zusammensetzung der großen Blutungsmassen *verhältnismäßig wenig* bei, denn diese resultieren *aus Blutaustritten unzähliger Capillaren und kleiner Venen.*

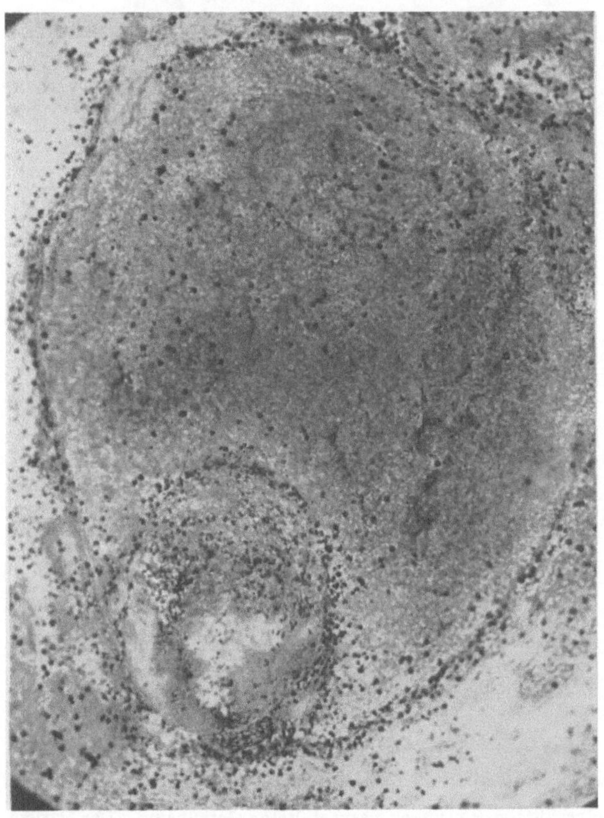

Abb. 115. Nekrotischer Arterienring, runde adventitielle Blutung. Die Konturen der Arterie und die Grenze des adventitiellen Raumes sind durch Formalininkrustation zu erkennen. Der Patient starb 4 Tage nach dem Insult. (Hypertonische Apoplexie.)

Wir haben diese Verhältnisse vor allem auch *an kleinen Blutungsherden studiert,* die, wie erwähnt, bei der Hypertonie sehr häufig als Begleiterscheinung größerer Blutungen, oft aber auch als alleinige Zeichen einer Erkrankung auftreten und die wir gerade dank ihres geringen Umfanges in Serienschnitten restlos untersuchen konnten.

In der Abb. 117 sehen wir die anatomischen Veränderungen, aus welchen sich die Massen der großen Blutungen ergeben, sozusagen auf das Notwendigste der Erkennbarkeit reduziert[1]. Wir sehen also mitten im Herd *eine kleine Arterie,* die wir auf Grund unserer Erfahrungen als *die zuführende Hauptstraße* der

---

[1] Der Herd erschien bei der makroskopischen Untersuchung stecknadelkopfgroß.

schädigenden Einwirkungen betrachten können; daneben mehrere, noch kleinere Arterienlumina: Querschnitte von Nebenästen des zentral liegenden Gefäßes. Um diese Nebenäste herum sind schon die typischen Scheidenblutungen zu erkennen. Außerdem finden wir aber auch sehr zahlreiche, *höchstgradig erweiterte Capillaren mit roter Stase und mit kleinen Blutaustritten um die hochgradig erweiterten Capillaren. Durch das Zusammenfließen unzähliger derartiger*

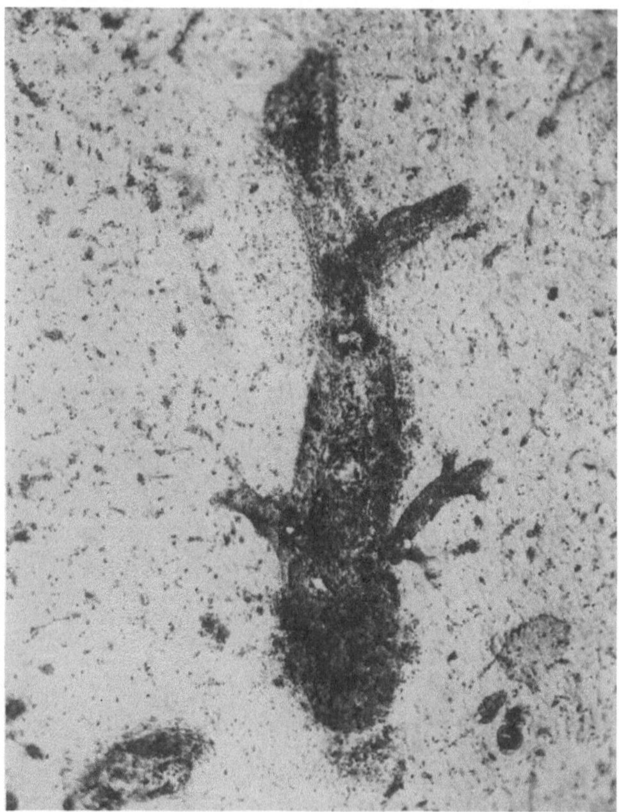

Abb. 116. Durch adventitielle Blutungen verunstalteter Gefäßbaum. Der Patient starb im akuten hypertonischen Insult. Man beachte die Erweiterung der Capillaren, die kleinsten Capillarblutungen in der Umgebung des Gefäßbaumes.

Blutungen im terminalen Gefäßgebiet können selbst die massivsten Blutklumpen bei der hypertonischen Apoplexie entstehen.

In den beschriebenen *Blutungen der Arterienadventitia* haben wir besonders darauf hingewiesen, daß es sich um Blutungen um intakte *Gefäßkonturen* herum handelt; die Media bildet einen geschlosssenen Ring oder ein geschlossenes Rohr und die Blutung ist ringsum aufgelagert. *Dieser Typus der frisch entstandenen Blutungen bei der Hypertonie* ist bis zu den kleinsten Capillaren hinunter *bei sämtlichen Gefäßen zu beobachten; immer ist mitten die intakte Gefäßkontur zu erkennen, um die herum die Blutung* erscheint.

In der Abb. 115 ist eine derartige Blutung um eine *kleine* Arterie herum zu sehen; in der Abb. 118 eine im Prinzip ähnlich erscheinende Blutung um eine Vene. Die Erscheinung ist so regelmäßig selbst in den größten hypertonisch-apoplektischen Blutungen zu erkennen, daß wir über *mikroskopische*

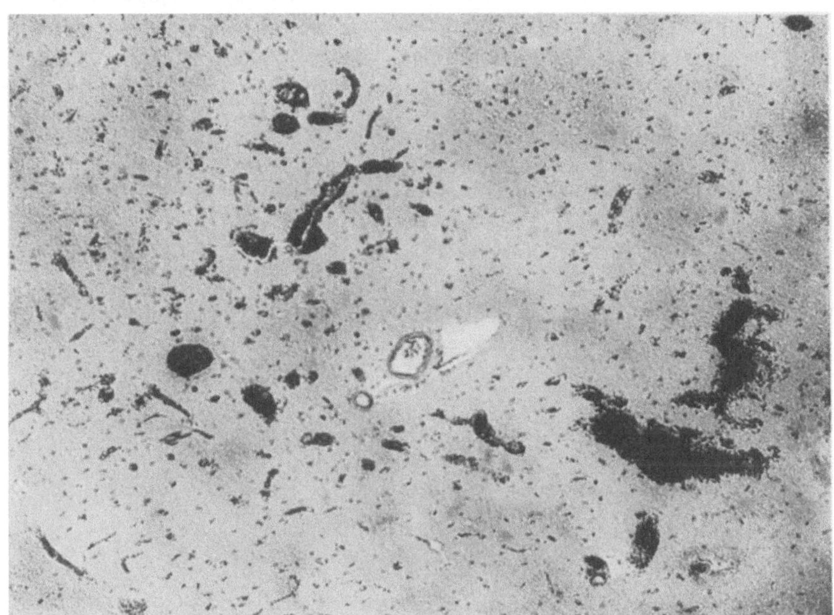

Abb. 117. Kleiner, frischer Läsionsherd bei Hypertonie. Man beachte die deutlichen Gefäßkonturen mitten in den runden und langausgestreckten Blutungen.

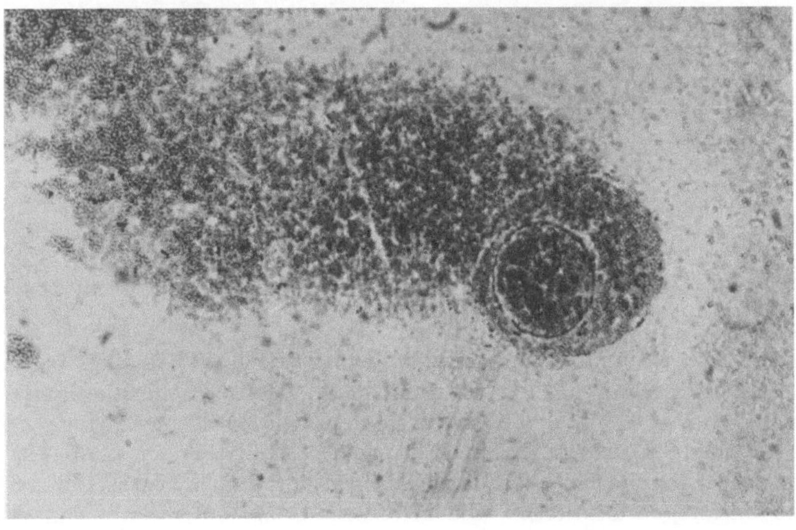

Abb. 118. Perivasale Blutung um eine kleine Vene. Man erkennt deutlich ein membranartiges Gebilde an der Grenze der adventitiellen Blutung. Formalininkrustation der Konturen.

„Blutungseinheiten" sprechen, und je nach dem Mittelpunkt des Herdes arterielle, venöse oder capilläre Insulteinheiten unterscheiden möchten.

11*

Trotz der großen prinzipiellen Übereinstimmung in der Morphologie aller
dieser Insulteinheiten müssen wir besonders darauf hinweisen, daß die perivasculäre Blutung bei den Arterien *aus den adventitiellen Gefäßen* hervorgeht,
bei den Capillaren und kleinen Venen dagegen aus dem Gefäßrohr selbst [1].

Auf die prinzipielle Übereinstimmung dieser Befunde mit den vorher besprochenen histologischen Veränderungen bei embolischen Insulten und mit den

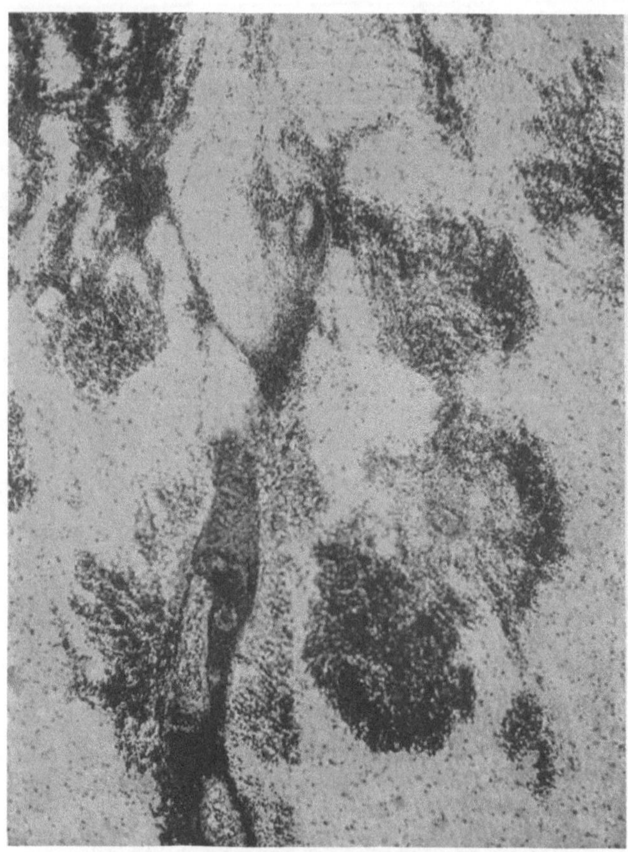

Abb. 119. Gefäßbaum mit perivasalen Blutungen und Blutungen in den Verzweigungen.
(Hypertonischer Insult.)

makroskopischen Befunden, insbesondere an präparierten Gefäßen bei hypertonischen Blutungen, brauchen wir wohl kaum besonders hinzuweisen.

Die folgenden Abbildungen sollen Stufen des Zusammenfließens zu den
großen, einheitlich erscheinenden Blutungen vorführen. Die Abb. 119 zeigt
einen Arterienstamm mit den dazugehörigen terminalen Verästelungen bzw.
mit den unzähligen Blutungen, die in diesem Geäst auftraten. Man erkennt
noch deutlich die Beziehungen dieser Blutungen zu der Gesamtheit des Gefäßbaumes. In der Abb. 120 stehen die Herde schon ziemlich dicht nebeneinander,
immerhin ist das Multizentrale der vorliegenden Läsion noch direkt, ohne

---

[1] Wie Köster, sind wir der Überzeugung, daß auch die kleinsten Arterien „Vasa
vasorum" besitzen.

weitere Überlegung zu erkennen. *Wir haben zahlreiche Anhaltspunkte, die zeigen, daß selbst massive, und vor allem so einheitlich erscheinende Herde, wie wir sie in den Abb. 44, 45, 121 darstellen, durch ähnliches Zusammenfließen entstanden sind.*

Wie bereits erwähnt, bleiben die Verzweigungen der Gefäßbäume in apoplektischen Herden räumlich in ähnlicher Anordnung zu erkennen, wie unter normalen Verhältnissen. Auch das histologische Bild zeigt im Blutungsgebiet überall

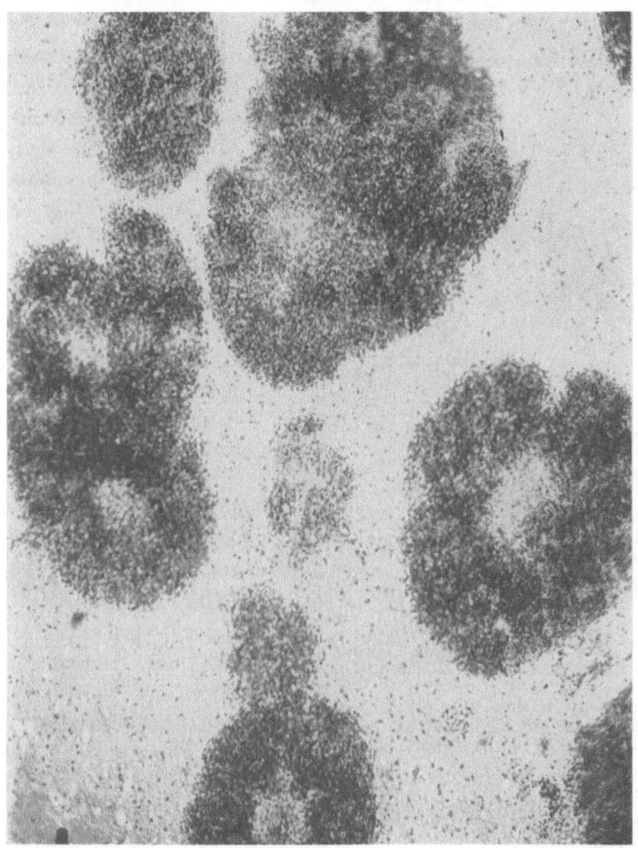

Abb. 120. Punktförmige Blutungen bei Hypertonie. Durch Konfluieren derartiger Herde können ganz massive Blutungen entstehen. Der helle Fleck mitten in den runden Herden stellt den nekrotischen, zerflossenen Rest eines Gefäßes dar.

Querschnitte oder Längsschnitte der Gefäße — Äste des Gefäßbaumes —, zum Beweis dafür, daß sie von Blutungen *nicht verdrängt, sondern nur umgeben werden*. So sehen wir in frischen Fällen mitten in den massiven Blutungsgebieten regelmäßig die zahlreichen intakten *Arterienlumina*. Die *Capillaren*, ihre Verzweigungen, sind in frischen Blutungen oft noch an den deutlichen Endothelzellen zu erkennen, sehr häufig aber auch an den *Formalinablagerungen*, die die Gefäßkonturen nachzeichnen (Abb. 121). Beweise dafür, daß in den Blutungszentren Gefäßbäume an Ort und Stelle ihrer normalen Organisation bestehen bleiben können, stellen schließlich auch jene Gefäßbäume dar, die wir in *alten* Herden von der Nervensubstanz befreit, sozusagen nackt, auffinden

Die ursprüngliche Organisation ist in den durch Blutungen infiltrierten Gebieten auch *an Resten des nervösen Parenchyms zu erkennen.* In ganz frisch entstandenen Herden erkennt man die *Gliazellen* noch an ihren Kernen, später an der Formalininkrustation ihres Protoplasmas, das oft abgerundet erscheint — in der Form von sog. Körnchenzellen — oder auch noch die strahligen Ausläufer aufweist. In frisch infiltrierten Gebieten sind auch *Ganglienzellen* deutlich zu erkennen, in typischen Abständen voneinander und *nicht zusammengedrängt.* Sehr klar ist bei geeigneten Färbungen *ein Netz von Myelinfasern* nachzuweisen; in den Lücken des Netzes liegt Blut. Man gewinnt den Eindruck, daß die in typischen apoplektischen Blutungsherden fast regelmäßig nachweisbaren Streifen und Klumpen von *Formalinpigment* hauptsächlich durch Ablagerungen in die Capillarwände, Nervenfasern, Gliazellen und Ganglienzellen entstehen.

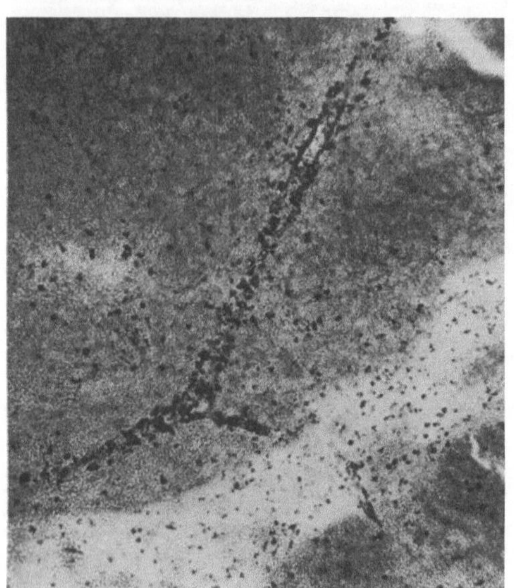

Abb. 121. Kleine Arterie in massivem Blutungsherd: die Konturen sind hauptsächlich an den Einlagerungen von Formalinpigment zu erkennen.

Die Abb. 122 stellt einen kleinen narbigen Herd dar; die überall hin verstreuten Pigmenteinlagerungen halten sich an die Äste eines kleinen Arterienbaumes und stellen den letzten Rest einer umschriebenen hypertonisch-apoplektischen Kreislaufstörung dar. Die im Stadium der frischen Schädigung offensichtlich reichlichen Extravasate sind bereits längst verschwunden und lassen jetzt die ursprüngliche Organisation des kleinen Hirngebietes wieder hervortreten: Zwischen den mit Pigment beladenen Gefäßstraßen erkennen wir Ganglienzellen — oft mit Eisenpigment beladen — in regelmäßigen Abständen voneinander entfernt.

Betrachtet man alle Reste der normalen Organisation in den frischen Blutungsherden, so gewinnt man den Eindruck, daß hier das extravasierte Blut von einer Art Schwamm aufgenommen wurde, der — wie das bei einem Schwamm ja selbstverständlich ist — das Blut in seinen hochgradig erweiterten Poren und Lücken aufsaugt, ohne zunächst sein organisches Gerüst einzubüßen. Vor allem ist klar, daß keine Verdrängung vorliegt. Die Befunde, die zeigen, daß Capillaren, Nervenfasern, Gliazellen, Ganglienzellen in den frischen Blutungsherden in den üblichen Abständen der normalen Organisation nebeneinander liegen bleiben, sind ja nicht vorzustellen, wenn das Ganze durch Verdrängung auf dem Wege großer Blutungen entstanden wäre.

Natürlich schwindet bei den hypertonisch-apoplektischen Blutungen auch vom Gerüst in kurzer Zeit sehr viel. Zunächst nervöse Bestandteile, Gliazellen, Ganglienzellen und Nervenfasern und dann auch Teile des Gefäßbaumes,

Capillaren und größere Gefäße; so daß *schließlich bei apoplektischen Blutungen, die einige Tage nach dem Insult zur Untersuchung gelangen, oft nur noch zusammengeflossene, desorganisierte Blutungsmassen vorliegen, in welchen Reste der ursprünglichen Struktur der Nervensubstanz vielfach überhaupt nicht mehr zu erkennen sind.*

Als wichtig betrachten wir vor allem eine Beschreibung *des Gefäßunterganges*, insbesondere *der regressiven Veränderungen und des Zerfalls der Arterien* bei hypertonischen Schädigungen. Die Abb. 115 zeigt uns den *völlig nekrotischen Ring einer mittleren Arterie* im Striatum, mitten in einer sehr großen, massiven Blutung; ein Bild, das wir bei Apoplexien, *die einige Tage nach dem Insult*

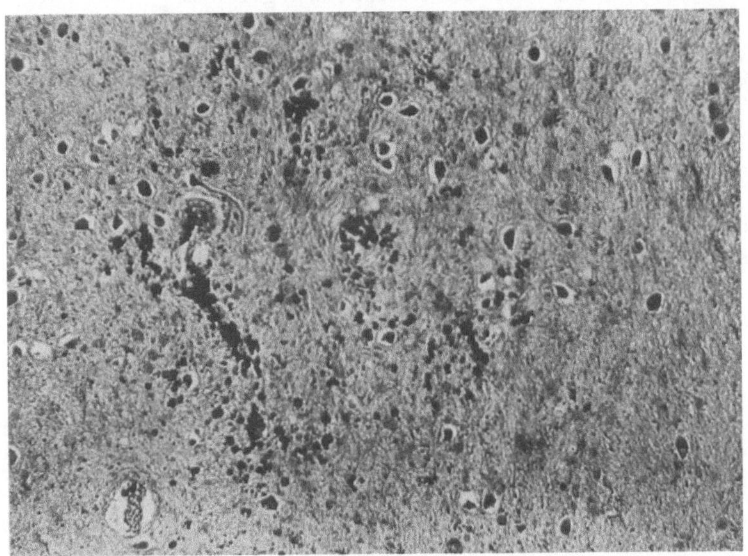

Abb. 122. Kleines Narbengebiet bei Hypertonie. Man erkennt in der Narbe den arteriellen
Gefäßbaum an den Einlagerungen des Eisenpigments.

zur Sektion gelangen, sehr häufig nachweisen können. In der etwas breiten Gefäßwand sind keinerlei Strukturen zu erkennen, immerhin erscheint aber noch auffallend, daß *die Wand in einer kompakten Masse zusammengeblieben ist.*

In einer weiteren Gruppe nekrotischer Arterien ist die Nekrobiose mit einer hochgradigen *Auffaserung der Wand* verbunden (Abb. 123).

Hat man bei dem Fall der Abb. 115 den Eindruck, daß es sich hier um ein Absterben, gewissermaßen „en bloc" handelt, so müssen wir bei den aufgefaserten nekrotischen Arterien den Eindruck gewinnen, daß hier der Nekrose ein Prozeß vorangegangen war, der die Gefäßwand zersetzte, auflockerte, *bevor* die einzelnen zelligen Elemente der Wand selbst abgestorben wären.

Weiterhin sieht man in den Blutungsherden Gefäße, an welchen normale Strukturelemente oft *nicht einmal angedeutet* zurückblieben. Derartige *nekrotische Reste* sind in isolierten, kleineren Blutungsherden besonders deutlich zu untersuchen; man findet mitten im kleinen Herd *ein verwaschenes, trübes Fleckchen*; die letzten, zusammengeflossenen Reste. Wir hatten reichlich Gelegenheit, *sämtliche Stufen dieser Nekrobiosen der Gefäßwand zu beobachten.*

Die Abb. 123 zeigt die primäre Auffaserung einer Arterie als *isolierten Insultherd* inmitten einer sonst intakten Hirnsubstanz. Wir wählen zur Darstellung gerade dieses Bild, weil hier durch das Fehlen irgendwelcher anderer Zerstörungsprozesse — Blutungen oder Erweichungen — aufs klarste zu zeigen ist, daß *diese Gefäßveränderung als primäres Zeichen einer hypertonischen Schädigung* tatsächlich auftreten kann. Wie wir oft sehen, ist die *Auffaserung durch das Auftreten von Blutungen zwischen den Spalten der Muscularis* begleitet. Ob es sich hierbei um Blutungen aus etwaigen, auch unter normalen Verhältnissen vorhandenen Gefäßen der Media handelt, oder um eine Aufsplitterung und Zersetzung durch *Eindringen* von Blut, soll zunächst dahingestellt bleiben; wesentlich erscheint uns nur die Aufsplitterung selbst.

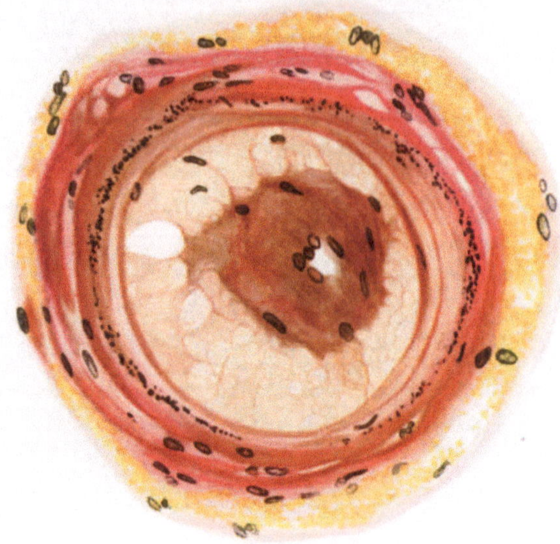

Abb. 123. Aufsplitterung, Nekrobiose einer Arterie.
Man beachte die Loslösung des Endothels von der Media sowie die Zerbröckelung der Mediakerne.

Diese Aufsplitterung der Arterienwand ist immer besonders eindrucksvoll, wenn sie in einem makroskopisch eben noch sichtbaren Herdchen zu erkennen ist, das als *einziges Symptom* der hypertonischen Schädigungen einer sonst unversehrten Hirnregion auftrat. In akuten Fällen ist sogar noch deutlich zu bemerken, daß das Endothel gewissermaßen *selbständig* reagiert; es löst sich von der Media ab, schrumpft zusammen und stellt mitten im Rohr des gequollenen, aufgefaserten Gefäßes ein eingeschobenes dünneres Rohr dar (Abb. 123).

Die Auffaserung ist noch in Fällen ganz einwandfrei zu erkennen, die offensichtlich *späte Stadien* der Gefäßschädigung darstellen.

Besonders prachtvoll ist die Aufsplitterung der Media an einer sonst völlig verödeten Arterie der Abb. 124 zu erkennen. Das Gefäß selbst ist durch eine alte Thrombose verstopft; in der Umgebung liegen sehr reichliche Pigmentreste und bezeugen, daß im frischen Stadium der Erkrankung auch ein terminales Gefäßgebiet des Hauptstammes betroffen war.

In vielen anderen, vollkommen verödeten Gefäßen fanden wir im narbigen Verschluß sehr reichliche Pigmentanhäufungen; manchmal wies auch die beginnende oder voll entwickelte *Rekanalisation* auf das Alter der Schädigung hin: die ursprünglichen Gefäßkonturen erkennt man aber selbst in solchen Fällen an den Resten der aufgefaserten Elastica.

Man gewinnt den Eindruck, daß die Auffaserung und Aufsplitterung der Gefäßwand, die ja zweifellos eine schwere Schädigung darstellt, nicht in allen Fällen zur völligen Zerstörung führen muß.

Wir müssen hier einige Beobachtungen an aufgefaserten und nekrotischen Arterien besonders hervorheben. Diese Schädigungen der Gefäßwand erscheinen regelmäßig von perivasalen Blutungen begleitet. Weiterhin findet man in den Lücken der aufgesplitterten Wand sehr häufig *dichte Scharen von polymorph-kernigen Leukocyten*, die oft noch erkennbar bleiben, wenn die Elemente der Gefäßwand selbst bereits völlig verwaschen erscheinen, ja, sie können die Konturen der zerstörten Gefäßwand als letzte Spuren anzeigen. Die Auflösung der Gefäßwand hängt unter Umständen mit diesen Ansammlungen von polymorphkernigen Leukocyten in der Gefäßwand zusammen.

Gefäßwände, die dem nekrobiotischen Prozeß unterworfen sind, zeichnen sich oft durch eine *eigenartige Färbbarkeit* aus, die vielleicht von einer Imbibition mit Blutfarbstoff herrührt und die sogar als erstes Zeichen einer Regression auftreten kann. Für regressive Vorgänge spricht auch die Beladung der Gefäßwand mit Formalinpigment (Abb. 115, 121). In Gefäßwänden mit alten Schädigungen ist oft ein *citronengelbes Pigment* zu erkennen, das keine Eisenfärbung gibt. Es handelt sich wohl um Blutderivate.

Schon in den bisher besprochenen Fällen von Gefäßwandschädigungen bei der Hypertonie war häufig eine Störung nachzuweisen, die wir als eine der *wichtigsten Folgen* hypertonischer Kreislaufstörungen bezeichnen müssen: *die Thrombose im Bereich der Gefäßwanderkrankung*. Wir wollen an Hand bereits erwähnter Präparate diese Komplikation nochmals zeigen. In der Abb. 116 die *frisch entstandene Thrombose* eines mittelgroßen Gefäßes; Quellung und Auffaserung der Media, stellenweise bis zum völligen Schwund der Zellen, ausgedehnte perivasculäre Blutung. Auch um einen kleineren Nebenast die typische, perivasculäre Blutung.

In der Abb. 124 ist die *Thrombose bereits in Organisation begriffen*. Die aufgefaserten Mediaelemente sind durch die grellgelbe Imbibition noch zu erkennen, trotzdem das ganze Gebilde als Gefäßstraße zu funktionieren offensichtlich aufgehört hat; Fremdkörperriesenzellen. In der Umgebung massive Narbe, sehr reichlich Eisenpigment: Folgen perivasculärer Blutungen und Blutungen im terminalen Gebiet.

Thrombose als Folge hypertonischer Wandschädigungen sahen wir häufig auch in Herden, die makroskopisch eben zu erkennen waren: Sie erscheinen dem freien Auge als rote bzw. rostbraune Pünktchen.

Die eben beschriebene Thrombose stellt natürlich *nicht die einzige Form* der Folgezustände hypertonischer Läsionen in der Gefäßwand dar; wir sahen Fälle, in welchen es trotz sehr schwerer Gefäßwandschädigungen zu keinem thrombotischen Verschluß gekommen ist; wir sahen reichlich Fälle, in welchen ausgedehnte Pigmentmassen des perivasculären Gebietes auf eine beträchtliche und alte Schädigung hinweisen, und in welchen das Gefäßlumen in seiner offensichtlich ursprünglichen Ausdehnung bestehen blieb.

An den Gefäßen sind aber nicht nur regressive Veränderungen zu beobachten, sondern auch *deutliche Wucherungserscheinungen der Endothelien*. Sie sind in Fällen ganz frischer apoplektischer Blutungen regelmäßig nachzuweisen und scheinen vielfach den Zerfallserscheinungen voranzugehen.

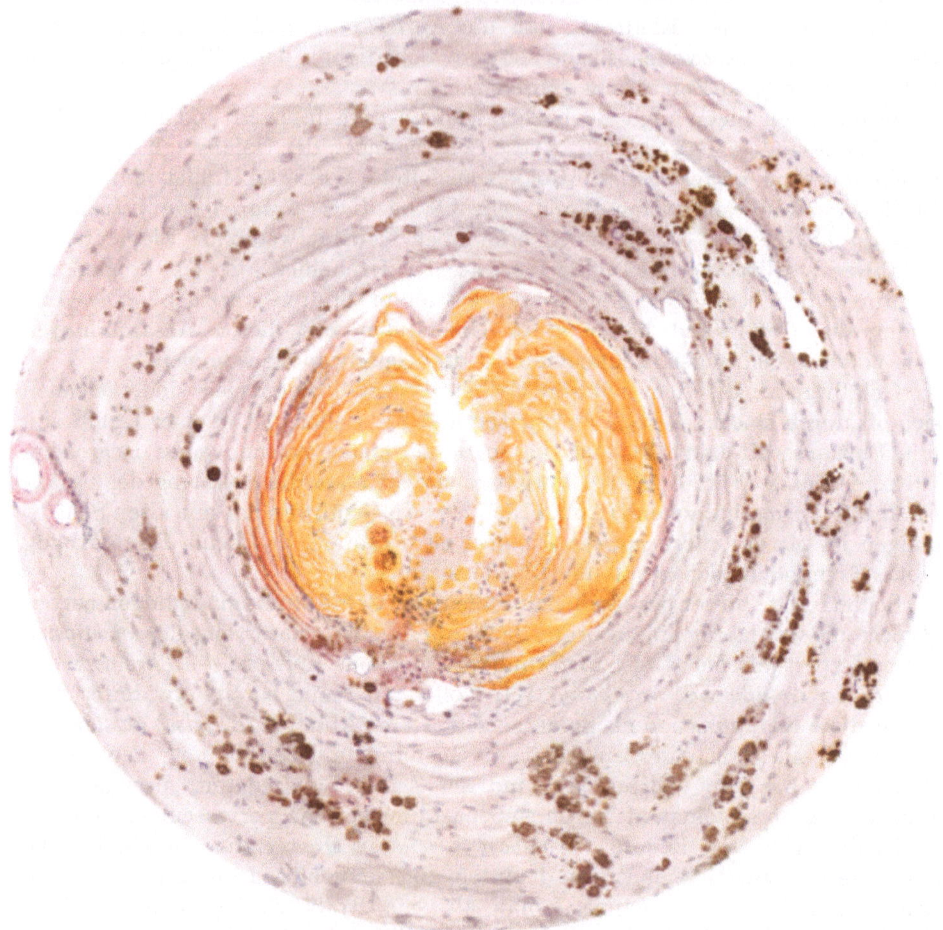

Abb. 124. Isolierter kleiner rostbrauner Herd bei Hypertonie. Histologisch: Thrombotisch verschlossene Arterie, reiche Hämosiderinablagerungen in der Adventitia der Arterienäste in der Umgebung. Man beachte die zitronengelb und orangerot imbibierten Reste der aufgefaserten Arterienwand. Zahlreiche Riesenzellen mit Hämosiderin beladen.

Wir erwähnten bereits im Vorangehenden den häufigen Befund intakt erscheinender Gefäße mitten in frischen Blutungen oder auch in alten Herden der hypertonischen Zerstörung. Es ist in solchen Fällen oft schwer, klar zu entscheiden, ob es sich dabei um Gefäße handelt, die von der apoplektischen Blutung nur sekundär betroffen wurden oder ob sie als vermittelnde Gefäßstraßen selbst beteiligt sind. Gefäße, die keinerlei Veränderungen aufweisen, könnten ja ein Stadium pathologischer Veränderungen bereits überstanden haben; wir haben reichlich Veranlassung derartiges anzunehmen.

Es ist wohl nicht zu verkennen, daß unsere Beschreibungen der mikroskopischen Veränderungen an den Gefäßen bei hypertonischen Apoplexien weitgehend darauf eingestellt sind, die *Analogien mit Kreislaufstörungen bei embolischen Apoplexien* möglichst klar hervortreten zu lassen. Um die wichtigsten Übereinstimmungen auch direkt hervorzuheben, erinnere ich an die Ähnlichkeit der *adventitiellen Blutungen bei embolischen und hypertonischen Apoplexien*; hier wie dort prinzipiell dieselben Befunde, mit dem einen Unterschied, daß die Blutungen in den arteriellen Gefäßstraßen bei der Hypertonie ausgedehnter sind. Vollkommen übereinstimmend sind die Befunde, die uns in histologischen Schnitten an makroskopisch präparierte *Gefäßbäume* erinnern; die Arterie als Hauptstamm und die unzähligen, mit diesem Stamm zusammenhängenden Capillaren als Geäst; wie bei den embolischen Apoplexien gewinnt man auch bei den hypertonischen Apoplexien den Eindruck, daß es sich um einheitliche, gleichzeitig erfolgte Schädigungen der Gefäßbäume handelt. Weiterhin beschrieben wir bei den hypertonischen Apoplexien dieselben Veränderungen der *Arterienwände,* die wir bei den embolischen Schädigungen kennen gelernt haben; dieselbe Auffaserung, dieselbe Quellung, ähnliche Blutaustritte in den Lücken der aufgefaserten Gefäßwand und dieselben Formen der Nekrose. Auch hier müssen wir aber den — allerdings nicht prinzipiellen — Unterschied hervorheben, daß alle diese regressiven Veränderungen der Gefäßwand bei den hypertonischen Apoplexien stärker, sozusagen gröber ausgeprägt sind als bei den embolischen Insulten.

Eine interessante Übereinstimmung ist, daß wir bei den hypertonischen Insulten bzw. bei den hypertonischen Blutungen dieselben *Einheitsherde* festgestellt haben wie bei den embolischen Apoplexien. Auch bei den hypertonischen Blutungen stellen diese capillären, venösen oder arteriellen „Insulteinheiten" die einfachste, die *elementare Form* der apoplektischen Kreislaufstörung dar, aus deren vielen sich der große Herd zusammensetzt. Bemerkenswert ist hier, daß *die arteriellen Insulteinheiten bei der Hypertonie bedeutend zahlreicher sind und auch beträchtlich größer* erscheinen als bei den embolischen Insulten, eine Erscheinung, auf deren Erklärung wir noch zu sprechen kommen werden. *Alles in allem sehen wir also bei hypertonischen und embolischen apoplektischen Kreislaufstörungen dieselben Befunde, mit dem Unterschied, daß die arteriellen Straßen bei den embolischen Apoplexien viel weniger ausgeprägte Zeichen der Inanspruchnahme durch pathologische Einwirkungen aufweisen als bei den hypertonischen Schädigungen.*

Die großen Übereinstimmungen der Kreislaufstörungen bei beiden Apoplexieformen finden ihren Höhepunkt — aber auch ihre Erklärung — im Nachweis der morphologischen Äquivalente der funktionellen Kreislaufstörungen bei hypertonischen Apoplexien.

Nach den ausführlichen Beschreibungen dieser Befunde bei den embolischen Apoplexien dürfen wir uns hier vielleicht kurz fassen. Wir finden also in den Herden hypertonischer Läsionen *hochgradig erweiterte Capillaren* im Zustand der *roten Stase,* kombiniert mit Blutungen oder auch ohne Blutungen (Abb. 116, 117). Weiterhin *Leukostase* und *Leukodiapedese* (Abb. 125). Besonders hervorzuheben ist, daß alle diese morphologischen Äquivalente der RICKERschen funktionellen Kreislaufstörungen *auch in den adventitiellen Teilen der Arterien nachzuweisen sind:* in Arterien mit ausgedehnten adventitiellen und intramuralen Blutungen und mit ausgefaserten, aufgequollenen, also regressiv veränderten Wänden (ähnlich wie in Abb. 140, 141).

Gebiete *alter hypertonischer Läsionen* sind — ähnlich wie alte embolische Herde — an den verschiedenen Gewebsveränderungen — narbige Reste eines Auflösungs- oder Auflockerungsprozesses usw. — leicht zu erkennen. Auch die *Gefäße* der alten hypertonischen Herde weisen — wie bei der Embolie — bestimmte Eigenschaften auf, die wohl mit der längst erfolgten Schädigung zusammenhängen. So findet man die vielfach absolut regulär konturierten, aber auffallend weiten Arterien, Capillaren und Venen der Gefäßbäume von *Pigmentmassen* umgeben, die wohl — wenigstens zum guten Teil — Abbauprodukte früherer perivasculärer Blutungen darstellen, und die als Zeugen

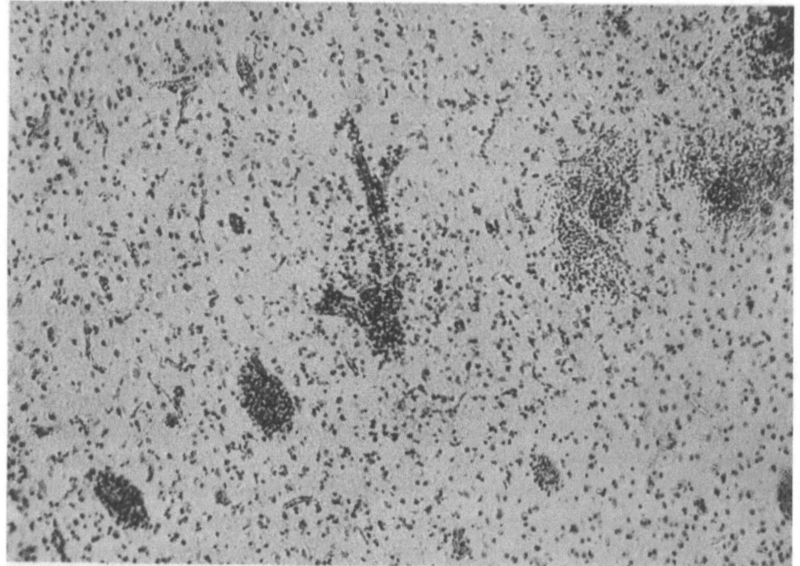

Abb. 125. Weiße Stase, Leukodiapedese bei Hypertonie.

dafür zu verwerten sind — wir werden es noch besprechen —, daß die initiale Schädigung tatsächlich nur eine funktionelle war; die Gefäßwände und die Kontinuität der Blutströmung sind ja erhalten geblieben. Der Inhalt des Gefäßrohres selbst unterscheidet sich vom Inhalt von vornherein vollkommen unversehrt bestehender Gefäßbezirke vielfach durch gar nichts, oder es sind Veränderungen nachzuweisen, die eben nur ganz akut entstanden sein können und ein vorher unbehindertes Strömen des Blutes als unbedingte Voraussetzung für ihr Entstehen fordern: *Rote Stase, weiße Stase, Erythrodiapedese* und *Leukodiapedese* (ähnlich wie in Abb. 127).

Auf die Erklärung dieser Phänomene in alten Läsionsherden werden wir noch zu sprechen kommen, wir wollen uns hier nur auf die Feststellung der morphologischen Befunde beschränken; wir dürfen aber vielleicht doch soviel vorausschicken, daß diese *leichte Wiederkehr* der morphologischen Äquivalente funktioneller Kreislaufstörungen den Beobachtungen RICKERS entspricht und die selbstverständliche Folge der früheren katastrophalen Irritation der betreffenden Gefäßbäume darstellt.

Wir haben im Vorangehenden Fälle hypertonischer Apoplexien beschrieben, bei welchen Schädigungen der Hirnsubstanz entstanden waren, *ohne* daß dabei *Blutungen* hätten nachgewiesen werden können. Auch diese Beobachtung entspricht Befunden bei embolischen Läsionen. Wir finden in diesen „unblutigen“ Herden *dieselben morphologischen Äquivalente funktioneller Kreislaufstörungen*, die wir in analogen embolischen Zerstörungen und auch in den Blutungsherden beider Apoplexieformen nachweisen können. Wir sehen dieselben Erweiterungen der Arterien, der Venen, insbesondere der Capillaren. Wir sehen die „*rote Stase*“, die „*weiße Stase*“, Leukodiapedese — diese oft besonders stark ausgeprägt —, kurz, die morphologischen Äquivalente sämtlicher Formen und Stufen funktioneller Kreislaufstörungen (Abb. 125), *nur keine Blutaustritte*; allerdings können verschwindend kleine adventitielle oder pericapilläre Blutungen hier und dort ebenfalls vorliegen.

Auch diese Befunde werden wir bei der Besprechung der Pathogenese noch eingehend zu würdigen haben; es ist festzustellen, daß gerade jene Befunde, die wir bei der Untersuchung der Kreislaufstörungen *sowohl blutiger als auch unblutiger hypertonischer* Insulte aufgefunden haben, die wesentlichsten, die zentralen Veränderungen bedeuten, mit welchen sich sämtliche Folgen, so auch die Blutungen ohne weiteres erklären lassen.

Die unblutigen Kreislaufstörungen sind mit denselben Zerfallserscheinungen in der Nervensubstanz verbunden, wie die mit Blutaustritten einhergehenden: Auflockerung, Auflösung der Nervensubstanz sind die Folge. Dabei bleibt der Vermittler des Zerfalls, der Gefäßbaum, mit seinem Geäst in seiner Gesamtheit bestehen, ja — wir glauben diesen Schluß aus histologischen Präparaten ziehen zu dürfen — er dient wieder einem ungehindert strömenden Blutkreislauf.

Die Übereinstimmung zwischen den histologischen Veränderungen des *Nervengewebes* bei unblutigen embolischen und hypertonischen Schädigungen ist bis ins letzte vollständig.

3. Histologische Befunde am Gefäßsystem bei arteriosklerotischen Apoplexien.

Die Histologie der arteriosklerotisch thrombotischen Verschlüsse bietet keinerlei Besonderheiten im Vergleich zu thrombotischen Prozessen in arteriosklerotischen Gefäßen anderer Körperteile. Da aber feinere Veränderungen bei derartigen Vorgängen im allgemeinen viel zu wenig bearbeitet und bekannt sind, möchten wir uns hier wenigstens ganz kurz auch mit Befunden bei Verschlüssen beschäftigen.

Eine genauere Beschreibung der arteriosklerotischen Wandveränderungen selbst erübrigt sich wohl; wir sehen dieselbe Zerklüftung der ganzen Wand, die Intimahyperplasie, Fetteinlagerungen — zum Teil krystallinisch —, Kalkablagerungen, Rundzelleninfiltrate — hauptsächlich in der Adventitia, aber auch in der Media — wie in arteriosklerotischen Gefäßwänden auch sonst.

Die Thrombose — die wohl infolge von Endotheldefekten entsteht — füllt das hochgradig erweiterte Lumen vollkommen aus. Man wird vielfach klar erkennen, daß die Thrombose in einer *gewissen Reihenfolge* entsteht; der Verschluß des Lumens dürfte sich also in manchen Fällen *allmählich* ausbilden.

Folgende Befunde seien nun besonders betont: Die Thrombose im Gefäßlumen ist mit oft sehr ausgedehnten *Blutungen in der Gefäßwand selbst* verbunden, und zwar sind die Blutungen sowohl in Spalten, Lücken und Rissen der Media als auch in der Adventitia — perivasculär angeordnet — nachzuweisen (Abb. 126). Durch die Blutungen in der Media kann das ohnehin schon reichlich zerklüftete Gefäß noch mehr zerfasert werden, so daß man von *intramuralen Hämatomen* sprechen muß. In der Adventitia fällt der große Reichtum an Capillaren und auch an größeren Gefäßen auf. Man gewinnt den

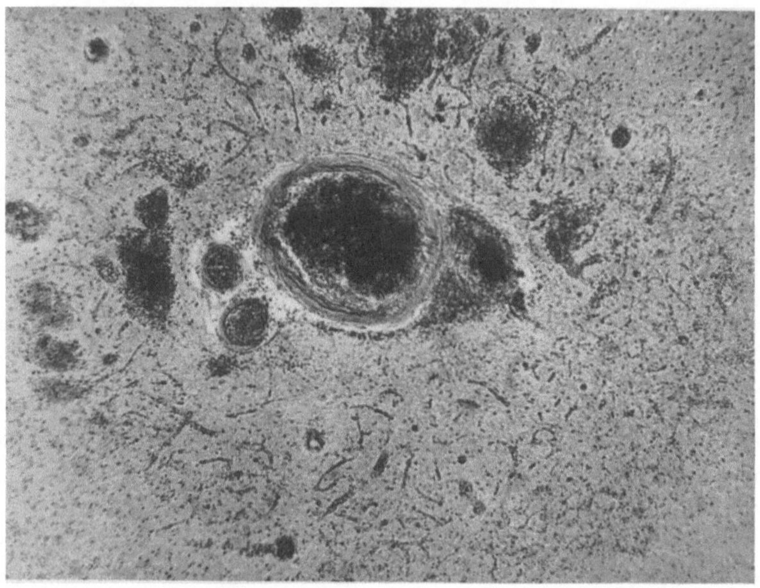

Abb. 126. Terminales Gebiet einer thrombotischen Arterie bei Arteriosklerose. Man beachte die erweiterten Capillaren, die capillären Blutungen. Adventitielle Blutung um die thrombotische, größere Arterie.

Eindruck, daß die intramuralen Blutungen wieder *mit den Erweiterungen dieser muralen Gefäße* zusammenhängen, ähnlich wie wir es bei den embolischen und bei den hypertonischen Apoplexien beschrieben haben.

Von Bedeutung für die Bestimmung des Charakters arteriosklerotischer Gefäßwandschädigungen ist, daß die *Konturen des Gefäßrohres geschlossen bleiben,* und daß durch die noch richtig schließenden Wände die *Kontinuität des Gefäßrohres* trotz der Unterbrechung durch die Thrombose noch *bestehen bleibt.* So ist es also eine Selbstverständlichkeit, daß die allmählich erfolgende *Rekanalisation* in Fällen *älterer thrombotischer Verschlüsse die Richtung und die Grenzen des ursprünglichen Flußbettes einhält.* Wir finden in histologischen Schnitten auch derartiger alter thrombotischer Gefäße den noch lückenlos schließenden Mediaring auf, ja die fettbeladenen hyperplastischen Intimaschichten sind ebenfalls noch klar zu erkennen; das Lumen erscheint — bis auf die Lücken der rekanalisierten Gänge — durch ein Narbengewebe ausgefüllt. Zwischen den Zügen dieses Narbengewebes finden wir sehr reichlich *Eisenpigment, das auch zwischen den lockeren Zügen der Media und in der Adventitia noch reichlich vorliegt.*

Alle diese Pigmentmassen stellen selbstverständlich die Reste älterer Blutungen dar; die Pigmentmassen zwischen den Lamellen der aufgefaserten Wand verdienen als Reste von *Blutungen in Wandspalten* unsere besondere Aufmerksamkeit.

Wie bereits früher erwähnt, setzt sich die Thrombose von der häufigen Ursprungsstelle — am Abgang der striären Arterien aus der Arteria fossae *Sylvii* —, manchmal bis in feine Verzweigungen der Arterienbäume fort. Und so treffen wir also die bereits beschriebenen Veränderungen — thrombotischer Verschluß, Auflockerung der Gefäßwand, Blutungen in der Gefäßwand, insbesondere auch in der Adventitia — regelmäßig auch *um Querschnitte kleinerer Gefäße* an.

Jene Veränderungen — Kreislaufstörungen —, die die klinischen Symptome einer arteriosklerotisch-thrombotischen Apoplexie *unmittelbar* veranlassen, finden wir natürlich in den *terminalen Gebieten* der thrombotischen Gefäße auf. So sehen wir oft in ausgedehnten Hirngebieten, die von thrombotisch völlig verschlossenen Gefäßen durchquert werden, keinerlei Veränderungen; eine Zerstörung der Hirnsubstanz ist *nur in den terminalen Territorien* des betreffenden Gefäßbaumes nachzuweisen, unter Umständen in einem Gebiet, in welchem die letzten arteriellen Verzweigungen *selbst gar nicht mehr verschlossen erscheinen.*

In den terminalen Gebieten sind neben den einfachen, sozusagen unproblematischen Befunden auch Störungen des Kreislaufes zu vermerken, die unsere *besondere Aufmerksamkeit* verdienen. Wir finden sie kennzeichnenderweise gerade in jenen Gebieten, in welchen die bereits makroskopisch erkennbaren punktförmigen Blutungen vorliegen. Es handelt sich dabei wiederum um Bilder, die wir als *morphologische Äquivalente funktioneller Kreislaufstörungen* bezeichnen müssen und die alle jene Formen aufweisen, die wir bisher bei den embolischen und hypertonischen apoplektischen Kreislaufstörungen bereits kennengelernt haben. Wir sehen also auch hier *bei arteriosklerotischen Kreislaufstörungen der Hirnsubstanz die „rote Stase", Erythrodiapedese, die „weiße Stase" und Leukodiapedese* (Abb. 126). Ähnlich wie bei den besprochenen beiden anderen Apoplexiearten kann die Erythrodiapedese auch hier so ausgedehnte Blutungen hervorrufen, daß massiv konfluierende Herde auftreten und andererseits kann auch die Leukodiapedese ganze große Gebiete dicht besäen und durch die dichten Scharen der polymorphkernigen Leukocyten dem Gewebe einen besonderen Charakterzug verleihen.

Sowohl bei der Beurteilung der „roten Stase" als auch der „weißen Stase" im histologischen Präparat können insofern Schwierigkeiten entstehen, als diese beiden funktionellen Zustände morphologisch nicht ohne weiteres von der „roten" bzw. „weißen" *Thrombose* zu unterscheiden sind. Für das tatsächliche Bestehen auch rein funktioneller Störungen in terminalen Gefäßgebieten bei den arteriosklerotisch-thrombotischen Hirnschädigungen sprechen aber zahlreiche Indizien.

Vor allem sind Befunde in älteren Herden zu nennen, bei welchen die initiale Kreislaufstörung bereits vorüberging und die bis auf eine auffällige Erweiterung des Capillarnetzes keinerlei Zeichen einer Störung der Blutströmung mehr aufweisen — übrigens ähnlich wie bei embolischen und hypertonischen Apoplexien.

Die funktionelle Natur der Kreislaufstörung in großen Teilen des Gefäßbaumes wird weiterhin auch durch die so überaus lebhafte Auswanderung der
weißen Blutzellen angezeigt, ein Prozeß, der ja wahrscheinlich nur aus dem noch
beweglichen — d. h. noch nicht geronnenen — *Blut* vor sich gehen kann.

Für die funktionelle Natur dieser Kreislaufstörungen sprechen auch Ver-
änderungen, die wir in Gebieten mit alten Zerstörungen nachweisen können.
Man findet nämlich in alten Erweichungsherden — genau so wie bei alten embo-
lischen oder hypertonischen Schädigungen — auch bei arteriosklerotischen
Apoplexien ganz frisch aufgeflackerte Kreislaufstörungen, kleine Blutungen,
Stasen (Abb. 127).

Es ist klar, daß auch die *arteriosklerotische Thrombose selbst durch einen
Prozeß funktioneller Störung eingeleitet werden kann* und vielfach tatsächlich

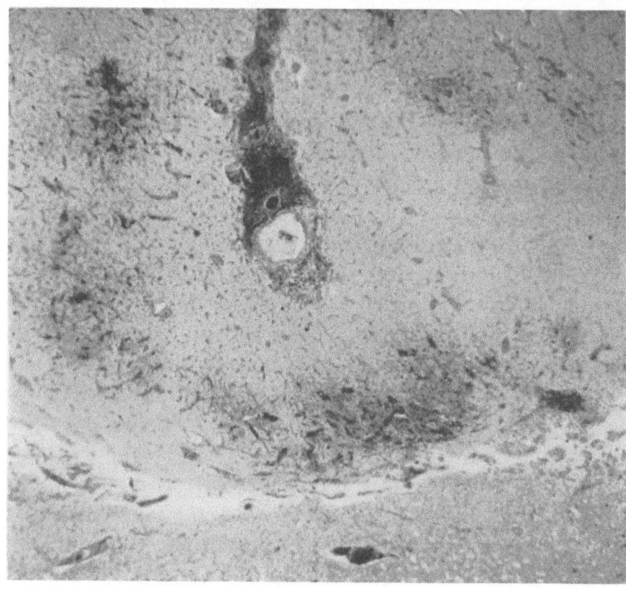

Abb. 127. Frische rote Stase und Erythrodiapedese im Narbengebiet bei alter arteriosklerotischer
Thrombose.

eingeleitet wird. Der Nachweis funktioneller Kreislaufstörungen der terminalen
Gefäßgebiete im Anschluß an arteriosklerotische Thrombosen kann also an
und für sich eine Selbstverständlichkeit darstellen. Es kommt uns aber hier
darauf an, zu betonen, daß die Kreislaufstörungen *im eigentlichen Schädigungsgebiet, im terminalen Gebiet* der thrombotischen Gefäße auch bei arteriosklerotischen Apoplexien *bis zuletzt* ausschließlich funktioneller Natur bleiben *können*
und daß das Flußbett, das im Anfangsstadium der Erkrankung stagnierendes
Blut enthält, später wieder der Kreislaufstörung dienen kann, daß also die
Schädigung der Nervensubstanz *auch bei arteriosklerotischen Apoplexien unmittelbar durch funktionelle Kreislaufstörungen veranlaßt werden kann, ähnlich
wie bei den embolischen oder auch bei hypertonischen Apoplexien.*

So sehen wir also, daß große Übereinstimmungen, die wir zwischen den drei
Formen der apoplektischen Schädigungen bei der makroskopischen Unter-

suchung nachweisen können, auch bei der mikroskopischen Untersuchung der feinsten Einzelheiten wiederkehren. In den vorangehenden Beschreibungen erwähnten wir sehr häufig „unblutige" Herde bei arteriosklerotischen Thrombosen. Derartige Herde stellen ja den häufigsten, geradezu den typischen Befund bei arteriosklerotischen Apoplexien dar. In vielen derartigen Fällen handelt es sich um *Restzustände* nach abgeklungenen Kreislaufstörungen. Man hat aber häufig Gelegenheit, auch ganz frisch entstandene „unblutige" Herde zu beobachten; sie zeichnen sich durch eine schwache, rötliche Färbung aus. Bei der histologischen Untersuchung finden wir dieselben Zeichen von Kreislaufstörungen wie bei den „blutigen" Infarcierungen: Rote Stase — als Erklärung für die rötliche Tönung der ganz frischen Herde —, weiße Stase, Austritt von weißen Blutkörperchen. Es handelt sich also um prinzipiell ähnliche, *nur qualitativ verschiedene* Veränderungen wie bei den blutigen Zerstörungen.

III. Zusammenfassende Bemerkungen zu den Erörterungen über makroskopische und mikroskopische Befunde an Gefäßen bei den apoplektischen Schädigungen.

Wenn wir *nur die Typen* der Arterienveränderungen bei den verschiedenen apoplektischen Insulten im Auge behalten und zunächst vernachlässigen, in welcher Häufigkeit die eine oder die andere Art bei den verschiedenen Gruppen der apoplektischen Insulte auftritt, so können *wir zwei Formen der Arterienerkrankungen* unterscheiden: 1. *Ausgedehnte mantelförmige Blutungen* der Stämme und der Verzweigungen und 2. *runde, kugelförmige Blutungen* der Gefäßwand. Es sei darauf hingewiesen, daß die beiden Formen selbstverständlich mit einander kombiniert auftreten können, nicht nur derart, daß in einem Gefäßbaum bestimmte Äste mantelförmige Blutungen, andere kugelartige Hämatome aufweisen; die beiden Typen von Wandschädigungen können sogar in ein und demselben Abschnitt eines Gefäßes nebeneinander erscheinen. Es sei auch nur kurz darauf hingewiesen, daß es sich bei beiden Typen von Blutungen um Extravasate aus adventitiellen Gefäßen handelt.

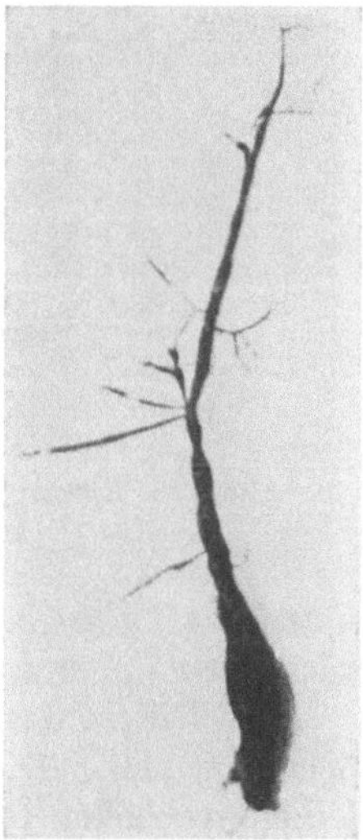

Vergleicht man die beiden hier auseinander gehaltenen Typen miteinander, so sind gewisse Übereinstimmungen in sehr vielen Fällen nachzuweisen. Wie die Abb. 128 zeigt, ist ja selbst bei sehr lang ausgestreckten mantelartigen Blutungen eine gewisse Ähnlichkeit mit isolierten kugeligen Hämatomen leicht festzustellen; man sieht ja, daß der Blutungsmantel zahlreiche *spindelige Auftreibungen aufweist*, Auftreibungen, die sich der Kugelform sehr annähern können und sowohl an großen Ästen als auch an kleinen Verzweigungen erkennbar sind.

Abb. 128.
Kleiner Gefäßbaum mit ausgedehnter, mantelförmiger Blutung umhüllt. Man beachte die spindeligen Auftreibungen der Gefäßkonturen.

Betrachtet man derartig veränderte Gefäßbäume, so wird man den Eindruck gewinnen, *daß die mantelförmigen Blutungen eine Art segmentärer Gliederung aufweisen*. Man könnte übrigens auch den Eindruck gewinnen, daß *dieselben Einrichtungen, die bei den mantelartigen Blutungen eine segmentäre Zusammensetzung der blutigen Umhüllung bedingen und so deutlich erkennen lassen, unter Umständen geeignet sind, rein kugelige Wandhämatome zu produzieren.* Die in der Literatur der apoplektischen Schädigungen so viel erwähnten, sog. „Miliaraneurysmen" könnten also demnach nichts anderes als den Ausdruck gewisser segmentärer Reaktionseinrichtungen der Arterien darstellen[1].

Eine Einteilung der Arterienveränderungen ist auch noch von einem anderen Gesichtspunkt aus notwendig.

Wir sahen Veränderungen der Gefäße in vielen Fällen ausschließlich an den Hauptstämmen und an den größten Verzweigungen, z. B. der striären Arterien; die Endverzweigung, das sog. terminale Gebiet blieb verschont (s. Abb. 86).

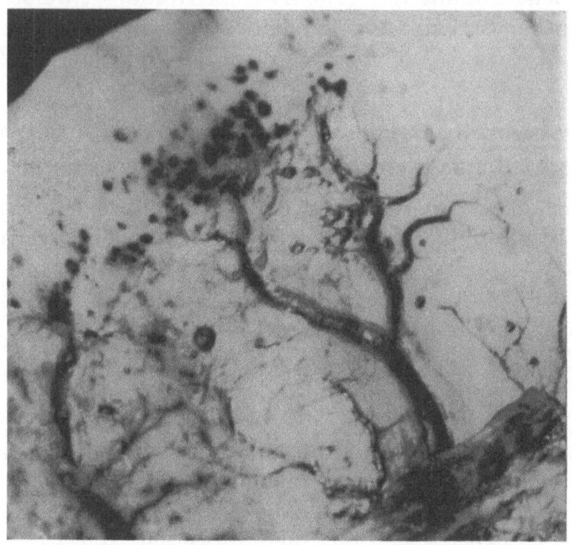

Abb. 129. Kleiner Gefäßbaum mit zahlreichen, kugelförmigen Hämatomen im Geäst.
(Aufs Vierfache vergrößert.)

In anderen Fällen konnte der Stamm unverändert bleiben und die wichtigsten Veränderungen saßen im Geäst (Abb. 94, 97).

Diese Differenzen konnten wir an den größten und an den kleinsten Arterien noch erkennen. Die Abb. 129 stellt den zuletzt erwähnten Befund an einem kleinen arteriellen Gefäßbaum dar; wir sehen, der kleine Stamm und die Hauptäste erscheinen frei und in den terminalen Verzweigungen sitzen zahlreiche, kleinste Blutungen, deren kugelige Beschaffenheit sehr häufig selbst hier in der Abbildung, noch plastisch zu erkennen ist. Das Bild stellt die ungefähr 4fache Vergrößerung eines kleinen arteriellen Gefäßbaumes dar.

Natürlich gibt es zahlreiche Fälle, in welchen sowohl die Stämme als auch die terminalen Gebiete verändert erscheinen; in Fällen mit Veränderungen ausschließlich an den Stämmen werden wir annehmen müssen, daß diese Erscheinungen auftraten, weil bestimmte Schädlichkeiten nur den Gefäßbaum erreicht haben; in Fällen mit Veränderungen in den terminalen Gebieten werden wir annehmen können, daß die Schädlichkeiten bis in die letzten Verzweigungen

---

[1] Siehe die Anmerkung auf S. 215.

der betroffenen Gefäßbäume gelangten; in den Fällen, in welchen sowohl Stämme, große Verzweigungen als auch terminale Gebiete in gleicher Weise betroffen erschienen, dürfte man vielleicht einerseits auf die besondere Intensität der einwirkenden Schädlichkeit und andererseits auf die besonders günstige Lage der veränderten Arterie hinweisen.

Alle diese Erörterungen sind sowohl für Arterien in apoplektischen Herden embolischer Herkunft als auch für Gefäße in Blutungen hypertonischer Genese gültig; auch in Herden arteriosklerotisch-thrombotischer Infarcierungen, ja — wir werden darauf noch zu sprechen kommen —, auch bei banalen traumatischen Blutungen treffen wir dieselben Erscheinungen. Der einzige Unterschied, der bei apoplektischen Zerstörungen besteht, ist, daß sehr ausgeprägte Veränderungen *der großen Gefäße* nur bei hypertonischen Kreislaufstörungen auftreten, und daß bei den embolischen und arteriosklerotisch-thrombotischen Infarcierungen Veränderungen nur an den kleinen Zweigen und oft nur mit der Lupe zu erkennen sind; im Prinzip handelt es sich aber bei allen diesen apoplektischen Schädigungen um dieselbe Art der Veränderungen.

Besonders bei den hypertonischen und embolischen Kreislaufstörungen tritt noch eine weitere sehr wichtige Übereinstimmung hervor. Ich meine das Verhalten der Arterien je nach der Zeit, die seit dem Auftreten des apoplektischen Insultes verstrichen ist. Die Abb. 108, 109, die wir bei der Untersuchung embolischer Infarcierungen gewonnen haben, sind mit ihren völlig intakt erscheinenden Arterien mit ihren deutlichen Capillar- und Venenkonturen für ganz akut aufgetretene Schädigungen genau so kennzeichnend, wie die ähnlichen Veränderungen der Abb. 117, die wir bei der histologischen Untersuchung frischer hypertonisch-apoplektischer Kreislaufstörungen fanden. Weiterhin sind die Veränderungen der Abb. 115, 123, die bei hypertonischen Apoplexien einige Tage nach dem Insult gewonnen wurden und Nekrobiose bzw. Nekrose der Arterien und des übrigen Gefäßapparates erkennen lassen, für dieses Alter einer apoplektischen Kreislaufstörung ebenso kennzeichnend wie die analogen Veränderungen der Abb. 111, die wir bei embolischer Infarcierung einige Tage nach dem Insult sahen. Wir erinnern nur kurz an die Identität auch der feinsten Einzelheiten des Gefäßunterganges bei hypertonischen und embolischen Läsionen und wir sagen wohl nicht zuviel, wenn wir betonen, daß an histologischen Präparaten die embolische oder hypertonische Genese einer apoplektischen Kreislaufstörung vielfach überhaupt nicht zu unterscheiden ist.

Wir hätten noch hervorzuheben, daß die Typen der Gefäßveränderungen, die wir eingangs für Arterien unterschieden haben, auch an Capillaren und an Venen zu erkennen sind; an diesen Teilen des Gefäßbaumes treten einerseits lang ausgestreckte, mantelartige und andererseits kugelförmige Extravasate auf.

Man gewinnt also den Eindruck, daß diese beiden Erscheinungsarten der Extravasate für sämtliche Teile des Gefäßbaumes in gleicher Weise kennzeichnend sind, daß sie gewissermaßen die Urformen der Gefäßreaktion im Gehirn darstellen, wenn der Gefäßbaum durch irgendwelche Schädlichkeiten betroffen wird[1].

---

[1] *Nachtrag bei der Korrektur.* SINGER findet in der auf S. 56 bereits erwähnten Arbeit, daß ... „die am häufigsten im Gehirn anzutreffende Blutungsart ... die Kugelblutung"

Von besonderer Bedeutung erscheint die Feststellung, daß die *wichtigsten* — weil massigsten — *Veränderungen bei den apoplektischen Insulten in terminalen Gebieten auftreten.* Die bereits erwähnte Abb. 129 stellt auch hierfür sozusagen das Schema dar: wir sehen ja einen kleinen Gefäßbaum, dessen Stamm und Hauptäste unverändert erscheinen und dessen Krone — eben das terminale Gebiet — unzählige, dicht nebeneinander stehende, punktförmige Blutungen aufweist.

Die Feststellung, daß bei den apoplektischen Insulten die wesentlichsten Veränderungen in den terminalen Gebieten auftreten, ist bereits für embolische und auch für arteriosklerotisch-thrombotische Apoplexien von großem Interesse; die Schädigung, die hier zu den Kreislaufstörungen führt, betrifft unmittelbar nur die Hauptstämme, wie die anatomisch faßbaren Gefäßverschlüsse es zeigen. Nun treten aber die wichtigsten Veränderungen auch bei den hypertonischen Apoplexien regelmäßig in terminalen Gebieten auf und sind — wie wir im Vorangehenden wiederholt hervorgehoben haben — durch punktförmige Blutungen gekennzeichnet, die vielfach zu sehr massiven Extravasaten zusammenfließen können. Einen Fall, dessen Veränderungen wir in dem Vorangehenden bereits wiederholt besprochen haben, wollen wir hier als Illustration für diese Feststellung anführen. Es handelt sich um den auf S. 104, 106 erwähnten Fall der Abb. 59, 62 um eine hypertonische Schädigung, die durch die Arteria chorioidea anterior vermittelt wurde. Wie die eben angeführten Abbildungen zeigen, handelt es sich dabei um eine Schädigung, die hauptsächlich den Thalamus betrifft, es stehen hier unzählige, einzeln erkennbare Blutungen dicht nebeneinander und große Verzweigungen der Arterie sind mitten im Blutungsherd deutlich zu erkennen. Die Schädigung der terminalen Gebiete ergibt Bilder, wie wir sie bei einer künstlichen Injektion der Arteria chorioidea erwarten könnten. Weitere Schnittflächen zeigten die Schädigung der vordersten Abschnitte des Versorgungsgebietes der Arteria chorioidea; punktförmige Blutungen in der Marksubstanz unmittelbar vor dem Ventrikelpol, punktförmige Blutungen des Balkens, des Septum pellucidum (Abb. 129), der subependymären Abschnitte des Nucleus caudatus; ganz wie in einem Injektionspräparat der Arteria chorioidea. Der vorliegende Fall, der zu unseren interessantesten Beobachtungen gehört, zeigt also sowohl die zuführende Straße — die Arteria chorioidea — als auch das zu ihr gehörige terminale Gebiet als Träger der hypertonisch-apoplektischen Kreislaufstörungen in einer Vollkommenheit, die — wie ich glaube — nichts zu wünschen übrig läßt. Er stellt *den* Typus der hypertonisch-apoplektischen Kreislaufstörung dar und ist auch für Fälle exemplarisch, in welchen die Blutungen im terminalen Gebiet zu massiven, homogen erscheinenden Massen zusammenfließen.

Im Gegensatz zu den embolischen und arteriosklerotisch-thrombotischen Apoplexien können wir die Schädlichkeit, die den Gefäßbaum bei hypertonischen Insulten angreift, anatomisch nicht *unmittelbar* fassen; doch weist seine

---

ist. Man findet sie nach ihm im Schnitt „als Scheide mit der meist morphologisch unveränderten Capillare oder kleinen Vene in der Mitte oder exzentrisch gelagert..." „Es ist merkwürdig, daß diese Blutung, wenn sie aus den Gefäßen des Zentralnervensystems stammt, eine spindelige, kugelige Gestalt erhält, während sie doch in anderen Körperorganen nicht in dieser markanten Form ausfällt" (SINGER l. c. S. 666).

Wirkung darauf hin, daß es sich in *allen* diesen apoplektischen Schädigungen *um wesensverwandte Angriffe* handeln muß.

In der Literatur der apoplektischen Schädigungen wurde fast von Anfang an sehr viel über jene Gebilde gesprochen, die man seit Charcot und Bouchard als „Miliaraneurysmen" bezeichnete. Es dürfte daher begründet erscheinen, wenn wir an dieser Stelle noch einmal kurz jene unsere Befunde revidieren, die zur Kontrolle der Feststellungen in der Literatur zu gebrauchen sind. Ich meine makroskopische Befunde, wie wir sie in den Abb. 91, 92, 101, 105 usw. dar-

gestellt haben und die den in der Literatur als „echte", als „falsche", als „miliar" und „übermiliar" bezeichneten „Aneurysmen" unzweifelhaft entsprechen. Unsere makroskopische und mikroskopische Analyse derartiger Veränderungen hat ergeben, daß es sich hier meistens um Blutungen um einen größeren oder kleineren Arterienstamm handelt; die Blutungen entstehen in der Adventitia und beschränken sich vielfach auf dieses Gebiet; in vielen anderen Fällen sind Blutungen nicht nur in der Adventitia, sondern auch zwischen den Spalten der aufgelockerten Media selbst zu erkennen; es liegen „dissezierende" Aneurysmen vor.

Wir wollen hier nochmals die Typen und die histologischen Bilder jener Befunde kurz rekapitulieren, deren makroskopische Beschaffenheit den in der Literatur niedergelegten Befunden entspricht.

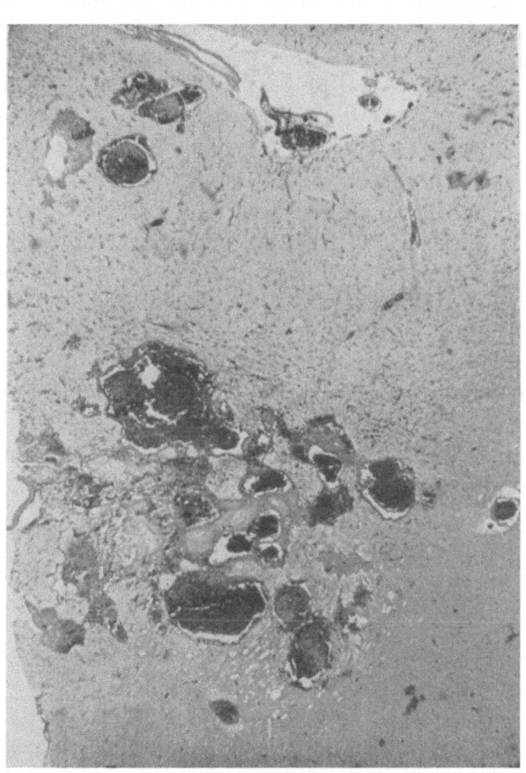

Abb. 130. Capillarvarizen des Gehirns.

Im Fall der Abb. 113 sahen wir bei der makroskopischen Untersuchung ein rundes, etwa stecknadelkopfgroßes Kügelchen, weit entfernt von den größeren Herden desselben Gehirns; bei der histologischen Untersuchung der hier abgebildete Befund: Intakte kleine Arterie, relativ große adventitielle Blutung. Die Abb. 117 stellt einen ähnlich großen, bei der makroskopischen Untersuchung ebenfalls rundlich erscheinenden, isolierten Blutungsherd der Brücke bei Hypertonie dar; wir finden nun akute Kreislaufstörungen — zusammenfließende kleinste capilläre Blutaustritte — im terminalen Gebiet einer kleinen Arterie; das kleine Gefäß ist mitten im Blutungsherd selbst zu erkennen. In vielen Fällen lag ein winziges rundliches, pigmentiertes Herdchen vor; die mikroskopische Untersuchung zeigt eine kleine Arterie mit relativ mächtigen,

adventitiellen Hämosiderinablagerungen; die Pigmentmassen treiben die Gefäßkonturen spindelig auf. Im Falle der Abb. 122 sahen wir bei der makroskopischen
Untersuchung ebenfalls ein winziges pigmentiertes Knötchen; die histologische
Untersuchung ergibt einen Befund, der den Spätfolgen einer Veränderung
wie in der Abb. 116 entsprechen dürfte: Pigmenthäufchen um ein kleines zentrales Gefäß, Pigmentierung durch Hämosiderin im terminalen Gebiet der
kleinen Arterie. Auch im Fall der Abb. 124 lag ein winziges, rostbraunes Knötchen vor; die histologische Untersuchung zeigt eine durch Hämosiderin stark
pigmentierte, auf einer kurzen Strecke vollkommen verödete, thrombotische
Arterie; diese Veränderungen stellen zweifellos die Folge einer typischen hypertonisch-apoplektischen Wandschädigung dar.

In der Abb. 130 zeigen wir eine Veränderung, die wir bei der makroskopischen Untersuchung ebenfalls als ein „Miliaraneurysma" betrachteten. Die
histologische Untersuchung zeigt ein kleines, angiomartiges Gebilde mit sehr
weiten, bluthaltigen Räumen, offensichtlich capillärer Herkunft. Zwischen den
bluthaltigen Lakunen sehr derbes Narbengewebe. Ich glaube derartige Befunde
mit den später noch zur Sprache kommenden sog. Capillarvarizen der Haut
vergleichen zu können und von „Capillarvarizen" des Gehirns sprechen zu
dürfen. Wie wir noch sehen werden, sind sie in einem gewissen Sinn für die
Hypertonie kennzeichnend. Die histologische Untersuchung derartiger Herde
ergab neben den breiten, bluthaltigen Lakunen sehr derbes Narbengewebe sowie
nadelförmige, krystallinische Fettablagerungen, Hämosiderinhäufchen, zahlreiche Fremdkörperriesenzellen und richtige Knochenbälkchen. Möglicherweise
handelt es sich bei derartigen Veränderungen um Folgen einer sehr lange andauernden Hyperämie in einem kleinen terminalen Gebiet.

Dritter Teil

Pathogenese der apoplektischen Insulte.

Wir haben im Vorangehenden in systematischen Erörterungen die morphologischen Eigenschaften der verschiedenen apoplektischen Veränderungen beschrieben. In einem weiteren Abschnitt müssen wir nun versuchen, diese rein morphologischen Tatsachen zu erklären.

Es ist in vielen Fällen eine sehr undankbare Aufgabe, auf Grund morphologischer Befunde pathogenetische Feststellungen zu konstruieren. Auch wir gehen hier nicht ohne Bedenken an unsere Aufgabe heran und sind uns der Schwierigkeiten völlig bewußt. Doch scheint uns, daß manche der im Vorangehenden erörterten morphologischen Feststellungen geeignet sind, unseren Weg zu erleichtern.

Den Aufbau einer Pathogenese ermöglicht vor allem die Feststellung, daß die apoplektischen Zerstörungen *an die arteriellen Gefäßbäume gebunden* sind. Es ist dies eine Tatsache, die bei embolischen und arteriosklerotischen Insulten eine Selbstverständlichkeit darstellt, bei den hypertonischen Insulten immer behauptet wurde und leicht nachweisbar erscheint.

Die Konstruktion pathogenetischer Erklärungen wird weiterhin ermöglicht durch die Feststellung der großen *Übereinstimmungen zwischen den morphologischen Befunden bei den verschiedenen Apoplexiearten.* Identisch sind bei allen Apoplexiearten die Veränderungen der Wände größerer Gefäße, die Kreislaufstörung in den terminalen Gebieten. Bei allen Formen der apoplektischen Blutungen entstehen massive Blutungsherde aus zusammenfließenden kleinen Blutungen, insbesondere aus Capillarblutungen. Bei allen Formen der apoplektischen Insulte gibt es blutige und unblutige Läsionsherde.

Eine für die Pathogenese grundlegend wichtige Übereinstimmung ist *das Fehlen irgendwelcher Risse an Gefäßen in ganz frischen Blutungen.* In etwas älteren — einige Tagen alten Herden — erscheinen jene Arterien bzw. Gefäßbäume, die als zuführende Straßen der apoplektischen Schädigungen betrachtet werden müssen, bei sämtlichen Formen der Apoplexien morsch und brüchig.

Eine sehr wesentliche und pathogenetisch sehr bedeutungsvolle Übereinstimmung ist *die Multiplizität der apoplektischen Herde* bei sämtlichen Arten der Schlaganfälle.

Diese kurz zusammengefaßten Tatsachen sind es, die uns die Konstruktion neuer pathogenetischer Theorien auf Grund morphologischer Beobachtungen zu ermöglichen scheinen. Die aufzustellende Erklärung muß nämlich geeignet sein, einerseits sämtliche morphologische Eigenschaften der apoplektischen Veränderungen in den einzelnen Apoplexiegruppen — Lokalisation, Veränderungen des Nervengewebes und der Gefäße — lückenlos zu fassen, andererseits aber auch die Übereinstimmungen der morphologischen Veränderungen der genetisch verschiedenen Formen der Schlaganfälle als eine selbstverständliche Folge erscheinen zu lassen.

Diese *Vielseitigkeit der Bedingungen* ist es, die uns eine Art Garantie zu bieten scheint dafür, daß eine pathogenetische Theorie, die allen Bedingungen Genüge leistet, der Wirklichkeit entspricht oder ihr wenigstens nahesteht.

Eine der wichtigsten morphologischen Beobachtungen, nämlich die gesetzmäßige Übereinstimmung der Lokalisation apoplektischer Zerstörungen führt uns dazu, zunächst *die Gefäßversorgung der Hirngebiete zu untersuchen.*

A. Bemerkungen über die normale Gefäßversorgung in den typischen Gebieten der apoplektischen Schädigungen und ihre Beziehungen zur Lokalisation apoplektischer Veränderungen.

Wollten wir bei der Pathogenese sämtliche, durch die Lokalisation differente Formen der apoplektischen Schädigungen im gleichen Umfang erörtern, so würden wir Vorarbeiten unternehmen müssen, die uns über die hier gesteckten Ziele weit hinausführen, wir müßten vor allem die normale Gefäßversorgung *zahlreicher* Hirngebiete mit großer Genauigkeit erforschen und darstellen, eine Arbeit, die wir zunächst gerne vermeiden. Schon zum Verständnis der *striären Veränderungen bei den Apoplexien waren ja Untersuchungen der normalen Gefäßversorgung* nötig, die sich als eine recht mühselige Erweiterung unseres ursprünglichen Programms erwiesen.

Wir werden uns also auf das Notwendigste beschränken und nur jene Beobachtungen über die Gefäßversorgung des Großhirns hier anführen, die für unser *engstens* gestelltes Thema von Bedeutung sind. Wir hoffen, ganz ausführliche Untersuchungen und ausführlichere Mitteilungen über die Gefäßversorgung des Zentralnervensystems später noch vornehmen zu können [1].

Wie ja reichlich bekannt, wird das typische Insultgebiet apoplektischer Schädigungen, also *das Gebiet des Striatums,* zum guten Teil durch Äste versorgt, die aus den nächsten Abzweigungen der Carotis interna abgehen. Die Abb. 131 zeigt die Region dieser Abgänge.

Die Hirnbasis liegt vor, der Schläfenlappenpol wurde abgetragen; die Carotis nach unten und vorne gestülpt. Man erkennt auf der Hirnbasis noch deutlich den Bulbus olfactorius; er kreuzt die Arteria cerebri anterior in der rechten Hälfte des Bildes; links vom großen Carotisstamm zieht die Arteria cerebri media mit ihren großen Verästelungen in die Richtung zur lateralen Hirnoberfläche. Sowohl von der Arteria cerebri anterior als auch von der Arteria cerebri media ziehen nun senkrecht die *zahlreichen dünnen Äste zur Versorgung des Striatums in die Hirnsubstanz* hinauf. Man erkennt in der Abbildung sehr deutlich, daß diese Äste um so länger sind, je mehr wir uns der Umbiegungsstelle der Arteria cerebri anterior auf die mediale Hirnoberfläche nähern. Es handelt sich hier — wie leicht ersichtlich — um eine Vergrößerung des normalen Präparates. In Wirklichkeit beträgt die Strecke des längsten Striatumastes aus der Arteria cerebri anterior vom Hauptast bis zur Einsenkungsstelle in die Hirnsubstanz etwa 2—2$^{1}/_{2}$ cm; der kürzeste Ast, der an der lateralen Umbiegungsstelle der Arteria cerebri *media* hervorgeht, beträgt $^{1}/_{2}$—1 cm. Nun sind

---

[1] In der letzten Zeit sind zwei Arbeiten über die Gefäßversorgung jener Hirngebiete erschienen, die für uns von Bedeutung sind: Eine von MAURICE-LEVY: „Les ramolissements sylviens" (1927) und eine weitere von BÖHNE: „Über die arterielle Blutversorgung der subcorticalen Ganglien" (1926). Eine nähere Besprechung der Ergebnisse dieser Arbeiten glauben wir hier vermeiden zu dürfen. Es kommt uns ja hier nur darauf an, *unsere Befunde über apoplektische Hirninsulte mit der normalen Gefäßversorgung in Beziehung zu bringen,* soweit Zusammenhänge klar und einwandfrei aufzufinden sind.

die Gefäße — die Carotis mit den beiden größeren Cerebralarterien — hier aus ihrem normalen Bett — aus der Delle zwischen Frontallappen und Temporallappen — herausgezogen, so daß wir die *Striatumarterien* auf diese Weise in ihrer ganzen Länge *gestreckt* zu sehen bekommen, von der Abgangsstelle aus den großen Stämmen bis zur Einsenkung in die Hirnsubstanz; unter normalen Verhältnissen liegen die Hauptstämme eng in der Frontotemporalgrube, so daß *die* aus ihnen entspringenden *Striatumgefäße auf kleinem Raum zusammengedrückt*, in ihrer extracerebralen Strecke *vielfach geknickt* und *verbogen verlaufen*.

In dem durch die Abb. 131 dargestellten Fall finden wir *zahlreiche Äste, die aus den beiden Hauptstämmen der Arteria cerebri anterior* und *media zur Hirnsubstanz ziehen*: Von der Arteria cerebri anterior zwei größere Äste; auf der Seite der Arteria cerebri media sind am Bilde bereits sieben selbständige Stämmchen zu erkennen, auf dem Präparat in der Wirklichkeit sogar noch mehr. Es muß aber betont werden, daß diese Zahlen durchaus

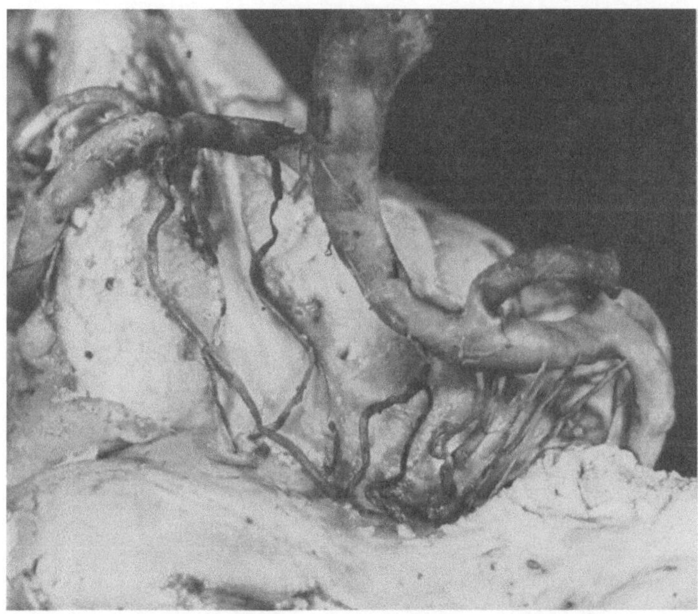

Abb. 131. Carotis mit ihren beiden größten Nebenästen: Art. cerebri anterior (im Bild links) und Art. cerebri media (in der rechten Hälfte des Bildes). Die Hirnbasis liegt vor, die Cerebralarterien wurden nach vorne gezogen. Man sieht die Abgänge und die extracerebralen Strecken der striären Arterien. Vergrößerte Aufnahme.

keine konstanten sind, sondern geradezu in jedem Fall variieren, ja in der rechten Hemisphäre irgendeines Falles regelmäßig anders erscheinen als in der linken. Um nur einige Haupttypen dieser Varietäten zu zeigen, weisen wir darauf hin, daß die Gefäße auch aus zwei *Zentren* konzentriert hervorgehen können. In der Abb. 132, die wir noch eingehender zu erörtern haben, gehen die Striatumäste aus einem *einzigen Büschel* hervor.

Ähnliche Varietäten sind auch an den Striatumästen der Arteria cerebri anterior zu beobachten: Wir sehen aus der Arteria cerebri anterior der Abb. 131 *zwei* größere Striatumäste hervorgehen, ähnlich wie auch in der Abb. 132; in anderen Fällen dagegen finden wir nur einen einzigen — allerdings recht starken — Striatumast aus der Arteria cerebri anterior entspringen

Neben derartigen überaus häufigen Abweichungen der Zahl der Striatumgefäße sind nun zahlreiche Eigenschaften des Gefäßverlaufes nachzuweisen, die *in sämtlichen Fällen konstant* erscheinen. Und gerade diese konstanten Eigenschaften konnten für das Entstehen und für die Erklärung der verschiedenen apoplektischen Insulte als besonders bedeutungsvoll erkannt werden.

Es gibt also *Stellen, die konstant als Abgang für wichtige Striatumäste* erscheinen. In der Arteria cerebri anterior ist eine solche Stelle an der unteren Kante der Hemisphäre zu erkennen, an welcher die untere Oberfläche zur medialen umbiegt; hier macht auch die Arteria cerebri anterior eine Krümmung und entsendet zwei Äste: Einen stärkeren nach der Hirnoberfläche und *einen dünneren zum Striatum*; *beide Äste* sind *in allen Fällen* vorhanden, insbesondere ist der Striatumast auch nachzuweisen, selbst wenn noch von sonstigen Stellen ein anderer oder vielleicht noch mehrere Äste aus der Arteria cerebri anterior zum Striatum zögen (Abb. 131 oder auch 132).

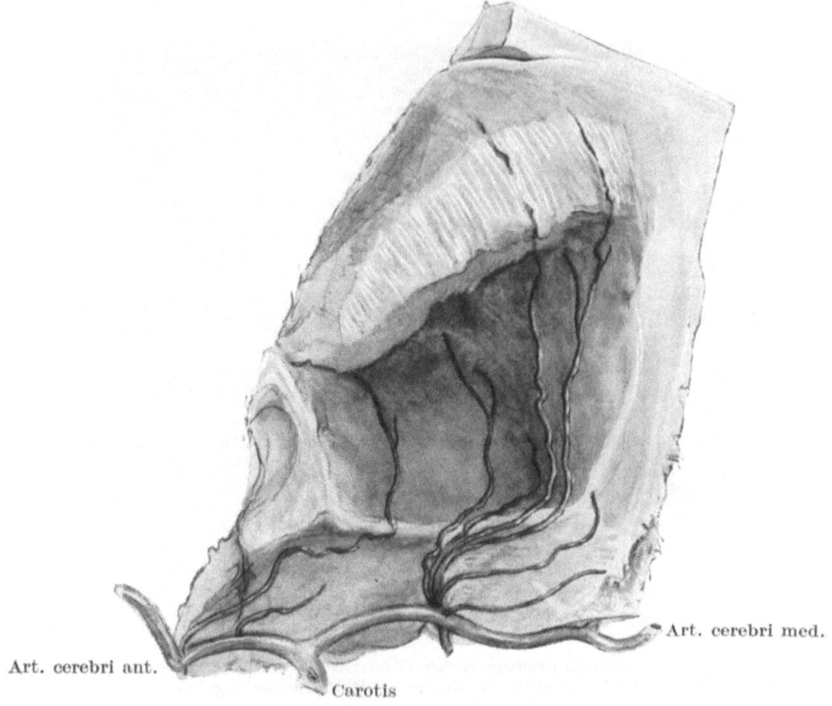

Abb. 132. Arteria cerebri media und anterior mit den striären Ästen. Man sieht die räumliche Verteilung der Gefäße.

Unabhängig von der Zahl und der Gruppierung der Striatumäste ist ein Ast bzw. *ein Stamm* auch *in der Art. cerebri media konstant* nachzuweisen; er liegt etwa 1 cm von der Carotis entfernt, gegenüber einem größeren Aste, der zur lateralen Hirnoberfläche, zum Temporallappen läuft. Abb. 131, besonders aber Abb. 132 zeigt diese Verhältnisse aufs klarste.

Konstant ist weiterhin — wenn auch nicht ganz so streng — die *Ausdehnung jener Teile der Arteria cerebri anterior und media, aus welchen Striatumäste überhaupt hervorgehen*; die seltenen Abweichungen dieser Ausdehnung wurden in den von uns beobachteten Fällen dadurch bedingt, daß sich die Grenze des Quellengebietes im Hauptstamm der Arteria fossae *Sylvii lateral* hinausgeschoben hat.

Absolut konstant ist aber die Lokalisation und die Ausdehnung *jenes Gebietes,* in welchem *die* von den Cerebralarterien kommenden *Striatumäste in die Hirnsubstanz eintreten.* Es ist dies ein schmales, etwa 1 cm langes und einige Millimeter breites Gebiet in der Tiefe der Grenzfurche zwischen Frontal- und Temporallappen. Die Abb. 131 zeigt diese Verhältnisse sehr klar.

Konstant ist weiterhin auch das *enge Nebeneinander* einer beträchtlichen Anzahl *von Striatumästen der Arteria cerebri media,* unmittelbar beim Eintreten in die Hirnsubstanz (Abb. 133). Die Stränge der eintretenden Gefäße

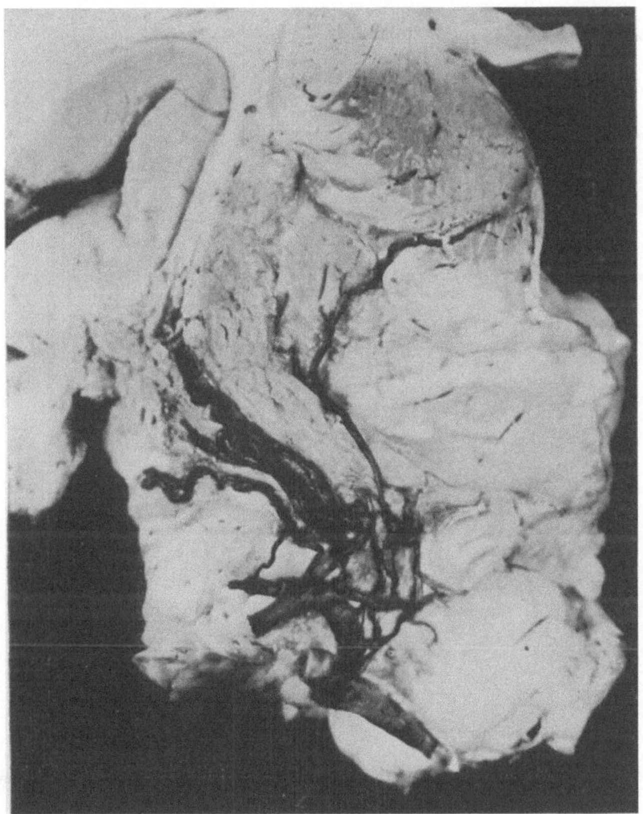

Abb. 133. Art. cerebri media mit den striären Nebenästen. Man sieht, wie eng die Arterien in der „Porta striati" nebeneinander liegen. Zu beachten ist eine striäre Arterie, die das Striatum vollkommen durchquert und mit seinem terminalen Geäst im Nucleus caudatus endet.

liegen anfangs in einem ziemlich dünnen Bündel nebeneinander, so daß man versucht sein könnte, von einer Art „*Porta Striati*" zu sprechen. Es sei nun noch hervorgehoben, daß die bisher erwähnten Striatumgefäße natürlich *nicht die ausschließlichen Abzweigungen* der Arteria cerebri media und anterior darstellen, selbst in dem Abschnitt nicht, in welchem die Striatumgefäße abgehen; vielmehr sind Verbindungen zu den benachbarten Hirnteilen nachzuweisen, deren Berücksichtigung manche Komplikation jener Hauptschädigungen, die durch die Strombahn der Arteria cerebri media vermittelt werden, mit großer Einfachheit erklären.

Die Striatumgefäße selbst verfolgten wir in der Hirnsubstanz mit der bereits
erwähnten einfachen, vorsichtigen Präparationsmethode — sowohl am frischen
Gehirn als auch am etwas anfixierten und an Präparaten, die längere Zeit in
Formalin gehärtet wurden — indem wir den Gefäßstamm von seiner Eintrittsstelle in die Hirnsubstanz an, freigelegt haben. Wir achteten besonders darauf,
daß die *räumliche Anordnung:* der Verlauf und das gegenseitige *räumliche* Verhältnis der Gefäße durch die Präparation unverändert bleibt und möglichst
klar hervortritt. Diese Untersuchungsmethode, die sich für uns besser bewährt

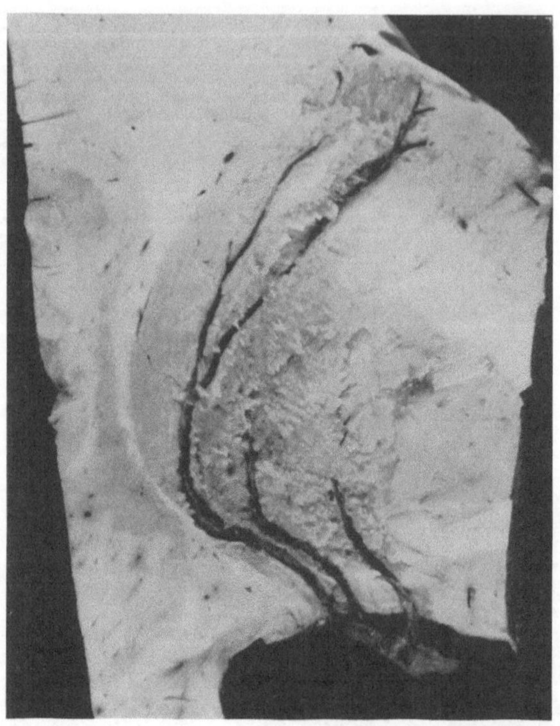

Abb. 134. Striäre Arterie, das ganze Striatum durchquerend; das terminale Gebiet liegt im Nucleus
caudatus.

hat als irgendwelche andere bisher empfohlene, ermöglichte einen klaren Über-
blick über die arterielle Gefäßversorgung des Striatums, soweit sie an jene Äste
gebunden ist, die unmittelbar aus den Zentralarterien hervorgehen.

Einige Eigenschaften, die für das Verständnis der apoplektischen Insulte
von Bedeutung sind, müssen wir eingehender erörtern. Im *allgemeinen* ist zu
betonen, daß sämtliche Äste — oder wir wollen vielleicht vorsichtiger erklären,
daß *sehr viele* und gerade jene Äste, die für die verschiedenen Formen der apoplektischen Insulte von Bedeutung sind — *regelmäßig das gesamte Striatum
durchqueren; durch das ganze Putamen und durch die innere Kapsel hindurch-
gedrungen, erreichen sie auch den Nucleus caudatus* (Abb. 132, 133, 134).
Die letzten *makroskopisch* verfolgbaren Verzweigungen sind *regelmäßig subependymär im Nucleus caudatus zu erkennen.*

Der Durchtritt durch die innere Kapsel erfolgt ausnahmslos *zwischen den parallel geordneten Bündeln der langen Leitungsbahnen, gewöhnlich in einem schmalen Gebiet grauer Substanz, in einer „Verbindungsbrücke" des Striatums.*

Weiterhin ist zu unterstreichen, daß *die meisten Striatumgefäße nur das Striatum allein versorgen und die Äste ihrer Endbäume nicht über striäres Gebiet hinaussenden.*

Über vereinzelte Ausnahmen werden wir noch kurz zu berichten haben; sowohl die Elektivität der Gefäßversorgung des Striatums als auch gewisse reguläre Abweichungen sind für die Morphologie und Lokalisation apoplektischer Insulte von Bedeutung.

Ohne Definitives hier aussprechen zu wollen, möchten wir unseren Eindruck doch jetzt schon mitteilen, daß *die Versorgung der inneren Kapsel mit den von uns untersuchten und bisher erwähnten Ästen der Arteria cerebri media und anterior nicht zusammenhängt;* erwähnenswert ist weiterhin auch, daß wir in einigen Fällen den Durchtritt der Pallidumarterie durch die innere Kapsel hindurch bis in das ganze graue Gebiet des Nucleus caudatus verfolgen konnten. Inwiefern es sich hier um eine Gesetzmäßigkeit oder vielleicht nur um akzidentelle Verbindungen handelt, wollen wir in späteren, systematischen Untersuchungen über die Gefäßeinrichtungen des Zentralnervensystems entscheiden.

Die Verteilung der aus den beiden Cerebralarterien hervorgehenden Striatumäste im Striatum ist gesetzmäßig in allen Fällen gleich.

Und zwar verteilen sich die von der Arteria cerebri anterior und media in verhältnismäßig umfangreicher Strecke entspringenden und dann in der beträchtlich engeren Eintrittszone konzentrierten Stämme *strahlen- oder fächerförmig auseinanderstrebend im Striatum,* indem *die vordersten „Strahlen", die also die vorderen Striatumgebiete* versorgen, aus dem *peripheren, medialen Teil der Arteria cerebri anterior hervorgehen; je mehr wir uns* von hier aus gerechnet zum anderen Ende — zu den peripheren — lateralen — großen Rindenverzweigungen der Arteria cerebri media — des striären arteriellen Quellengebietes nähern, *um so mehr hinten im Striatum liegt das Versorgungsgebiet der entspringenden Arterien.*

Überblickt man diese Verhältnisse, so wird man feststellen können, daß einige Arterien *zusammen* eine Art *doppelte Kegelfigur* umreißen, indem sie in einer relativ breit ausgedehnten Zone entspringend, zunächst strahlenförmig konvergieren, in der engen „Porta Striati" zusammengefaßt werden, um dann in der Hirnsubstanz wieder auseinanderstrebend die obere Hälfte der Doppelfigur zu umgrenzen.

Erblickt man in dieser Doppelkegelfigur *den zentralen Teil* der striären, arteriellen Gesamtversorgung, so ist festzustellen, daß weitere Striatumgefäße auf allen Seiten neben ihr leicht gebogen, als eine Art Trabanten verlaufen. (Diese Verhältnisse sind in der Abb. 133 wenigstens einigermaßen *angedeutet* zu erkennen.)

Die verhältnismäßig große *Ausdehnung des Striatums in der sagittalen und frontalen Ebene* einerseits, und andererseits *das enge Zusammenfassen* zahlreicher Striatumarterien in der „Porta Striati", also *in einem einzigen Zentrum,* bedingt *Krümmungen und Biegungen der striären Arterien,* die wir in einer Anzahl Abbildungen unserer Präparate darstellen möchten[1]. Die Abb. 135 zeigt jene

---

[1] Diese Biegungen und Krümmungen der Gefäße hängen wohl mit den Verschiebungen zusammen, die die einzelnen Kernkomplexe während der Entwicklung durchmachen.

Krümmungen und Biegungen der Striatumarterien, die sie ausführen müssen, um das *von vorne nach hinten* ausgedehnte Striatum in verschiedenen frontalen Ebenen versorgen zu können. Die zuvorderst liegende frontale Ebene wird durch Äste versorgt, die aus der Arteria cerebri anterior hervorgehen; in *parallel* hintereinander liegenden Ebenen steigen dann — nach entsprechenden vorherigen Krümmungen — die Äste der Arteria cerebri media auf. Wir möchten besonders unterstreichen, daß die Krümmungen und Biegungen in den Anfangs-

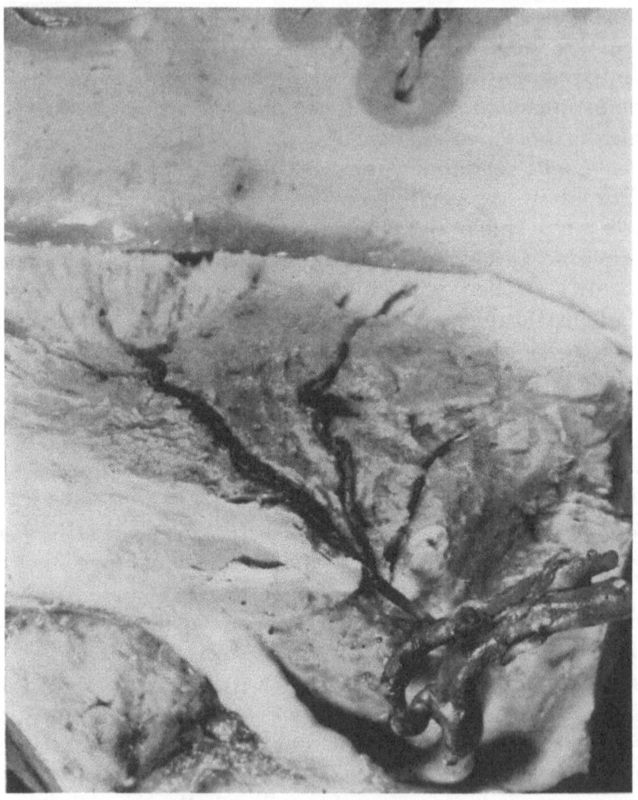

Abb. 135. Die Arteria cerebri media und ihre striären Äste. Das Striatum wurde von außen in seiner ganzen Länge freigelegt, so daß man die Ausstrahlung der Arterien vom Kopfteil bis zum Schwanz verfolgen kann.

teilen immer derart sind, *daß die Hauptäste des Endbaumes tatsächlich immer in frontalen Ebenen zu liegen kommen.* Hervorzuheben ist, daß dabei *einige Äste oder Stammsysteme keinerlei Krümmungen und Biegungen* auszuführen brauchen; sie steigen in derselben frontalen Ebene, in welcher auch der Anfangsteil der Arteria cerebri media liegt, unmittelbar nach oben (Abb. 132, 134). Jene Krümmungen und Biegungen, die zur Erreichung des entsprechenden frontalen Niveaus ausgeführt werden müssen, vergegenwärtigt uns auch die Abb. 132 recht deutlich; die beträchtliche Biegung des typischen Astes aus der Arteria cerebri anterior für das vordere Striatumgebiet besonders klar erkennen läßt.

Auch die *medio-laterale Ausdehnung des Striatums bedingt typische Krümmungen*. Die sich hierfür biegenden Arterien sind in ihrer *Gesamtheit* in der Abb. 133, 134 klar zu erkennen; die Biegungen *einzelner* Stämme zeigt die Abb. 134 besonders eindringlich.

Auch hier gibt es Äste, die keine Krümmungen ausführen müssen; sie steigen aus der Arteria cerebri media nahezu pfeilgerade nach oben; es sind dies übrigens dieselben Äste, die auch in sagittaler Richtung keinerlei Biegung vornehmen müssen, um das Niveau ihres Versorgungsgebietes zu erreichen.

Auf die Bestimmung der Versorgungsgebiete der einzelnen hier erwähnten Striatumarterien möchten wir nur so weit eingehen, als es uns für das Verständnis der wichtigsten Beobachtungen unbedingt notwendig erscheint.

Vor allem sei darauf hingewiesen, daß in vielen der von uns untersuchten Fälle *die Striatumäste der Arteria cerebri anterior* sich klar als die *Versorger der vorderen unteren Striatumgebiete* sowie der *medialen Abschnitte des mittleren Putamenteiles* erwiesen (Abb. 132). Sie versorgen also jene Striatumteile, die wir bei den typischen *unteren embolischen Apoplexien* betroffen finden.

Die Striatumäste der Arteria cerebri media stellen Versorger sowohl der vordersten oberen als auch ausgedehnter mittlerer und hinterer Gebiete des Striatums dar.

Es sei nochmals hervorgehoben, daß in vielen Fällen — also ausdrücklich betont, *nicht in allen* Fällen — die Striatumäste der Arteria cerebri media *in einen einzigen Stamm zusammengefaßt* nach oben steigen, so daß sie durch Schädigungen, wie sie z. B. durch Thrombosen oder Embolien dargestellt werden, in *ihrer Gesamtheit auf einmal betroffen werden können*; in anderen Fällen aber, in welchen der Abgang der Striatumäste nicht konzentriert vorliegt, werden dieselben Arten von Schädigungen immer nur bestimmte — je nach der Konstellation bedingte — Gefäßstämme oder Stammpaare treffen und auf diese Weise jene Kombinationen und Lokalisationen der embolischen und thrombotisch-arteriosklerotischen Hirnschädigungen bedingen, die wir im Vorangehenden kennengelernt haben.

Wir werden noch kurz zu besprechen haben, daß bei dem *Entstehen der hypertonischen Schädigungen* die Konzentrierung bzw. Dissoziation der Abgangsstellen der Striatumarterien zwar ebenfalls von Bedeutung ist, doch nicht so entscheidend wirken kann wie bei thrombotischen und embolischen Insulten.

Die Frage, ob bestimmte Striatumgebiete nur von einer einzigen Striatumarterie oder vielleicht durch mehrere gleichzeitig versorgt werden, müssen wir hier offen lassen. Ihre genaue und zuverlässige Beantwortung werden wir in der bereits angekündigten Untersuchung über die Gefäßversorgung der basalen Ganglien erstreben.

Wir müssen auf eine Arterie, die aus dem typischen Striatumabschnitt der Arteria cerebri media hervorgeht, das Putamen durchquert und mit ihrem terminalen Gebiet in der *parietalen Marksubstanz endet,* besonders hinweisen; das Gefäß stellt eine Bahn dar, die zur Vermittlung sämtlicher Arten der apoplektischen Schädigungen häufig benützt wird.

Die Abb. 136 zeigt einen durch Präparation völlig befreiten striären Gefäßbaum: Links im Bilde steigen die Striatumäste aus der Arteria cerebri anterior, rechts aus der Arteria cerebri media empor. Leider blieben uns nicht alle Striatumäste und auch nicht alle makroskopisch erkennbaren Verzweigungen erhalten. Immerhin gibt die Abbildung einen Begriff von der Länge der striären

Hauptstämme. Besonders zu beachten sind auch die kleinen *Schlingen*, die die Arterien bilden; wie wir noch erörtern werden, stellen sie Prädilektionsstellen bestimmter Wandveränderungen dar.

Vergleicht man nun Präparate der Apoplexien verschiedenster Genese mit den Bildern, die durch das Studium der Gefäßversorgung im Striatum gewonnen wurden, so ergibt sich der engste Zusammenhang ganz unmittelbar durch die einfache Betrachtung. Um nur rasch einige Beispiele hier anzuführen, weisen wir auf die Abb. 26 hin, die einen embolisch entstandenen, ausgedehnten, alten, rostbraun pigmentierten Erweichungsherd darstellt; mittendurch zieht ein stärkerer Arterienast nach oben; *er stellt die Hauptstraße dar,* in welcher der

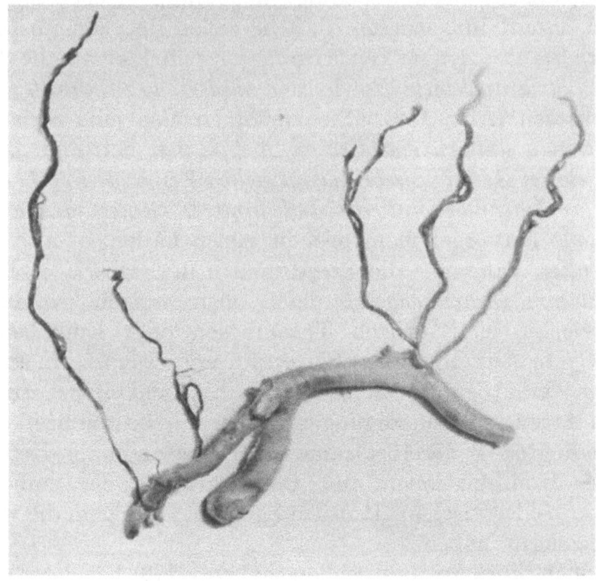

Abb. 136. Frei präparierte Striatumarterien der Art. cerebri media und anterior. Nur wenig vergrößerte Aufnahme. Man beachte die Schleifen an den einzelnen Gefäßen.

zerstörende Angriff eingebrochen war. Unmittelbar ist der Zusammenhang einer hypertonisch apoplektischen Schädigung mit dem Gefäßverlauf auch in der Abb. 103 und 104 zu erkennen. Es sei hier kurz auch auf die Abb. 137 hingewiesen. Auch in scheinbar komplizierteren Fällen, wie z. B. in der Abb. 57 und 58 ist der unmittelbare Zusammenhang mit dem Verlauf der Hauptstämme von Striatumarterien klar zu erkennen.

Wir müssen hier auch auf die Befunde der Abb. 25 hinweisen; die mantel-förmigen Blutungen in den Schnittflächen umgeben ja jene Striatumarterien, die wir durch unsere Präparation kennengelernt haben.

Wir mußten schon im Vorangehenden oft bemerken, daß die Hauptmasse der Extravasate in den terminalen Gebieten zu finden ist. Diese Beobachtung tritt jetzt im Rahmen einer Untersuchung der normalen Gefäßverhältnisse naturgemäß noch schärfer hervor.

Die bei den hypertonischen Apoplexien besprochenen kugel- und spindel-förmigen Auftreibungen der Gefäßkonturen haben bestimmte Prädilektionsstellen, die wir auch bei der Präparation normaler Gefäße erkennen. Kugelförmige oder auch flache, scheibenförmige Blutungen können durch *Schleifenbildungen* bedingt werden, die die Striatumarterien unter normalen Verhältnissen ausführen. Das kleine kugelförmige Hämatom der Abb. 104 oder der tennisschlägerförmige Herd in der Abb. 102 verdanken ihre Form jener Schleifenbildungen, die wir im normalen Präparat der Abb. 136 erkennen; die histologische Untersuchung zeigt adventitielle Mantelblutungen, die die gewundenen Arterienteile der Schleifen zusammenbacken.

Wir erwähnten bei der Erörterung der Abb. 103, daß die spindelförmigen Auftreibungen der Gefäßkonturen an eng nebeneinander liegenden, im Kanal der Porta Striati zusammengepferchten Arterienstämme auftraten. Die Regelmäßigkeit derartiger Befunde scheint zu beweisen, daß dieses enge Nebeneinander als ein wichtiger, mechanischer, pathogenetischer Faktor zu betrachten ist. Eine weitere wichtige Prädilektionsstelle ist an den *Biegungen* der striären Arterien zu erkennen; die Abb. 101 und 102 zeigen diese Lokalisation einer Gefäßwandblutung an einer Stelle, an welcher diese Striatumarterie eine fast rechtwinkelige Biegung ausführt. Zweifellos handelt es sich auch bei dieser Lokalisation um die Folgen eines im normalen Bau bedingten mechanischen Faktors.

Versuchen wir eine statistische Bestimmung jener Arterienäste im Striatum auszuführen, deren terminale Gebiete am häufigsten verändert erscheinen, so finden wir, daß weitaus *am häufigsten jene Arterien betroffen werden, die ohne beträchtliche Biegungen und Abweichungen von der Arteria cerebri media direkt in derselben Ebene verlaufend nach oben steigen.* Auch diese Beobachtung muß mit den mechanischen Bedingungen der normalen Gefäßverteilung in Einklang stehen.

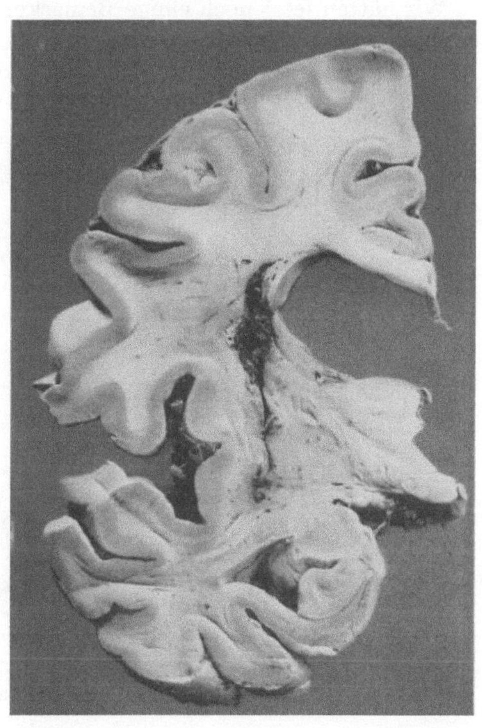

Abb. 137. Narbiger Defekt im Putamen und in der Marksubstanz. Die Spalte im Putamen entspricht einer Arterie, die normalerweise hier nach oben steigt (die Arterie liegt jetzt noch im Spalt!); der Herd in der Marksubstanz entspricht dem terminalen Gebiet dieser Arterie. Hypertonischer Insult.

Wie eingangs erwähnt, können wir uns mit den extrastriären Lokalisationen apoplektischer Insulte bzw. mit der normalen Gefäßversorgung, die diese Lokalisationen mitbedingten, nur kurz beschäftigen. So müssen wir uns begnügen, auf die Abb. 138 nur einfach hinzuweisen; sie stellt die normale Gefäßversorgung der Brücke dar und ein Vergleich mit den Abb. 37 läßt ohne weiteres erkennen, daß die streifenförmigen Blutungen, insbesondere bei hypertonischen Apoplexien, die selbstverständliche Folge der normalen Gefäßeinrichtungen darstellen. Wir haben schon bei der Besprechung der Brückenherde hervorheben können, daß die Hauptmassen auch der Brückenblutungen in den terminalen Gebieten der tief eindringenden Arterienstämme auftreten.

Es kommt uns hier hauptsächlich darauf an, zu betonen, daß Schädigungen, die *apoplektische Zerstörungen in der Brücke* veranlassen, nicht durch den Weg der Carotis-Arteria cerebri media vermittelt werden können, sondern *auf der Straße der Arteria vertebralis-Arteria basilaris* in die Brücke gelangen.

Wir hätten jetzt noch einige Bemerkungen über die *arterielle Gefäßversorgung des Hirnmantels* zu bringen.

Wir wollen hierzu eines unserer Präparate kurz besprechen; die Ergebnisse entsprechen den üblichen Beschreibungen. Etwa 1 cm von der Aufteilung der Carotis in die Cerebral-

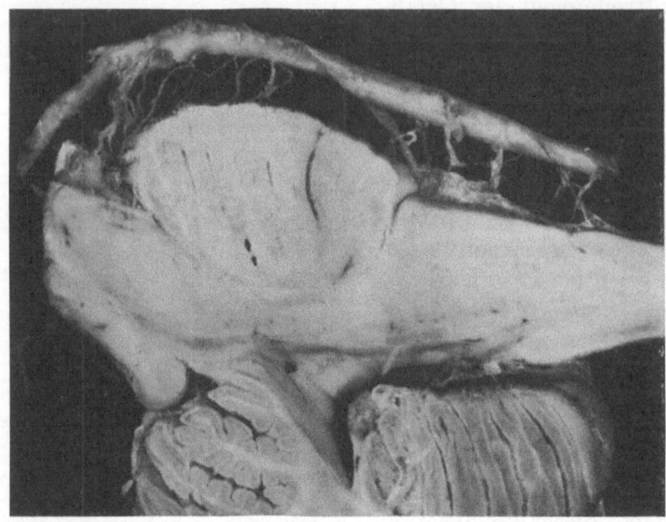

Abb. 138. Arteria basilaris mit ihren senkrecht in die Brücke steigenden Ästen. Im Verlauf dieser Streifen entstehen die streifenförmigen Blutungen bei apoplektischen Insulten.

arterien entfernt, gegenüber der Stelle, an welcher die konstanten Striatumarterien hervorgehen, biegt ein Ast aus der Arteria cerebri media nach hinten zum Temporallappen. Von dieser Stelle ungefähr 1 cm entfernt beginnt die Aufteilung der Arteria fossae *Sylvii* in Rindenäste.

Zunächst biegt ein Ast mit fast 90° Abweichung nach hinten ab; er läßt sich mit größeren Ästen bis zum Occipitalpol verfolgen; zu seinem vordersten Gebiet gehört der Gyrus angularis. Unmittelbar nach dem eben erwähnten Ast folgt ein weiterer, der im wesentlichen ebenfalls nach hinten zieht, das hintere — versteckte — Gebiet der Inselrinde mit gabelförmigen Verzweigungen zudeckt, in die Tiefe der Inselgegend eindringt, dann in den Furchen des Operculums wieder nach außen kehrt und schließlich in der Grenzfurche zwischen Gyrus centralis posterior und Lobulus parietalis superior und inferior nach oben steigt. Ein zweiter Ast desselben Stammes dringt noch mehr hinten ein, verliert sich in den Furchen des Gyrus supramarginalis und taucht dann auf der Hirnoberfläche wieder auf.

An derselben Stelle, an welcher die beiden eben beschriebenen Äste nach *hinten* abbiegen, geht ein ganz kurzer Stamm in der fast geradlinigen Fortsetzung der Arteria cerebri media hervor und teilt sich sofort gabelförmig in zwei Stämme. Einer dieser Äste verläuft über den mittleren Teil der Insel, verliert sich in der tiefen Furche und kehrt dann im Gebiet des Operculums bzw. der Pars opercularis wieder zur sichtbaren Hirnoberfläche zurück; auch dieser Ast neigt also leicht nach hinten. Der zweite Ast des erwähnten kurzen Stammes neigt sich nach *vorne* und verzweigt sich in die Furchen des Frontallappens.

Eine genauere Beschreibung der Versorgung jener Rindengebiete, die bei apoplektischen Insulten immer wieder betroffen werden, können wir hier nicht vornehmen. Wir müssen uns mit der Feststellung begnügen, daß es sich immer um Gefäßgebiete handelt, die in der unmittelbaren Fortsetzung der Arteria fossae *Sylvii* liegen und somit zur Weiterleitung von Schädlichkeiten, die in die Bahn der Arteria cerebri media gelangen, geeignet sind.

Es sei nur kurz darauf hingewiesen, daß die durch apoplektische Insulte selten betroffenen medialen Rindengebiete des Frontallappens durch Äste der Arteria cerebri media versorgt werden.

Die medialen Gebiete des Occipitallappens, insbesondere des Gyrus lingualis gehören zu dem Versorgungsbereich der Arteria cerebri posterior. Sieht man also in diesen Gebieten apoplektische Schädigungen, z. B. durch embolische Verschlüsse, so steht fest, daß es sich hier nur um die Vermittlung der Arteria basilaris handeln kann.

Auf eine genaue Beschreibung der *Thalamusversorgung* können wir hier leider ebenfalls nicht eingehen. Wir hatten in unseren Untersuchungen Fälle beobachten können, bei welchen die apoplektische Schädlichkeit durch die Vermittlung der Arteria communicans posterior in den Thalamus geführt wurde, durch die Vermittlung jenes konstanten Astes, der von der Arteria communicans posterior senkrecht nach oben steigt; es handelt sich also um eine arterielle Straße, die sowohl von der Carotis her als auch von der Arteria basilaris her zu erreichen ist, aber sehr versteckt liegt und dementsprechend verhältnismäßig selten Schädigungen in seinem terminalen Gebiet erscheinen läßt. Apoplektische Zerstörungen des Thalamus wurden weiterhin in unseren Beobachtungen auch durch die *Arteria chorioidea anterior* vermittelt. Zu bemerken ist hierzu, daß dieses Gefäß von der Carotis an derselben Stelle abgeht, an welcher auch die Aufteilung in die Cerebralarterien stattfindet. Von Bedeutung ist aber, daß das kleine Gefäß *in jähem Winkel nach hinten biegt,* sehr im Gegensatz zu der Arteria cerebri media, die ja geradezu in derselben Richtung verläuft wie die Carotis selbst. Dieses krasse Abweichen des kleinen Gefäßes und die zweifellos dadurch bedingte *geringere mechanische* Inanspruchnahme müssen bei der Erörterung der Pathogenese apoplektische Insulte mit in Betracht gezogen werden.

Die Abb. 62 zeigt den unmittelbaren Zusammenhang eines Astes der Art. chorioidea anterior mit einem ausgedehnten, aus unzähligen punktförmigen Blutungen zusammengesetzten Herd im Thalamus.

Diese — leider oft nur flüchtigen — Bemerkungen über die Gefäßversorgung des Gehirns zeigen, wie verschieden gerichtet jene Straßen sein können, die zu den typischen, apoplektischen Gebieten führen. Insbesondere steht fest, daß *die multiplen Zentren* bei großen Komplexen hypertonischer Apoplexien *nur durch die gleichzeitige Inanspruchnahme zahlreicher, grundsätzlich verschieden gerichteter Gefäßstraßen entstehen können.* Es haben sich in unseren Untersuchungen zwei Hauptrichtungen ergeben, die die apoplektischen Schädigungen vermitteln: 1. Die Carotisbahn und 2. die Straße der Arteria vertebralis-basilaris. Innerhalb dieser Bahnkomplexe werden bei der Lokalisation apoplektischer Schädigungen jene Gefäßstraßen bevorzugt, deren mechanische Verhältnisse die Flüssigkeitsströmung schon unter normalen Verhältnissen besonders begünstigen und derart durch die Strömung schon unter normalen Verhältnissen mechanisch am meisten belastet erscheinen.

Auf diese Übereinstimmung der Lokalisation apoplektischer Zerstörungen mit der mechanischen Belastung des arteriellen Kreislaufes im Gehirn werden wir in einem der nächsten Kapitel noch näher zu sprechen kommen.

B. Die Pathogenese der Kreislaufstörungen in apoplektischen Herden.

Trotzdem wir uns bemüht haben, im Vorangehenden ausschließlich morphologische Tatsachen zu vermerken, mußten wir — insbesondere bei der Erörterung der histologischen Befunde — wiederholt daran erinnern, daß die von uns beschriebenen Bilder von Kreislaufstörungen jenen ähnlich sind, die man als morphologische Äquivalente bestimmter funktioneller Kreislaufstörungen in den letzten Jahren immer genauer und ausführlicher kennenlernte. Wenn wir jetzt nochmals darauf hinweisen, daß es uns nicht gelungen ist — trotz unserer gerade darauf besonders gerichteten Aufmerksamkeit — irgendwelche organische Unterbrechungen, Risse usw. der Gefäßwand als regelmäßige Quellen apoplektischer Blutungen bei embolischen, arteriosklerotischen oder hypertonischen Insulten nachzuweisen, und wenn wir nochmals hervorheben, daß nach unseren Untersuchungen das wesentliche morphologische Moment bei allen diesen Schädigungen gar nicht die Blutung, sondern eine Kreislaufstörung ist, die in vielen Fällen — auch bei den hypertonischen Apoplexien — ohne Blutaustritte einhergeht, so haben wir die Richtung, in welcher wir pathogenetische Erklärungen der verschiedenartigen apoplektischen Kreislaufstörungen zu suchen haben, bereits angegeben: *Wir müssen versuchen, die Pathogenese der apoplektischen Insulte mit jenen Ergebnissen zu klären, die wir den Forschungen über funktionelle Kreislaufstörungen verdanken.*

Es kann hier nicht unsere Aufgabe sein, eine genaue geschichtliche Darstellung der Entwicklung der Lehre der funktionellen Kreislaufstörungen zu geben. Der erste moderne Autor, der großzügig zu zeigen unternahm, daß manche in ihrer Pathogenese rätselhaften Erkrankungen durch die Heranziehung pathologischer, funktioneller Kreislaufmechanismen dem Verständnis näherzubringen wären — PÁL —, mußte sich zunächst begnügen, rein klinische Beziehungen zu prüfen. VOLHARD, dessen pathogenetische Erklärungen verschiedener Nierenkrankheiten, insbesondere der akuten diffusen Glomerulonephritis, im letzten Jahrzehnt funktionelle Kreislaufstörungen wiederum in den Mittelpunkt des allgemeinen Interesses stellten, glaubte bereits bestimmte pathologisch-anatomische, insbesondere histologische Bilder nicht anders als mit funktionellen Kreislaufstörungen — ,,Spasmen‘‘ — erklären zu können.

Die beiden eben erwähnten Autoren — und mit ihnen zahlreiche Mitarbeiter und Nachfolger — haben sich mit funktionellen Kreislaufstörungen hauptsächlich als mit Faktoren beschäftigt, die unter Umständen bestimmte Krankheitsbilder *erklären* können; das Interesse O. MÜLLERs und seiner Mitarbeiter — insbesondere E. WEISS —, die Forschung RICKERs und seiner Mitarbeiter, die Untersuchungen TANNENBERGs galten in erster Linie *der Bestimmung von Eigenschaften der funktionellen Kreislaufstörungen selbst.*

Es besteht heute bereits die Möglichkeit, auch jene Ergebnisse der Kreislaufforschung zur Erklärung pathologischer Prozesse heranzuziehen, die in den letzten zwei Jahrzehnten von zahlreichen Untersuchern — ich erwähne nur ASCHER,

BAYLISS, BARCROFT, DALE, EBBECKE, HEUBNER, KROGH, STEINACH — in *physiologischen* Experimenten gewonnen wurden.

Die auf Grund der neuesten experimentellen Forschungen bekannt gewordenen Tatsachen werden oft hingestellt, als stünden sie in einem Gegensatz zu den bereits früher angenommenen, insbesondere pathogenetischen Eigenschaften der funktionellen Kreislaufstörungen; dieser Gegensatz ist aber — wie wir schon hier betonen möchten — nur ein oberflächlicher, scheinbarer und in der geschichtlichen Entwicklung begründet.

Wollen wir nun die Ergebnisse der Forschungen der funktionellen Kreislaufstörungen in die Pathogenese der apoplektischen Insulte miteinbeziehen, so ist es wohl zweckmäßig, wenn wir uns zunächst einer kurzen Erörterung jener Lehren widmen, die RICKER formuliert hat.

I. Bemerkungen über die RICKERsche Lehre von den funktionellen Kreislaufstörungen.

Von den Befunden RICKERs interessieren uns hier zunächst folgende:

1. Die Schädigungen der Gewebe werden meistens durch *Kreislaufstörungen* vermittelt; die Einwirkungen verändern zunächst den Kreislauf; diese Kreislaufstörungen führen dann — je nach ihrer Art und Dauer — zu den Veränderungen des Gewebes selbst. Nach RICKER sollen diese Kreislaufstörungen durch die *nervösen Apparate der Gefäße* vermittelt werden, eine Anschauung, die reichlich Widerspruch erregte.

2. Durch Einwirkungen auf *irgendeinen Teil* eines Gewebsgebietes können unter Umständen auch Veränderungen in *entfernt liegenden Gewebsteilen* entstehen; diese Weiterleitungen der durch lokalen Angriff verursachten Schädigungen wird nach RICKER ebenfalls durch den Gefäßbaum vermittelt, trotzdem dieser unmittelbar *nur an einer Stelle* betroffen wurde. Die Ausbreitung der Kreislaufstörung wird nach RICKER durch die *Ausbreitung der Erregung* von der unmittelbar betroffenen Stelle des Gefäßnervenapparates aus bedingt[1]; dank der nervösen Leitung der Gefäße breitet sich die Erregung *im ganzen Gefäßbaum* aus.

---

[1] Es gibt in der Literatur zahlreiche Angaben über *Fortleitung mechanischer Insulte* im Bereich des Gefäßgeästes. So beschreibt RICKER in seiner „*Relationspathologie*" (S. 51) folgende Beobachtung: „nach Verschluß einer größeren Arterie z. B. durch Unterbindung tritt peripheriewärts ... Verschluß der sich distal anschließenden Strecke und Äste, sowie der zugehörigen Capillaren" ein. „Es handelt sich um eine sich peripheriewärts fortpflanzende Constrictorenerregung, die auch an ... kleinsten Arterien ... und an den Capillaren wirksam wird." In einem Versuch beschreibt KROGH, daß er „durch sehr vorsichtige mechanische Reizung eines einzelnen Punktes" einer Capillare den Reizerfolg auf eine kleine Capillarstrecke begrenzen und dann von diesem Minimum ausgehend den Erfolg so steigern konnte, daß allmählich ein größerer Capillarbezirk, ja eine 5—10 mm lange Strecke der zuführenden Arterie mitreagierte. KROGH kommt zu der Ansicht, daß die Capillaren, Arteriolen, Arterien durch Nervenfasern verbunden sind, und daß ein auf einen Punkt dieser Gefäßabschnitte ausgeübter Reiz in *zentraler* Richtung weitergeführt werden kann. KROGH und REHBERG haben am Kaninchenohr gefunden, „daß eine unter dem Mikroskop vorgenommene mechanische Reizung mit ... einem Haar zunächst eine sofort eintretende Erweiterung der gereizten Capillarschlinge bewirkt"; dann ist „nach einer ... Latenzzeit ... Erweiterung umgebender Capillaren auf eine Entfernung von etwa 1 mm und schließlich Erweiterung der diese Capillaren versorgenden Arterie" festzustellen.

„Durch leichten Druck auf eine einzige Capillarschlinge" sah RICKER im Mesenterium „Stase in der Schlinge" selbst und in den anschließenden Capillaren „unter Erweiterung"

3. Von den Kreislaufstörungen, die nach RICKER durch die Vermittlung des Gefäßnervenapparates hervorgerufen werden, sind für uns folgende von Bedeutung:

a) *Fluxion,*

b) *Anämie* und *Ischämie,*

c) *Stase,*

d. h. Stillstand der Blutströmung innerhalb der Gefäßbahn ohne Gerinnung, bei dem das Gefäßrohr einmal durch rote, im zweiten Fall durch weiße Blutkörperchen ausgefüllt sein kann. Der Vorgang, der zur Stase führt bzw. diese begleitet, kann nach RICKER verbunden sein mit: 1. *dem Austritt der roten Blutkörperchen = Erythrodiapedese,* 2. dem *Austritt weißer Blutkörperchen = Leukodiapedese* [1]. Durch diese Kreislaufstörungen entstehen nach RICKER die verschiedenartigsten Gewebserkrankungen [2].

4. Die eben geschilderten Kreislaufstörungen können nach RICKER durch die *verschiedenartigsten Eingriffe* hervorgerufen werden: Durch Trauma, durch chemische Stoffe, durch Wärme, durch Bestrahlung. Sie alle sind imstande, Stase bzw. jene Kreislaufstörungen, die zu diesem Höhepunkt führen, zu erzeugen; die Kreislaufstörungen präsentieren sich — gleichgültig durch welche Art der Schädigung sie hervorgerufen wurden — immer *in derselben Art und Weise.*

5. Die *Intensität einer Kreislaufstörung* hängt nicht von der Spezifität eines einwirkenden Agens ab, sondern nur von der absoluten Intensität seiner Einwirkung (*„Stufengesetz"*).

a) *Schwache* Reizung bewirkt *Erweiterung* der Strombahn und Beschleunigung der Strömung: „*Fluxion*".

b) *Mittlere* Reizung ruft *Verengerung* der Arterien und Capillaren mit *Verlangsamung* des Capillaren- und Arterienstromes hervor; etwas *stärkere* Reizung dieser Art verschließt die kleinen Arterien und Capillaren und läßt den Venenstrom stillstehen: *Ischämie, Anämie.*

---

entstehen. RICKER hat auch „erreicht, daß nur in der gereizten Schlinge Erweiterung und Stase zustandekam, während sich zuführende Capillaren verengten". „Anders .... als durch mechanische Nervenreizung und Fortpflanzung derselben lassen sich diese Beobachtungen nicht erklären", unterstreicht RICKER.

[1] „Der prästatische Zustand kann bis zur Stase bestehen, ohne daß Flüssigkeit die Blutbahn verläßt. Dies ist stets der Fall bei raschem Fortschritt zur Stase, auch wenn diese mit Infarcierung einhergeht. Zieht sich der prästatische Zustand länger hin, so tritt ... reichliche, weder weiße noch rote Blutkörperchen enthaltende Flüssigkeit ins Gewebe aus" (RICKER). RICKER unterscheidet die „einfache" Stase von einer Stase, die mit Diapedesisblutungen kompliziert erscheint. Er findet, daß die größere oder geringere *Schnelligkeit des Eintritts* der Stase es ist, die diese beiden Formen gestaltet: „stellt sich in einem ganzen Stromgebiet mit einem Male Stase ein, so bleibt die Diapedesisblutung ganz aus oder läßt nur einige Petechien entstehen; tritt die Stase jetzt in dieser, dann in jener Capillare auf, hat sie ein Capillarnetz schon befallen, während in den benachbarten die prästatische der Stase nahestehende Verlangsamung noch besteht, so entwickelt sich Diapedesisblutung, die bis zum Eintritt der allgemeinen Stase zu den höchsten Graden von Infarcierung fortschreiten kann."

[2] Da Stase, „gleichgültig, ob ohne Diapedese oder mit solcher verlaufend Gewebsnekrose verursachen muß", unterscheidet RICKER *zwei Formen der Nekrose durch Stase:* „1. die Nekrose durch reine Stase, 2. die Nekrose durch mit blutiger Infarcierung verbundene Stase".

c) Bei *starker* Reizung entsteht zunächst *Erweiterung* und Beschleunigung, doch bewirkt ein früh hinzutretender Einfluß — Kontraktion der vorgeschalteten Arterie — Verlangsamung und Stase: Prästatischer Zustand und rote Stase.

In dieser 3. Stufe ist der prästatische Zustand zunächst mit *Leukodiapedese*, dann mit Exsudation von Blutflüssigkeit *(„Liquordiapedese")* und zuletzt mit *Erythrodiapedese* verbunden; alle diese Diapedeseformen kommen *nur in der 3. Stufe* — also bei *starker* Reizung — vor. Die massige „Leukodiapedese" geht aber nach RICKER erst in der postrubrostatischen Periode der Kreislaufstörung vor sich, und zwar ausschließlich aus kleinen Venen.

Alle diese *Stufen der Reaktionen* sind nach RICKER durch die Einwirkung der verschiedenen Reizintensitäten auf die Gefäßnervenapparate zu erklären: Die Reizung soll Erregung oder Lähmung der Constrictoren bzw. Dilatatoren verursachen.

6. Nach RICKER müssen nun die *starken Reize* von den schwachen und mittleren streng unterschieden werden, weil nämlich *die Ausbreitung der Erregung* von einer direkt betroffenen Stelle aus nur bei starker Reizung möglich ist, bei schwacher und mittlerer Reizung überschreitet die Reaktion nicht den Bereich, auf den der Reiz unmittelbar eingewirkt hat [1].

7. Die Wirkung der pathologischen Reize überdauert die Zeit der Reizeinwirkung selbst beträchtlich, und zwar in um so größerem Maße, je stärker der Reiz ist.

8. Nach der Stase wird die Rückkehr zur normalen Strömung vielfach durch *Rückfälle* gestört. Hier ist vor allem die wiederauftretende, allgemeine oder partielle rote Stase zu nennen, die sich aus dem poststatischem Zustand als „*Spätstase*" herausbildet. Nicht selten mehrere Male; ihr kann Diapedesisblutung unmittelbar vorausgehen, so daß also die diapedetischen Nach- oder Spätblutungen im poststatischen Zustand nicht selten sind. Der poststatische Zustand ist durch eine langdauernde, wenn auch abnehmende Erweiterung der „terminalen Strombahn" gekennzeichnet.

9. Der poststatische Zustand dauert nach RICKER lange an und läßt nur eine *unvollständige Rückkehr zur Norm* zu. Diese Unvollständigkeit äußert sich vor allem darin, daß Kreislaufstörungen in einem Gefäßgebiet, das durch Stase bereits einmal betroffen war, viel leichter wieder entstehen als in normalen Gefäßgebieten. Bemerkenswert ist, daß nach den Feststellungen RICKERs in derartigen Gebieten bereits *physiologische* Reize geeignet sind, pathologische Veränderungen heraufzubeschwören [2].

10. Von großer Bedeutung ist, daß nach RICKERs Untersuchungen gewisse Kreislaufstörungen, die bereits zu einer Schädigung des Gewebes geführt haben, sich lösen können, so daß dann in diesen Fällen als Zeichen einer vorübergegangenen Kreislaufstörung nur diese Gewebsschädigung bestehen bleibt. Auf die stattgefundene Kreislaufstörung weist in diesen Fällen dann unter Umständen eine größere Anprechbarkeit der Gefäße in dem betroffenen Gebiete auf Reize und Schädigungen hin.

---

[1] S. RICKER u. REGENDANZ: Virchows Arch. **231**, 146—147 (1921).
[2] Nach RICKER kann „die Spätwirkung einer Reizung der Gefäßnerven ... stärker ausfallen als die Wirkung der ersten Reizung".

11. Hervorheben möchten wir noch, daß im „peristatischen" Zustand *durch Diapedese aus Capillaren Blutaustritte entstehen können, die den Eindruck großer, massiver Blutungen* erwecken[1].

Wir bemühten uns in dieser kurzen Wiedergabe einige Resultate RICKERS von allen theoretischen Ausschmückungen möglichst frei darzustellen; gerade *diese* sind es ja, die so heftigen Widerspruch erregt haben. Allerdings scheinen durch die allzu heftige Konzentrierung der Gegner RICKERS auf die theoretischen und hypothetischen Erklärungen und Auseinandersetzungen sehr viele *tatsächliche Befunde* — über deren Erklärung oder theoretischen Wert man ruhig streiten kann — zu sehr in den Hintergrund gedrängt, unseres Erachtens viel mehr, als sie es als die wesentlichsten Ergebnisse RICKERS verdienen würden.

Es sei erwähnt, daß wir von den Feststellungen RICKERS an dieser Stelle nur jene hervorgehoben haben, die für unser in dieser Arbeit verfolgtes Thema von Bedeutung sind. Vielleicht lohnt es sich auch, zu erwähnen, daß einige Eigenschaften der funktionellen Kreislaufstörungen von RICKER selbst nicht so unterstrichen werden, wie es von uns hier geschieht; dies bezieht sich in erster Linie auf unsere Feststellung der Fortleitung irgendwelcher Einwirkungen auf den gesamten Gefäßbaum.

Die Feststellungen, weiterhin die Schlußfolgerungen und Erklärungen RICKERS wurden — soweit sie sich auf experimentell erzeugte funktionelle Kreislaufstörungen beziehen — in unserem Institut durch TANNENBERG einer Nachprüfung und Kritik unterzogen. TANNENBERG unternahm es zunächst, die RICKERSchen tatsächlichen Beobachtungen systematisch im Experiment zu reproduzieren. Er war auf Grund gewisser Abweichungen, die seine Beobachtungen den RICKERSchen gegenüber ergaben, genötigt, wichtige Sätze der RICKERSchen Erklärungen und Folgerungen zu modifizieren bzw. abzulehnen.

Zunächst mußte hervorgehoben werden, daß das RICKERSche „Stufengesetz" keine Allgemeingültigkeit hat, d. h. daß nicht alle Reizmittel geeignet sind, den Gefäßnervenapparat in der von RICKER beschriebenen Reihenfolge anzugreifen. Es wurde aber nicht bestritten, „daß es einzelne, vielleicht auch eine ganze Anzahl von Mitteln gibt, welche in geringerer Dosis Dilatatoren erregen, in stärkerer die Constrictoren". Die Untersuchungen TANNENBERGS zeigten, daß in vielen Fällen die Reizmittel den Gefäßnervenapparat möglicherweise gar nicht beeinflussen, sondern unmittelbar auf das Gewebe, auf die Muskelelemente der Gefäßwand und auf das Blut selbst einwirken.

Einen Einwand gegen das „Stufengesetz" RICKERS stellen jene Beobachtungen TANNENBERGS dar, die ergaben, daß die *Qualität* der angewandten Reizmittel, von der Stärke der Reizung unabhängig, die Art der Reaktion spezifisch gestalten kann.

Es wurde weiterhin festgestellt, daß die Stase und die an diese gebundenen Phänomene auch in Fällen auftreten können, in welchen die „vorgeschaltete" Arterie *nicht* kontrahiert ist; diese Abweichung in den tatsächlichen Beobachtungen der Experimente ließ eine grundsätzliche *Änderung auch der*

---

[1] Schon COHNHEIM bemerkte, daß Blutungen, die durch Diapedese entstehen, Extravasaten, die aus zerrissenen Gefäßen hervorgegangen sind, völlig ähnlich erscheinen können.

Erklärung der Stase im terminalen Gebiet notwendig erscheinen. Die Stase, die nach RICKER als Folge der Kontraktion der vorgeschalteten Arterie auftritt, kann also nach TANNENBERG von einer derartigen Kontraktion unabhängig erscheinen. Das wesentlichste Moment beim Entstehen der Stase wäre nach TANNENBERG die Einwirkung bestimmter, im Gewebe selbst entstandener Stoffe auf die terminale Strombahn, in erster Linie auf das Blut selbst. Das Blut macht nun unter dem Einfluß dieser Stoffe typische, physikalisch-chemische Veränderungen durch und diese Veränderungen sind es, die das Bild der Stase sehr häufig kennzeichnen und veranlassen.

Trotz derartiger Befunde hebt aber TANNENBERG hervor, daß keine Veranlassung besteht, die Vermittlerrolle des Gefäßnervensystems bei Reizungen des Gewebes *allgemein* zu leugnen, vielmehr betonen TANNENBERG und FISCHER in ihrer Erwiderung auf die „antikritischen Bemerkungen" RICKERs, daß die Reizmittel im allgemeinen durch drei Faktoren Reaktionen des Körpers auslösen: „1. Durch die direkte Einwirkung auf das lebendige Gewebe und die lebendige Gefäßwand. 2. Durch die Einwirkung auf das Blut in den Gefäßen. 3. Durch die Einwirkung auf die nervösen Apparate des Gewebes, insbesondere der Gefäße." „Je nach der Reizquantität und -qualität kann jeder dieser 3 Faktoren im Vordergrunde der Reaktionsart stehen, ja so gut wie vollständig das Reaktionsbild beherrschen."

In den RICKERschen Berichten schienen die verschiedenen Abschnitte der terminalen Strombahn sozusagen monopolisierte Strecken für *bestimmte* diapedetische Vorgänge darzustellen. So fand RICKER, daß die Capillaren die Austrittsstelle nur für rote Blutkörperchen, die kleinen Venen die Durchtrittsstelle nur für weiße Blutzellen darstellen. Auch für diese Beobachtungen haben TANNENBERGs Untersuchungen Korrekturen ergeben: TANNENBERG zeigte nämlich, daß auch in den Capillaren ein lebhafter Durchtritt der weißen Blutkörperchen vor sich gehen kann und daß andererseits rote Blutkörperchen auch aus den Arteriolen und Venen austreten. Wichtig ist noch, daß nach RICKER der Austritt der roten und der weißen Blutkörperchen eine simple Folge der Strömungsänderung darstellt; TANNENBERG dagegen stellt fest, daß der Austritt der weißen Blutkörperchen die Folge von Einwirkungen bestimmter Stoffe auf das Blut darstellt.

Überblicken wir diese Auseinandersetzungen, so werden wir feststellen dürfen, daß die verschiedenen Formen der Kreislaufstörung, die RICKER — natürlich im Anschluß an die zahlreichen früheren Untersuchungen von COHNHEIM, THOMA, KLEMENSIEWICZ, SAMUEL usw. — als „rote Stase", „weiße Stase", „Erythro-" und „Leukodiapedese" beschrieben hat, tatsächlich bestehen und bei den verschiedenartigsten Reizungen — bei traumatischen, toxischen, infektiösen, thermischen Insulten — immer in gleicher Form auftreten können. Für die Fragen, die wir hier erörtern, ist es unwesentlich, ob die Stase der terminalen Strombahn mit der vorangegangenen Kontraktion der „vorgeschalteten" Arterie tatsächlich genetisch zusammenhängt oder nʾcht. Von Bedeutung ist nur, daß jene Einwirkungen, die wir in den vorliegenden Untersuchungen als Ursachen bestimmter Veränderungen des Zentralnervensystems beschuldigen müssen, sowohl nach den Befunden RICKERs als auch nach den Feststellungen TANNENBERGs geeignet sind, die typischen Bilder der „funktionellen" Kreislaufstörungen heraufzubeschwören. Wir können hier zu der Frage, ob die Stase

mit einer Kontraktion der „vorgeschalteten" Arterie obligatorisch zusammenhängt, nicht Stellung nehmen. Gerade im Zentralnervensystem, in welchem
durch das dichte Nebeneinander der verschiedenen Gefäßquerschnitte die Verhältnisse besonders günstig sind, scheint es, daß bei peristatischen Störungen
im terminalen Gebiet eines bestimmten Gefäßbaumes, z. B. im Gebiet der
Striatumarterien sowohl die kleinsten als auch die mittleren und sogar die
größeren Arterien gelähmt sind und darum in hochgradiger Dilatation vorliegen;
wenigstens ist es uns nur ausnahmsweise gelungen, die Äste der Arteria cerebri
media, dieses Gefäß selbst und die Carotis bei entsprechenden Schädigungen in
histologischen Präparaten anders als stark erweitert und prall gefüllt mit
offensichtlich in Stase stehendem Blut aufzufinden (s. Abb. 108). Natürlich
könnte man zahlreiche Einwände gegen eine derartige Auslegung histologischer
Befunde am eingebetteten Objekt erheben, und so glauben wir, hier die ganze
Frage offen lassen zu dürfen bzw. annehmen zu können, daß die Stase sowohl
als Folge einer Art mechanischer Behinderung des Blutstromes, infolge der
Kontraktion einer „vorgeschalteten" Arterie als auch ohne einer derartigen
Zusammenziehung erscheinen kann.

Ich glaube auch betonen zu dürfen, daß gerade die nervösen Apparate der
Gefäßwand und ihre Leitungsfähigkeit es ermöglichen könnten, daß Insulte,
die die Arterie treffen und ihre nervösen Apparate lähmen, von hier aus sofort
auch auf sämtliche Verzweigungen des zugehörigen Gefäßbaumes fortgeleitet
wurden und auch im terminalen Gebiet eine ähnliche Lähmung erzeugten.

Auch besteht ja die Möglichkeit, daß Reize, die am Nervenapparat der
Arterien angreifen, hier anders wirken als am Nervenapparat der Capillaren und
kleinen Venen. Die RICKERsche Lehre von der Kontraktion der „vorgeschalteten" Arterie, von der „Arretierung" des Blutes als Ursache der Stase *ist vielleicht zu mechanistisch,* wenn man auf dem Standpunkt steht, daß die Reizung
— Erregung und Lähmung — des Gefäßnervenapparates funktionelle Kreislaufstörungen auch selbständig hervorzurufen imstande ist.

Die Gegensätze zwischen den Ergebnissen RICKERs und TANNENBERGs sind
meines Erachtens *nicht unüberbrückbar:* auch in Fällen, in welchen anzunehmen
wäre, daß die aufgetretenen *Kreislaufstörungen neurogener Herkunft* sind, könnte
das Schicksal der weißen und roten Blutkörperchen, der Blutflüssigkeit, der
Gefäßwand und des Gewebes durch die unmittelbare Einwirkung der Schädlichkeiten auf sie mitbestimmt werden. Und andererseits könnten die Gefäßnerven
den Grad — die „Stufe" — den Umfang, die Dauer der Kreislaufstörungen
auch in Fällen wesentlich mitbestimmen, in welchen wir Veranlassung haben
anzunehmen, daß die Erkrankung in einer Region durch *unmittelbare Einflüsse
einer Schädigung auf das Gewebe* begonnen hat. Schließlich steht auch der
Annahme nichts im Wege, daß die pathogenen Einwirkungen in vielen Fällen
Gefäßnerven *und sonstige* lebende Substanz *zugleich* betreffen, und daß die
Erkrankung unter Umständen die Folge einer komplexen Reaktion darstellt: in
der Form — „Entweder-Oder" — wie diese Fragen heute vielfach diskutiert
werden, widersprechen sich die bisher beobachteten Tatsachen nicht.

Nur nebenbei sei bemerkt, daß Vorkämpfer der Anerkennung der pathogenetischen
Bedeutung funktioneller Kreislaufstörungen sich vielfach als unversöhnliche Gegner
fühlen infolge von Gegensätzen, die einfach durch die historische Entwicklung dieser neuen
pathogenetischen Betrachtung zu erklären sind. Ein besonders interessantes Beispiel für

derartige *scheinbare* Gegensätze ist die Diskussion zwischen VOLHARD und RICKER über die Glomerulonephritis. Beide Forscher scheinen zu vergessen, daß sie in dem einzigen, *zunächst* wesentlichen Moment, nämlich in der Deutung funktioneller Kreislaufstörungen als zentrale pathogenetische Faktoren in der Entwicklung der glomerulitischen Veränderungen, völlig übereinstimmen.

Besonders oft werden in der Diskussion derartiger Fragen „Gegensätze" erörtert, wie etwa, ob eine bestimmte Gewebserkrankung durch „Gefäßspasmen" oder durch „Stase" hervorgerufen wurde.

Sehr wenig wurde bisher in der Literatur die Frage beachtet, inwiefern man aus histologischen Schnittpräparaten eingebetteter Gewebe auf Befunde funktioneller Kreislaufstörungen während des Lebens schließen dürfte, eine Frage, die gerade für uns in dem hier zur Erörterung stehenden Problemenkomplex von eminenter Bedeutung ist, und auf deren Besprechung wir also wenigstens ganz kurz eingehen müssen.

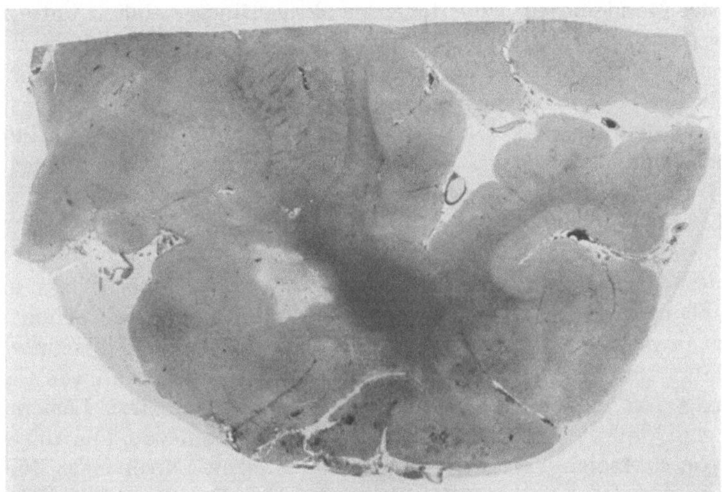

Abb. 139. Mikroskopischer Schnitt (Hämatoxylin-Eosin-Färbung) bei traumatischer Schädigung des Schläfenlappens. Man sieht zahlreiche Blutungen in der Rinde, weiterhin einen recht großen Aufhellungsherd in der Gegend des Mandelkerns.

Es wird sich hier in erster Linie um die Illustration gewisser, besonders typischer Befunde handeln, die wir durch die neuen Untersuchungen über funktionelle Kreislaufstörungen kennengelernt haben.

Wie wir eben erwähnten, sind nach RICKER Befunde der typischen funktionellen Kreislaufstörungen durch die mannigfaltigsten Einwirkungen auf das Gefäßsystem zu erreichen, so daß wir — wollten wir RICKER in allem ohne weiteres folgen — recht wahllos Fälle ergreifen könnten. Immerhin liegt uns aber daran, eine gewisse *Auswahl* zu treffen und Schädigungen, die nach der allgemein verbreiteten Ansicht wohl der Mehrzahl heutiger Pathologen mit apoplektischen Schädigungen nicht zu vergleichen wären, auch hier in der Einleitung des Aufbaues unserer pathogenetischen Ansichten nicht heranzuziehen.

Vor allem glauben wir, Kreislaufstörungen, die als Folgen der Einwirkung von Giften auftraten, vermeiden zu dürfen. Dagegen scheint uns das Beispiel traumatischer Schädigungen, Kreislaufstörungen, die nach traumatischen Insulten im Gehirn auftraten, besonders geeignet zu sein.

Aus der Fülle des uns hier zur Verfügung stehenden Materials möchte ich zunächst den Fall einer 66 Jahre alten Frau besprechen (S. 1062/27), bei der — Trigeminusneuralgie — eine Trepanation in der Gegend des linken Schläfenlappens vorgenommen wurde, und die 4 Tage nach diesem Eingriff verstarb. Die Sektion ergab unter anderem typische Veränderungen in der Hirnsubstanz der Operationsgegend (Abb. 139), Veränderungen, deren Studium uns besonders wertvoll scheint, weil wir einwandfrei behaupten dürfen, daß es sich um Folgen traumatischer Schädigungen handelt, und weil wir mit großer Genauigkeit bestimmen können, in welchem Zeitpunkt diese traumatische Schädigung das Gehirn betraf, wie alt also die etwa nachweisbaren Kreislaufstörungen geschätzt werden dürften. Veränderungen konnten wir übrigens nicht nur in der Rindengirlande des Temporallappens — im Gebiet der unmittelbaren, operativen Einwirkungen —, sondern auch in der Marksubstanz des Temporallappens, in der Nähe des Mandelkerns, von der erkrankten Rinde ziemlich entfernt nachweisen.

Wir werden zunächst die Veränderungen in dem vom operativen Trauma unmittelbar betroffenen Gebiet besprechen.

Die schon bei der makroskopischen Untersuchung sichtbare *Blutfülle* der veränderten Rindengebiete ist bei der histologischen Untersuchung teils als *Hyperämie,* teils als Zeichen *kleiner Blutungen um hyperämische Capillaren und kleine Venen zu klären.*

Die schwierige Frage, ob die auch in der Abb. 139 gezeigte *Hyperämie* der Capillaren, Erweiterung der Gefäßchen, ihre pralle Überfüllung mit roten Blutkörperchen, einem Vorgang entsprechen könnte, der sich schon während des Lebens *in derselben* Form äußerte, glauben wir bejahend beantworten zu dürfen. Dafür spricht schon der Umstand, daß die eben erwähnten Capillarenerweiterungen nur in dem bereits makroskopisch erkennbaren Läsionsgebieten vorliegen, und daß die Gefäßinjektion in allen übrigen von uns untersuchten Gebieten von normalen Verhältnissen nicht abweicht. Noch mehr für die geäußerte Ansicht spricht aber, daß wir derartige Capillarerweiterungen vielfach mit *pericapillären Blutungen kombiniert nachweisen können,* so daß in vielen der untersuchten Gebiete morphologische Äquivalente der Hyperämie und Erythrodiapedese als organisch zusammengehörige Erscheinungen *nebeneinander* zu sehen sind. So können uns wohl auch darüber kaum ernstliche Bedenken erstehen, daß die in der Abb. 140 gezeigten Bilder hochgradig erweiterter Capillaren mit völlig einheitlich erscheinendem und aus optisch ineinander geflossenen roten Blutkörperchen bestehendem Inhalt — man hat derartige Bilder vielfach als morphologische Äquivalente der *Stase* beschrieben — tatsächlich Zustände kennzeichnen, die schon während des Lebens vorlagen.

Versucht man also die beobachteten Bilder mit den Lehren RICKERs in Einklang zu bringen, so würde man sagen können, daß jene einfachen Hyperämien, weiterhin jene, von erythrodiapedetischen Herden umgebenen oder von homogenen Massen ausgefüllten kleinen Gefäße nichts anderes *als den morphologischen Ausdruck bestimmter* — vielleicht „stufenweise" gesteigerter — *funktioneller Reizzustände des terminalen Gefäßgebietes darstellen.*

Wir können aber im vorliegenden Fall *zahlreiche* Bilder beobachten, wie sie von RICKER und seinen Nachfolgern am lebenden Präparat als Zeichen funktioneller Kreislaufstörungen regelmäßig gesehen wurden. Wir meinen zunächst eine

Vermehrung der polymorphkernigen Leukocyten in Capillaren mit noch lockerem Inhalt (Abb. 140). Ähnliche Bilder sind übrigens auch in kleinen Arterien und in den Venen zu erkennen und dürften jenen Veränderungen entsprechen, die RICKER im „prästatischen" und postrubrostatischen Zustand des Blutstromes gesehen zu haben angibt. Von derartigen Bildern führen Übergänge zu Bildern, in welchen kleine Gefäße, Capillaren und kleine Venen *mit weißen Blutkörperchen vollkommen ausgefüllt erscheinen,* also an jene Bilder erinnern, die RICKER am lebenden Präparat in Venen zu beobachten Gelegenheit hatte und als „weiße" Stase bezeichnete. Besonders bemerkenswert in diesem Zusammenhang ist für uns, daß offensichtlich zum *selben* Gefäßbaum gehörige Äste

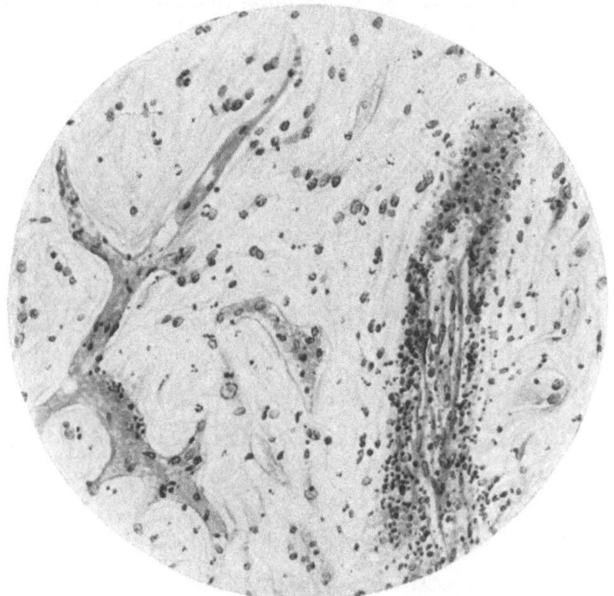

Abb. 140. Rote Stase, Ansammlung von polymorphkernigen Leukocyten um eine Arterie, adventitielle Blutung um dieses Gefäß, Leukodiapedese bei traumatischer Schädigung des Gehirns.

sämtliche bisher erwähnte *Bilder,* also Hyperämie, rote Stase, weiße Stase, Erythrodiapedese eng nebeneinander liegend aufweisen können (wie in der Abb. 140).

Ganz entsprechend den Beobachtungen RICKERs und TANNENBERGs sehen wir Bilder, die noch im eingebetteten Schnitt zeigen, daß bei der funktionellen Kreislaufstörung während des Lebens *Austritte der weißen Blutzellen* erfolgt waren; man sieht nämlich *in der nächsten Umgebung,* ja zum Teil noch in der Wand sowohl jener Gefäße, die verhältnismäßig wenig polymorphkernige Leukocyten enthalten, als auch jener, die mit weißen Blutkörperchen vollkommen ausgestopft scheinen, *polymorphkernige, weiße Blutzellen, die nur aus dem Gefäß selbst hervorgehen konnten.* Sie bedecken die Gefäßwand oft in dichten Scharen (Abb. 140), oder sammeln sich in den perivasalen Räumen; derartige Bilder sind an den Gefäßen zu sehen, die noch sehr viele polymorphkernige Leukocyten enthalten oder auch in Strecken, in welchen das Gefäß selbst polymorphkernige weiße Blutzellen entweder überhaupt nicht oder nur sehr spärlich aufweist.

Hervorzuheben sind auch noch Bilder, in welchen ausgedehnte Gebiete mit einfach hyperämischen Gefäßen von polymorphkernigen Leukocyten durchsetzt erscheinen. Es handelt sich hier zweifellos um Folgen funktioneller Kreislaufstörungen, die eine Periode der Leukodiapedese bereits durchgemacht haben und nun die extravasierten polymorphkernigen Leukocyten als Zeugen der vorübergegangenen Störung zurückließen.

Wir hätten noch zu bemerken, daß die *capillaren Blutaustritte vielfach zusammenfließen* und *so den Eindruck einheitlicher Blutungen erwecken* (ähnlich wie in Abb. 120).

Es sei nun nochmals hervorgehoben, daß alle die eben beschriebenen Kreislaufstörungen *nach einer traumatischen Schädigung* des Zentralnervensystems *in der*

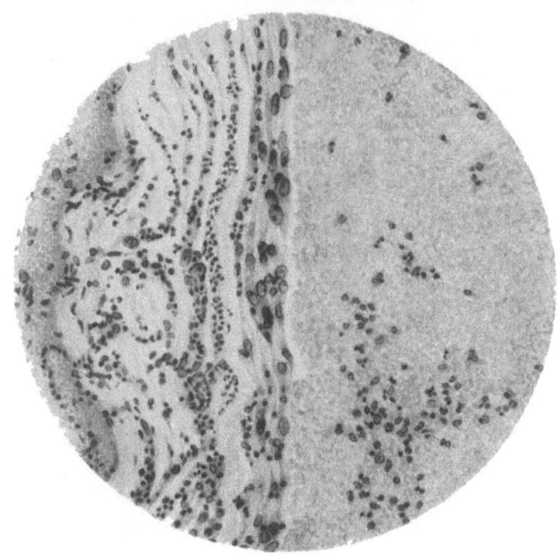

Abb. 141. Die Wand einer größeren Arterie bei traumatischer Schädigung des Gehirns. Endothelwucherung; Auffaserung der Media; in den Spalten der Media reichliche polymorphkernige Leukocyten; Blutungen in der Adventitia.

Gegend des Eingriffes entstanden sind. Da das veränderte Hirngewebe noch massiv zusammenhält und der operative Eingriff *unmittelbar wohl nur piale Gefäße betraf*, können wir annehmen, daß die erwähnten, in der *Tiefe* der Hirnsubstanz aufgetretenen Schädigungen bzw. die dort beobachteten Kreislaufstörungen Folgen der *Weiterleitung* der unter dem Einfluß des Traumas unmittelbar entstandenen Reaktion auf entfernte Gefäßabschnitte darstellen; es könnte sich um die Folgen einer Erregung bzw. Lähmung der Gefäßnervenapparate handeln, die sich von der unmittelbar betroffenen Stelle aus bis in die letzten Verzweigungen des Gefäßbaumes — eben in die Tiefe der Hirnsubstanz — ausbreitete. Daß es sich tatsächlich um eine, zu mindestens analoge Ausbreitung der Reaktion handelt, ist schon an der Tatsache zu erkennen, daß *die Hauptmenge* der Veränderungen auch im Herd mitten in der Hirnsubstanz gerade am *Capillarsystem* erscheint.

Immerhin weisen zahlreiche Veränderungen auch der *größeren Gefäße*, insbesondere der *Arterien*, sowohl in der Pia als auch in der Hirnsubstanz auf die einerseits *unmittelbar empfangene* und andererseits *durch die Weiterleitung* der Reaktion *vermittelte Schädigung* durch das Trauma hin.

Da auch derartige Veränderungen für unsere späteren, pathogenetischen Ausführungen von großer Bedeutung sind, müssen wir sie eingehend erörtern.

Der Befund der Abb. 141 wurde an einer größeren pialen Arterie erhoben. Wir sehen vor allem eine sehr reiche *Infiltration der gesamten Gefäßwand durch polymorphkernige Leukocyten*; bemerkenswert ist hier die Anordnung der weißen Blutzellen: Sie stehen in Kolonnen in den Spalten der Media und könnten auf den ersten Blick intramurale Gefäße in weißer Stase vortäuschen. Um die wesentlichsten Veränderungen vorweg zu nehmen, erwähne ich, daß noch eine *adventitielle, perivasculäre Blutung* vorliegt; auch im perivasculären Raum sind übrigens reichlich polymorphkernige Leukocyten nachzuweisen. Hervorzuheben ist weiterhin eine *Quellung sämtlicher Endothelzellen* (Abb. 141), eine Veränderung, die vielfach als eine „Aktivierung" des Endothels gedeutet wurde. Die Endothelzellen haben sich deutlich vermehrt. Das Gefäß erscheint ziemlich weit; von einer Thrombose kann wohl keine Rede sein.

An zahlreichen kleineren Arterien der Pia und auch der tieferen Hirngebiete sind vollkommen analoge Veränderungen zu erkennen; wiederum perivasculäre, adventitielle Blutungen, Quellung des Endothels, Infiltration der Wand durch polymorphkernige Leukocyten. Gerade an diesen *kleinen Gefäßen* sind auch Veränderungen der Gefäßwand, insbesondere der Media zu beobachten, die unsere Aufmerksamkeit besonders verdienen. Es handelt sich um eine eigenartige *verwaschene Färbung der Media,* durch welche die unter normalen Verhältnissen

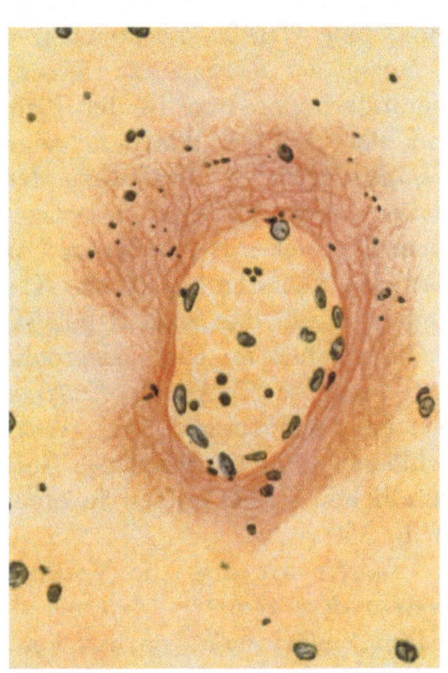

Abb. 142. Kleine, zerfließende Arterie mitten in einem kleinen Blutungsherd. Man beachte die lockere Beschaffenheit des Blutes im Gefäß. Zahlreiche Kerntrümmer in der Gefäßwand. Traumatische Schädigung.

so klar hervortretenden Strukturen wie Fasern, Kerne verschwinden bzw. nur als Trümmer und Andeutungen zu erkennen sind (Abb. 142). Vielfach kann beobachtet werden, daß *die Konturen* unscharf *in die Umgebung zerfließen*; dies alles oft an Gefäßstrecken, in welchen locker liegendes Blut auf eine eigentlich noch funktionierende Strömung hinweist (Abb. 142). Im Gegensatz zu den vorher geschilderten Endothelquellungen ist an den eben zur Sprache stehenden kleinen Gefäßen eine *pyknotische Schrumpfung* der Endothelzellen zu erkennen; auch Kerne der Muskelzellen erscheinen pyknotisch, ja zerbröckelt. Zweifellos handelt es sich bei der eben beschriebenen Gefäßveränderung um eine schwere Erkrankung der Gefäßwand.

Wir erwähnten eben, daß um größere und kleinere Arterien, in deren Wand typische Veränderungen, wie Aufsplitterung, Infiltration durch polymorphkernige Leukocyten, Endothelquellung nachzuweisen sind, regelmäßig perivasale Blutungen auftreten. Man hat auch Gelegenheit Bilder zu beobachten, die geeignet erscheinen, *die Genese* derartiger Blutungen zu klären. Man findet nämlich Fälle mit typischen Wandveränderungen, in welchen keine perivasalen Blutungen vorliegen, sondern nur hochgradig Erweiterungen der Vasa vasorum. Von derartigen Bildern führen sämtliche Übergänge zu den ausgeprägten adventitiellen Blutungen, so daß der Zusammenhang dieser mit den gestörten Vasa vasorum wohl als geklärt betrachtet werden kann.

Wir erwähnten, daß alle diese Veränderungen an kleinen Arterien nicht nur in der unmittelbar betroffenen Pia, sondern auch *in tieferen Hirnteilen* zu erkennen sind. Besonders erwähnenswert erscheinen uns in diesem Zusammenhang jene Gefäße, an welchen das *Zerfließen der Wandstrukturen, pyknotischer Schwund der Kerne und Auflockerung der Wand nachzuweisen waren,* weil diese Veränderungen hier in der Tiefe des Nervengewebes *oft isoliert auftreten* und mit der größten Klarheit zeigen, *daß selbst sehr schwere Erkrankungen der Gefäßwand durch Fortleitung der Reaktion auf traumatische Schädigungen entstehen können.* Liegen derartig veränderte Arterien oder Arteriolen mitten in einem Gebiet mit gestörtem Capillarkreislauf, so gewinnt man den Eindruck, daß jene Schädigung, die die Kreislaufstörung im terminalen Gebiet veranlaßte, gerade durch das zentral gelegene, größere Gefäß vermittelt wurde.

Wir sahen im eben besprochenen Fall zahlreiche Stellen, in welchen kleine, trüb gefärbte Flecke den *Endzustand des Zerfließungsprozesses* zeigen: Selbst die letzten Andeutungen einer Wandstruktur verschwinden, das Lumen ist verschlossen und die Stelle des Gefäßes ist nur noch am kennzeichnend gefärbten, rundlichen Fleck mitten in einer runden Blutung zu erkennen, ähnlich wie in Abb. 120.

Fassen wir also die Veränderungen, die in diesem Fall an *größeren und insbesondere kleineren Arterien* der Pia und der Nervensubstanz zu beobachten waren, zusammen, so ist hervorzuheben, daß *perivasculäre Blutungen, Infiltration der Gefäßwand durch rote und weiße Blutkörperchen, Quellungen der Endothelzellen,* weiterhin *Aufsplitterung der Media, Loslösung des Endothels, Quellung und völliges Zerfließen der Mediafaserung bis zum vollendeten Kernschwund und bis zur vollständigen Verödung des Gefäßlumens,* die kennzeichnenden Befunde darstellen.

Wir brauchen vielleicht kaum daran zu erinnern, daß viele der eben besprochenen Veränderungen, sowohl der terminalen Gefäßabschnitte als auch der kleineren und größeren Arterien, schon im Laufe unserer Erörterungen über Kreislaufstörungen bei embolischen, hypertonischen und arteriosklerotisch-thrombotischen Apoplexien regelmäßig zu vermerken waren. In dieser Identität der morphologischen Befunde sehen wir ja gerade den großen Wert einer Erörterung des eben zur Sprache stehenden Falles: *Die hier gefundenen Bilder dürfen ja zweifellos als morphologische Äquivalente funktioneller Kreislaufstörungen betrachtet werden und lassen die Frage berechtigt erscheinen, ob wir Veranlassung haben, die vollkommen ähnlichen Bilder bei den verschiedenen apoplektischen Schädigungen ebenfalls als Folgen funktioneller Kreislaufstörungen zu betrachten.*

Als Ursache der im vorliegenden Fall eingehend besprochenen Kreislaufstörungen ist mit großer Klarheit eine zeitlich genau bestimmbare, traumatische Schädigung bekannt; wir erwähnten und möchten es hier nochmals unterstreichen, daß ganz ähnlich beschaffene Befunde auch in Fällen von Hirnerkrankungen anzutreffen sind, die einwandfrei als Folgen von Gifteinwirkungen auftraten. Derartige Befunde bei Vergiftungen sind zwar von einem gewissen theoretischen Interesse, weil sie zeigen, daß den Feststellungen RICKERs entsprechend die *gleichen* Formen von Kreislaufstörungen tatsächlich durch Schädigungen verursacht werden können, die man bisher gewohnt war, als grundsätzlich verschiedene zu betrachten. Da aber nach unseren Untersuchungen Gifteinwirkungen als Ursachen der apoplektischen Insulte nicht in Betracht

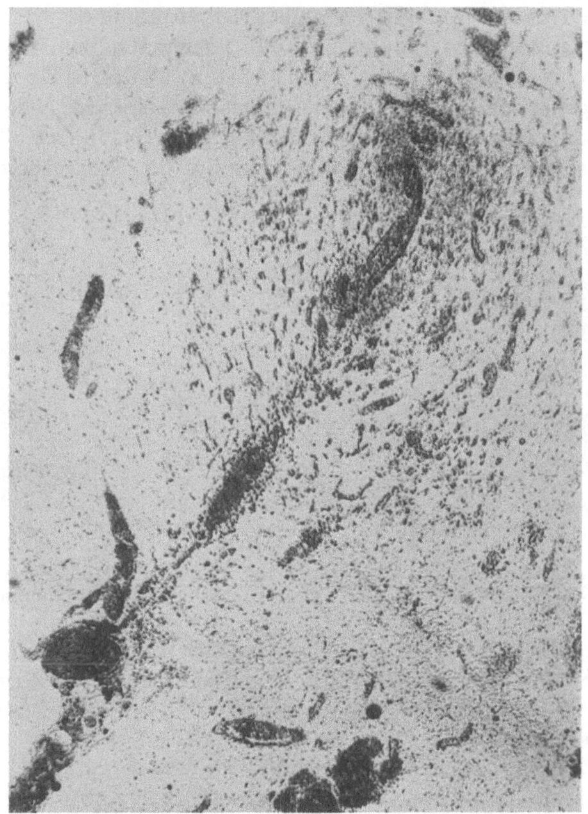

Abb. 143. Kleiner Gefäßbaum der Großhirnrinde bei traumatischer Schädigung. Rote Stase, weiße Stase, Erythro- und Leukodiapedese.

kommen, wollen wir uns mit Kreislaufstörungen, die wir im Anschluß an Vergiftungen zu beobachten Gelegenheit hatten, nicht näher beschäftigen. Insbesondere kommen ja in der Pathogenese der zunächst zu besprechenden *embolisch-apoplektischen Insulte* Giftwirkungen überhaupt nicht in Betracht.

Bevor wir aber die Besprechung dieser Pathogenese beginnen, möchten wir nochmals kurz zusammenfassen, was uns der eingehend erörterte Fall gelehrt hat: *Traumatische Schädigungen können durch den unmittelbaren Eingriff und durch Weiterleitung der Reaktion in tiefere Regionen der Hirnsubstanz sowohl an Stämmen und größeren Ästen der Arterien als auch in den terminalen Endverzweigungen funktionelle Kreislaufstörungen erzeugen, deren Charakter noch in eingebetteten mikroskopischen Schnittpräparaten deutlich zu erkennen ist; als*

*Folgen dieser Kreislaufstörungen können in den Gefäßen der terminalen Gebiete
ausgedehnte, zusammenfließende Blutungen und ausgedehnte leukocytäre Infiltrate
auftreten; weiterhin erscheinen an den größeren, kleinen und kleinsten Arterien
einerseits gewisse morphologische Zeichen einer Aktivierung, andererseits aber
einwandfreie regressive Veränderungen bis zur völligen Zerstörung.*

Der eben besprochene Fall ist natürlich nicht der einzige nichtapoplektischer
Genese, bei welchem wir ähnliche Befunde erheben konnten, wie wir sie bei der
genauen Untersuchung der Apoplexien kennengelernt haben.

Wir wollen von diesen, von uns beobachteten, analogen Kreislaufstörungen
nur einige Beispiele kurz anführen. Die Abb. 143 zeigt den histologischen Befund einer traumatischen Rindenschädigung des Großhirns. Wir erkennen
deutlich die Ausdehnung der Kreislaufstörung auf die Gesamtheit eines kleinen

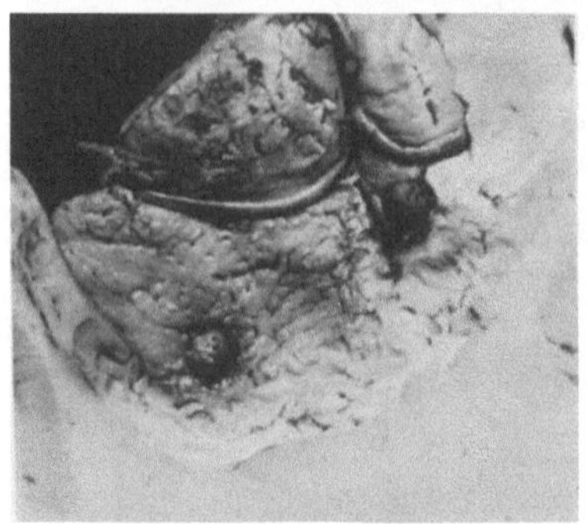 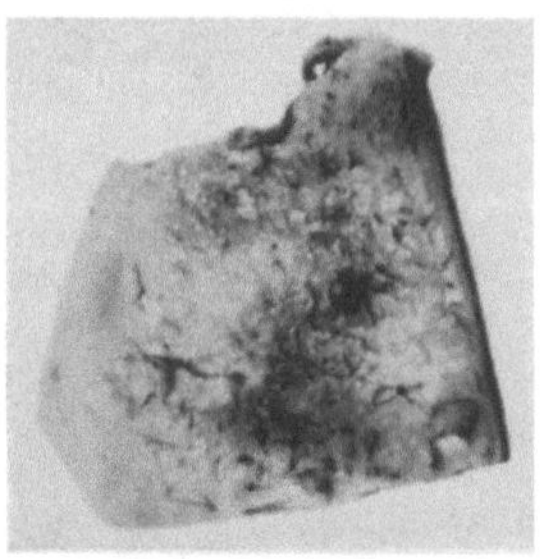

Abb. 144. Größere kugelförmige Hämatome in   Abb. 145. Kleines kugeliges Hämatom in einem
der Pia bei Durchschuß (Suicid).   Blutungsherd bei Durchschuß (Suicid).

Gefäßbaumes. Alle Einzelheiten entsprechen hier den Befunden bei typischen,
funktionellen Kreislaufstörungen: Wir erkennen in den Verzweigungen des
Hauptstammes die rote und weiße Stase mit Erythro- und Leukodiapedese.
Das hier mitgeteilte histologische Bild erinnert lebhaft an makroskopische
Präparate, die wir bei der Isolierung der Gefäße embolischer oder· hyper-
tonischer Apoplexien gewonnen haben.

In den Abb. 144, 145 sind typische kugelförmige Blutungen zu erkennen, in
ähnlicher Form, wie wir sie bei der Untersuchung der hypertonischen Apoplexien so häufig nachweisen konnten. Die Kügelchen stehen mit dünnen
Arterienästen in unmittelbarer Verbindung; ganz ähnlich wie bei den klassischen,
miliaren und übermiliaren sog. Aneurysmen der Literatur. Diese Gebilde
traten im vorliegenden Fall *als Folgen eines Durchschusses bei Suicid auf*[1].

Ich möchte auch noch kurz darauf hinweisen, daß die Gefäßkonturen
bei traumatischen oder auch sonstigen nichtapoplektischen Kreislaufstörungen
— ganz ähnlich wie bei apoplektischen Störungen — vielfach durch Formalin-
inkrustierungen zu erkennen sind.

Überblicken wir die Befunde der Kreislaufstörungen, die wir in diesem Abschnitt als Folgen funktioneller Erkrankungen der Gefäßwand mit der makro-

---

[1] *Anmerkung bei der Korrektur:* Wir haben derartige Befunde in mehreren Fällen von
Schußverletzungen des Gehirns erhoben.

skopischen und mikroskopischen Untersuchung nachweisen konnten, so ist die Identität dieser nichtapoplektischen Veränderungen mit jenen makroskopischen und mikroskopischen Kreislaufstörungen, die wir bei den apoplektischen Insulten kennengelernt haben, nicht zu verkennen; dieselben mantelförmigen und dieselben kugelförmigen Blutungen. Wir haben diese Veränderungen in unseren Beschreibungen der apoplektischen Insulte als „Insulteinheiten", als „Blutungseinheiten" bezeichnet; in den Fällen, in welchen diese Formen der Kreislaufstörungen ganz einwandfrei als Folgen funktioneller Schädigungen auftreten, könnte man über makroskopische oder mikroskopische, *funktionelle* Insulteinheiten bzw. Blutungseinheiten sprechen.

II. Die Pathogenese der Kreislaufstörungen und der Schädigungen der Nervensubstanz bei embolischen Apoplexien.

Wir haben die Veränderungen bei embolischen Apoplexien in unseren Schilderungen überall in den Vordergrund gestellt, weil sie die Folgen klarer und einfach verständlicher Zusammenhänge darstellen und uns als Vergleichsbefunde dienten. Auch bei der Erörterung der Pathogenese apoplektischer Schädigungen ist es angebracht, die Besprechung embolischer Apoplexien voranzustellen.

Um die wesentlichen morphologischen Befunde kurz zu wiederholen, erinnern wir zunächst an *die Befunde von Kreislaufstörungen* in den typischen Läsionsgebieten der embolischen Apoplexien. Wir fanden histologische Veränderungen, die als morphologische Äquivalente funktioneller Kreislaufstörungen betrachtet werden können: Gefäßerweiterung, rote Stase, weiße Stase, Austritt von roten und weißen Blutkörperchen.

Ich möchte auch hier besonders hervorheben, daß bei embolischen Schädigungen Bilder der verschiedensten Arten und Stufen dieser funktionellen Kreislaufstörungen *nebeneinander* aufzufinden sind; mit Blutungen kombiniert und auch ohne Blutungen. Die Tatsache des Vorhandenseins dieser morphologischen Äquivalente funktioneller Kreislaufstörungen ist nicht zu bezweifeln und bildet die Grundlage unserer pathogenetischen Untersuchungen.

Wir erinnern daran, daß dieselben histologischen Befunde der Kreislaufstörungen sowohl in den terminalen Gebieten als auch in der Wand der von Arterien nachzuweisen waren, die die zuführenden Straßen zu den typischen Läsionsgebieten darstellen.

Die Frage ist nun, *wodurch und wie diese Kreislaufstörungen in den terminalen Gebieten entstanden sind*?

Die *wichtigste* Ursache ist ohne weiteres und mit absoluter Sicherheit zu bezeichnen; sie wird selbstverständlich durch die Einkeilung eines *Pfropfes* dargestellt, den wir — wie erwähnt — an den Abzweigungsstellen der striären Gefäße, meistens in der Arteria cerebri media, regelmäßig und ohne Schwierigkeiten nachweisen.

Wenn Schwierigkeiten bestehen, so sind sie nur in der Beantwortung der Frage zu erwarten, *wie* dieser eingekeilte Pfropf in den doch ziemlich *entfernt* liegenden striären Läsionsgebieten zu den funktionellen Kreislaufstörungen führen kann.

Bei embolischen, arteriellen Gefäßverschlüssen entstehen *anämische oder blutige* Infarkte, deren Auftreten nach allgemein verbreiteter Ansicht hauptsächlich durch die Beschaffenheit der arteriellen *Endverzweigungen* in den einzelnen Organen bedingt wird: In Organen mit „Endarterien" entstehen nach der verbreiteten Lehre anämische Infarkte, in Organen mit communicierenden, arteriellen Endverzweigungen sollen hämorrhagische Infarcierungen auftreten.

Wir können uns auf eine Erörterung allgemeiner Fragen der Infarcierungen hier nicht einlassen.

Für den Fall embolischer Schädigung *des Gehirns* glaube ich aber feststellen zu dürfen, daß die Beschaffenheit der Endverzweigungen nicht die wesentlichste, oder wenigstens *nicht die alleinige* Bedingung der Beschaffenheit der Infarkte darstellt. Ohne auf den bereits besprochenen Gegensatz zwischen der traditionellen Lehre von den Eigenschaften der Hirnarterien und den Befunden PFEIFFERs hier wieder näher einzugehen, weise ich nur darauf hin, daß *im Gehirn bei embolischen Schädigungen sowohl hämorrhagische als auch anämische Infarkte auftreten, ja daß diese beiden Arten von Hirnschädigungen in ein und demselben Fall in eng benachbarten Gebieten nebeneinander erscheinen können.*

Ob es gelingen wird, die Beschaffenheit der Endverzweigungen bei der Erklärung der embolischen Hirninfarkte endgültig auszuschalten, möchte ich hier nicht untersuchen. Ich glaube aber, daß es unter allen Umständen nützlich sein kann, wenn wir versuchen, zur Erklärung der Hirninfarkte auch *Momente* zu finden, *die von der Struktur des vasalen Endnetzes mehr oder weniger unabhängig sind.*

So könnten wir annehmen, daß der *Zustand der Herzfunktion* von Bedeutung ist; ein Faktor, auf dessen Einfluß bereits COHN, CONHHEIM, WERNICKE, MONAKOW u. a. hinweisen; man könnte ja erwarten, daß in Fällen mit guter Herzkraft hämorrhagische Infarcierungen leichter entstehen als in Fällen mit hochgradiger Herzinsuffizienz. Weiterhin könnte man auch daran denken, daß die *Beschaffenheit des embolischen Verschlusses* selbst von Bedeutung ist. In Fällen in welchen keine völlige Obturation entsteht, könnte der Blutstrom die Barriere passieren und somit zur Entstehung der hämorrhagischen Beschaffenheit beitragen; auf dieses Moment wies zuletzt auch RICKER hin.

Ein embolischer Verschluß stellt indessen auch die Ursache von *Ernährungsstörungen* dar. So müssen wir auch daran denken, daß sich — entsprechend den Annahmen VIRCHOWs, COHNHEIMs und ihrer zahlreichen Nachfolger — eine *pathologische Durchlässigkeit der Gefäßwände* einstellen könnte, deren Grad und Dauer bei der Entscheidung, ob „anämische" oder hämorrhagische Infarkte entstehen, vielleicht eine sehr wesentliche Rolle spielen. Wir müssen hier auch darauf hinweisen, daß nach den Untersuchungen TANNENBERGs die Unterbindung des Blutzustromes im Gewebe gewisse Veränderungen veranlaßt, deren Folgen sich als Stasen, Austritte von roten und weißen Blutkörperchen präsentieren. Wir haben in den vorangehenden Beschreibungen reichlich dargelegt, daß derartige Kreislaufstörungen bei embolischen Apoplexien tatsächlich regelmäßig nachzuweisen sind.

Die große Übereinstimmung, die zwischen den histologischen Befunden der Kreislaufstörungen in embolisch entstandenen Herden und jenen Befunden besteht, die RICKER in experimentellen Untersuchungen, z. B. durch Anwendung traumatischer Schädigungen erzeugte, ergibt uns ebenfalls wichtige Hinweise: *Es entsteht nämlich die Frage, ob die bei den embolischen Schädigungen festgestellten*

Kreislaufstörungen — wenigstens zum Teil — nicht auch als Folgen ähnlicher Insulte auftreten könnten wie jene, die RICKER *in seinen Experimenten angewandt hat ?*

Und so glaube ich annehmen zu dürfen, *daß der Embolus, der in das Hirngefäß hineinschießt, nicht nur als Kreislaufsperre wirkt, sondern außerdem den Rumpf des Gefäßes wie ein traumatischer Insult betrifft, und schon als solcher vielleicht geeignet ist* — ähnlich den traumatischen Insulten in irgendwelchen Experimenten — *im ganzen Baum des angegriffenen Gefäßes lokale, funktionelle Kreislaufstörungen hervorzurufen.* Als traumatische Schädigung des Gefäßbaumes könnte dann vielleicht auch das *Anprallen der normalen Blutwelle an die verschlossene Stelle* betrachtet werden; die Barrière des eingekeilten Pfropfes stellt ja ein Hindernis der Blutströmung dar [1].

Unternehmen wir jetzt den Versuch, die morphologischen Befunde, die wir bei embolischen Schädigungen erheben konnten und in einem früheren Kapitel besprochen haben, als Zeichen und Folgen funktioneller Kreislaufstörungen zu betrachten, so gewinnen wir das Gefühl, *den Schlüssel zur Erklärung sämtlicher Eigenarten gefunden zu haben*; Feststellungen, die bei der objektiven, morphologischen Untersuchung als verschiedenartig erschienen, lassen sich jetzt durch die neue Einstellung einheitlich zusammenfassen, ja sie erscheinen als *notwendige, zusammengehörige Folgen ein und desselben zentralen Geschehens.*

Zunächst scheint es eine Selbstverständlichkeit, daß sich die Blutungen in den Läsionsgebieten aus unzähligen kleinsten, punktförmigen Herden summieren: Punktförmige Blutungen — Blutaustritte aus Gefäßen der *terminalen* Gebiete — stellen ja funktionelle Kreislaufstörungen par excellence dar. Als eine Selbstverständlichkeit präsentieren sich nun die Übergänge von den Fällen mit spärlicheren, einzeln erkennbaren, punktförmigen Blutaustritten, zu den massiv erscheinenden Blutungen.

Auch die im Vorhergehenden besprochenen Befunde embolischer Apoplexien, bei welchen ausgedehnte Schädigungen der Nervensubstanz auftreten, ohne daß nennenswerte Blutungen vorgelegen hätten, finden ihre natürliche Erklärung: Es ist ja bekannt, daß funktionelle Kreislaufstörungen auftreten können und verschwinden, ohne daß andere Folgen als Zerstörungen parenchymatöser Gewebsteile zurückblieben.

Wir verstehen die Infiltration der typischen Läsionsgebiete durch polynucleäre Leukocyten; wir verstehen die Anhäufung polynucleärer Leukocyten in den Gefäßen und in den Gefäßwänden; alle diese Befunde stellen ja die selbstverständliche, ja *notwendige* Folge funktioneller Kreislaufstörungen dar.

Wir beschrieben im Vorangehenden die strenge Elektivität der Ausdehnung der Läsionsgebiete bei embolischen Apoplexien, eine Elektivität, die sowohl gegenüber dem großen Marklager als auch der inneren Kapsel und der äußeren

---

[1] Daß bei Kreislaufstörungen ein Anprallen der Blutwelle an der Stelle des Kreislaufhindernisses vorkommt, konnte TANNENBERG im Experiment nachweisen. Nach seinen Untersuchungen entsteht die Stase in den Capillaren und kleinen Venen primär und stellt dadurch ein Hindernis für das in der Arterie strömende Blut dar. Das in der Arterie strömende Blut prallt auf dieses Hindernis auf: „Dadurch wird seine ... Energie an dieser Stelle in Seitendruck verwandelt und so muß hier das Gefäß besonders stark gedehnt werden.“ TANNENBERG hebt hervor, daß er „den Anprall des Blutes auf den Stasebezirk direkt beobachten“ konnte.

Kapsel gegenüber hervortritt. Auch dieses Phänomen findet jetzt seine Erklärung: Die funktionelle Kreislaufstörung kann sich eben nur so weit ausdehnen, als die Verzweigungen des zentral betroffenen Gefäßbaumes reichen. Ja, man könnte die Elektivität bzw. die Grenze der Ausdehnung embolisch-apoplektischer Schädigungen geradezu als eine Methode zur Erforschung der Gefäßversorgung betrachten und die dabei erhobenen Befunde als Beweis einer strengen, funktionellen Elektivität und Abgeschlossenheit der striären Gefäßeinrichtungen, den Gefäßgebieten benachbarter, morphologisch anders gearteter Bezirke gegenüber betrachten.

Auch die Beobachtung, daß in alten Herden embolischer Schädigungen sehr häufig Zeichen eines *akuten Aufflackerns* funktioneller Kreislaufstörungen nachzuweisen sind, findet ihre selbstverständliche Erklärung: Gebiete, die funktionelle Kreislaufstörungen bereits erlitten haben, sind ja als Prädilektionsstellen für ähnliche Kreislaufstörungen zu betrachten, auch bei neuen Schädigungen, die heterogenster Natur sind und die an und für sich nicht geeignet wären, in einem *vorher intakten* Gefäßgebiet irgendwelche Störungen hervorzurufen.

Ich möchte nun auf einen bemerkenswerten Umstand besonders hinweisen: Die Veränderungen der embolischen Apoplexie sind in typischen, striären Gebieten nachzuweisen, von dem Pfropf in der Arteria cerebri verhältnismäßig *entfernt* gelegen. Die Schädigung, die durch das Einkeilen des embolisierten Pfropfes die striären Gefäße *an ihrer Abgangsstelle* betrifft, muß also auf irgendeine Weise in die vorderen und mittleren striären Gebiete fortgeleitet werden.

Wir müssen uns nun fragen, wie diese Übermittlung vorzustellen ist. In Betracht käme zunächst der rein mechanische Insult des Einkeilens und der nachfolgenden Schläge durch die behinderten Blutwellen; durch diese Stöße könnten ja die betroffenen Gefäßbäume in ihrer Gesamtheit gerüttelt werden, und so könnte *die Ausbreitung der mechanischen Erschütterung selbst* die Kreislaufstörungen in den Hauptästen des Gefäßbaumes und in den terminalen Gebieten veranlassen; wobei bemerkenswert wäre, daß die Kreislaufstörungen im ganzen terminalen Bereich des Gefäßbaumes ziemlich gleichmäßig erscheinen. Nach RICKER hätten wir die Ausbreitung der Schädigung auf nervalem Wege anzunehmen, eine Auffassung, der der mangelnde Nachweis einer nervösen Versorgung der Hirngefäße einstweilen noch widerspricht. Ohne Bindendes in dieser Frage aussprechen zu können, wird man sich zunächst mit der Feststellung der *Tatsache einer Fortleitung* begnügen müssen; auch diese stellt eine wichtige und kennzeichnende Eigenschaft funktioneller Kreislaufstörungen dar[1].

Wie bereits eingehend beschrieben, treten bei embolischen Apoplexien Kreislaufstörungen auch in den Arterienwänden und zwar entweder als Mantelblutungen oder als kugelförmige Extravasate auf. Wir müssen nun versuchen zu erklären, *wie* durch den embolischen Verschluß diese Kreislaufstörungen in der Gefäßwand auftreten. Am einfachsten scheinen uns jene Wandblutungen zu deuten zu sein, die im Bereiche des embolisierten Pfropfes selbst erscheinen: *Der traumatische Insult des Einkeilens erschüttert an Ort und Stelle die Gefäßwand,*

---

[1] In vielen Arbeiten wird als Einwand darauf hingewiesen, daß im Gehirn Gefäßnerven nicht nachgewiesen werden konnten. In der letzten Zeit wurde wiederholt über den gelungenen Nachweis berichtet. (KURUSU u. HAMADA: „Der histologische Nachweis der Gefäßnerven des Gehirns." I. Mitt. Ref. in Zbl. Neur. **54**, H. 6/7.) S. auch CLARK: „Innervation of the blood vessels of the medulla etc." J. of Comp. Neur. **1929**.

ruft auf diese Weise örtliche, funktionelle Kreislaufstörungen im System der Vasa vasorum hervor, die dann unter Umständen zu den typischen Mantelblutungen führen. Durch einfache Fortleitung dieser Erregung bzw. Lähmung auf entferntere Gebiete des Gefäßsystems der Arterienwand innerhalb desselben Gefäßbaumes entstehen wohl die weit ausgestreckten Blutungen an Abschnitten, die von der unmittelbar betroffenen Stelle der Gefäßwand oft sehr entfernt liegen. Wir erwähnten bei unseren Beschreibungen, daß am Gefäßbaum zwischen Strecken mit adventitiellen Extravasaten auch Arterienabschnitte nachzuweisen sind, die keinerlei Kreislaufstörungen aufweisen. Dieses scheinbare *Überspringen* gewisser Wandstrecken durch die Veränderungen könnte vielleicht mit einer *segmentären Innervation* und somit mit einem *segmentären Erscheinen der Reaktion* auf schädigende Eingriffe zusammenhängen. Dieselbe Erklärung kommt möglicherweise auch für das Entstehen der kugelförmigen Blutungen in der Gefäßwand in Betracht[1].

Wir müssen hier nochmals hervorheben, daß sowohl die Mantelblutungen als auch die Kugelblutungen bei embolischen Apoplexien meistens nur in geringem Umfang auftreten und daß ihr Charakter bei den embolischen Schädigungen vielfach nur mit der Lupe klar zu erkennen ist.

Treten nun im Endothel oder in der Muskelschicht der Arterien reaktive Veränderungen auf, so können wir diese als selbstverständliche Folgen der Kreislaufstörung in der Gefäßwand deuten. Die Frage, ob regressive Veränderungen der Gefäßwand, insbesondere der Muscularis, als primäre und die Blutungen im perivasalen Raum als sekundäre Erscheinungen auftreten — eine Frage, die z. B. bei den hypertonischen Apoplexien ernstlich diskutiert werden muß, — kommt hier bei den embolischen Schädigungen gar nicht in Betracht: Allerdings zeigen auch die histologischen Befunde mit der größten Klarheit, daß die Kreislaufstörungen in der Gefäßwand immer primär erscheinen.

Es sei nur kurz hervorgehoben, daß jene Durchbrüche der Gefäßwand, die wir in zwei Fällen zu beobachten Gelegenheit hatten, wohl ebenfalls durch örtliche Kreislaufstörungen der Gefäßwand eingeleitet und erzeugt wurden.

Auch in den Fällen, deren Gefäße sklerotische Veränderungen aufweisen und durch embolische Insulte akute Schädigungen erleiden, dürfte die alte Erkrankung für die Beschaffenheit der neu aufgetretenen Veränderungen kaum von Bedeutung sein.

Wir müssen uns noch kurz mit einigen Beobachtungen beschäftigen, die hier im Rahmen der Besprechung embolischer Schädigungen eigentlich keine besondere Bedeutung haben, ja als selbstverständlich erscheinen, die wir aber bei der Erklärung gewisser Fälle hypertonischer Apoplexien als wichtige Vergleichsbefunde benützen werden.

---

[1] *Nachtrag bei der Korrektur:* SINGER glaubt — in der auf S. 56 zitierten Arbeit — daß die Gefäße des Zentralnervensystems eine retikuläre Adventitialstruktur haben könnten, und daß Blutungen der Gefäße kugel- bzw. spindelförmig auftreten, wenn sie auf ein derartiges Adventitialfach lokalisiert bleiben. Diese Erklärung scheint auch mir durchaus annehmbar zu sein. Meines Erachtens besteht auch die Möglichkeit, daß eine segmentäre Gliederung der adventitiellen Gefäßeinrichtungen durch die *Selbständigkeit kleiner terminaler Gefäßbezirke bedingt ist:* wird nur *ein* terminales Gebiet des adventitiellen Gefäßnetzes betroffen, so könnten die ausschließlich in ihm auftretenden Blutungen z. B. ein kugelförmiges Wandhämatom erzeugen.

Es handelt sich zunächst um die Feststellung, daß wir bei den embolischen Apoplexien das Erscheinen von Blutungen nachweisen können, bevor irgendwelche Veränderungen der Nervensubstanz selbst vorliegen. Diese Feststellung ist sehr klar in Fällen abzulesen, in welchen die Zerstörungen durch die Embolie nicht besonders hochgradig waren und die Kreislaufstörungen selbst sich vorwiegend als Gefäßerweiterungen, rote Stase, weiße Stase, Leukodiapedese und nur mäßige Erythrodiapedese präsentieren; in solchen Fällen treten ja Veränderungen der Nervensubstanz sehr in den Hintergrund; man findet nur geringe Grade der Auflockerung. Aber auch in Fällen, in welchen die embolisch verursachte Kreislaufstörung zu einer ausgedehnten Auflösung der Hirnsubstanz geführt hat, so daß wir die Gefäßbäume vielfach völlig ohne Bekleidung durch Nervensubstanz auffinden, sind etwaige nachweisbare Blutungen nur mit der Art und mit dem Grad der funktionellen Kreislaufstörung und niemals mit dem Umstand in Zusammenhang zu bringen, daß die Gefäße gewissermaßen nackt vorliegen. Bemerkenswert ist hier, daß wir in Fällen älterer embolischer Schädigungen oft Gelegenheit hatten, Befunde zu erheben, die zeigen, daß in alten Auflösungsherden Gefäße, die früher die Zerstörung selbst vermittelt haben, wieder einer ungestörten Blutströmung dienen, eine Beobachtung, die unter allen Umständen beweist, daß die Entblößung der Gefäße nicht genügt, das Blut aus ihrem Hohlraum durchtreten zu lassen.

Eine weitere Beobachtung, die wir nochmals besonders unterstreichen müssen, ist die, daß *die Blutungen bei den embolischen Apoplexien fast ausnahmslos aus Gefäßen hervorgehen, deren Wände keinerlei anatomisch nachweisbare Veränderungen aufweisen.* Die geringe Bedeutung anatomisch nachweisbarer Veränderungen der Gefäßwand für das Entstehen embolisch-apoplektischer Blutungen geht ja schon aus der Feststellung hervor, daß *die Hauptmasse* der Blutaustritte durch Capillaren und kleine Venen *in den terminalen Gefäßgebieten geliefert wird* und daß hierbei die größeren Arterien, deren anatomische Veränderungen man besonders gut erkennt, nur akzidentelle Symptome des ganzen Schädigungskomplexes liefern.

III. Ursachen und Pathogenese der hypertonischen Apoplexien.

Wir haben in den vorangehenden Schilderungen reichlich auf morphologische Übereinstimmungen hingewiesen, die zwischen den Veränderungen hypertonischer und embolischer Apoplexien bestehen. Wir zeigten die Übereinstimmung der *Lokalisation* der Veränderungen beider Apoplexieformen; wir wiesen darauf hin, daß es dieselben Gefäßstraßen sind, die die katastrophale Schädigung in beiden Gruppen vermitteln und wir legten dar, daß Übereinstimmungen auch bei den makroskopischen und mikroskopischen *Einzelbefunden* vorliegen, indem die elementaren Veränderungen sowohl bei den hypertonischen als auch bei den embolischen Apoplexien durch morphologische Äquivalente funktioneller Kreislaufstörungen dargestellt werden.

Von besonderer Bedeutung war für uns die Feststellung, daß bei embolischen Apoplexien aus unzähligen kleinen Blutungen große massive Herde entstehen können; derartige Befunde sind es ja, die uns auch bei größeren hypertonischen Blutungen die Möglichkeit des Entstehens aus unzähligen punktförmigen Blutungen zu erwägen gestatten. Tatsächlich können sich auch noch so massive

Blutungen bei der Hypertonie ebenfalls durch das Zusammenfließen unzähliger punktförmiger Blutungen ergeben, ähnlich wie bei embolischen Insulten.

Die leicht übersehbaren Verhältnisse der embolischen Apoplexien haben uns die primäre Intaktheit des Gefäßsystems gezeigt, auch in Fällen, in welchen sehr ausgedehnte Blutungen entstanden waren. So konnten wir uns auch bei der Untersuchung der Herde hypertonischer Schädigungen einigermaßen frei fühlen und mußten nicht von vornherein annehmen, daß Blutaustritte bei hypertonischen Apoplexien nur aus Arterien mit schwerer Wandschädigung hervorgehen könnten.

Das Ergebnis dieser voraussetzungslosen Untersuchung war die Feststellung, daß tatsächlich auch bei der Hypertonie Blutungen entstehen, ohne daß irgendwelche anatomische Veränderungen der Gefäßwand gefunden oder angenommen werden könnten, ähnlich wie bei embolisch-apoplektischen Insulten.

Die großen Übereinstimmungen, die zwischen den embolischen und hypertonischen Schädigungen des Gehirns bestehen, lassen zwingend daran denken, daß auch die Einwirkungen, die die apoplektischen Kreislaufstörungen unmittelbar veranlassen, sehr ähnlich sind. Tatsächlich gelingt es zu zeigen, daß alle die bisher besprochenen Übereinstimmungen in der Morphologie mit *prinzipiellen Analogien in der Pathogenese ergänzt* werden können. Bevor wir aber auf die Erörterung dieser Verhältnisse näher eingehen, müssen wir — und zwar gerade zur Vorbereitung und Bekräftigung dieser Feststellungen — zunächst *Eigenarten des hypertonischen Kreislaufes besprechen.*

1. Bemerkungen über Eigenarten des Kreislaufes bei der essentiellen Hypertonie.

Überblicken wir jene Krankheitsfälle, bei welchen wir in Begleitung von hypertonischen Blutdruckerhöhungen Hirnblutungen beobachteten, so scheinen auf den ersten Blick Fälle heterogenster Natur nebeneinander zu stehen. Eine exakte Einteilung dieser Beobachtungen ist heute noch nicht möglich; die Ursachen und die spezifischen Eigenschaften jener Zustände, die mit Blutdruckerhöhungen einhergehen, sind einstweilen viel zu wenig bekannt.

Um nach den üblichen Einteilungen zu verfahren, müssen wir zunächst Fälle von Hirnblutungen, die wir bei Nierenkrankheiten mit Hypertonie und Niereninsuffizienz zu beobachten Gelegenheit hatten — also Fälle chronischer Glomerulonephritiden und „maligner" Sklerosen — beiseite stellen. Ebenso müssen wir zunächst Fälle, bei welchen wir Hypertonie nur als mehr oder weniger zentrales Symptom innerhalb eines anatomisch faßbaren, komplexen Krankheitsgeschehens zu betrachten gewohnt sind — Polycythämie und Eklampsie — abtrennen. Als Grundlage der nun folgenden Erörterungen über Pathogenese der hypertonischen Apoplexien dienten uns *ausschließlich Fälle des sog. essentiellen* — nach Volhard „roten" — Hochdrucks, wenn auch der apoplektische Insult nicht in sämtlichen herangezogenen Beobachtungen den Tod verursachte [1].

---

[1] Seit Herr Prof. Volhard die Frankfurter Innere Klinik leitet, achte ich — auch auf seinen Wunsch — besonders auf etwaige Unterschiede zwischen Hirnbefunden beim „roten" und „blassen" Hochdruck: ich habe bisher nichts Wesentliches feststellen können.

Wir müssen allerdings schon hier bemerken, daß eine Gruppierung der hypertonischen Apoplexien, wie wir sie nun vornehmen, nur berechtigt ist, wenn wir die Hypertonie nur als Symptom einer bestimmten, selbständigen „essentiellen" Grunderkrankung betrachten; so wie die Dinge heute stehen, scheint es ja pathogenetisch nicht *vollkommen* gleichgültig zu sein, ob die Hypertonie bei Gelegenheit einer schweren Nierenerkrankung oder im Anschluß an eine puerperale Eklampsie oder „essentiell", „genuin" auftritt. Ob sich eine grundsätzliche Trennung dieser hier nur gerade bezeichneten Krankheitsbilder tatsächlich durchführen lassen wird, kann erst die Zukunft zeigen. Die Hirnschädigungen allerdings, die in allen diesen Gruppen apoplektisch und tödlich auftreten können, sind voneinander überhaupt nicht zu unterscheiden; dieselbe Beschaffenheit, dieselbe Lokalisation.

Wie gesagt, wollen wir aber diese, noch so vollkommene Übereinstimmung der pathologisch-anatomischen Hirnveränderungen *nicht* zu einer einheitlichen Zusammenfassung sämtlicher hypertonischer Schädigungen benutzen und uns zunächst strengstens an Fälle des „essentiellen" Hochdrucks halten.

Selbstverständlich können wir uns hier nicht auf eine umfassende Besprechung sämtlicher Eigentümlichkeiten des hypertonischen Kreislaufes einlassen. Von Bedeutung sind für uns hier nur bestimmte Eigenschaften, die wir bei der Erklärung der Pathogenese hypertonischer Insulte unmittelbar verwerten können.

So möchte ich zunächst darauf hinweisen, daß durch die arterielle Hypertension das *Niveau des gesamten Geschehens im Kreislauf erhöht wird.* Schwankungen des Kreislaufes, die auch bei normalen Menschen auf Änderungen gewisser Bedingungen auftreten, haben bei der essentiellen Hypertonie ihren Ausgangspunkt auf einem höheren Niveau als unter normalen Verhältnissen, so daß Ausschläge, deren Größe an und für sich nicht anders sein muß als bei Reaktionen Gesunder, gewisse kritische obere oder untere Grenzen viel zu leicht erreichen oder gar übertreten.

Die *Amplitude* der normalen bzw. kompensierbaren Reaktionsbereitschaft ist beim hypertonischen Kreislauf noch nicht bekannt. Wir können nicht angeben, wie niedrig bzw. wie hoch die Grenze der Druckveränderungen im arteriellen System liegen, die noch ohne Schaden zu ertragen sind. Wir können auch die Größe der Entfernungen nicht bezeichnen, die zwischen niedrigstem und höchstem Druckwert besteht. Wir können also auch keinen exakten Vergleich dieser Eigenschaften beim hypertonischen Kreislauf mit den analogen Werten des normalen Kreislaufes vornehmen. Immerhin wird man vielleicht so viel behaupten dürfen, daß der Durchschnittswert des arteriellen Druckes bei der Hypertonie der kritischen oberen Grenze näher steht als die Durchschnittswerte des normalen Kreislaufes zu der physiologischen oberen Druckgrenze; wobei hervorgehoben werden muß, daß die hypertonische obere Grenze mit der physiologischen oberen Grenze wohl nicht zusammenfällt.

Es ist also wahrscheinlich, daß selbst Schwankungen, die wegen ihrer absoluten Größe unter normalen Verhältnissen keinerlei kritische Grenzen erreichen könnten, bei der Hypertonie — infolge der Erhöhung des Anfangsniveaus und der Herabsetzung der oberen kritischen Grenze — bereits geeignet sind, Störungen, Krisen, ja Katastrophen heraufzubeschwören.

Eingehender unterrichtet[1] sind wir über eine weitere, für unser Thema sehr bedeutungsvolle Eigenschaft des hypertonischen Kreislaufes. Ich meine die große *Empfindlichkeit* des hypertonischen Kreislaufes, die verursacht, daß Veränderungen, insbesondere auch *Druckveränderungen* im arteriellen System bereits durch viel kleinere Einwirkungen hervorgerufen werden können als unter normalen Verhältnissen, und daß ähnlich starke Reize bei der Hypertonie eine unvergleichlich — auch absolut gemessen — größere Veränderung des Kreislaufes erzielen als unter normalen Verhältnissen.

Diese Eigenschaft ist wohl Schuld daran, daß sich der hypertonische Kreislauf eigentlich *niemals im Gleichgewicht* befindet bzw. daß das sog. „Gleichgewicht" des hypertonischen Kreislaufes in vielen Fällen die Resultante unvergleichlich größerer und dichter nebeneinanderstehender Schwankungszacken darstellt als unter normalen Verhältnissen.

Allgemein bekannt ist der Einfluß psychischer Einwirkungen, die ja auch unter normalen Verhältnissen zu Blutdruckerhöhungen führen können, bei Hypertonikern aber besonders beträchtliche, ja katastrophale Erhöhungen veranlassen; selbst bei Patienten, die infolge bestimmter therapeutischer Beeinflussungen seit längerer Zeit wieder normale Werte aufweisen. Ähnlich ist die Wirkung auch gewisser physiologischer Funktionen auf den Blutdruck des Hypertonikers (Defäkation, Coitus).

Es gibt aber unter den Beobachtungen der Literatur noch zahlreiche weitere Befunde, die ebenfalls mit der bemerkenswerten Empfindlichkeit des hypertonischen Kreislaufs zu erklären sind.

Zu erwähnen ist zunächst der *Nitroglycerinversuch*. Nach KAUFFMANNs Feststellung soll die reaktive Senkung des Blutdruckes dabei im allgemeinen von der Ausgangshöhe des Blutdruckes abhängig sein. Die Entspannung, die bei niedrigem Ausgangsniveau minimal sein kann, erreicht bei hohem Ausgangsniveau sehr beträchtliche Grade. Wenn auch die Versuche nicht völlig eindeutig sind, scheint es doch so zu sein, daß die Entspannungsfähigkeit mit dem *Ausgangsniveau beim Beginn des Experimentes, selbst am selben Patienten* anwächst, so daß wir also berechtigt sind anzunehmen, daß die Empfindlichkeit des hypertonischen Kreislaufes für bestimmte Reize um so größer ist, je höher die arterielle Spannung selbst erscheint.

Hierher gehört auch die von LANGE nachgewiesene Verlängerung der sog. Nachströmungszeit an den Fingercapillaren. Jene Zeit, die nach experimenteller, plötzlicher Sperrung der arteriellen Blutzufuhr am Oberarm vergeht, bis die Strömung auch in den Capillaren zum Stillstand kommt — eben die „Nachströmungszeit" — findet LANGE bei Hypertonikern verlängert. Er findet auch, daß diese Nachströmungszeit unter dem Einfluß von Wärme beim Hypertoniker ständig zunimmt, unter der Einwirkung der Kälte fast augenblicklich verkürzt wird; während bei Gesunden durch dieselben Einwirkungen gerade die *entgegengesetzten* Veränderungen erzielt werden. Auch LANGE erklärt alle diese Befunde beim Hypertoniker mit einer *größeren Empfindlichkeit der hypertonischen Arterien und Arteriolen* auf die verschiedensten Einwirkungen.

Hierher gehört weiterhin auch die von WESTPHAL angegebene und als „paradox" bezeichnete *Gefäßreaktion auf Abschnürung*. WESTPHAL komprimiert

---

[1] Durch KAUFFMANN, HANSE, WESTPHAL u. a.

mittels einer Blutdruckmanschette die Arteria brachialis. Bei Gesunden kommt es nach Lösung der Kompression zu einer reaktiven Hyperämie am Nagelfalz. Bei vielen Hypertonikern dagegen ist eine deutliche Anämisierung der Capillaren zu beobachten, die bis zu 20 Minuten anhalten kann; eine Reaktion, die aber — wie wir ausführen werden — *nicht nur* als Zeichen einer „paradoxen" Einstellung, sondern auch einer erhöhten Funktionsbereitschaft, also Empfindlichkeit des hypertonischen Kreislaufes gedeutet werden kann.

In die Reihe dieser Beobachtungen gehören auch Befunde bei der RUMPEL-LEEDEschen *Armstauung bei Hypertonikern*. Man fand dabei das Auftreten sehr stark ausgeprägter capillärer Blutungen in der Haut des Unterarms; ein Erfolg, den man ja durch *unvergleichlich stärkere* traumatische Schädigungen auch bei Gesunden erzielen kann.

WESTPHAL wies darauf hin, daß man bei Hypertonikern zahlreiche Zeichen einer *erhöhten Dehnungsbereitschaft an Capillaren* und *kleinen Venen* feststellen kann. So besteht die Neigung zu einem starkem Dermographismus mit hochgradigem Reflexerythem. WESTPHAL erinnert an die schon seit CRUVEILHIER und VIRCHOW bekannten „Capillarvaricen" in der Haut der Hypertoniker, die leicht sichtbare, spontan entstandene Zeichen dieser Dehnungsbereitschaft darstellen. WESTPHAL, der diese Hautveränderungen zusammen mit ASCHAFFEN-BURG auch capillarmikroskopisch untersuchte, fand sie unter 30 Hypertonikern 29mal. Sehr zahlreich finden sie sich nicht nur bei den *ältesten* Hypertonikern, sondern auch bei Kranken zwischen 40 und 60 Jahren, ja WESTPHAL sah sie auch bei jugendlichen, wie er schreibt, besonders „*vasomotorischen*" Individuen des öfteren. Er glaubt feststellen zu dürfen, daß parallel mit der zur gesteigerten Disposition zum Hypertonus auch eine Vermehrung der Capillarvarizen nachzuweisen ist. Die capillarmikroskopische Untersuchung zeigte in der Haut der Hypertoniker öfters Übergangsformen von einfachen Erweiterungen der Capillaren bis zu den stabilen Gebilden der sog. Hämangiome. An zwei solchen Gebilden konnte WESTPHAL durch histologische Untersuchung feststellen, daß es sich dabei um Erweiterungen im terminalen Gefäßgebiet je *einer* kleinen Arterie handelte; in einzelnen Gefäßschlingen lagen massenhaft gelapptkernige Leukocyten.

Von allen diesen Befunden über die besondere Reaktionsweise des hypertonischen Kreislaufes möchte ich folgende Beobachtungen noch einmal hervorheben: 1. Den WESTPHALschen Versuch der Kompression des Oberarmes mit nachfolgender, lang anhaltender Anämie in den Capillaren des Fingerfalzes, die von WESTPHAL als „paradox" bezeichnete Reaktion. 2. Den RUMPEL-LEEDE-schen Versuch am Arm von Hypertonikern mit den ausgedehnten, punktförmigen Blutungen in der Haut und 3. die Zeichen der von so vielen Autoren besprochenen „Erweiterungsbereitschaft" der Capillaren, die ihren konstanten, sozusagen stabilen Ausdruck in den „*Capillarvarizen*" der Haut erreichen. Wir heben diese Befunde besonders hervor, weil sie einerseits *Grundphänomene des irritierten hypertonischen Kreislaufes* darstellen und weil sie andererseits *durch die Feststellungen* RICKERs *über funktionelle örtliche Kreislaufstörungen* — die wir ja auch bei der Erklärung der apoplektischen Veränderungen selbst noch heranziehen müssen — *besonders gut zu vereinheitlichen und zu erklären sind.*

Wie aus unserer früheren Besprechung der RICKERschen Feststellungen über örtliche funktionelle Kreislaufstörungen hervorgeht, stellt sich auf die

Irritation einer Arterie — wie sie z. B. durch den WESTPHALschen Versuch gegeben ist — beim Erreichen einer gewissen Intensität der Reizung, *Fluxion, Erweiterung* und *leichte Beschleunigung, „Hyperämie" im angeschlossenen Capillarnetz ein,* jene Erscheinung, die wir bei Ausführung des WESTPHALschen Versuches am Arm Gesunder, im Capillargebiet des Nagelfalzes feststellen können; nach RICKER haben wir dabei Folgen einer Reizung der Dilatatoren vor uns. Ist die Reizung intensiver — wiederum bis zu einer bestimmten Grenze — so wird auch beim gesunden Menschen als Folge der Drosselung der Armarterie eine Fortsetzung der Gefäßkontraktion bis in das Capillargebiet, also *Blutleere der Capillaren auch im Fingerfalz* erscheinen; dasselbe Ergebnis, das wir mit dem WESTPHALschen Versuch bei Hypertonikern so *leicht* erzielen können; es handelt sich nach RICKER um die Folgen einer Constrictorenreizung.

Somit kann festgestellt werden, daß die lang dauernde Anämie im Fingerfalz der Hypertoniker eigentlich nur dann als „paradox" bezeichnet werden dürfte, wenn wir das Phänomen *allein als Erscheinung* betrachteten; als Produkt einer bestimmten Konstellation, Relation ist es aber durchaus nicht paradox; *es stellt die einfache Steigerung desselben Geschehens dar, das wir auch unter normalen Verhältnissen zu sehen bekommen und zeigt wieder, daß das Ausgangsniveau des Geschehens im hypertonischen Kreislauf höher liegt als unter normalen Verhältnissen; dieselbe Reizung, die unter normalen Verhältnissen im Capillargebiet nur Fluxion — weil nur Dilatatorenreizung — hervorrufen könnte, ist bei der Hypertonie bereits geeignet, die nächste Stufe der typischen Reaktionsergebnisse, nämlich die Vasomotorenreizung mit Constriction und Anämie der Capillaren im Fingerfalz zu produzieren.*

Ich würde also das Resultat einer WESTPHALschen Funktionsprüfung beim Hypertoniker nur ungern als „paradox" bezeichnen.

Ebenfalls als einfache Folge der großen Empfindlichkeit des hypertonischen Kreislaufes kann man die in der Haut des Unterarmes nach der RUMPEL-LEEDEschen Drosselung auftretenden *Blutungen* erklären. Der Versuch, der vorschriftsmäßig ausgeführt bei gesunden Menschen niemals zu Blutungen der Armhaut führt, läßt bei Hypertonikern — bekanntlich auch bei Scharlach, Endokarditis, Aorteninsuffizienz usw. — unzählige capilläre Blutungen erscheinen. Die capillären Blutungen — die Folgen einer Erythrodiapedese — entstehen nach RICKER im *prästatischen Zustand* der Capillarstörung; in einem Zustand also, der ebenfalls in die Reihe der von RICKER festgestellten, örtlichen funktionellen Kreislaufreaktionen gehört und unmittelbar nach der durch Constrictorenreizung erfolgten Verengerung der Strombahn zu erwarten ist, wenn die Intensität der Schädigung geeignet war, durch Schwächung bzw. Lähmung der Constrictoren zur Stase hinüberzuführen. Die RUMPEL-LEEDEsche Drosselung führt also zu den capillären Blutungen, weil *im hypertonischen Kreislauf bereits diese an und für sich recht schwache traumatische Schädigung genügt, um durch Lähmung der Constrictorenfunktion die prästatische Verlangsamung des Capillarstromes mit allen ihren Folgen heraufzubeschwören.*

Wie schon hervorgehoben, wollen wir hier Schwierigkeiten der Probleme örtlicher funktioneller Kreislaufstörungen möglichst vermeiden; wir werden also hier auf die Diskussion der Annahmen RICKERs über die Bedeutung der Dilatatoren und Constrictoren für die besprochenen Phänomene des hypertonischen Kreislaufes gar nicht eingehen. Ebenso gleichgültig ist es uns hier, ob die eben besprochenen kennzeichnenden Reaktionen des hypertonischen Kreislaufes tatsächlich nebeneinanderstehende Stufen irgendeiner zusammengehöriger Reaktionsreihe darstellen oder nicht. Von Bedeutung für uns ist hier einzig und allein, daß verschiedene Forscher, von Ricker vollkommen unabhängig, bei der Hypertonie funktionelle Störungen in gewissen Kreislaufgebieten experimentell erzeugt haben, die mit den von Ricker durch verschiedene Eingriffe am Tier erzeugten funktionellen, örtlichen Kreislaufstörungen zu vergleichen, ja zu identifizieren sind.

Die Tatsache, daß bei der Hypertonie im Arteriensystem des Armes Kontraktionen bis zu den Capillaren, weiterhin Prästase mit Blutaustritten in den Capillargebieten, schon durch traumatische Eingriffe zu erzeugen sind, die sich unter normalen Verhältnissen als geringfügig erweisen würden, ist für uns hier die wesentlichste Feststellung.

Durch diese Beobachtungen und Zusammenhänge erscheinen uns nun auch die vorher erwähnten „*Capillarvarizen*" *der Haut* bei Hypertonikern in einer prägnanteren Beleuchtung. In einem Kreislaufsystem, in welchem Gefäßkontraktionen, Prästase so leicht entstehen, könnten die — wie wir uns ausgedrückt haben — stabilen Erweiterungen der Capillaren einerseits als Zeichen einer ständigen oder wenigstens sehr lang anhaltenden Dilatatorenreizung erscheinen oder vielleicht auch den Ausdruck einer endgültigen Lähmung der Constrictoren, der Stase, darstellen. Eine klare Entscheidung zwischen diesen beiden Möglichkeiten wird wohl kaum zu treffen sein; auch die in „Capillarvarizen" bei der histologischen Untersuchung von Westphal und von Ogawa beobachtete *weiße Stase* („in einzelnen Gefäßschlingen lagen massenhaft gelapptkernige Leukocyten") ist meines Erachtens nicht geeignet, definitiv zu entscheiden. Zur Entwicklung der weiten Konturen der Capillaren dürfte die durch die Hyperämie selbst verursachte *Bildung eines bindegewebigen Gerüstes* wesentlich beitragen.

Es sei hier nur nebenbei bemerkt, daß den „Capillarvarizen" der Haut vollkommen entsprechende Gebilde von mir auch im *Gehirn* wiederholt beobachtet wurden.

Die eben besprochenen, durch experimentelle Prüfung erkennbaren Eigenarten des hypertonischen Kreislaufes, insbesondere die bei der experimentellen Belastung einzelner Gefäßgebiete auftretenden *arteriellen und capillären Kontraktionen* sowie der *prästatische Zustand* und *die Stase* haben nun *auch in der praktischen Pathologie des hypertonischen Kreislaufes eine* — zum Teil seit Jahrzehnten anerkannte — *große Bedeutung.*

Bekannt sind *arterielle Kontraktionen in verschiedenen Körpergebieten,* insbesondere in *den Extremitäten* und *im Herzen;* als „Spasmen" bezeichnet, stellen sie allgemein anerkannte Ursachen verschiedenartiger und oft recht schwerer, ja katastrophaler Störungen dar. Wie seit Pál allgemein angenommen wird, können sie „kritisch", d. h. plötzlich auftreten; man darf wohl annehmen, daß sehr wesentliche Eigenschaften der sog. „Blutdruckkrisen" vielfach den Ausdruck derartiger arterieller Kontraktionen darstellen.

Leider wissen wir — trotz der eminenten Wichtigkeit des Phänomens — verhältnismäßig wenig Positives über die *Bedingungen,* über das *Erscheinen* und vor allem auch über die *mögliche Dauer der kritischen Arterienkontraktionen* bei der Hypertonie. Die WESTPHALschen experimentell gewonnenen Beobachtungen gehören ja mit zu den ersten positiven Feststellungen auf diesem Gebiet, und die vor kurzem mitgeteilten, anregenden Ansichten RICKERs über Eigenschaften des hypertonischen Kreislaufes haben sich wohl in erster Linie als neue Anwendungsmöglichkeiten der RICKERschen Grundanschauungen über funktionelle örtliche Kreislaufstörungen ergeben.

Trotzdem wir also nicht verkennen, daß unmittelbare Beobachtungen nur äußerst spärlich vorliegen, glauben wir doch feststellen zu dürfen, daß *die Arterien- und Capillarkontraktionen* in der Form, wie sie seit PÁL allgemein angenommen werden, *bei der Hypertonie tatsächlich vorkommen müssen,* wenn der bereits irritierte und äußerst empfindliche Apparat durch neue Belastungen betroffen wird, die an und für sich vielleicht sehr geringfügig wären.

Die Erklärung gewisser Funktionsstörungen, insbesondere des Herzens und der Extremitäten mit arteriellen und capillären Spasmen erfreut sich einer großen Verbreitung und fast allgemeiner Anerkennung.

Wie eingangs in unserem Literaturbericht erwähnt, versucht WESTPHAL diesen anerkannten pathogenetischen Faktor — wie schon vor ihm PÁL — bei der *Erklärung der apoplektischen Insulte zu verwerten.* Wir erblicken in diesem Bestreben die selbstverständliche Überbrückung einer alten und eigentlich sehr auffallenden Lücke in der Entwicklung einer pathogenetischen Theorie und es erscheint uns nur verwunderlich, daß ihre Anwendung als Erklärung für apoplektische Insulte erst so spät energischer erfolgte.

Sind Kontraktionen — „Spasmen" — als Ursachen von Störungen des Herzens oder der Extremitäten anzunehmen, so muß es ja als eine Selbstverständlichkeit erscheinen, daß derselbe pathogenetische Faktor auch Störungen des Zentralnervensystems verursachen kann. Wir haben keine Veranlassung, diese Möglichkeit zu bestreiten.

Durch die allmähliche Erforschung der Eigenschaften des hypertonischen Kreislaufes und durch die experimentellen Kreislaufuntersuchungen der letzten Jahre wurde also die Möglichkeit geschaffen, typische Störungen, die man bei Hypertoniekranken sehr häufig beobachtet, durch typische Zustandsbilder des funktionell gestörten Kreislaufes zu erklären. Es ist dabei von Interesse, daß die *Bedeutung* der früher als einheitliche Erklärung angenommenen „Spasmen" auch bei dieser Kontrolle durch die Ergebnisse der neuen Kreislaufuntersuchungen gefestigt wird.

Es entsteht aber die Frage, ob in der Spontanpathologie der Hypertonie nur die „Spasmen", oder vielleicht auch jene *anderen Formen* der örtlichen funktionellen Kreislaufstörungen — insbesondere *Prästase* und *Stase* der terminalen Gefäßabschnitte — von Bedeutung sind, die bei geeigneter experimenteller Belastung des hypertonischen Kreislaufes ebenfalls auftreten, und die als enge Verwandte und *Mitläufer* der „Spasmen" betrachtet werden müssen. Und es besteht darüber gar kein Zweifel, daß *nicht nur die spastische, sondern auch die prästatische und die Stase-Störung des örtlichen Kreislaufes von größter pathogenetischer Bedeutung sein kann.*

Die Bedeutung der Prästase und der Stase in der terminalen Strombahn für Herzstörungen bei der Hypertonie ist aus verschiedenen Mitteilungen bekannt. Wir selbst haben vor kurzem den Fall einer akuten, schwersten Muskelerkrankung des Herzens bei einem Hypertoniker untersuchen können, die unzweifelhaft durch Prästase und Stase vermittelt wurde. Es würde uns aber zu weit führen, wollten wir eine nähere Erörterung der Bedeutung aller Arten der funktionellen Kreislaufstörungen für Herzerkrankungen bei der Hypertonie ausführen. Nur kurz sei darauf hingewiesen, daß meiner Meinung nach Vieles, das man bisher mit den so allgemein anerkannten „Spasmen" erklärte, eigentlich durch die eng verwandte, funktionelle Kreislaufstörung, durch die *Prästase* oder durch die *Stase* verursacht wurde, und daß das Schlagwort „Spasmus" in vielen Fällen eben nur geeignet ist, die Aufmerksamkeit darauf zu lenken, daß als Ursache der Erkrankung *funktionelle Mechanismen* anzunehmen sind.

Die Bedeutung der Prästase und der Stase für symptomatische Spontanerkrankungen bei der essentiellen Hypertonie tritt bei der Untersuchung der hypertonischapoplektischen Hirnschädigungen mit besonders großer Klarheit hervor.

Wie bereits erörtert, erblickt WESTPHAL die eigentliche Ursache der apoplektischen Hirnblutung in einem arteriellen „Spasmus", der zu einer Zerstörung der Nervensubstanz und zu einer Schwächung der Gefäßwand selbst führt. In der Fortsetzung und im Ausbau der gewissermaßen traditionellen Lehre über die Bedeutung der „Spasmen" beachtete aber WESTPHAL nicht, daß die Spasmen *nur eine Erscheinungsform* der funktionellen örtlichen Kreislaufstörungen darstellen.

Die pathogenetische Bedeutung der „Spasmen" ist für das Entstehen gewisser Fälle apoplektischer Insulte bei der Hypertonie nicht zu leugnen; keinesfalls steht aber fest, daß die apoplektischen *Blutungen* durch „Spasmen" — Gefäßkontraktionen — in dem Sinne vorbereitet werden, wie es von WESTPHAL angenommen wird. Ja, es liegt nicht die geringste Veranlassung vor, den komplizierten *Umweg* der WESTPHALschen Hypothesen zu benützen, wenn wir zu einer Erklärung der hypertonischen Blutungen gelangen wollen: *Dieselben Mechanismen, die geeignet sind, im hypertonischen Kreislauf Gefäßkontraktionen „Spasmen" zu veranlassen,* sind ja *geeignet, auch die gewissermaßen höheren Stufen der funktionellen örtlichen Kreislaufstörungen hervorzurufen und während der Prästase und Stase in den terminalen Gefäßgebieten sämtliche Eigenarten des apoplektischen Insultes unmittelbar zu erzeugen.*

Wir müssen hier bemerken, daß Stase und Prästase in den terminalen Gebieten in vielen Fällen mit Kontraktionen — also „Spasmen" — der zugehörigen Arterienstämme erscheinen und daß diese Arterienkontraktionen charakteristische Merkmale der funktionellen Kreislaufstörungen im terminalen Gebiet darstellen können[1].

Bevor wir aber diese Feststellungen näher erörtern, möchte ich kurz auch die Frage untersuchen, *warum bei der essentiellen Hypertonie das Gehirn, insbesondere warum immer so ungemein typische Gebiete des Gehirns durch kritische Störungen betroffen werden.*

2. Eigenschaften des Blutkreislaufes im Gehirn und ihre Bedeutung für die Pathogenese hypertonischer Insulte.

In der Pathologie der Hypertonie spielen Störungen von seiten des Herzens und des Gehirns eine besonders große Rolle. Zur Erklärung dieser besonderen Bevorzugung können leicht hypothetische Erklärungen konstruiert werden:

---

[1] RICKER.

Beobachtungen, die geeignet erscheinen zum Ausbau derartiger Theorien, gibt es ja reichlich. So könnte man z. B. die schon unter normalen Verhältnissen besonders starke *funktionelle Belastung dieser Organe* zum Ausgangspunkt wählen. Auch könnten gewisse Differenzen der *Gefäßinnervation* in diesen beiden Organen herangezogen werden; es soll ja hier eine auffallend spärliche Versorgung mit Vasoconstrictoren bestehen, die unter Umständen mit veranlassen könnte, daß das Gefäßsystem des Herzens und des Gehirns überlastet wird; allerdings dürfen wir nicht verschweigen, daß diese Feststellung — die zum großen Teil in älteren Untersuchungen gewonnen wurden — noch nicht endgültig gesichert sind. Eine Untersuchung und Diskussion aller dieser Möglichkeiten würde uns aber zu sehr ablenken und darum werden wir uns hier nur mit Fragen der besonderen *Prädisposition des Gehirns* für Schädigungen bei der Hypertonie beschäftigen, die wir klar und eindeutig beantworten können.

Nach unseren Untersuchungen darf das Gefäßsystem des Gehirns nicht als ein ideales, communicierendes Röhrensystem betrachtet werden, in welchem sich die Flüssigkeit und der Druck nach allen Richtungen gleichmäßig ausdehnen könnte; *im Gegenteil, es sind in der Strömung des Blutes und Verbreitung des Blutdruckes bestimmte bevorzugte Richtungen nachzuweisen,* die offenbar durch die mechanischen Verhältnisse der Verzweigungen des Gefäßsystems bedingt werden.

Eine derartige Hauptrichtung wird durch die Bahnstrecke der *Carotis communis, Carotis interna, Arteria fossae Sylvii und den aus dieser hervorgehenden Striatumarterien* dargestellt; diese Gefäße schließen sich einander in einer Richtung, *fast ohne Abweichungen* an, so daß in ihnen Stoffe, die aus dem Herzen herausgeschleudert werden, auf nahezu pfeilgeradem Wege in das Hirngewebe gelangen.

Diese Besonderheit der Carotis-Striatumbahn beweisen zunächst experimentelle Embolien.

Die letzten derartigen Untersuchungen stammen — wie erwähnt — von BERNHARD VAN NES, der sie 1881 in Utrecht ausführte. VAN NES brachte kleine — $^1/_2$—2 mm große — Kügelchen von Weizen in die zentral und peripher abgeklemmte Carotis communis beim Hund, öffnete dann die Sperre und erhielt auf diese Weise embolische Schädigungen des Gehirns. In den Beschreibungen der 9 ausgeführten Experimente sind *striäre Läsionen viermal* vermerkt; auch in 2—3 weiteren Fällen *scheint* eine striäre Läsion vorgelegen zu haben; ausdrücklich hervorgehoben ist sie aber nicht. Aus diesen Versuchen, die seither leider noch nicht wiederholt wurden, geht allerdings nur hervor, daß experimentell in *die Carotis communis* gebrachte fremde Substanzen mit einer gewissen Regelmäßigkeit striäre Gebiete verändern.

Den Wert einer experimentellen Untersuchung haben auch *embolische Schädigungen des Gehirns,* die im Anschluß an Endokarditis des Menschen *spontan* entstehen. Es handelt sich ja auch hier um das Kreisen von festen Substanzen, die unter normalen Verhältnissen nicht vorkommen und wir haben in derartigen Fällen sogar die Sicherheit, daß die embolisierten „Fremdkörper" tatsächlich aus dem Herzen selbst stammen. Wählen derartige Auflagerungen der Herzklappen den Weg zum Gehirn, so bleiben sie in der überwiegenden Mehrzahl der Fälle in einer Stelle der Carotis-Striatum-Bahn stecken.

Wie wir noch auseinandersetzen werden, könnten die aus dem Herzen hinaus
beförderten Pfröpfe theoretisch zwei Straßen wählen, die zum Gehirn führen.
1. Die Carotisbahn und 2. die Strecke der Arteria vertebralis, ein Weg, der
— gar nicht so selten — tatsächlich eingeschlagen wird.

Wir wollen uns zunächst mit der *Carotisstrecke* beschäftigen.

Hierbei kann für das Steckenbleiben des embolisierten Pfropfes die *Größe*
des kreisenden Gewebsstückes von Bedeutung sein; große Pfröpfe müßten
ja schon im Anfangsteil der Hirnarterien stecken bleiben, weil sie durch die
immer enger werdenden Lumina auch dann nicht durchkommen, wenn sie ihre
Richtung infolge der mechanischen Verhältnisse im Geäst der feineren Verzweigungen noch spezialisieren würden. Selbst die feinsten Pfröpfe — sogar
Pfröpfe, die wir makroskopisch gar nicht mehr auffinden konnten — wählen
nun aber in der überwiegenden Mehrzahl der Fälle einen bestimmten Weg,
nämlich den der *Carotis-Striatum-Gefäße*. Wir glauben also: Man kann die
Beobachtungen bei den embolischen Hirnschädigungen tatsächlich als vollwertige Äquivalente experimenteller Untersuchungen betrachten; ja, die Befunde,
die wir bei den spontanen embolischen Hirnschädigungen des Menschen erheben
können, müssen uns sogar wertvoller erscheinen als Befunde irgendwelcher
Untersuchungen am Tier, weil es sich eben um Feststellungen an *Menschen*
handelt und um *dieselben mechanischen Bedingungen*, die wir ja für die hypertonischen Apoplexien durch die Vergleichsuntersuchungen zu klären versuchen.

In den bisher besprochenen Befunden, die bei der Prüfung der Strömungs-
verhältnisse in der Carotisbahn gewisse Aufschlüsse zu geben geeignet sind,
handelt es sich um die Beförderung *fester* Substanzen bzw. Gewebsstücke in
der Strombahn. In Versuchen, die auf Anregung von Herrn Prof. B. FISCHER-
WASELS durch LAMPERT und MÜLLER in unserem Institut ausgeführt wurden,
konnte festgestellt werden, daß auch *Druckwellen*, die Gelegenheit haben, sich
im Arteriensystem des Gehirns bzw. Verzweigungssystem der Carotis interna
zu verbreiten, vor allem die *Arterien des Striatums* betreffen.

LAMPERT und MÜLLER haben diese Versuche an menschlichen Leichen ausgeführt:
die Carotis interna aufgesucht, Carotis externa und Thyreoidea superior abgeklemmt,
so daß man von der Carotis communis nur in die Carotis interna und somit in die Hirngefäße gelangen konnte. Um ein Abfließen durch die Arteriae vertebrales zu verhindern,
wurden diese ebenfalls abgebunden. In die Stümpfe der großen Carotiden, die an ihrer
Abgangsstelle von der Aorta bzw. Arteria anonyma abgeschnitten wurden, führten nun
LAMPERT und MÜLLER die beiden Schenkel eines gabelförmig verzweigten Glasrohres ein.
Der Stiel des Glasrohres steht mit einer Pumpe in Verbindung, so daß in die Gefäßbahn
mit gleichmäßigem Druck eine Blutersatzflüssigkeit gepreßt werden kann. Ein angeschlos-
sener Manometer zeigt die angewandten Druckwerte. Es wurden Drucke von 1—2$^1/_2$ Atmo-
sphären und eine Durchströmungszeit bis zu 6 Minuten angewandt. In 4 Fällen konnten
Zerstörungsherde der Hirnsubstanz erzielt werden, die auf das Platzen eines Gefäßes
schließen ließen; darunter einmal in der Medulla oblongata. Es interessiert uns aber hier
besonders, daß in den anderen drei Fällen *immer das Putamen betroffen war*: Einmal symmetrisch in beiden Hemisphären und in zwei weiteren Fällen isoliert in der rechten Hemisphäre.

Die Lokalisation der Herde stimmt mit den Befunden der hypertonischen
Apoplexien vollkommen überein.

Diese Befunde — die übrigens zeigen, daß zur Erzielung von Gefäßrupturen
Druckwerte angewandt werden müssen, die in der Spontanpathologie des
Menschen überhaupt nicht vorkommen — lassen nun tatsächlich erkennen,

daß *Druckwellen dieselbe Bahnstrecke* bevorzugen, die auch zur Beförderung von thrombotischen Gewebsteilen oder experimentell in die Gefäßbahn gebrachten Fremdkörpern benützt wird.

Ich glaube, wir können auf Grund aller dieser Beobachtungen den Schluß ziehen, daß auch Druckwellen, die *bei Blutdruckkrisen* in die Blutbahn des Gehirns gejagt werden, diese Bahn bevorzugen und wenn sie geeignet sind, irgendwelche pathologische Veränderungen hervorzurufen, diese in erster Linie in der Bahnstrecke ihres intensivsten Einwirkens, also in der Striatumbahn erzeugen. Die Bevorzugung der striären Bahn in allen unseren Beobachtungen ist so eklatant, daß man in pathologischen Veränderungen des Striatums in vielen Fällen geradezu *einen Beweis* dafür erblicken dürfte, daß das Gehirn durch Schädigungen angegriffen wurde, die durch die Gefäßbahn vermittelt werden.

3. Über die Pathogenese der apoplektischen Schädigungen bei der Hypertonie.

Die bisher besprochenen Beobachtungen können nur zur *Erklärung der striären Lokalisation* hypertonisch-apoplektischer Störungen dienen. Wie wir noch besprechen, müssen auch .Erklärungen für die übrigen typischen Lokalisationen hypertonisch-apoplektischer Schädigungen gefunden werden; zur Erklärung der Markapoplexien, apoplektischer Schädigungen des Thalamus, insbesondere aber der hypertonisch-apoplektischen Schädigungen der Brücke und des Kleinhirns. Wir wollen aber zunächst noch die Untersuchung der Entstehungsbedingungen und der Entstehungsweise der hypertonischen Putamen-Claustrumapoplexien beenden; es ist ja zu hoffen, daß die Ergebnisse, die hierbei gewonnen werden, auch bei allen anderen Lokalisationen der apoplektischen Schädigungen angewandt werden können. Wir müssen zunächst daran erinnern, daß es sich nach unseren Feststellungen bei den hypertonischen Blutungen um Äquivalente *funktioneller Kreislaufstörungen* handelt, die sich einerseits in den Wänden der Arterienstämme und andererseits in den terminalen Gebieten entwickeln.

Ich möchte nochmals auch an die große Ähnlichkeit zwischen den hypertonisch-apoplektischen Putamen-Claustrumveränderungen und den embolisch-apoplektischen Striatumveränderungen erinnern.

Wie schon so reichlich ausgeführt, besteht diese Ähnlichkeit 1. in der Übereinstimmung der Lokalisation der Veränderungen beider Schädigungsarten und 2. auch in der Übereinstimmung der anatomischen, insbesondere histologischen Beschaffenheit der Kreislaufstörungen, vor allem auch in der völligen Übereinstimmung zwischen den von uns als „Insulteinheiten" bezeichneten kleinsten Komponenten der Läsionserscheinungen sowohl bei den hypertonisch als auch bei den embolisch-apoplektischen Veränderungen; bei beiden Formen der apoplektischen Schädigungen handelt es sich um Äquivalente funktioneller Kreislaufstörungen.

Die große Ähnlichkeit läßt nun die Frage entstehen, ob auch Ähnlichkeiten zwischen den einwirkenden Schädigungen einerseits bei der Hypertonie, andererseits bei embolischen Prozessen zu finden wären, die geeignet sind, die Übereinstimmungen der Lokalisation und der histologischen Beschaffenheit näher

zu begründen. Vor allem besteht auch die Frage, ob es gelingt, zur Erklärung
der hypertonisch-apoplektischen Veränderungen *ein pathogenetisches Moment
zu finden, das in erster Linie geeignet ist, funktionelle Kreislaufstörungen hervorzurufen.*

Wir glauben uns der Wirklichkeit gut genähert zu haben, wenn wir annehmen, daß das Entstehen hypertonisch-apoplektischer Veränderungen des
Gehirns in sehr vielen Fällen *mit den kritisch aufgetretenen Druckerhöhungen
im engsten, unmittelbaren Zusammenhang stehen.* Wie schon so viele Autoren
vor uns, nehmen auch wir an, daß der durch die kritische Veränderung erhöhte
Blutdruck *Druckwellen in die Gefäßbahnen des Gehirns schleudert, die dann die
Zerstörungen der hypertonischen Apoplexie durch ihre Einwirkung auf die Hirngefäße hervorrufen.*

Da die im Vorangehenden erörterten Beobachtungen und Betrachtungen
embolischer Apoplexien und gewisser experimenteller Untersuchungen ja
gezeigt haben, daß wir die Carotis interna-Striatum-Strecke der Hirngefäß-
bahn auch für die Fortpflanzung der Druckwellen bei *spontanen Druckveränderungen* im Verlaufe der Hypertonie als eine besonders bevorzugte Bahn betrachten
müssen, scheint es eine Selbstverständlichkeit, wenn die hypertonisch-apoplektischen Veränderungen in so vielen Fällen *gerade striäre Gebiete* betreffen.

Wir nahmen zur Erklärung der bei ˙ embolisch-apoplektischen Schädigungen so kennzeichnenden örtlichen Kreislaufstörungen eine Art traumatische
Schädigung der Gefäßwand an, die diese˙ durch den Anschlag der vorwärts
geschleuderten Thromben und der nach dem Verschluß anschlagenden Stöße
erleidet. Ich glaube nun die Einwirkung analoger traumatischer Schädigungen
auch als unmittelbare Ursache der örtlichen Kreislaufstörungen bei hypertonischen Apoplexien annehmen zu dürfen: *Die Druckwellen, von welchen man bisher
allgemein angenommen hat, daß sie geeignet sein könnten, durch ihren Anschlag
Risse in der Gefäßwand zu erzeugen, sind meiner Annahme nach unter
allen Umständen geeignet, auf die Gefäßwand wie ein traumatischer Schlag zu
wirken und auf diese Art die natürlichen Folgen traumatischer Schädigungen der
Gefäßwand, die so mannigfachen Formen der örtlichen funktionellen Kreislaufstörung, sowohl in der Gefäßwand selbst als auch in den terminalen Verzweigungen
des betroffenen Gefäßbaumes hervorzurufen.*

*Das Entstehen der Kreislaufstörungen im Striatum bei hypertonischen Druck-
schwankungen würde demnach die einfache und natürliche Folge traumatischer
Einwirkungen auf die Gefäßstämme darstellen, genau so, wie bei traumatischen
Schädigungen irgendeiner anderen Körperregion.*

Es wäre also auf diese Weise vor allem das Entstehen jener hypertonisch-
apoplektischen Veränderungen verständlich, bei welchen wir ohne irgendwelche
Veränderungen an den größeren Gefäßstämmen *kleine Herde* finden *mit* dicht
oder auch lockerer nebeneinanderstehenden, *punktförmigen Blutungen.* Es
wären so weiterhin die Veränderungen jener hypertonisch-apoplektischen
Schädigungen zu verstehen, bei welchen wir *in* den dem freien Auge *massiv
erscheinenden Blutungsherden* bei der mikroskopischen Untersuchung eine Zusammensetzung aus zusammengeflossenen kleinsten Blutungen nachweisen
können, und bei welchen sowohl die makroskopische als auch die mikroskopische
Untersuchung an den größeren Gefäßstämmen keine Veränderungen, insbesondere keine Risse nachweisen läßt: *In allen diesen Fällen ist durch die*

kritische Druckeinwirkung zwar ein Hauptast des Gefäßbaumes getroffen, die Folgen des Schlages zeigen sich aber in erster Linie im terminalen Geäst, ähnlich wie bei den embolischen Infarcierungen.

Auf diese Art können wir auch jene im Vorangehenden besprochenen *Befunde am ganzen Komplex* gewisser Gefäßbäume erklären, die wir mit ihren plumpen, blutigen Auflagerungen durch sorgfältige Präparation *als Zentren* — oft sehr ausgedehnter — *hypertonisch-apoplektischer Blutungen* isolierten. Die Annahme des traumatischen Schlages durch die Hochdruckwelle mit den darauffolgenden funktionellen Kreislaufstörungen erklärt uns weiterhin auch die *Veränderungen der Gefäßwand* selbst: die lokalen, runden, als „miliare" bzw. „übermiliare Aneurysmen" bekannten Blutungen in der Gefäßwand und die von uns im Vorangehenden beschriebenen scheidenförmigen Blutungen längerer Gefäßstrecken, sei es, daß diese Gefäßwandveränderungen im Anschluß an ausgedehnte Blutungen in den terminalen Gebieten oder als isolierte und einzige Folgen einer kritischen Blutdruckschwankung auftreten.

Alle diese Veränderungen werden im Gebiet jener Gefäßbäume und an jenen Stellen der Gefäße besonders ausgeprägt auftreten müssen, die der mechanischen Belastung des Kreislaufes schon unter normalen Verhältnissen am meisten ausgesetzt sind, die also auch bei erhöhter Belastung in erster Linie in Anspruch genommen werden. Durch die Annahme funktioneller Kreislaufstörungen in der Gefäßwand, die infolge traumatischer Stöße der Hochdruckwellen entstehen, sind weiterhin auch jene Beobachtungen zu erklären, die gezeigt haben, daß im Anschluß an hypertonische Schädigungen der Gefäßstämme *thrombotische Verschlüsse entstehen* können; die Kreislaufstörung *in der Gefäßwand* war in solchen Fällen imstande, durch Endothelschädigung — oder vielleicht auch auf andere Art — die Blutsäule zur Gerinnung zu bringen.

Mit dem Charakter der Kreislaufstörungen bei der Hypertonie ist aber auch zu erklären, daß selbst sehr *schwere Kreislaufstörungen der Gefäßwand vorübergehen können,* ohne daß eine endgültige Unterbrechung der Strömung in den betroffenen Gebieten erfolgen müßte; es bleiben dann bei intakter Strömung *nur Reste* der überstandenen kritischen Periode zurück: Zerstörungen, Pigmentierung im nervösen Parenchym und in den Gefäßwänden bzw. Gefäßstraßen.

Der traumatische Anschlag von Hochdruckwellen als unmittelbare Ursache apoplektischer Kreislaufstörungen bei der Hypertonie erklärt auch die so häufig zu beobachtende *Multiplizität der Herde* in Fällen, in welchen wir zu gleicher Zeit aufgetretene apoplektische Herde in *verschiedenen* voneinander entfernt gelegenen *Teilen des Striatums* oder auch in *verschiedenen Kerngebieten* der basalen Ganglien auffinden; es handelt sich in diesen Fällen um apoplektische Kreislaufstörungen *in verschiedenen terminalen Gebieten ein und desselben Striatumgefäßes oder ein und desselben gemeinsamen Stammes von Arterien verschiedener Kernkomplexe.*

Man könnte in allen diesen Fällen annehmen, daß die kritische Druckwelle den zusammenfassenden Gefäßstamm an einer einzigen Stelle betroffen hat und daß die zur Kreislaufstörung führende Erregung von dieser betroffenen Stelle aus *nach verschiedenen Richtungen* in terminale Gebiete *fortgeleitet* wurde. Man könnte aber auch annehmen, daß die katastrophale Druckwelle sich durch die Verzweigungen der hauptsächlich betroffenen Gefäßbahn teilt, die voneinander entfernt liegenden terminalen Gebiete *selbst* erreicht und die apoplektischen Kreislaufstörungen somit an Ort und Stelle *verursacht.*

Die Annahme, daß die Hochdruckwellen auf Hirngefäße wie traumatische Schläge wirken, die funktionelle Kreislaufstörungen veranlassen, ermöglicht uns auch eine Erklärung für die *enge Zusammengehörigkeit unblutiger und blutiger Kreislaufstörungen* bei der Hypertonie, die wir im Vorangehenden bei der morphologischen Untersuchung bereits festgestellt haben; es sind ja nur graduelle Unterschiede, die beim Auftreten von funktionellen Kreislaufstörungen in einem Fall Blutaustritte, in anderen wieder keine erscheinen lassen. Ich möchte hier noch auf ein Moment hinweisen, das für die Entstehung hypertonisch-apoplektischer Insulte von großer Bedeutung sein dürfte.

Durch die Untersuchungen über örtlich-funktionelle Kreislaufstörungen wurde erwiesen, daß Gefäßgebiete, die durch irgendwelche Eingriffe einmal bereits pathologische Formen des Kreislaufes annahmen, durch später erfolgende, oft sehr geringfügige, neue Eingriffe *sehr leicht* wieder — und zwar jetzt besonders schwer — gestört werden können. Diese Lehre läßt in Anwendung auf die Verhältnisse der Hypertonie vermuten — ja, geradezu berechnen —, daß alle die im Vorangehenden besprochenen und durch funktionelle Kreislaufstörungen entstehenden Veränderungen bei kritischen Druckveränderungen bereits durch sehr geringfügige Druckerhöhungen heraufzubeschwören sind; der durch fortwährende hypertonische Wellenschläge vorbereitete, sozusagen *sensibilisierte* Reaktionsapparat der Hirngefäße wird die zum Pathologischen gesteigerten Formen des Kreislaufes bereits durch sehr geringfügige, traumatische Einwirkungen auf die Gefäßbahn erscheinen lassen müssen.

Noch einige Bemerkungen. Wir haben bei den embolischen Apoplexien die territoriale Elektivität der Schädigung im Striatum besonders hervorgehoben. Von einer derartig scharfen territorialen Elektivität striärer Veränderungen kann nun bei den hypertonischen Apoplexien keine Rede sein. Ich glaube diesen Unterschied mit jenen Differenzen erklären zu können, die zwischen den Eingriffen bestehen, die den Insult unmittelbar veranlassen. Bei den embolischen Apoplexien wird das Gefäßsystem durch den traumatischen Insult nur *an einer einzigen Stelle direkt* betroffen; die übrigen Äste des Gefäßgebietes nehmen an der Kreislaufstörung nur infolge der Vermittlung der Gefäßwand teil; die Störung kann auf diese Weise vollständig auf das zentral betroffene Gefäßgebiet lokalisiert bleiben. Der hypertonische Druck dagegen dringt *in jedes* einzelne Gefäß des angegriffenen Gefäßgebietes ein, greift die einzelnen Gefäße sozusagen persönlich an, und wirkt so grober, schonungsloser.

Wir erwähnten, daß als Folge der funktionellen Kreislaufstörung *weiße Blutkörperchen* aus den Capillaren und kleinen Venen austreten können, die dann das Läsionsgebiet oft völlig überschwemmen. Vielleicht hängt es mit der fermentativen Wirkung dieser weißen Blutkörperchen zusammen, daß das Hirngewebe der apoplektischen Gebiete sich so rasch und so gründlich auflöst und dann verschwindet. Die Lösung und das Verschwinden der pneumonischen Exsudate hängt ja nach Fr. Müller ebenfalls mit dem Vorhandensein der weißen Blutkörperchen des Exsudates zusammen.

Die bisherigen Erörterungen über die Ursachen apoplektischer Schädigungen bei der Hypertonie beziehen sich nur auf das *eine* Beispiel der hypertonischen Putamen-Claustrumapoplexie. Wir hätten also auch noch die Frage zu beantworten, wie das Entstehen der von uns im Vorangehenden einzeln besprochenen *weiteren Formen* der hypertonisch-apoplektischen Schädigungen zu erklären ist. Vor allem besteht die Frage, wie die *verschiedenen Lokalisationen* erklärt werden könnten.

Auffällig und erklärungsbedürftig ist schon die Tatsache, daß die hypertonisch-apoplektischen Schädigungen des Striatums in den verschiedenen Fällen abwechselnd *in der einen oder in der anderen Großhirnhemisphäre* auftreten können. Da nach unseren eingehenden Untersuchungen hierfür lokale Verschiedenheiten der Beschaffenheit der Gefäßwände — vor allem Vorhandensein oder Fehlen der Arteriosklerose — nicht in Betracht kommen, könnten als Erklärung *rein mechanische Verhältnisse* herangezogen werden, die im Augenblick der kritischen Druckwirkung durch *die Haltung des Körpers,* insbesondere *des Kopfes* geschaffen worden sind und die Striatumbahn der einen oder der anderen Hemisphäre als Fortpflanzungsrichtung für die Druckwelle besonders günstig einstellen. Derartige, durch die Haltung des Körpers und des Kopfes bedingte mechanische Verhältnisse dürften auch das gleichzeitige Entstehen *doppelseitiger apoplektischer Blutungen* ermöglichen.

Derartige mechanische Bedingungen dürften es weiterhin sein, die — in, wie wir gesehen haben, verhältnismäßig wenigen Fällen — zum *Entstehen der hypertonischen Markapoplexien* führen. Nach unseren Untersuchungen der Gefäßversorgung handelt es sich hier um eine typische Schädigung, die durch die Bahn der Arteria fossae *Sylvii* vermittelt wird. Auf Grund der anatomischen Befunde ist also anzunehmen, daß die katastrophale Druckwelle bei den Markapoplexien die striären Gefäße infolge der mechanischen Konstellation vermeidet und durch einen größeren, pialen Ast fortgeleitet in dessen *terminalem Gebiet* — eben im fronto-parietalen Marklager — jene Kreislaufstörungen hervorruft, die infolge der weitaus häufigsten mechanischen Konstellation, in den meisten Fällen im Bereiche der striären Bahn entstehen müssen. Wir weisen auch hier wieder darauf hin, daß in Begleitung der hypertonischen Markapoplexien kleinere Läsionsherde im typischen striären Gebiet, im Ammonshorn usw. nachzuweisen sind, Befunde, die zeigen, daß der kritische Hochdruck, der seine ganz Wucht auf das Gefäßgebiet der Markregion konzentrierte, sich auch nach anderen Verzweigungsrichtungen der Arteria cerebri media-Bahn auszudehnen vermochte. Erwähnenswert ist noch, daß wir Gelegenheit hatten, Fälle zu beobachten, bei welchen sowohl die Markregion als auch die typischen Gebiete der basalen Ganglien durch *große* Blutungen zerstört erschienen; in solchen Fällen ist der katastrophale Druck wuchtig genug gewesen, um in den Gefäßgebieten der basalen Ganglien *und* der Marksubstanz gleichzeitig große Zerstörungen hervorzurufen.

Interessant ist nun die Frage der Entstehung hypertonisch-apoplektischer *Herde in der Brücke.* Wie erwähnt, handelt es sich hier um Kreislaufstörungen im Bereiche der Arteria basilaris bzw. der von ihr zum Teil senkrecht in die Brücke hinaufsteigenden feineren Verzweigungen. Injektions- und Präparationsuntersuchungen zeigen ohne weiteres, daß diese Gefäßgebiete von der Arteria cerebri media aus nicht zu erreichen sind, es sei denn durch den äußerst komplizierten und praktisch kaum gangbaren Weg des Circulus arteriosus. Es bleibt so nichts anderes übrig als die Annahme, daß die kritischen Druckwellen, die in Fällen der Brückenapoplexien in das Gehirn schießen, nicht den

Weg der Carotis interna-Arteria fossae *Sylvii* wählen, sondern durch die *Arteria vertebralis in die Arteria basilaris, in das arterielle Versorgungsgebiet der Brücke geraten.* Auch das Entstehen der hypertonischen *Blutungen des Kleinhirns* kann nur durch die Vermittlung der Arteria vertebralis vor sich gehen.

Übrigens stellt auch die Strecke der Arteria vertebralis-Brückenarterien einen fast geradlinigen, direkten Weg dar, ähnlich wie die vorher schon so eingehend besprochene Carotis-Arteria cerebri media-Striatum-Bahn; rein mechanische Momente dürften es bedingen, daß in bestimmten Fällen die Striatumrichtung vermieden und der Weg der Arteria vertebralis gewählt wird.

Es sei hier auch darauf hingewiesen, daß in den Fällen der besonders schweren, komplexen Apoplexien bei der Hypertonie, die *beiden Hauptwege* der arteriellen Blutversorgung des Gehirns — die Carotisbahn und die Strecke der Arteria vertebralis — zu *gleicher Zeit* benützt werden können, um die katastrophale Druckwelle in das Gehirn zu befördern. Ich weise auch noch darauf kurz hin, daß wir bei diesen komplexen hypertonischen Apoplexien besonders häufig Fälle auffinden, bei welchen die Kreislaufstörungen nicht zu zusammenfließenden großen Herden geführt haben, sondern die einzelnen Herde sozusagen als Kerngebiete voneinander entfernt und durch reichliches, intakt gebliebenes Gewebe getrennt erscheinen lassen. Gerade diese Fälle sind besonders geeignet uns zu zeigen, daß es sich bei den schwersten Formen der hypertonisch-apoplektischen Schädigungen, bei den komplexen Apoplexien mit sehr ausgedehnten, massiven Blutungen, nicht um die Fortsetzung, um den „Durchbruch" einer einzigen zentralen Blutung handelt, sondern um das Zusammenfließen multizentrisch entstandener Herde.

Wie wir bereits hervorheben konnten und noch besprechen werden, sind die hypertonischen Brückenapoplexien in vielen Fällen besonders geeignet, die Entstehungsweise hypertonisch-apoplektischer Kreislaufstörungen im Zentralnervensystem unmittelbar zu zeigen.

Wie erwähnt, sind die eben erörterten Erklärungen für Eigenarten der apoplektischen Kreislaufstörungen bei der Hypertonie in Wiederholung längst angewandter Annahmen entstanden. Die Abweichungen von diesen, gewissermaßen traditionellen Erklärungen mußten sich einerseits ergeben, weil wir die alte Annahme von Rissen in Hirngefäßen als unmittelbare Ursache apoplektischer Blutungen trotz genauesten Suchens nicht begründen konnten; andererseits auch, weil durch die Ergebnisse der neueren Forschungen über funktionelle Kreislaufstörungen der Erklärung hypertonisch-apoplektischer Kreislaufstörungen im Gehirn neue Wege geöffnet wurden.

Nun ist aber die Annahme eines Risses in der Wand der Hirngefäße als unmittelbare Ursache der apoplektischen Blutung so tief im ärztlichen Denken und Handeln eingewurzelt, daß wir die Frage „organischer Riß oder funktionelle Kreislaufstörung" als Ursache hypertonisch-apoplektischer Schädigungen noch gesondert besprechen müssen.

4. Lokale, organische Arterienerkrankung oder funktionelle Kreislaufstörung des ganzen Gefäßbaumes als Ursache der hypertonischen Apoplexien?

Wenn wir uns nun zunächst nur die Frage stellen, *ob im Gehirn bei der Hypertonie überhaupt Blutungen beobachtet werden können, die ohne arteriosklerotische*

Veränderungen und insbesondere ohne Gefäßrisse entstanden waren, so ist eine Antwort sehr leicht zu geben: Derartige Blutungen kommen sogar sehr häufig vor und ihre Eigenschaften sind mit der größten Klarheit zu beobachten, wenn sie als kleine Herde des Gehirns erscheinen.

Diese Blutungen, die meistens im Lieblingsgebiet der großen hypertonischen Extravasate erscheinen, sind hirsekorn/linsengroß, rundlich und können in ihrem ganzen Umfang sehr einfach und sehr klar übersehen werden. Man findet dann, daß sich die kleine Blutung in vielen Fällen *in der Gefäßwand eines größeren Stammes entwickelt*; zur Vergrößerung ihrer Masse können auch *zusammenfließende Extravasate aus der unmittelbaren Nähe im Hirngewebe* beitragen; in anderen kleinen Herden ist *die Blutung* in den Verzweigungen — *oft Endverzweigungen* — des Gefäßbaumes *entstanden*. Es ist aber in allen diesen kleinen Herden klar festzustellen, daß die Gefäßwände nicht zerrissen sind, ja daß die *Kontinuität des Blutstromes im Läsionsgebiet nicht endgültig unterbrochen ist, und daß andererseits die Masse des Blutungsherdes tatsächlich aus Extravasaten zusammengesetzt wurde, die funktionell entstanden sind.* Man sieht in solchen Fällen sozusagen *die Einheit vor sich,* aus deren Mehrzahl in großen Herden die massige Blutung resultiert.

Auf Grund dieser Befunde können wir also mit großer Klarheit feststellen, daß funktionell — ohne primäre anatomische Gefäßwandschädigungen — entstandene Blutungen bei der Hypertonie tatsächlich vorkommen.

Die rein funktionelle Natur des Entstehens derartiger kleiner Blutungen ist dann in späteren Stadien — nach dem klinisch vielleicht bedeutungslosen Insult — bei der histologischen Untersuchung wieder klar nachzuweisen. Wir finden nämlich *die in rostbraune Pigmentmassen eingehüllten Gefäßstreifen des kleinen Insultgebietes von irgendwelchen Kreislaufstörungen vollkommen frei,* oder es sind an ihnen nur Kreislaufstörungen zu erkennen, die zweifellos ganz frisch entstanden sein mußten und eine Art *Spätfolge* der früheren funktionellen Kreislaufstörungen repräsentieren.

Es erscheint uns in diesem Zusammenhang interessant, nochmals darauf hinzuweisen, daß derartige kleinste Blutungseinheiten oft *symmetrisch, in beiden Hemisphären zu gleicher Zeit entstehen:* ein Beweis dafür, daß ihre Entstehungsursache keine primär lokalisierte ist, sondern gewissermaßen mit einem *Aktionsradius* ausgestattet sein muß, *der zur selben Zeit voneinander recht entfernte Gebiete des Zentralnervensystems erfassen kann.* Es sei auch *nochmals* betont, daß die Unabhängigkeit der Blutungsinsulte bei Hypertonie von irgendwelchen arteriosklerotischen Gefäßwandveränderungen bei diesen kleinen Blutungsherden geradezu ad oculos gezeigt werden kann.

Diese Befunde allein würden also den Begriff eines spezifischen hypertonischen Hirninsultes rechtfertigen. Je größer nun der blutige Insult bei der Hypertonie wird, um so schwieriger ist es *naturgemäß,* den *unmittelbaren* Beweis zu erbringen, daß die ganze Blutungsmasse als das Produkt funktioneller Kreislaufstörungen anzusehen ist; die Gefäße sind ja in den großen Blutungsmassen eingebettet und ihr Kreislauf ist doch unzweifelhaft zum Stillstand gebracht. Erschwerend wirkt, daß in Herden bei Patienten, die den Insult einige Tage überlebt haben, die Arterien des Blutungsherdes morsch und brüchig erscheinen, bei der Präparation leicht zerreißen und falsche Deutungen nur zu leicht zulassen.

Aber mit Beweisen, die oft leider nur als Indizienbeweise bewertet werden dürfen, glauben wir auch hier die weitgehende Analogie zwischen dem Entstehen einerseits kleiner und andererseits sehr ausgedehnter Blutungen bei Hypertonie feststellen zu dürfen.

Wichtige Beweise für das funktionelle Entstehen auch großer hypertonischer Hirnblutungen sind folgende Beobachtungen:

1. *Große Blutungen kommen in Fällen von „essentieller" Hypertonie vor, in welchen nicht einmal Spuren arteriosklerotischer Veränderungen im Insultgebiet vorliegen.*

2. *Risse sind trotz sorgfältigster Untersuchung eines großen Materials nicht zu finden.*

3. Einen wichtigen Beweis der funktionellen Entstehung der Hirnblutungen bei Hypertonie erblicken wir auch in der so häufig nachweisbaren *symmetrischen Lagerung der Herde.* Fälle wie die von uns abgebildeten, beweisen es — so glaube ich — auf den ersten Blick, daß hier nicht Folgen arteriosklerotischer Schädigungen vorliegen. Denn würden Blutungen durch arteriosklerotische Risse entstanden sein, so könnte man bei der Erklärung nur einen Zufall heranziehen, nämlich den, daß die arteriosklerotischen Veränderungen in zwei symmetrisch gelegenen Gefäßstellen im selben Augenblick zum Riß der Gefäßwand geführt haben. Und könnte man das Spiel des Zufalls in einem Fall vielleicht als Erklärung noch gelten lassen, so wird diese Erklärung endgültig fallen, wenn man feststellen muß, daß bei dem Auftreten dieser symmetrischen (sehr oft *vollkommen gleich ausgedehnten*) Herde es sich durchaus *nicht um seltene Zufallsbefunde handelt, sondern um häufige Feststellungen,* die ganz offensichtlich die Produkte einer Gesetzmäßigkeit darstellen. Hervorgehoben sei, daß diese symmetrischen Blutungsherde regelmäßig zur selben Zeit entstehen.

4. *Nach unseren Untersuchungen stellt die Blutung, die ja allein als Folge etwaiger organischer Unterbrechungen als Ursache der Insulte betrachtet werden könnte, beim hypertonischen Insult gar nicht die wesentlichste anatomische Eigenschaft der Schädigung dar, denn man hat recht häufig Gelegenheit, Insulte bei Hypertonie zu beobachten, die ohne Blutung verlaufen; die spezifische Eigenschaft des hypertonischen Insultes wird nach unseren Untersuchungen durch eine Kreislaufstörung dargestellt, die infolge des arteriellen Hochdrucks entstanden, zu einer örtlichen Unterbrechung des Kreislaufes geführt hat; für die Kennzeichnung ihres Charakters ist es völlig gleichgültig, ob sie mit Blutungen verbunden war oder nicht.*

Hypertonische Insulte *ohne Blutungen* erwähnt auch WESTPHAL; eine ganze Anzahl offenbar derartiger Fälle wurde vor kurzem auch von ROSENBLATH beschrieben. Wenn wir auch nicht Gelegenheit hatten, ähnlich ausgedehnte Zerstörungen wie ROSENBLATH zu beobachten, so können wir *das Prinzipielle* doch nur bestätigen; es kann ja darüber kein Zweifel bestehen, daß Zerstörungen des Hirngewebes bei der Hypertonie infolge der hypertonischen Blutdruckveränderungen vorkommen, ohne daß der Insult mit Blutungen verbunden wäre. Interessant ist nun, daß auch diese *unblutigen,* hypertonischen Apoplexien vielfach *symmetrische Zerstörungsherde* produzieren, ein weiterer, sehr augenfälliger Beweis dafür — wenn so etwas noch immer besonders bewiesen werden müßte —, daß symmetrische Schädigungen der Hirnsubstanz tatsächlich auch ohne primäre lokale Erkrankungen der Gefäßwand hervorgerufen werden können.

5. *Blutungen bei der Hypertonie kommen* — wir haben bereits darauf hingewiesen — *durchaus nicht nur im Gehirn vor.* Wichtig sind die Blutungen, die bei Hypertonikern so leicht durch experimentelle — traumatische — Eingriffe, z. B. am Arm hervorgerufen werden. Und gerade diese Experimente, die ja punktförmige Blutungen in der Haut ergeben, sind unseres Erachtens besonders geeignet, unsere Vorstellungen über die Pathogenese der Hirnblutungen zu bestätigen; man *hat hier einerseits den unmittelbaren Beweis, daß bei der Hypertonie tatsächlich punktförmige Blutungen entstehen können und sieht andererseits, daß Blutungen tatsächlich bereits durch sehr geringe — unter normalen Verhältnissen völlig unwirksame — traumatische Eingriffe entstehen.*

Wir müssen an dieser Stelle auch noch kurz auf örtliche funktionelle Kreislaufstörungen hinweisen, die bei der Hypertonie auch in anderen *extracerebralen Gebieten, in den verschiedensten Organen, vorkommen und zu Funktionsstörungen führen können.* Auf derartige funktionelle Kreislaufstörungen *im Herzen, in der Niere* usw. wird gerade in den letzten Jahren besonders geachtet [1].

Ich möchte zuletzt noch einige Befunde bei großen hypertonischen apoplektischen Blutungen anführen, die den Wert *unmittelbarer Beweise* besitzen. Zunächst:

6. Befunde *bei großen Brückenblutungen.* Wie wir bereits eingehend erörtert haben, gibt es massive, große Blutungen in der Brücke, die das Organ vollkommen zerstören, sprengen. Die verhältnismäßig einfachen Verhältnisse der Gefäßversorgung, weiterhin der verhältnismäßig geringe Umfang des ganzen Organes, ermöglichte uns in zahlreichen Fällen eine restlose Isolierung des arteriellen Gefäßbaumes; es ließ sich dabei unmittelbar zeigen, daß die großen Brückenblutungen ausnahmslos durch das Zusammenfließen von Extravasaten zahlreicher, aus der Arteria basilaris aufsteigender Gefäßbäume entstehen. Die Stämme dieser Gefäßbäume erscheinen durch scheidenförmige Blutungen verdickt, verunstaltet und die Hauptmasse der Extravasate liegt im Geäst der Baumkrone. Ebenso klar wie die *Multiplizität der Blutungsquellen* ist auch festzustellen, daß keinerlei lokale Risse an irgendeinem Abschnitt der Gefäßbäume vorliegen. Wir erinnern nochmals auch an die bereits erwähnte Feststellung, daß je kleiner das Läsionsgebiet bei Brückenapoplexien ist, um so enger die Blutungen um die Gefäße konzentriert erscheinen.

Wir sahen also Herde, bei welchen nur die Scheidenblutungen um die Gefäßstämme vorgelegen haben — sie erschienen dem freien Auge im Gewebszusammenhang als streifenförmige Herde —; wir sahen kleine Blutungsherde in der Brücke, die in kleinen Abschnitten einer Baumkrone entstanden; auch der Stamm wies in solchen Fällen öfters die typischen Scheiden- oder Kugelblutungen auf.

7. Wir beschrieben im Vorangehenden Fälle, bei welchen große Zerstörungen der Hirnsubstanz durch einheitlich, kompakt, zusammengehörig erscheinende frische Blutungen in den basalen Ganglien, in der Marksubstanz, in der Brücke und oft sogar auch noch im Kleinhirn verursacht wurden. Die Zerstörung dehnte sich in einigen Fällen unserer Beobachtungen sogar auf beide Großhirnhemi-

---

[1] Wir sind dabei, bei verschiedenen, mit Hypertonus verbundenen Krankheiten bestimmte Kreislaufstörungen im Auge klinisch und anatomisch zu verfolgen. Befunde von Herrn Dr. METZGER an der hiesigen Univ.-Augenklinik, scheinen zu zeigen, daß Kreislaufstörungen an den Augen bei der Hypertonie sehr häufig und in derselben Form wie im Gehirn auftreten.

sphären aus. Es kann nun darüber kein Zweifel bestehen, daß diese *komplexen apoplektischen Zerstörungen nicht durch die Ausdehnung einer einzigen,* wie zentral entstandenen Blutung veranlaßt wurden, sondern das Ergebnis konfluierender, multizentrisch zur gleichen Zeit im Putamen-Claustrumgebiet und in der Marksubstanz der Großhirnhemisphären, in der Brücke usw. gewissermaßen selbständig aufgetretener Insulte darstellen. Es ist anzunehmen, daß die gewaltige Einwirkung des Blutdruckes in solchen Fällen — vielleicht auch noch durch besondere mechanische Verhältnisse begünstigt — nicht wie sonst nur *ein* typisches Gebiet, sondern gleich *sämtliche gangbare Wege* zum Hervorrufen einer katastrophalen Kreislaufstörung benützt hat.

Ich glaube, auch diese Beobachtung des multizentralen Entstehens der komplexen, blutigen, apoplektischen Insulte stellt einen wertvollen Beweis für die funktionelle Natur der gesamten hypertonischen Kreislaufstörung dar; man müßte ja sonst in solchen Fällen zur Annahme greifen, daß die Hirnarterien in den typischen Läsionsgebieten zufällig überall auf einmal zum Einreißen reif wurden. Um die Gültigkeit derartiger Zufälle anzuerkennen, dürften aber die komplexen großen Apoplexien nicht so häufig vorkommen, wie es tatsächlich der Fall ist.

Ich erinnere hier daran, daß auch die so überaus häufigen hypertonischen Putamen-Claustrumherde aus mehreren Zentren zusammengesetzt werden, auch in Fällen, in welchen sie sich als massive einheitliche Blutungen präsentieren.

8. Zu erwähnen wären jetzt noch Veränderungen, die wir in Gebieten alter apoplektischer Schädigungen oft beobachten konnten. Die Abb. 137 stellt hierfür einen kennzeichnenden Fall dar. In der alten Erweichungscyste, die sich im Putamen ausdehnt und die nach ihrer histologischen Beschaffenheit beurteilt, mehrere Jahre alt sein muß, sehen wir den völlig normal erscheinenden Hauptstamm eines striären Gefäßbaumes, *das* Gefäß, das die hypertonische Blutung seinerzeit zweifellos selbst vermittelt hat. Das Gefäß weist keinerlei Schädigungen auf, sein Hohlraum diente — wie die histologische Untersuchung zeigte — bis zuletzt der Blutströmung. Die histologische Untersuchung zeigt unzählige Längs- und Querschnitte der kleineren Arterien und kleinen Venen eines Geästes, die viel zu umfangreich sind, um als Regenerationsprodukte gedeutet werden zu können und wohl noch dieselben Äste darstellen, die die katastrophale Druckwelle ursprünglich vermittelt haben. Die Extravasate, das zerstörte Nervenparenchym sind schon längst entfernt, der Gefäßbaum des Läsionsgebietes besteht aber noch und funktioniert.

In einem späteren Abschnitt dieser Arbeit werde ich Fälle von Hirnblutungen besprechen, die als Zeichen einer *symptomatischen Hypertonie vielfach* bei sehr jungen Individuen auftraten, ohne daß Zeichen irgendeiner primären Gefäßerkrankung vorgelegen hätten. Auch diese Fälle zeigen die überragende Bedeutung eines funktionellen Faktors, nämlich der Hypertonie, für das Entstehen von Hirnblutungen oft besonders eindringlich.

5. Das funktionelle Moment als pathogenetischer Faktor beim Entstehen der hypertonisch-apoplektischen Insulte.

Fassen wir nun unsere Ausführungen über das Entstehen der hypertonischapoplektischen Schädigungen zusammen, so ist festzustellen, daß rein hypertonische Blutungen, d. h. Blutungen, deren Entstehen nicht durch irgendeine lokale anatomische Erkrankung der Gefäße, sondern allein durch hypertonische, funktionelle Kreislaufstörungen bedingt wurde, tatsächlich vorkommen. Diese funktionelle Herkunft ist bei kleinen Blutungsherden — wie sie bei der Hypertonie im Gehirn sehr häufig vorliegen — unzweifelhaft und unmittelbar nachzuweisen und es ist *auch für große Hirnblutungen* — in vielen Fällen unmittelbar, in anderen durch Indizienbeweise — zu zeigen, daß sie ebenfalls durch funktionelle Kreislaufstörungen veranlaßt werden. Insbesondere müssen wir die Arteriosklerose als Vorbedingung apoplektischer Blutungen bei der Hypertonie ablehnen.

Auf diese *endgültige Ausschaltung* der Bedeutung arteriosklerotischer Veränderungen für die Pathogenese hypertonisch-apoplektischer Insulte möchten wir mit besonderem Nachdruck hinweisen. Wie die Arteriosklerose auch für die Grundkrankheit — für die essentielle Hypertonie — nicht die Ursache, sondern die Folge, die Begleiterscheinung darstellt, ist die Arteriosklerose auch in Fällen hypertonisch-apoplektischer Blutungen nicht höher als ein einfaches und oft gar nicht vorhandenes Begleitsymptom einzuschätzen.

Wir wollen noch die Frage kurz erörtern, ob Risse als Ursachen der hypertonisch-apoplektischen Insulte nicht wenigstens theoretisch in Betracht kommen könnten. Zweifellos müssen wir diese Frage bejahen. Ich erinnere an die im Vorangehenden besprochenen, in unseren Beobachtungen nur ganz vereinzelt dastehenden Fälle einer Ruptur als Ursache embolisch-apoplektischer Insulte. Wie wir auseinandergesetzt haben, dürfte es sich in diesen Fällen um eine Art Vorbereitung der katastrophalen Blutung durch eine vorangehende embolische Schädigung der Gefäßwand handeln. Auch bei den hypertonischen Insulten besteht die *Möglichkeit,* daß kritische Blutdruckerhöhungen zunächst eine lokale Schwächung der Gefäßwand verursachen, indem sie die im Vorangehenden besprochenen Kreislaufstörungen im Gefäßsystem der Arterienwand erzeugen. Es besteht weiterhin auch die *Möglichkeit,* daß die auf diese Weise geschwächte Gefäßwand dem gewöhnlichen oder im Anfall kritisch erhöhten Blutdruck nicht mehr widerstehen kann, durchbricht und die Quelle einer Blutung ergibt. Wir glauben auf Grund unserer sehr ausgedehnten Untersuchungen allerdings feststellen zu dürfen, daß dieser Modus des Entstehens apoplektischer Blutungen nur ungemein selten verwirklicht wird. Zu betonen ist aber, daß auch in derartigen, zunächst hypothetischen Fällen der Gefäßrupturen *die vorbereitende Schwächung der Gefäßwand mit Arteriosklerose nichts zu tun hat*; sie stellt ebenso die Folge funktioneller Kreislaufstörungen dar wie jene kleinen und großen Blutungen, bei welchen wir trotz der sorgfältigsten Untersuchung Risse oder Durchbrüche als Quellen nicht nachweisen können.

Wollte man also, gestützt auf die Unmöglichkeit der restlosen Klärung mancher großer, insbesondere einige Tage alter, apoplektischer Blutungen, daran festhalten, daß die Ursache der Blutung in solchen Fällen in solitär oder mehrzahlig auftretenden Rissen und Durchbrüchen zu suchen ist, so müßte sich die Abkehr von den herkömmlichen Erklärungen *noch immer in der restlosen Ausschaltung der pathogenetischen Bedeutung arteriosklerotischer Veränderungen* dokumentieren.

IV. Die Pathogenese der arteriosklerotisch-apoplektischen Insulte.

Wir müssen hier zunächst auf einige kurze Bemerkungen über die Pathogenese der arteriosklerotischen Veränderungen der Hirngefäße selbst eingehen, auf Feststellungen, die geeignet sind, die hier zur Sprache kommenden Verhältnisse mit jenen Tatsachen und Erörterungen in Einklang zu bringen, die wir in den vorangehenden Abschnitten über die Pathogenese embolischer und hypertonischer Apoplexien kennengelernt haben.

So wäre also zunächst hervorzuheben, daß die arteriosklerotischen Veränderungen — selbstverständlich auch Veränderungen, die nicht im entferntesten geeignet sind, irgendwelche Störungen heraufzubeschwören — ganz vorwiegend *dieselben Bahnstrecken* betreffen, die wir als Hauptstraßen der Blutströmung schon früher gekennzeichnet haben, in erster Linie die Carotis-Striatumbahn.

Wir können uns hier auf die Erörterung allgemeiner Probleme der Pathogenese arteriosklerotischer Veränderungen nicht einlassen. Wir weisen nur darauf hin, daß neben zahlreichen, unklaren, pathogenetischen Beziehungen die Bedeutung der *funktionellen Belastung* schon jetzt klargestellt und allgemein anerkannt erscheint. So darf es uns als eine Selbstverständlichkeit erscheinen, daß wir — wie wir im Vorangehenden bereits erörtert haben — die arteriosklerotischen Veränderungen auch in den Hirngefäßen gerade an Stellen nachweisen können, die *durch die Funktion besonders in Anspruch genommen sind*, an den Abzweigungsstellen und an den Biegungen der Arteria cerebri media und des striären Arteriensystems. Wie zahlreiche Präparationsbefunde gezeigt haben, sind in diesen typischen Lokalisationen arteriosklerotische Veränderungen auch in Fällen nachzuweisen, in welchen wir eine Abweichung der Druckverhältnisse von der Norm anzunehmen keine Veranlassung haben; *schon die normalen Druckverhältnisse sind also geeignet, die Stellen der besonderen funktionellen Belastung durch arteriosklerotische Veränderungen zu zeichnen.*

Es kann weiterhin auch nicht wundernehmen, daß in Fällen der erhöhten funktionellen Inanspruchnahme, z. B. bei der essentiellen Hypertonie, arteriosklerotische Veränderungen an allen diesen Stellen ebenfalls hervortreten. Die ungemein große Häufigkeit der Arteriosklerose in Hirnarterien, und gerade das häufige Zusammentreffen arteriosklerotischer Hirnveränderungen mit hypertonisch-apoplektischen Herden, ist mit Schuld daran, daß die prinzipielle Unabhängigkeit der beiden bisher nicht erkannt wurde. Besonders bei der Untersuchung eines kleineren Materials — wie es ja leider gerade in den letzten Jahren üblich war — kann leicht der Eindruck entstehen, daß bei den apoplektischen Hirninsulten arteriosklerotische Veränderungen der Gefäße „immer" vorliegen.

Die klare Unterscheidung der arteriosklerotisch-thrombotischen Hirnschädigungen von den hypertonischen Apoplexien könnte vielleicht auch durch die *Identität der Lokalisation der Veränderungen* erschwert werden; wir haben ja gezeigt, daß sich die arteriosklerotisch-thrombotisch bedingten Hirnveränderungen in denselben Hirngebieten präsentieren wie die hypertonischen Schädigungen und wie die embolischen Läsionen.

Diese Identität der Lokalisation ist aber selbstverständlich.

Auch die arteriosklerotischen Schädigungen stellen ja nur den Ausdruck der besonderen mechanischen Belastung der striären Gebiete dar; die mechanische

Belastung ist es, die zunächst die Lokalisation der Arteriosklerose und somit auch die Lokalisation der späteren arteriosklerotischen Thrombose bedingt.

Die Formen der arteriosklerotischen Hirnerweichungen, die Morphologie der veränderten Hirngefäße haben wir bereits im Vorangehenden besprochen, es bleibt uns also nur die Frage zu erörtern, wie das Entstehen der von uns beschriebenen Kreislaufstörungen in der Wand der thrombotischen Arterien und im infarcierten Hirngebiet zu erklären ist.

Bei der Besprechung der Pathogenese der embolisch-apoplektischen Veränderungen hatten wir der Ansicht Ausdruck verliehen, daß der eingekeilte Pfropf als eine Art Barrière wirken könnte, die traumatische Schläge der pulsierenden und in ihrem Vorwärtsströmen behinderten Blutsäule auffängt. Diese traumatischen Schläge könnten es — wie wir auseinandergesetzt haben — *mit* veranlassen, daß die verschiedenen Bilder der funktionellen Kreislaufstörungen sowohl in der betroffenen Arterienwand als auch im infarcierten Gebiet auftreten. Die Situation ist nun bei den arteriosklerotischen Gefäßverschlüssen diesen Verhältnissen bei embolischen Apoplexien sehr ähnlich. Auch hier haben wir ja Gefäßverschlüsse vor uns, die als Barrière den Schlägen des behinderten Blutstroms ausgesetzt sind, und ähnlich wie bei embolischen Verschlüssen fähig sein könnten, diese traumatische Irritation der Gefäßwand und dem ganzen Gefäßbaum mitzuteilen.

Auf diese Art glauben wir die im Vorangehenden beschriebenen Kreislaufstörungen in der Wand der thrombotischen Gefäßstämme und in den Verzweigungen des betroffenen Gefäßbaumes erklären zu können; von den mechanischen Bedingungen, von der Ausdehnung der Thrombose und von dem Tempo ihres Entstehens, vielleicht auch von der Höhe des Druckes im anprallenden Blutstrom, dürfte es abhängen, ob im Läsionsgebiet blutige oder unblutige Kreislaufstörungen entstehen.

Ob zur Erklärung der Kreislaufstörungen in den infarcierten Gebieten auch noch andere Momente mit herangezogen werden müssen und können, bleibt dahingestellt. Zwischen der unbestreitbaren Tatsache des Vorhandenseins anatomisch-histologischer Äquivalente der funktionellen Kreislaufstörungen in den Läsionsgebieten und dem Vorhandensein arteriosklerotisch-thrombotischer Verschlüsse konnte ich vorläufig keinen anderen Zusammenhang finden als den eben konstruierten. Allerdings muß ich es zunächst als unentschieden betrachten, ob Verschlüsse der Arterien allein als Unterbrechungen des Kreislaufes schon imstande sind, im terminalen Gebiet des gestörten Gefäßgebietes die von uns beschriebenen Formen der örtlichen Kreislaufstörungen heraufzubeschwören; meines Erachtens genügt der blande Verschluß zur Erklärung nicht und die Annahme einer sekundären traumatischen Schädigung ist unentbehrlich.

Wir haben übrigens Veranlassung anzunehmen, daß die *Verengerung der Gefäßlumina* durch arteriosklerotische Einlagerungen allein genügen könne, um Kreislaufstörungen und somit Zerfallserscheinungen im Parenchym zu erzeugen. Natürlich bleiben uns Einzelheiten der Pathogenese in Fällen, in welchen wir zu dieser Erklärung greifen müssen, unklar. Vielleicht genügt die an und für sich unvollständige Barrière schon, um in ähnlichem Sinne Kreislaufstörungen zu veranlassen, wie bei vollständigen thrombotischen Verschlüssen. Es besteht auch die Möglichkeit, daß die arteriosklerotisch verengten Gefäße bei

Änderungen des Blutdruckes besonders leicht zur Ausbildung pathologischer Kreislaufverhältnisse im ihnen angeschlossenen Gefäßbaum führen, so daß die Parenchymveränderungen das Resultat einer Zusammenwirkung von hypertonisch-apoplektischen Mechanismen mit der Arteriosklerose darstellen könnten.

Wie schon erwähnt, sind arteriosklerotische Veränderungen bei Hypertonikern sehr häufig und man möchte dazu neigen, anzunehmen, daß die Arteriosklerose bei lang andauernden Hypertonien besonders ausgeprägt auftritt. Man gewinnt auch oft den Eindruck, daß Patienten über 70 Jahren, bei welchen bei der Sektion schwere, arteriosklerotische Gefäßveränderungen des Gehirns gefunden wurden, eine Periode der essentiellen Hypertonie durchgemacht haben, und daß in solchen Fällen die besondere Ausprägung der arteriosklerotischen Erscheinungen der besonders starken mechanischen Belastung der Hirnarterien durch den chronischen Hypertonus zu verdanken ist; die Hypertonie ist bereits verschwunden, die Arteriosklerose natürlich geblieben.

Wir hatten in solchen Fällen wiederholt Befunde erheben können, die wir als Beweise für den eben erörterten engen Zusammenhang der Arteriosklerose mit der essentiellen Hypertonie betrachten. Wir meinen kleinere — oder auch sehr ausgedehnte — Herde nach *alten* Apoplexien, bei welchen die Form der Zerstörung, die reiche Pigmentierung und vor allem der Zustand der Arterien die Deutung durch Hypertonie zuläßt; die Annahme, daß es sich in solchen Fällen um die Residuen typischer, alter hypertonischer Insulte handelt, ist nicht von der Hand zu weisen. Nun sieht man daneben — evtl. in der anderen Hemisphäre oder in anderen Gebieten derselben Hemisphäre — Veränderungen des Nervengewebes, die einwandfrei mit arteriosklerotisch-thrombotischen Verschlüssen zu erklären sind; die Verschlüsse sind noch klar festzustellen.

Die an und für sich selbstverständliche Möglichkeit des *kombinierten Vorkommens* arteriosklerotisch-thrombotischer und rein hypertonischer Läsionen im selben Gehirn wird nun am klarsten in Fällen dokumentiert, in welchen wir neben arteriosklerotisch-thrombotischen Erweichungserscheinungen auch frische, rein hypertonisch bedingte Zerstörungen auffinden.

Wir müssen gerade im Zusammenhang mit derartigen Beobachtungen nochmals eindringlich darauf hinweisen, daß wir rein hypertonische Schädigungen sehr oft zu beobachten Gelegenheit hatten, ohne daß auch nur Spuren von Arteriosklerose in den Läsionsgebieten vorgelegen hätten, und daß wir andererseits auch rein arteriosklerotisch-thrombotische Hirnschädigungen gefunden haben, bei welchen essentiell-hypertonische Mechanismen keinerlei Rolle spielen konnten. Nur die sorgfältigste makroskopische und mikroskopische Untersuchung *der beiden Grenzgruppen* — die die Mehrzahl sämtlicher apoplektischer Insulte in sich aufnehmen — ist geeignet, die grundsätzliche Differenz zwischen hypertonischen und arteriosklerotischen Insulten selbst in Fällen ihres kombinierten Auftretens klar zu zeigen.

Wir haben sowohl bei den embolischen als auch bei den hypertonischen Apoplexien hervorgehoben, daß das striäre Gebiet selbst in Fällen nur selten unversehrt erscheint, in welchen die große, evtl. katastrophale Schädigung extrastriäre Gebiete betrifft. Diese Bevorzugung der striären Gebiete ist nun auch bei der Arteriosklerose klar festzustellen; wir haben keine Fälle arteriosklerotisch-thrombotischer Schädigungen gesehen, bei welchen das Striatum — fast ausnahmslos schon mit dem freien Auge erkennbar — nicht betroffen gewesen wäre.

Man kann in manchen Fällen sogar annehmen, daß der arteriosklerotische Abschluß striärer Gefäßgebiete es mit verursacht, daß sich nun weitere Läsionsherde in anderen Hirngebieten anschließen. Der Verschluß des striären Gefäßgebietes könnte eine erhöhte mechanische Belastung der Zirkulation anderer Hirnteile veranlassen und somit die Entwicklung arteriosklerotischer Thrombosen beschleunigen.

Derartige Bedingungen dürften es veranlassen, daß die Hirnerkrankung bei arteriosklerotischen Apoplexien *eine gewisse Progredienz* aufweist; der Verschluß des zuführenden Gefäßes durch die arteriosklerotische Thrombose macht ja das einmal betroffene Gebiet für ähnliche Schädigungen unzugänglich und die frisch entstandenen Thrombosen, deren Auftreten bei der Allgemeinerkrankung der Hirnarterien wohl nicht zu vermeiden ist, müssen immer in weiteren neuen Bezirken erscheinen.

Wir hätten jetzt noch einige Beobachtungen kurz zu besprechen, die sich auf besondere Eigenarten der arteriosklerotisch-thrombotischen Schädigungen beziehen.

So wäre hervorzuheben, daß Schädigungen des *Thalamus* durch arteriosklerotisch-thrombotische Gefäßverschlüsse häufiger vorkommen als durch hypertonisch-apoplektische Kreislaufstörungen.

Weiterhin ist die häufige Erkrankung *großer Rindengebiete* für die arteriosklerotische Thrombose kennzeichnend; Veränderungen der Großhirnrinde kommen bei arteriosklerotisch-thrombotischen Erkrankungen sogar häufiger als bei embolischen Gefäßverschlüssen vor.

Als Erklärung für diese Eigenarten arteriosklerotisch-thrombotischer Schädigungen könnte vielleicht der Umstand herangezogen werden, daß bei arteriosklerotisch-thrombotischen Verschlüssen durch *Apposition an die primär entstandene Thrombose* allmählich sehr ausgedehnte Strecken des zunächst betroffenen Arterienastes und seiner Verzweigungen geschädigt werden, sodaß auf diese Weise auch Gefäßstrecken erreicht und verschlossen werden können, die infolge ihrer geringen mechanischen Belastung von *primären* Thrombosen nicht oder nur selten betroffen würden.

Wir haben im Vorangehenden bereits darauf hingewiesen, daß zwischen hypertonischen und arteriosklerotisch-thrombotischen Apoplexien ein wesentlicher Unterschied dadurch bedingt ist, daß bei hypertonischen Insulten die Rindengirlande freibleibt und nur die Markgebiete betroffen werden. Wir müssen nun hervorheben, daß auch bei arteriosklerotischen Thrombosen Fälle vorkommen, in welchen nur die Marksubstanz des Occipitallappens verändert erscheint und die Rindengirlande — ähnlich wie bei hypertonischen Insulten — unverändert bleibt (s. Abb. 80). Die Frage, warum bei Hypertonien die Rindengirlande regelmäßig verschont bleibt, können wir leider ebensowenig beantworten wie die Frage, warum in einem Fall arteriosklerotisch-thrombotischer Schädigungen Rinde und Marksubstanz, in anderen Fällen nur Marksubstanz und in weiteren Fällen nur Rindengirlande verändert wird: entscheidend ist zweifellos die Beschaffenheit der Kreislaufeinrichtungen.

V. Schlußbemerkungen über die Literatur der Pathogenese apoplektischer Schädigungen. Zusammenfassende Bemerkungen über unsere eigenen Untersuchungen der Pathogenese apoplektischer Insulte.

Überblicken wir unsere Untersuchungen über die Pathogenese apoplektischer Hirninsulte unter dem Gesichtspunkt der in der Literatur niedergelegten Ansichten, so glauben wir folgende Ergebnisse besonders hervorheben zu dürfen.

I. Unsere Untersuchungen haben die Notwendigkeit einer grundsätzlichen Unterscheidung der hypertonischen Hirninsulte von den arteriosklerotisch-thrombotisch und den embolisch entstandenen apoplektischen Hirnerkrankungen ergeben. In Schlagworten ausgedrückt: wir finden bei den hypertonischen Hirninsulten *rein funktionelle Kreislaufstörungen* als Ursache der Erkrankung, die arteriosklerotisch-thrombotischen und die embolischen Hirnschädigungen werden durch *organische* Gefäßverschlüsse induziert.

II. Bei den hypertonisch-apoplektischen Insulten kommt *als unmittelbare Ursache des apoplektischen Anfalls ein Zerreißen oder irgendeine primäre Erkrankung der Gefäßwand überhaupt nicht in Betracht.* Auch bei den arteriosklerotisch-thrombotischen Apoplexien entstehen die Blutungen nicht als unmittelbare Folgen von Wandschädigungen, sondern als Folgen funktioneller Kreislaufstörungen.

Ähnlich ist es bei den embolischen Apoplexien. Blutungen entstehen hier ebenfalls nur in sehr seltenen Fällen als Folgen lokaler Wanderkrankungen (Risse); sie werden in der überwiegenden Mehrzahl der Fälle auch hier durch funktionelle Kreislaufstörungen vermittelt. Besonders hervorzuheben ist, daß die miliaren und übermiliaren sog. Aneurysmen, die man jahrzehntelang als Quellen der apoplektischen Hirnblutungen betrachtete, nichts anderes *als einfache Begleiterscheinungen* der apoplektischen Kreislaufstörung darstellen.

Die Hauptmasse der Blutungen setzt sich bei allen Formen der apoplektischen Insulte nicht aus der Summe derartiger *makroskopisch erkennbarer Einheitsblutungen,* sondern aus analog beschaffenen, *kleinsten Blutaustritten in den Gefäßverzweigungen der terminalen Gebiete, aus capillären und aus venösen Blutungseinheiten* zusammen. Hervorzuheben ist weiterhin, daß in apoplektischen Blutungsherden außer den kugelförmigen Blutungseinheiten auch *mantelförmige Blutaustritte* um Arterien, Capillaren und Venen vorkommen, sie stellen sogar die häufigere, die gewöhnliche Form der Blutungseinheiten dar und tragen in den terminalen Gebieten ebenfalls sehr wesentlich zur Zusammensetzung der apoplektischen Blutung bei.

Die makroskopisch erkennbaren kugelförmigen und mantelartigen Blutungseinheiten kommen bei sämtlichen Arten der apoplektischen Schädigungen vor; bei embolischen und arteriosklerotisch-thrombotischen, apoplektischen Blutungen sind sie gewöhnlich erst bei der Betrachtung mit der Lupe klar zu identifizieren. Wir müssen aber hervorheben, daß sie in derselben Größe wie bei den hypertonischen Apoplexien auch bei thrombotisch-arteriosklerotischen und auch bei embolischen Schädigungen auftreten können, ja, sie ließen sich sogar bei *nichtapoplektischen* traumatischen Schädigungen nachweisen. Feinste, nur mit der Lupe erkennbare, kugelförmige oder mantelartige Einheitsblutungen können wir auch bei Hirnblutungen rein toxischer Genese auffinden: *sie erscheinen in allen Fällen von Hirnblutungen, bei welchen Extravasate durch funktionelle Kreislaufstörungen veranlaßt werden.*

Trotzdem sie also im Prinzip für Hirnerkrankungen verschiedenster Genese kennzeichnend erscheinen, sind die mit freiem Auge erkennbaren Formen, insbesondere die miliaren und übermiliaren, periarteriellen Blutungskugeln, *in erster Linie für hypertonische Insulte charakteristisch.*

Es sei hier besonders hervorgehoben, daß nach unseren Untersuchungen die miliaren und übermiliaren „Aneurysmen" bei den hypertonischen Apoplexien — genau so wie bei den embolischen und arteriosklerotisch-thrombotischen apoplektischen Kreislaufstörungen und bei nichtapoplektischen Blutungen — von irgendwelchen vorher bestehenden arteriosklerotischen Veränderungen der Gefäßwand völlig unabhängig entstehen.

Im großen und ganzen können wir feststellen, daß im Gehirn — ebenso wie in allen Organen des Körpers — bei den Blutungen, die als Symptome einer allgemeinen oder lokalen Erkrankung auftreten, Gefäßrupturen als Ursache verhältnismäßig selten sind, und daß selbst große apoplektische Blutungen im Gehirn meistens durch zusammenfließende kleine Blutaustritte erzeugt werden.

Wir hatten wiederholt Gelegenheit, Fälle apoplektischer Schädigungen *einige Tage nach dem Anfall* zu beobachten, bei welchen funktionell entstandene Kreislaufstörungen zu einer *totalen Zerstörung der Gefäßwand* geführt haben; auch diese Zerstörung ist nur eine Begleiterscheinung des ganzen Schädigungskomplexes und nicht seine Ursache.

III. Unsere Untersuchungen haben weiterhin zu einer *Klärung der Bedeutung arteriosklerotischer Gefäßveränderungen für das Entstehen apoplektischer Insulte verholfen:* Arteriosklerotische Veränderungen der Hirngefäße stellen zwar sehr häufige *Symptome* der essentiellen Hypertonie dar, kommen aber als Ursache von Hirnblutungen bei der Hypertonie nicht in Betracht. Sie hängen mit apoplektischen Insulten nur in Fällen unmittelbar, ursächlich zusammen, in welchen sie zu völligen Gefäßverschlüssen führen.

Echt aneurysmatische Erweiterungen an extracerebralen Strecken der Hirngefäße, deren Entstehen mit einer arteriosklerotischen Schwächung der Gefäßwand zusammenhängen könnte, konnten wir, wenn auch nicht häufig, doch wiederholt nachweisen. Trotz unseres großen Untersuchungsmaterials sahen wir derartige Gebilde an intracerebralen Gefäßstrecken niemals und konnten auch bei extracerebralen Blutungen in keinem Fall das Zerreißen dieser Gebilde als Ursache annehmen.

IV. Unsere Untersuchungen ergaben eine verhältnismäßig klare *Definition der apoplektischen Insulte;* wir verstehen unter Apoplexie eine akut auftretende Hirnerkrankung, die entweder im Verlaufe der essentiellen Hypertonie auftritt oder durch arteriosklerotisch-thrombotische Gefäßverschlüsse oder durch embolische Gefäßverlegung veranlaßt wird. Von wesentlicher Bedeutung ist, daß es sich bei diesen Hirnerkrankungen *keinesfalls immer um Hirnblutungen,* sondern vielfach um unblutige Zerstörungen handelt.

V. In den akuten Stadien aller dieser Formen der apoplektischen Hirnschädigungen sind in den Läsionsgebieten bei der anatomischen Untersuchung morphologische Äquivalente funktioneller Kreislaufstörungen nachzuweisen.

VI. Unsere Untersuchungen haben die große *Bedeutung funktioneller Kreislaufstörungen* für das Entstehen apoplektischer Insulte aller Arten dargetan. Die apoplektischen Zerstörungen bei der essentiellen Hypertonie entstehen durch rein funktionelle Kreislaufstörungen und selbst bei den arteriosklerotisch-thrombotischen, apoplektischen Insulten, bei welchen die ursprüngliche Ursache der plötzlichen Erkrankung durch organische Gefäßverschlüsse bedingt wird, entstehen die Zerstörungen im Nervengewebe durch die Vermittlung von funktionellen Kreislaufstörungen.

VII. Die apoplektischen Insulte werden in sehr vielen Fällen durch Schädigungen heraufbeschworen, die wir traumatischen Insulten ungefähr gleichstellen dürfen. Diese Feststellung geht nicht nur aus der restlosen Übereinstimmung zwischen den Kreislaufstörungen einerseits bei apoplektischen Insulten, andererseits bei banalen traumatischen Läsionen des Gehirns hervor, sondern stellt auch das Ergebnis der Untersuchung jener Kreislaufmechanismen dar, die zu den apoplektischen Insulten führen bzw. bei ihnen sich einstellen.

VIII. Unsere Betrachtungen ergaben eine gewisse Vereinheitlichung der Genese sämtlicher anatomischer Veränderungen — Blutungen und Erweichungen —, die wir gewohnt sind, als anatomische Äquivalente klinischer, apoplektischer Insulte anzusehen. Wir wiesen doch nach, daß bei allen Formen der apoplektischen Insulte ein wesentliches pathogenetisches Moment durch die funktionelle lokale Unterbrechung der Blutzirkulation dargestellt wird. Immerhin dürfen wir bei der Betrachtung dieser analogen Momente, die uns zu einer einheitlichen Auffassung der apoplektischen Hirnschädigungen führten, die grundsätzlichen Verschiedenheiten nicht vergessen, die wir bei der Pathogenese der apoplektischen Hirninsulte nachweisen konnten. Denn abgesehen davon, daß gerade diese Differenzen uns zu einer klaren Systematik der apoplektischen Hirninsulte verholfen haben, ist die scharfe Unterscheidung und die Erkennung der ursächlichen pathogenetischen Momente geeignet, neue Wege der Vorbeugung und der Therapie zu zeigen.

Wir möchten nun diese kurz zusammengefaßten Ergebnisse unserer eigenen Untersuchungen in erster Linie mit den Resultaten der neueren Literatur vergleichen und zunächst auf die Urheber der neuen Diskussion, auf die Arbeiten ROSENBLATHs und WESTPHALs zurückgreifen.

Wir finden beim Studium der ROSENBLATHschen Untersuchungen zahlreiche Befunde, die mit unseren eigenen Feststellungen übereinstimmen. Vor allem sei hier darauf hingewiesen, daß auch nach unseren Untersuchungen selbst große Blutungen bei den hypertonischen Apoplexien nicht aus einem einzigen größeren Gefäß, sondern durch Summation zahlreicher kleiner Blutungen aus Arterien, Capillaren und Venen hervorgehen. Weiterhin sind manche Beschreibungen ROSENBLATHs über Gefäßveränderungen bei den blutigen Insulten unseren eigenen Beobachtungen entsprechend; auch wir konnten ja feststellen, daß in den Insultgebieten Arterien, Venen und Capillaren regressiven Veränderungen anheim fallen, sogar zugrunde gehen.

Nun sind aber in den ROSENBLATHschen Arbeiten zahlreiche Angaben, die auf Grund theoretischer Überlegungen gewonnen wurden und die oft geeignet waren, selbst tatsächlich faßbare pathologisch-anatomische Befunde mit Deutungen zu belasten, die wir als irrtümlich bezeichnen müssen.

Auf Grund von Überlegungen kommt ROSENBLATH zur Annahme *primärer* fermentativer Einwirkungen auf die Hirnsubstanz und auf die Gefäße. Tatsächlich ist aber für eine derartige Hypothese keine Stütze zu finden. Ohne auf eine eingehendere Widerlegung der Annahmen ROSENBLATHs eingehen zu wollen — sie ergibt sich ja aus unseren vorangehenden Erörterungen von selbst —

möchten wir nur auf einige Fehlerquellen der ROSENBLATHschen Untersuchungen hinweisen.

ROSENBLATH untersuchte *nur ausgedehnte* Schädigungen, in seiner ersten Veröffentlichung sogar nur Fälle mit großen Blutungen. Wir haben aber im Vorangehenden reichlich darauf hingewiesen, daß gerade in den kleinen Herden — und in den kleinsten, die wir als „hypertonische Insulteinheiten" bezeichnet haben — die Entwicklung und so auch besonders die *genetische Reihenfolge* in der Entwicklung apoplektischer Veränderungen im Zentralnervensystem klar zu beobachten ist; im Anfang und im Mittelpunkt des Geschehens stehen funktionelle Kreislaufstörungen in der Gefäßwand und in den Gefäßen des terminalen Gefäßgebietes; alles, was weiter folgt — regressive Veränderungen der Nervensubstanz und der Gefäßwände, Blutaustritte — stellt die Folge der funktionellen Kreislaufstörungen dar und ist von ihrer Intensität und Dauer abhängig.

ROSENBLATH überschätzt auch die Bedeutung von Nierenerkrankungen für das Entstehen apoplektischer Blutungen. Es ist ja nur zu klar zu zeigen, das in sehr zahlreichen Fällen von Apoplexien von seiten der Nieren keinerlei tatsächlich faßbaren Funktionsstörungen vorliegen.

Fehler der ROSENBLATHschen Auslegung *tatsächlicher* anatomisch-histologischer Beobachtungen im Zentralnervensystem glauben wir weiterhin auch damit erklären zu können, daß ROSENBLATH Arteriosklerose und Hypertonus noch nicht genügend scharf voneinander trennen kann und auf diese Weise *beide zusammen* aus der Ätiologie der apoplektischen Insulte eliminieren zu müssen glaubt.

Unsere Untersuchungen haben ergeben, daß *beide* wichtige Entstehungsursachen von Schlaganfällen darstellen, daß sie aber voneinander *getrennt beobachtet* und *dargestellt* werden müssen.

Schließlich blieb 1918 ROSENBLATH, nachdem er die Arteriosklerose als Grundursache apoplektischer Blutungen ablehnen mußte, zur Erklärung der Gefäßwandschädigungen nichts anderes als die Annahme einer fermentativen Einwirkung übrig, da eine experimentelle und pathologisch-anatomische Grundlage der funktionellen Kreislaufstörungen, die man heute ohne weiteres heranziehen kann, noch fehlte bzw. sehr wenig bekannt war.

Und so dürfen wir feststellen: Das Wesentliche der ROSENBLATHschen Feststellungen, nämlich der pathologisch-anatomische Nachweis, daß die bis zu seiner Veröffentlichung allgemein anerkannten, pathologisch-anatomischen Befunde nicht als Ursachen der Hirnblutungen bei Schlaganfällen angesehen werden können, bleibt bestehen und stellt eine grundlegende Erkenntnis für das Problem der apoplektischen Hirnschädigungen dar.

In den Untersuchungen WESTPHALs und BÄRs betrachten wir nun nicht die pathologisch-anatomischen Befunde als wesentlichstes Resultat. Soweit es sich hier um *tatsächliche* Befunde handelt, stimmen sie ja weitgehend mit denen überein, die kurz vorher auch ROSENBLATH beschreiben konnte und die durch die Schilderungen LÖWENFELDs, PICKs, UNGERs usw. schon ein gewisses historisches Patina besitzen. Sie stimmen selbstverständlich mit vielen unserer eigenen pathologisch-anatomischen und histologischen Befunde überein, wie wir ja bereits in der Besprechung der ROSENBLATHschen Befunde hervorgehoben haben.

Zu den Verdiensten der WESTPHALschen Untersuchungen kann unseres Erachtens auch die von ROSENBLATH übernommene Zweiteilung des pathogenetischen Geschehens in der Entwicklung der apoplektischen Blutungen — erst „weiße" Erweichung, nachher sekundär die Blutung — *nicht* gezählt werden.

Die Anklänge an die ROSENBLATHsche Fermenttheorie in den WESTPHALschen Erklärungen finden wir ebenfalls überflüssig. Auch hier dürfte der — vielleicht empfundene — Mangel an einer faßbaren, experimentellen pathologisch-anatomischen, insbesondere histologischen Grundlage der funktionellen Kreislaufstörungen es sein, der WESTPHAL dazu veranlaßte, tatsächlich feststellbare Erscheinungen nicht zu beachten und als Erklärung der regressiven Veränderungen in der Gefäßwand zu besonderen, sehr hypothetischen, sehr anfechtbaren Annahmen zu greifen.

WESTPHAL hat mit großer Klarheit in den Vordergrund der Pathogenese den „essentiellen Hochdruck" gestellt.

Wenn auch schon vor ihm wiederholt auf die Zusammenhänge zwischen Hochdruck und apoplektischen Blutungen hingewiesen wurde, so glauben wir doch die *Einstellung spezifischer Eigenschaften des „Hochdruck"kreislaufes* in *die Pathogenese der Schlaganfälle* als WESTPHALs eigenstes und grundlegendes Verdienst bezeichnen zu dürfen. Wir müssen aber hier hervorheben, daß WESTPHAL damit nur die Grundkrankheit *einer* Form des „Schlaganfalles" berührte; denn in einer anderen Gruppe der apoplektischen Insulte — um von embolischen Schädigungen ganz abzusehen — spielt der Hochdruck entweder überhaupt keine oder nur eine akzidentelle Rolle und im Vordergrund der Pathogenese steht die Arteriosklerose mit ihren zu Obliteration des Gefäßrohres führenden Verdickungen der Gefäßwand.

Den bleibenden Wert der WESTPHALschen Untersuchungen erblicken wir weiterhin auch in der Betonung und Feststellung *der funktionellen Natur* des Entstehens der Blutungen. WESTPHAL benützt bei der Konstruktion seiner Erklärungen ausschließlich die älteren klinischen Anschauungen über funktionelle Kreislaufstörungen und verwertet die neueren — an den Namen RICKERs geknüpften — Ergebnisse noch nicht.

Darum kommt also WESTPHAL dazu, die Blutungen beim Schlaganfall nicht in *unmittelbaren* Zusammenhang mit den seiner Idee nach bestehenden funktionellen Kreislaufstörungen zu bringen — wie dies uns heute als eine Selbstverständlichkeit erscheinen müßte — und darum muß er zwischen funktionellen Kreislaufstörungen und Blutaustritten noch den doppelt komplizierten Mechanismus einer primären, „weißen" Erweichung und der daraufhin folgenden autolytischen Schädigung der Gefäßwand einschalten. Vielleicht könnte man diesen bemerkenswerten Zwiespalt zwischen dem klaren Erkennen der Bedeutung funktioneller Kreislaufstörungen und der Kenntnis der Gefäß- und Gewebsveränderungen, die man unmittelbar durch diese funktionellen Kreislaufstörungen selbst erwarten kann, ja erwarten muß, mit jener zeitlichen Entfernung erklären, die zwischen hypothetischer Annahme funktioneller Kreislaufstörungen als pathogenetische Faktoren und der exakten experimentellen Erforschung dieser funktionellen Kreislaufstörungen besteht. Es sind ja schon Jahrzehnte — vielleicht noch viel mehr — vergangen, seitdem funktionelle Kreislaufstörungen, die „Spasmen", die „Krisen" usw. als pathogenetische Momente in Vordergrund gestellt wurden; die Zulässigkeit ihrer Annahme ist

in klinischen Arbeiten fast unabhängig von jeglicher absolut exakten Forschung
bereits sehr tief eingewurzelt, in einer Zeit, in der die experimentelle und pathologisch-anatomische Erforschung eben erst beginnt[1].

Vergleichen wir die Resultate der ROSENBLATH-WESTPHALschen Untersuchungen mit den Ergebnissen ihrer Nachprüfer, so ist ein großer Erfolg klar
festzustellen. Die früher als völlig geklärt betrachtete Pathogenese der blutigen
Schlaganfälle zeigt jetzt *allen* Untersuchern die Schwierigkeiten des Problems
und das Ungenügende der herkömmlichen Erklärungen. Es erscheint uns
hierbei beinahe gleichgültig, in welcher Form diese neu erkannten Schwierigkeiten von den verschiedenen Untersuchern aus dem Wege zu schaffen versucht
werden; das Wesentliche ist, daß die Unklarheiten endlich erkannt wurden.
Aber auch bei den Eliminierungsversuchen der nun allgemein bekannt gewordenen Schwierigkeiten können die Urheber der neuen Diskussion mit Genug-
tuung feststellen, daß ihre Ideen vielfach Anerkennung oder wenigstens Anwendung gefunden haben. Wir haben ja erwähnt, daß LINDEMANN die über-
raschende Feststellung ROSENBLATHs, nach welcher die apoplektische Blutung
nicht aus einem Riß, sondern aus zahlreichen Gefäßen entsteht und sich so aus
zahlreichen Herden zusammensetzt, vollauf bestätigt. Diese Bestätigung
erscheint uns wesentlicher als der polemische Hinweis LINDEMANNs auf die
alther betonte Bedeutung der Arteriosklerose.

Auch die Ausführungen von RÜHL und STÄMMLER können entschieden als
ein Fortschritt bezeichnet werden, der durch die Arbeiten ROSENBLATHs, WEST-
PHALs angeregt wurde. Zwar glauben RÜHL und STÄMMLER auf Grund der
Beobachtungen PICKs dabei bleiben zu müssen, daß die Grundursache der
apoplektischen Blutungen durch die Arteriosklerose dargestellt wird; immerhin
finden sie aber auch Befunde, auf die ROSENBLATH hinwies, und die nun auch
nach RÜHL und STÄMMLER mit den alten Erklärungen nicht mehr zu fassen sind.
RÜHL und STÄMMLER teilen den Prozeß der Entstehung apoplektischer Blutungen in zwei Etappen ein: 1. Das Entstehen der großen Blutung selbst durch
Riß eines arteriosklerotisch geschwächten Gefäßes. 2. Das Entstehen von Blutungen in der Peripherie dieses zentralen großen Blutungsherdes als Folge der
primären großen Blutung; nach RÜHL durch die Einwirkung des traumatischen
Schocks, den die Gefäße der Peripherie durch den großen zentralen Herd erleiden,
nach STÄMMLER durch autolytische Prozesse, die durch die traumatische und
ischämische Zertrümmerung der Nervensubstanz in der Peripherie des zentralen
Blutungsherdes bedingt werden. Auf diese Weise folgen beide Autoren dem
Gedanken ROSENBLATHs wenigstens bis zu einem gewissen Grade. Stellen doch
beide fest, daß der *ganze Komplex* der apoplektischen Blutung die Summation
mehrerer — zum Teil von arteriosklerotischen Veränderungen unabhängiger —
Blutungsherde darstellt. STÄMMLER rechnet sogar mit der Möglichkeit einer
fermentativen Einwirkung, allerdings in einer Form, die von der von ROSEN-
BLATH inaugurierten Fermenttheorie in manchem abweicht.

Der starke Einfluß der ROSENBLATH-WESTPHALschen Arbeiten ist auch in
einer vor kurzem von RICKER mitgeteilten Untersuchung über die Pathogenese

---

[1] Ein alter Autor — BUSCH — spricht bereits 1806 in einer Arbeit über die Lungen-
schwindsucht von Gefäßspasmen als wichtigen, pathogenetischen Faktoren. (J. J. BUSCH,
„Über die Natur und Heilart der Lungensucht und der gefahrvollen Katarrhalfieber.“
Straßburg 1806.)

apoplektischer Blutungen klar zu erkennen. RICKER hält zunächst — wie bereits erwähnt — an der Bedeutung arteriosklerotischer Rupturen für die Entstehung apoplektischer Blutungen fest, er bestätigt aber die Befunde ROSENBLATHs und WESTPHALs darin, daß die Blutungen auch nach seiner Meinung in der *Mehrzahl der Fälle* aus *nichtsklerotischen* oder nur mit leichten Skleroseveränderungen behafteten Gefäßen und aus Capillaren erfolgt.

RICKER, der das Beispiel apoplektischer Blutungen als neues Anwendungsgebiet für seine Befunde bei örtlichen funktionellen Kreislaufstörungen benützt, stützt sich weniger auf eigene *systematische* Untersuchungen über den Schlaganfall als auf Feststellungen der Literatur. Wir glauben es damit erklären zu können, daß auch RICKER an der von ROSENBLATH und WESTPHAL behaupteten Zweigliederung des pathogenetischen Geschehens festhält, wenn auch nur für „seltene" Fälle. Auch er bespricht also „Nekroseveränderungen der Hirnstrombahn oder der Hirnsubstanz, die mit schwachem oder ohne Blutungsbefund zuweilen in der Umgebung von großen Blutergüssen angetroffen werden, die so wenige Stunden vor dem Tode aufgetreten waren, daß jene Veränderungen nach dem Stande des Wissens nicht in dieser kurzen Zeit entstanden sein können". RICKER nimmt für solche Fälle — ähnlich wie ROSENBLATH und WESTPHAL — an, daß die Nekrose *vor* der eigentlichen Blutung entstanden ist und das Entstehen der später folgenden Hämorrhagie erleichterte bzw. ermöglichte.

Wir brauchen kaum noch zu betonen, daß wir keine Befunde erheben konnten, die eine derartige Phaseneinteilung der Pathogenese apoplektischer Blutungen gestatten würden. Wir hatten in unserem großen Material kein einziges Mal Gelegenheit, eine derartige Erklärung heranziehen zu können.

Nach RICKER soll „die nervale Reizung" zu einer vollständigen Lähmung der Muscularis von Arterien des Läsionsgebietes führen; die gelähmte Media wird nach RICKER durch den Blutdruck aufs stärkste zusammengepreßt, so daß die Bewegung der Gewebsflüssigkeit in ihr aufgehoben wird und aufgehoben bleibt, auch nachdem die Stase der Adventitia gelöst ist; durch die Stase in der Adventitia und durch dieses Zusammenpressen wird die Media nekrotisch, ein Vorgang, dem RICKER beim Entstehen der apoplektischen Blutung im allgemeinen eine gewisse Bedeutung beimißt.

Nach unseren eigenen Befunden dürfte die Nekrose der Media mit funktionellen Kreislaufstörungen in der Gefäßwand allein genügend zu erklären sein; sie erscheint als ein *Symptom jener Kreislaufstörungen, die auch die apoplektischen Blutungen veranlassen und kann nicht als Ursache der Blutungen gedeutet werden.*

Auch RICKER unterscheidet in einem gewissen Sinne hypertonische und arteriosklerotische Schlaganfälle voneinander. Er bespricht zwar vor allem die Genese jener Fälle, die wir als hypertonische bezeichnen, erwähnt aber auch als Ursache von blutigen Schlaganfällen „Rupturen" arteriosklerotisch geschädigter Gefäße.

Hier finden wir die wesentlichste Abweichung der Befunde RICKERs von unseren eigenen Ergebnissen, Unterschiede, die allerdings — wie wir glauben — einzig allein durch die verschiedene Methodik zu erklären sind, mit der wir an die Fragen der Apoplexie herangegangen sind.

Wir besprachen bereits zur Genüge, daß wir Arteriosklerose als Vorbedingung oder Ursache von *Gefäßrupturen* nicht nachweisen konnten. In Fällen, in welchen wir die Arteriosklerose als pathogenetischen Faktor für das Entstehen apoplektischer Insulte festgestellt haben, ist sie immer Ursache totaler Gefäßverschlüsse oder hochgradiger Verengerungen gewesen. Schon je nachdem, ob wir die Folgen derartiger Gefäßverschlüsse in ihrem akuten oder chronischen Stadium getroffen haben, konnten wir Blutungen nachweisen oder vermissen; die Blutungen erschienen ausnahmslos als typische Formen von Kreislaufstörungen in terminalen Kreislaufgebieten; sie waren an unzählige Gefäße — vor allem Capillaren — gebunden und konnten unter keinen Umständen als Folgen irgendwelcher Rupturen gedeutet werden.

Im übrigen können wir wesentliche Übereinstimmungen zwischen den von RICKER *geäußerten Anschauungen und unseren eigenen Befunden über die Ursache der hypertonischen, apoplektischen Blutungen feststellen:* „Zur Arteriohypertonie als Kreislaufsänderung" schreibt RICKER, tritt in terminalen Gebieten „auf Grund von stärkster nervaler Reizung Diapedesis und Diäresisblutung auf". Auch unsere Beobachtungen haben ergeben, daß bei der Entstehung apoplektischer Blutungen einerseits spezifische Eigenarten des hypertonischen Kreislaufes und andererseits funktionell bedingte Kreislaufstörungen in den von RICKER als „terminal" bezeichneten Gefäßgebieten die wesentlichsten pathogenetischen Momente darstellen.

Wie wir gesehen haben, entstehen die Blutungen sogar *bei sämtlichen Formen der Schlaganfälle* — bei den embolischen, arteriosklerotischen und hypertonischen — in gleicher Weise durch *funktionelle Störungen in terminalen Kreislaufgebieten.* Auch hier müssen wir aber hinzufügen, daß das Wesentliche des pathogenetischen Geschehens bei all diesen Arten der Schlaganfälle *nicht durch die Blutung,* sondern durch die funktionelle Kreislaufstörung selbst dargestellt wird, die ja — wie wir gesehen haben — unter Umständen auch unblutig verlaufen kann.

Überblicken wir diese Auseinandersetzungen über die neuere Literatur der apoplektischen Insulte, so dürfen wir feststellen, daß in ihrer Entwicklung vor allem *drei Forscher* wesentliche Fortschritte zur Klärung ermöglicht haben: ROSENBLATH mit seiner Feststellung, daß die Blutungen bei Schlaganfällen nicht durch arteriosklerotische Gefäßruptur aus einer einzigen Quelle entstehen, sondern aus unzähligen Gefäßen, von Arteriosklerose unabhängig hervorgehen können; WESTPHAL durch die scharfe Betonung und durch das klinische Herausarbeiten der Rolle der essentiellen Hypertonie als ätiologischen Faktor für apoplektische Insulte und RICKER als Vorkämpfer der experimentellen und pathologisch-anatomischen Erforschung funktioneller Kreislaufstörungen.

Eine weitgehende Anerkennung fanden die neueren Untersuchungen über die Genese apoplektischer Insulte durch NEUBÜRGER. Nach NEUBÜRGER könnten auch in Gebieten, die durch die apoplektischen Blutungen selbst nicht betroffen werden, Gewebsveränderungen vorliegen; es ist ja wahrscheinlich, daß funktionelle Kreislaufstörungen, die die Blutaustritte selbst verursachen, zugleich in den verschiedensten Gefäßbezirken auftreten. NEUBÜRGER untersuchte also insgesamt 17 Fälle vorwiegend frischer Apoplexien und konnte fast regelmäßig eine „Erbleichung" der Ammonswindung im Bereich des SOMMERschen Sektors nachweisen. Besonders an den Ganglienzellen ließen sich klare „ischämische" Veränderungen nachweisen. Die Erkrankung des Ammonshorns tritt meist doppelseitig auf. Da NEUBÜRGER niemals organische Gefäßveränderungen nachweisen konnte, auf die sich diese Veränderungen bei der Apoplexie zurückführen ließen, glaubt er annehmen zu müssen, daß sie durch rein funktionelle Kreislaufstörungen erzeugt wurden. NEUBÜRGER nimmt an, daß der apoplektische Insult die Vasomotoren des ganzen Gehirns betrifft; „er bringt verschiedene Grade der Kreislaufstörung zustande, hier spastische Ischämie, dort Diapedesisblutungen". Es gelang NEUBÜRGER auch in anderen Rindengebieten Zerstörungen nachzuweisen, die im Anschluß an apoplektische Anfälle auftraten und Folgen funktioneller Kreislaufstörungen darstellen. NEUBÜRGER glaubt, daß die Rindenveränderungen, insbesondere die Ammonshornbefunde eine sichere anatomische Stütze dafür bieten, daß Gefäßinnervationsstörungen bei genuiner Hypertonie für die Entstehung des Schlaganfalles ausschlaggebend sind.

In einer früheren Publikation konnte übrigens NEUBÜRGER auch über Nierenbefunde berichten, die nach seinen Untersuchungen ebenfalls als Folgen funktioneller Kreislaufstörungen zu deuten wären.

Es dürfte in diesem Zusammenhang von Interesse sein, daran zu erinnern, daß wir in der Rinde der Großhirnhemisphären bei hypertonisch-apoplektischen Insulten häufig makroskopische Veränderungen nachweisen konnten und daß wir kleinste, mit dem freien Auge klar erkennbare Herdchen auch im Ammonshorn wiederholt beobachteten. Wir weisen hier auch auf die Beziehungen hin, die nach unseren Untersuchungen — und auch nach den früheren Untersuchungen UCHIMURAs — zwischen der Gefäßversorgung des Ammonshorns und der Arteria fossae *Sylvii* bestehen: Einwirkungen, die geeignet sind, im Bereiche der Arteria fossae *Sylvii* und ihrer striären bzw. pialen Hauptäste funktionelle Kreislaufstörungen zu veranlassen, dürften sich auch auf das Gebiet des Ammonshorns regelmäßig ausdehnen.

Noch enger als NEUBÜRGER schließt sich RUD. JAFFÉ an die Annahmen WESTPHALs an. JAFFÉ, der mit BÄR schon früher auf die große Häufigkeit der „essentiellen" Hypertonie bei apoplektischen Schädigungen und damit auf die große Bedeutung des Hypertonus für apoplektische Insulte hinwies, kommt ebenfalls zu dem Ergebnis, „daß die Blutung nicht eine Folge des Zerreißens arteriosklerotischer Gefäße ist".

Im Anschluß an die Feststellungen WESTPHALs, der beim Hypertonus eine Hypercholesterinämie feststellen konnte und eine dadurch bedingte Dehnungs- und Kontraktionsbereitschaft auch der Hirngefäße annahm, glaubt JAFFÉ annehmen zu dürfen, daß der apoplektische Insult von einer plötzlich einsetzenden Blutdruckerhöhung eingeleitet wird, durch die die Hirngefäße eine besonders starke Dehnung erleiden. „Diese starke Wanddehnung aber kann den Reiz zur Kontraktion abgeben, wie das erst vor kurzem wieder von TANNENBERG im Experiment gezeigt wurde." Ganz wie WESTPHAL nimmt auch JAFFÉ an, daß es als Folge der Kontraktion „zur Anämie und zur Ansäuerung des Gewebes mit Bereitschaft zur Autolyse und zur Angionekrose" kommt. „Bleibt die Kontraktion bestehen, so gibt es einen weißen Erweichungsherd, löst sie sich wieder, so kommt es jetzt durch das mächtig anströmende Blut zur Blutung."

In einer vor kurzem erschienenen Mitteilung bespricht JAFFÉ den Fall einer großen Hirnblutung bei einer 33 Jahre alten, an puerperaler Eklampsie verstorbenen Frau. JAFFÉ konnte in diesem Fall alle die von WESTPHAL beschriebenen morphologischen Veränderungen an den Hirngefäßen, insbesondere die Gefäßwandnekrose „an multiplen kleinen Gefäßen", weiterhin das Entstehen der großen Blutung durch zusammenfließende kleine Extravasate auffinden.

Die Ursache der Angionekrose erblickt JAFFÉ ebenfalls in „Gefäßspasmen" und findet, daß seine Beobachtungen einen weiteren „Beweis für die Richtigkeit der WESTPHALschen Anschauungen in bezug auf die Entstehung der Apoplexie" darstellen.

Wenn wir nun versuchen, in einer Art *knapper Zusammenfassung* die Befunde und Feststellungen der Autoren mit unseren eigenen Ergebnissen zu vergleichen, so müssen wir zunächst von Fragen der Lokalisation apoplektischer Schädigungen völlig absehen; die neueren Autoren beschäftigen sich mit diesen Fragen nicht. Weiterhin müssen wir hervorheben, daß beim Vergleich nur jene Gruppe der apoplektischen Schädigungen herangezogen werden kann, deren Veränderungen im Verlauf der „essentiellen" Hypertonie auftreten.

Innerhalb dieser Gruppe konnten wir nun dieselben Befunde erheben, wie sie von allen neueren Autoren beschrieben werden, genau gesagt, wir haben jene Befunde, die diese Autoren beschreiben, ebenfalls aufgefunden.

So sahen wir also progressive und regressive Veränderungen der Gefäßwand, wie sie von POLLAK und REŽEK beschrieben wurden, Veränderungen, die Erscheinungen an Gefäßen nach traumatischen Schädigungen vollkommen entsprechen, wie STÄMMLER betont. Wir sahen nekrotische Gefäße, zerfließende und aufgesplitterte Arterien, wie sie von ROSENBLATH, WESTPHAL und BÄR, JAFFÉ u. a. besprochen wurden. Auch wesentliche pathogenetische Feststellungen der neueren Untersuchungen konnten wir bestätigen; so die Unabhängigkeit des Entstehens der apoplektischen Blutung bzw. präziser der hypertonisch-apoplektischen Blutung von Arteriosklerose, ganz entsprechend den Befunden ROSENBLATHs, WESTPHALs, RICKERs, NEUBÜRGERs und JAFFÉs. Diese so völlig neu erscheinenden Befunde entsprechen aber auch den alten Lehren ROCHOUXs, DURAND-FARDELs, CHARCOTs und BOUCHARDs, die ja die pathogenetische Bedeutung der Arteriosklerose für apoplektische Blutungen sehr gering eingeschätzt haben bzw. strikt leugneten.

Übereinstimmend mit den Ergebnissen WESTPHALs, RICKERs, NEUBÜRGERs und JAFFÉs, mit den Feststellungen RÜHLs, LINDEMANNs und STÄMMLERs, ist unsere Auffassung von der Bedeutung der „essentiellen" Hypertonie für apoplektische Insulte. Auch hier müssen wir hervorheben, daß ältere Autoren, ja Forscher *im Anfang* des vorigen Jahrhunderts — ABERCROMBIE, ROCHOUX, weiterhin DURAND-FARDEL — an klaren Andeutungen erkennen lassen, daß ihnen dieser pathogenetische Faktor einigermaßen bekannt ist; sie sprechen doch über „Wallungen", über „erhöhte Spannung des Pulses", die heute als Symptome der Hypertonie gelten.

Eine wesentliche Übereinstimmung zwischen unseren Untersuchungen und den Ergebnissen der Arbeiten im letzten Jahrzehnt stellt auch die Auffassung von der *Bedeutung funktioneller Kreislaufstörungen* für die Genese der apoplektischen Insulte dar; wie WESTPHAL, RICKER, NEUBÜRGER und JAFFÉ kommen auch wir zu dem Ergebnis, daß eine große Gruppe von apoplektischen Insulten durch rein funktionelle Störungen des Kreislaufes bedingt werden.

Übereinstimmend ist unsere Auffassung der *prinzipiellen Gleichwertigkeit blutiger und unblutiger Zerstörungen bei den Apoplexien.* Diese Feststellungen der neuesten Arbeiten stellen also eine Art Rückkehr zum ursprünglichen Stand der Apoplexieforschung, wie wir ihn im Anfang des vorigen Jahrhunderts kennengelernt haben, dar.

Auch der von ROSENBLATH neu entdeckte, durch WESTPHAL, LINDEMANN, in gewissem Sinne auch durch RÜHL und STÄMMLER bestätigte Befund der Zusammensetzung apoplektischer Blutungen aus zahlreichen kleinsten Blutungsherden stellt ein Ergebnis dar, das die ersten Autoren des vorigen Jahrhunderts bereits gekannt haben. Dies gilt ferner für die Feststellung des *Fehlens irgendwelcher Risse*, die man als Erklärung apoplektischer Blutungen heranziehen könnte; einige der neueren Autoren stellen diese Feststellung in den Mittelpunkt ihrer Erörterungen, bei anderen neueren Untersuchern geht diese Erkenntnis zwar nur indirekt, aber immerhin klar genug hervor.

Schließlich stimmen unsere Befunde über die *kugelförmigen Blutungen* an Gefäßen apoplektischer Gebiete mit den Feststellungen früherer und neuerer Autoren ebenfalls überein; wie bereits KÖLLIKER, VIRCHOW und seine Schüler, später EPPINGER, BENDA, PICK, UNGER, in den letzten Jahren RÜHL festgestellt haben, handelt es sich dabei um einfache Wandblutungen.

Wir können also im großen und ganzen eine weitgehende Übereinstimmung unserer Ergebnisse mit den Resultaten der Literatur in allen morphologischen Befunden feststellen, die die Konstruktion einer Pathogenese erlauben. Die Unterschiede, die bestehen und die uns vielfach als eine Ergänzung der schon früher bekannten Befunde erscheinen, ergaben sich ausschließlich durch die pathogenetischen Zusammenhänge, mit welchen wir die auffälligsten Veränderungen in apoplektischen Herden zu verketten versuchten; wir wurden auf sie gestoßen, weil wir von vornherein an die Untersuchung der Pathogenese mit der Erkenntnis herangegangen sind, daß Blutungen, deren Erklärung mit Gefäßrissen nicht gelingt, auch durch rein funktionelle Kreislaufstörungen entstehen können [1].

---

[1] *Nachtrag bei der Korrektur:* In einer vor kurzem veröffentlichten Arbeit („Kreislaufstörungen und Psychosen", Z. Neur. **123**, 56) bringt SPIELMEYER zahlreiche Beispiele der pathogenetischen Bedeutung funktioneller Kreislaufstörungen für anatomische Veränderungen im Zentralnervensystem; er erwähnt u. a. auch apoplektisch aufgetretene anatomische Veränderungen, die bei Hypertonie durch funktionelle Kreislaufstörungen entstanden.

Anhang.

Über „symptomatische", apoplektiforme Hirnerkrankungen.

Wir beobachteten wiederholt Fälle plötzlich auftretender Zerstörungen der Hirnsubstanz, bei welchen als Erklärung embolische Insulte, arteriosklerotische Gefäßverschlüsse oder essentiell-hypertonische Kreislaufstörungen nicht in Betracht kamen. Bei manchem dieser Fälle fällt es schwer, eine prinzipielle Unterscheidung der „echten", d. h. embolisch, arteriosklerotisch-thrombotisch und essentiell-hypertonisch entstandenen apoplektischen Zerstörungen gegenüber durchzuführen; wie wir zeigen werden, entspricht nicht nur die Art des klinischen Auftretens, sondern auch die Lokalisation und die Beschaffenheit der Herde im Gehirn den Veränderungen bei typischen Apoplexien oft vollständig. Die Situation muß uns oft um so schwieriger erscheinen, als die plötzlich auftretende Hirnschädigung in manchen dieser Fälle mit deutlichen, klinischen Zeichen einer *dauernden Hypertonie* zusammenhängt, mit einem Hochdruck allerdings, den man gewohnt ist, als einen „symptomatischen" zu bezeichnen. Eine Trennung wäre eigentlich nur berechtigt, wenn klar bewiesen werden könnte, daß der Blutdruckerhöhung bei der sog. essentiellen Hypertonie unbedingt mehr als eine „symptomatische" Bedeutung zukommt.

Vergleicht man die Zahl der Fälle, die wir in diesem Abschnitt zu besprechen haben, mit der Zahl jener Fälle, die wir zu den *typischen,* apoplektischen Schädigungen rechneten, so ist es klar, daß es sich um eine Gruppe von Fällen mit *praktisch* geringem Wert handelt: Auf etwa 100 Fälle typischer Schädigungen konnten wir nur 2—3 Fälle der eben zur Sprache stehenden Gruppe beobachten. Eine genauere Besprechung derartiger, apoplektiformer Hirnerkrankungen möchte ich aber trotzdem ausführen, weil einerseits eine systematische Darstellung aller dieser Fälle dringend nötig ist und weil sich andererseits aus dieser Untersuchung manche wichtige pathogenetische Hinweise ergaben.

Im ersten hier zu besprechenden Fall handelt es sich um eine 28 Jahre alte Frau, die bereits bei ihrer ersten Geburt typische, eklamptische Anfälle aufwies und 7 Jahre später kurz vor der Niederkunft mit dem zweiten Kind in einem vier Stunden lang anhaltenden, eklamptischen Anfall verstarb. Die Sektion ergab typische Befunde der Eklampsie, darunter ausgedehnte Blutungen der Leber, weiterhin Hirn- und Nierenveränderungen, auf die wir etwas näher eingehen müssen. Das Gehirn bot das typische Bild einer großen, komplexen Apoplexie, wie wir sie bei Hypertonie zu beobachten häufig Gelegenheit hatten. Die Abb. 146 zeigt eine vordere Schnittfläche der blutigen Zerstörung: Wir sehen eine große, massive Blutung, in deren Gebiet Reste des striären Nervengewebes deutlich zu erkennen sind. Die Blutung ist in die Seitenventrikel durchgebrochen und füllt diese vollkommen aus. Die etwas mehr nach hinten liegende Schnittfläche zeigt einen typisch lokalisierten und vollkommen typisch beschaffenen Putamenherd, wie bei gewöhnlichen Schädigungen der essentiell-hypertonischen Apoplexien. Die Arteria cerebri media erscheint auf der Seite der großen Hirnblutung in den typischen Blutungsmantel eingehüllt. Bemerkenswert sind in diesem Fall auch kleine *Brückenherde.* Bedauerlicherweise wurde der Blutdruck des Patienten nicht bestimmt, immerhin müssen wir wohl annehmen, daß eine, und zwar eine beträchtliche Blutdruckerhöhung vorlag. Da die makroskopische und mikroskopische Untersuchung

keine Spur einer organischen Gefäßerkrankung, insbesondere irgendwelcher
Risse ergab, dürfte der vorliegende Fall einen interessanten Beitrag für die
Frage des Zusammenhanges der Hypertonie mit funktionellen Kreislaufstörungen des Gehirns darstellen. Besonders hervorzuheben sind *die Nierenveränderungen* des vorliegenden Falles; es wurden beiderseits große, blasse
Infarktgebiete gefunden. Irgendwelche Gefäßverschlüsse oder auch nur Quellen,
die embolische Gefäßverschlüsse der Nieren hätten veranlassen können,
sind nicht nachzuweisen; wahrscheinlich sind also auch die Niereninfarkte
durch funktionelle Kreislaufstörungen entstanden.

Der eben besprochene Fall entspricht zahlreichen Beschreibungen der Literatur
und stellt keinesfalls die einzige Erscheinungsform der plötzlich auftretenden

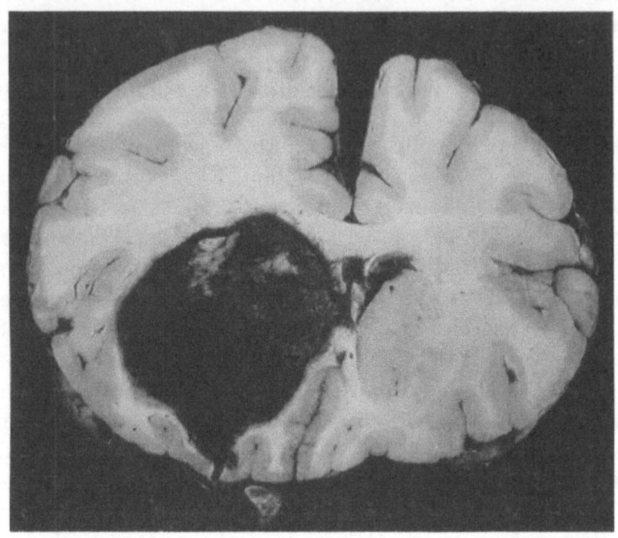

Abb. 146. Ausgedehnte Blutung bei puerperaler Eklampsie.

Zerstörungen der Hirnsubstanz bei puerperaler Eklampsie dar. Ich finde, man
könnte in allen derartigen Fällen ganz zweckmäßig über *apoplektische Zerstörungen bei puerperaler Eklampsie* oder kurz über *„puerperal-eklamptische
Apoplexie“* sprechen.

Den apoplektischen Zerstörungen bei der essentiellen Hypertonie vollkommen ähnliche — ähnlich beschaffene und ähnlich lokalisierte — Blutungen
und Erweichungsherde sahen wir wiederholt *bei Urämie im Anschluß an Niereninsuffizienz.*

Im Fall der Abb. 147 (S. 540/26) handelt es sich um Hirnblutungen bei
Cystennieren-Urämie bei einem 45 Jahre alten Patienten. Die Abb. 147 zeigt
eine ziemlich hinten liegende Schnittfläche des Striatums. Es ist hier eine für
uns besonders interessante Eigenart der Hirnveränderungen zu erkennen;
wir sehen nämlich, daß die Putamenherde *doppelseitig* und fast vollkommen
symmetrisch auftraten. Von Arteriosklerose ist übrigens keine Spur nachzuweisen. Wir brauchen kaum darauf hinzuweisen, daß die chronische Nierenkrankheit auch in diesem Fall mit einer dauernden Blutdruckerhöhung

verbunden war und daß zwischen dieser Hypertonie und der nachgewiesenen Hirnblutungen Beziehungen bestehen könnten.

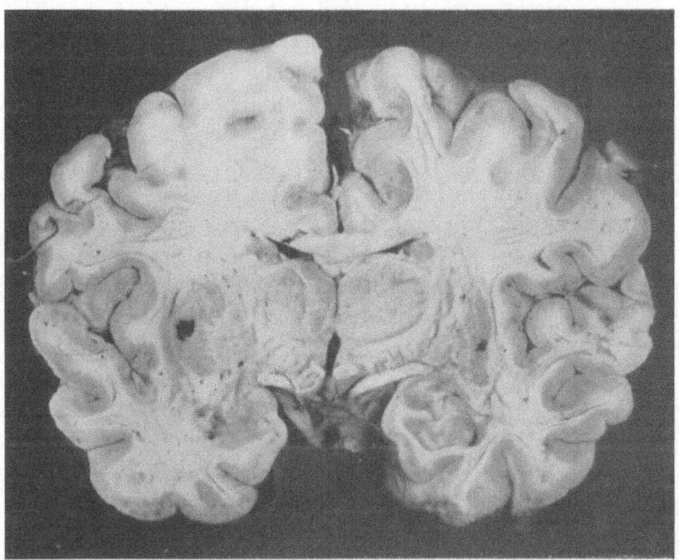

Abb. 147. Symmetrisch gelagerte, kleine Blutungsherde der Putamina bei Urämie. Cystenniere.

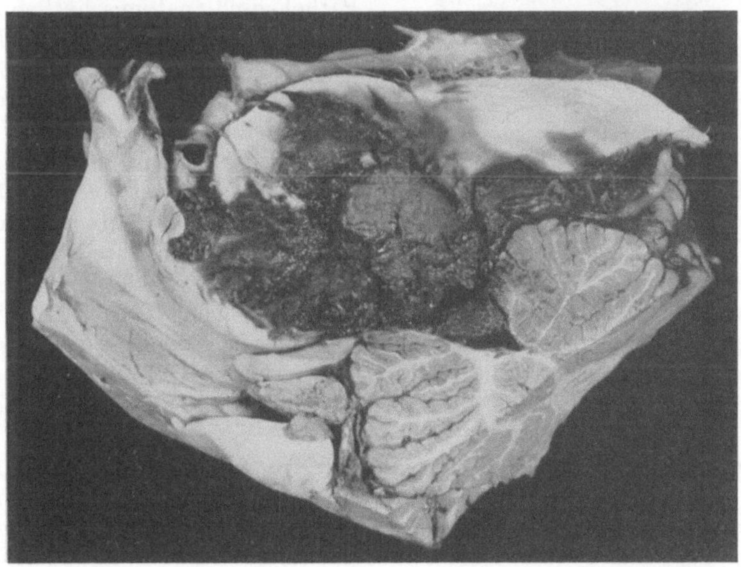

Abb. 148. Große Brückenblutung bei Urämie. Man beachte die völlige Übereinstimmung mit den Veränderungen der Abb. 37.

Auch die Abb. 148 stammt aus einem Fall mit „echter" Urämie. Man beachte die vollkommene Übereinstimmung der Brückenblutung mit entsprechend lokalisierten Zerstörungen bei Hypertonie (s. Abb. 37). Ich möchte die Aufmerksamkeit des Lesers auf die Mantelblutungen um kleine Arterien, die als Nebenäste der Arteria basilaris in die Brücke hinaufsteigen, besonders hinlenken. Wie bei allen in diesem Kapitel besprochenen Hirnblutungen könnte man auch bei dem zuletzt erwähnten Fall mit der anatomischen Untersuchung allein nicht bestimmen, ob eine absolut typische essentiell-hypertonische Blutung oder eine Schädigung anderer Genese vorliegt.

Im Fall der Abb. 149 liegt ebenfalls eine Hirnschädigung bei Urämie — maligne Sklerose, 49 Jahre alter Patient — vor, die wir mit einer gewöhnlichen essentiell-hypertonischen Apoplexie insofern vergleichen können, als auch hier typische Gebiete der banalen Läsion betroffen wurden; es liegt nämlich eine Blutung in den occipitalen Markgebieten des Gyrus supramarginalis und angu-

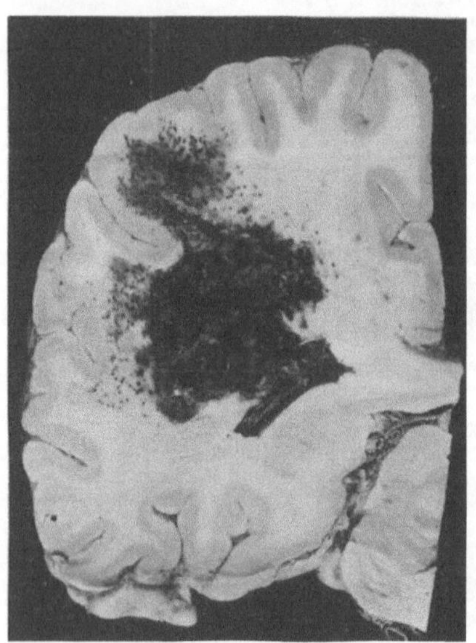

Abb. 149. Große Blutung der occipitalen Marksubstanz bei Urämie.

laris vor. Mehr nach vorne liegende Hirnteile, so auch das Striatum blieben unverändert.

Ich sah in allen typischen Gebieten der Apoplexien wiederholt kleine, *unblutige* Erweichungsherde bei Urämie. Untersucht man bei Urämien diese Hirngebiete *histologisch*, so findet man in einer überraschend großen Zahl blutige und unblutige Kreislaufstörungen, die denen bei hypertonischen Apoplexien vollkommen entsprechen.

Pathologisch-anatomische Befunde des Gehirns bei Urämie gedenke ich in einer besonderen Mitteilung zu besprechen; dort werde ich auch über Veränderungen berichten, deren Lokalisation den Veränderungen bei Hypertonie nicht entspricht.

Es würde zu weit führen, hier zu untersuchen, ob die Hirnveränderungen bei Urämie mit dem chronischen Hypertonus der Nierenkranken im genetischen Zusammenhang steht. Manche Feststellungen sprechen dafür. Für alle Fälle glaube ich, daß man berechtigt ist, über „urämische Apoplexie" zu sprechen[1].

In einer ganzen Anzahl von Fällen unserer weiteren Beobachtungen könnten nachgewiesene Hirnblutungen ebenfalls mit einer Blutdruckerhöhung zusammenhängen.

Um nur einige Beispiele hierfür zu erörtern, erwähne ich den Fall eines 60 Jahre alten Mannes, der seit 3 Jahren an Polycytämie litt und an einer ausgedehnten Abscedierung der rechten Lunge zugrunde ging. Als Nebenbefund wurden im typischen Putamengebiet links kleine, frische, unblutige Erweichungsherde gefunden; im rechten Putamen fand ich eine typische, adventitielle, mantelförmige Blutung um eine Arterie, weiterhin konnte ein etwa linsengroßer blutiger Erweichungsherd im Gebiet eines kleinen Rindenastes der Arteria fossae *Sylvii* nachgewiesen werden. Da die Polycytämie sehr häufig mit Hoch-

---

[1] Ich beschäftige mich derzeit mit Untersuchungen über das anatomische Substrat der verschiedenen Urämieformen.

druck verbunden ist, liegt die Vermutung nahe, daß die Schädigungen des Gehirns durch eine Blutdruckerhöhung verursacht wurden.

Ein 40 Jahre alter Patient starb an einem apoplektischen Insult. Die Sektion ergab als unmittelbare Todesursache eine *große Brückenblutung*. Außerdem wurde ein *ausgedehntes Gliom des rechten Temporallappens* gefunden. Die Brückenblutung sieht den ähnlich lokalisierten Herden bei der essentiellen Hypertonie in allen Zügen so ähnlich, daß wir die Schädigung hier gar nicht abzubilden brauchen (man vergleiche z. B. mit der Abb. 64). Möglicherweise handelt es sich auch hier um die Folgen einer Hypertension; das Gliom oder die damit verbundene Hirnschwellung kann ja durch Reizung des Vasomotorenzentrums zu einer — evtl. schon länger bestehenden — reaktiven Blutdruckerhöhung geführt haben.

Auch *bei gewöhnlichen traumatischen Verletzungen des Schädels* konnten wir häufig Schädigungen des Gehirns feststellen, die durch ihre Lokalisation und Beschaffenheit an apoplektische Läsionen erinnerten.

Bei einem 58 Jahre alten Mann, der durch ein Motorrad überfahren wurde und eine Schädelbasisfraktur erlitt, fanden wir symmetrisch gelagerte kleine Blutungsherde im Claustrum beiderseits, weiterhin mantelartige Blutungen um striäre Arterien links und Blutungen der Marksubstanz der linken Großhirnhemisphäre, in derselben Lokalisation wie etwa bei hypertonischen apoplektischen Blutungen. Die Herde liegen tief in der Hirnsubstanz, sie können also keinesfalls als *unmittelbare* Folgen des Traumas entstanden sein, sondern traten wohl als Folgen einer Zerrung der Arteria fossae *Sylvii* bzw. ihrer Äste auf. Die histologische Untersuchung ergab dieselben Bilder, die wir bei den hypertonisch-apoplektischen Insulten und bei experimentell-traumatischen Läsionen zu sehen gewohnt sind.

Bei einer 49 Jahre alten Frau, die vom Motorrad stürzte, fanden wir neben einer elektiven hämorrhagischen Infarcierung der occipitalen Rinde *ausgedehnte Brückenblutungen*. Es handelte sich um Blutungen, die in kleinen terminalen Gebieten der Arteria basilaris auftraten, in derselben Lokalisation wie bei apoplektischen Insulten.

Es ist natürlich nicht anzunehmen, daß die den hypertonischen so ähnlichen Blutungen in den eben beschriebenen Fällen traumatischer Schädigungen ebenfalls durch Blutdruckerhöhungen vermittelt wurden; immerhin zeigen aber die erwähnten Fälle, *daß auch banale traumatische Schädigungen dieselben Gefäßgebiete ergreifen und in ihnen ganz ähnliche, lokale, funktionelle Kreislaufstörungen hervorrufen können, wie im Spezialfall der hypertonischen traumatischen Schädigung.* Besonders bemerkenswert ist in diesem Zusammenhang wieder die Feststellung symmetrisch gelagerter Blutungen in einem unserer rein traumatischen Fälle. Diese Beobachtungen zeigen, daß die typischen apoplektischen Gebiete für alle Arten von Schädigungen, die durch die Vermittlung des Gefäßsystems entstehen, eine Prädilektionsstelle darstellen.

Da diese Befunde traumatischer Schädigungen des Gehirns den Veränderungen der apoplektischen Läsionen ähnlich sind, läge es nahe, die Fragen der sog. „traumatischen Apoplexie" hier zu diskutieren. Ich glaube mich aber hier mit einigen Feststellungen begnügen zu müssen.

Wir hatten wiederholt Gelegenheit, Fälle typisch lokalisierter, apoplektischer Blutungen zu beobachten, die bei *jungen Menschen* ohne Hypertonie — ohne

Herzhypertrophie, ohne Nierenveränderungen — auftraten und bei welchen
in der Anamnese eine schwere traumatische Schädigung des Kopfes nachzuweisen war. In einem unserer derartigen Fälle starb ein 32 Jahre alter Mann,
dessen Gehirn durch ausgedehnte geburtstraumatische Defekte verunstaltet
war, an einer großen akuten Hirnblutung; in einem weiteren Fall konnten
neben der akuten, tödlichen Hirnblutung narbige Reste einer etwa 10 Jahre
alten traumatischen Verletzung des Gehirns nachgewiesen werden [1].

Auf Grund wiederholter Beobachtungen bin ich also zu der Überzeugung
gelangt, *daß apoplektisch auftretende Zerstörungen der Hirnsubstanz unter Umständen durch traumatische Schädigungen des Kopfes vorbereitet werden können.*
Um die pathogenetischen Faktoren, die dabei von Bedeutung sein dürften,

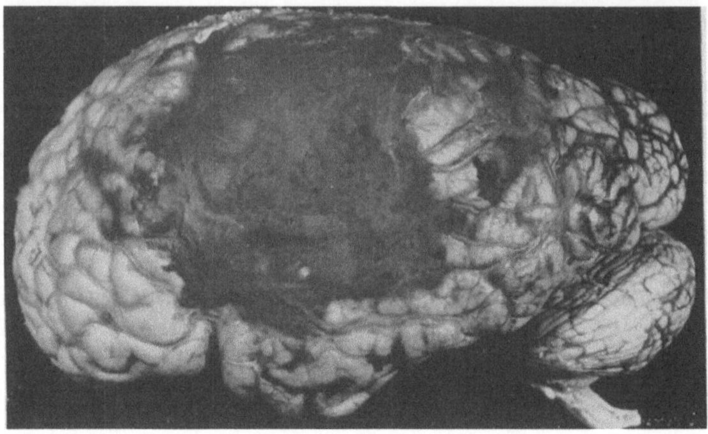

Abb. 150. Ausgedehnte piale Blutung bei essentieller Thrombopenie. 31 Jahre alter Mann.

wenigstens kurz zu erörtern, erinnere ich daran, daß nach RICKER in Hirngebieten, die irgendeine Schädigung bereits erlitten haben, funktionelle Kreislaufstörungen immer wieder neu aufflackern können. Die Möglichkeit, daß an und
für sich geringfügige, neue Schädigungen, die unter normalen Verhältnissen
keinen Schaden anrichten könnten, in den für funktionelle Kreislaufstörungen
gewissermaßen vorbereiteten Hirngebieten zu tödlichen Zerstörungen führen,
besteht also durchaus.

Ich möchte mich hier mit diesen Feststellungen begnügen, ich hoffe auf die
eben angeschnittenen Fragen in einer besonderen Untersuchung eingehen zu
können.

In allen in diesem Abschnitt besprochenen Fällen konnten wir als Erklärung
der aufgetretenen Hirnschädigung — wenigstens mit einiger Wahrscheinlichkeit — irgendeinen pathogenetischen Zusammenhang vermuten. Es gibt aber
auch Fälle — wenn auch nur *sehr* selten —, in welchen plötzlich entstandene
Hirnblutungen gefunden werden, ohne daß wir eine Erklärung finden könnten.

----

[1] *Anmerkung bei der Korrektur:* In einem Fall, den mir vor kurzer Zeit Herr Prof.
Jaffé freundlicherweise übersandte, trat eine frische, tödliche Hirnblutung bei einem
27 Jahre alten Mann auf, bei dem wir einwandfrei eine sehr alte — möglicherweise
geburtstraumatische — Schädigung des Striatums — „Status marmoratus" — nachweisen konnten.

Als charakteristisches Beispiel möchte ich folgenden Fall besprechen. Ein junges — 20 Jahre altes — Mädchen bricht am Abend eines besonders *heißen Sommertages* zusammen und stirbt einige Stunden danach. 2 Monate vor dem Tod stellte sich nach einer Zahnextraktion — während der Menses — eine *enorme Blutung* ein. Das Mädchen beklagte sich am Tage des Zusammenbruchs über sehr starke Kopfschmerzen, unter denen sie übrigens auch schon früher litt. Die Sektion ergab eine große, massive Blutung in der typischen Putamengegend, sowie ausgedehnte Blutungen in der Fossa *Sylvii*, einen Befund, der unseren, so oft beschriebenen hypertonischen Schädigungen vollkommen entspricht. Von Arteriosklerose keine Spur. Wir müssen natürlich auch in diesem Fall von einer apoplektischen Schädigung sprechen. Wir können leider nicht einmal andeutungsweise einen pathogenetischen Zusammenhang angeben.

In diese Gruppe gehört wohl auch der Fall eines 31 Jahre alten Mannes, der 3 Monate vor seinem Tode nach einem Sonnenbad schwerste Hautblutungen bekam. Es entwickelte sich schließlich eine typische *essentielle Thrombopenie* und der Mann starb an einem plötzlichen Hirninsult. Die Sektion ergab neben den typischen Befunden der hämorrhagischen Diathese (Hautblutungen, Schleimhauthämorrhagien usw.) eine *große, frische Blutung in der Brücke,* die — was Lokalisation, Ausdehnung und Beschaffenheit anlangt — den Veränderungen in der Abb. 37, 148 vollkommen entspricht, weiterhin eine *sehr ausgedehnte piale Blutung parietal links* (Abb. 150). Auch derartige anatomische Befunde haben wir im Vorangehenden bereits besprochen; wie in manchen Fällen der „essentiellen Hypertonie" handelt es sich auch im vorliegenden Fall um eine piale Blutung, ohne Veränderungen in den Großhirnhemisphären.

Ich hoffe, über derartige — einstweilen unklare — Befunde bald eingehend berichten zu können.

Schlußwort.

Die vorliegende Untersuchung dient in erster Linie der Erkenntnis, daß apoplektisch auftretende Hirnschädigungen von organischen Fehlern der Hirngefäße unabhängig, durch rein funktionelle Veränderungen des Kreislaufes verursacht werden können, und daß derartige, durch rein funktionelle Kreislaufstörungen veranlaßte Hirnläsionen die praktisch wichtigste Gruppe . der als Apoplexien bezeichneten Erkrankungen darstellen. Dieses Resultat ergab sich aus einer eingehenden Analyse der Literatur und insbesondere aus einer umfassenden Untersuchung der Morphologie der sog. apoplektischen Zerstörungen, wobei eine strenge Unterscheidung embolischer, arteriosklerotisch-thrombotischer und hypertonischer Hirnläsionen durchgeführt werden mußte.

Durch die traditionelle, tief eingewurzelte Anschauung, daß die „Apoplexie" — mit der man fast ausnahmslos eine Hirnblutung identifizierte — die Folge einer organischen Arterienerkrankung, eines Risses darstellt, der durch die jahre-, ja jahrzehntelang schleichende Arteriosklerose vorbereitet wird, mußte das Eintreffen des Anfalls als etwas Unabwendbares erscheinen. Meine Untersuchungen haben gezeigt, daß diese Einstellung — die sich natürgemäß auch in der Therapie äußert — für eine große Gruppe apoplektischer Erkrankungen geändert werden muß; die für die praktische Medizin so wichtigen apoplektischen Hirnschädigungen bei Hypertonie entstehen nicht durch die Vermittlung organischer Gefäßerkrankungen, insbesondere nicht als Folgen arteriosklerotischer Wandschädigungen (Risse), sondern stellen die unmittelbare Folge einer rein funktionellen, hypertonischen Kreislaufstörung dar. Im Mittelpunkt des Fragenkreises der wichtigsten — weil häufigsten — apoplektischen Hirnschädigung steht also das Problem der Hypertonie, die Frage nach Ursachen, Eigenschaften, nach Erkennung und Bekämpfung der „essentiellen“ — und auch der akzidentellen, symptomatischen — Blutdruckerhöhung. Diese ist es, die oft schon in jungen Jahren beginnend, die Katastrophe vorbereitet und unmittelbar herbeigeführt; *ihre* Bekämpfung, Verhütung und Beeinflussung muß also die zentrale Aufgabe bei der Bekämpfung der „Apoplexie“ erscheinen.

Wir wiesen in unseren Untersuchungen darauf hin, daß auch zwischen Hypertonie und Arteriosklerose der Hirngefäße — also auch arteriosklerotischen Thrombosen — pathogenetische Zusammenhänge bestehen; die arteriosklerotischen Gefäßveränderungen stellen vielfach die Folge der gesteigerten funktionellen Belastung durch den Hypertonus dar. Es ist also zu hoffen, daß eine erfolgreiche Bekämpfung der Blutdruckerhöhung, und zwar eine Bekämpfung, die bereits zu einer Zeit einsetzt, in welcher die ersten Zeichen des Hypertonus auftreten und mit unveränderter Energie jahre- und jahrzehntelang ausgeführt wird, auch die Zahl der Fälle arteriosklerotisch-thrombotischen Hirnschädigungen beträchtlich vermindert.

Meine Untersuchungen über die Eigenschaften der verschiedenen apoplektischen Schädigungen ergaben eine Anzahl typische anatomische Krankheitsbilder mit überaus konstant lokalisierten Schädigungen in den basalen Ganglien, in der Marksubstanz, in der Brücke und in bestimmten Rindengebieten: vielleicht regen sie an, *auch die klinischen Fragen* der verschiedenen Formen apoplektischer Schädigungen zu untersuchen.

Literaturverzeichnis.

ABERCROMBIE, J.: Pathological and practical researches on the diseases of the brain and the spinal cord. Edinburg 1827.
— Deutsche Übersetzung: „Untersuchungen usw." von GERHARD V. D. BUSCH. Bremen 1829.
— Des maladies de l'encéphal (1832, 1837). Englisches Original 1828.
— Abhandlung im „Edinburgh med. J." 1818/19; übersetzt von FR. DE BLOIS als: „Über die Krankheiten des Gehirns und Rückenmarks". Bonn 1821.
AHLFELD, FR.: Beiträge zur Kasuistik der Herzkrankheiten während der Schwangerschaft, Geburt und Wochenbett. Arch. Gynäk. 4, 157 (1872).
ALDRICH: A case of embolism etc. complicating pneumonia with autopsy. Med. news 79, 124 (1901).
ALEXANDER: Haemorrhage into the pons Varolii. Lancet, 22. Mai 1875 722.
ALLIBERT: Recherches sur une occlusion peu connue des vaisseaux artériels considerée comme cause de gangrène. Paris 1828.
ALZHEIMER, A.: Die arteriosklerotische Atrophie des Gehirns. Neur. Zbl. 13 (1894).
— Die arteriosklerotische Atrophie des Gehirns. Z. Psychiatr. 51 (1895).
— Einiges zur pathologischen Anatomie der chronischen Geistesstörungen. Z. Psychiatr. 57.
— Die Seelenstörungen auf arteriosklerotischer Grundlage. Z. Psychiatr. 59 (1902).
ANDRAL, G. A.: Des maladies du cerveau. 1837. Deutsche Übersetzung: „Krankheiten des Gehirns" von KÖHLER. Königsberg 1837.
— Vorlesungen über die Krankheiten der Nervenherde. Deutsch von BEHREND. Leipzig 1838.
ARNDT, R.: Aus einem apoplektischen Gehirn. Virchows Arch. 72 (1878).
ASHER, L.: Die zentrale Gefäßinnervation und der periphere Gefäßtonus. Erg. Physiol. 22 (1923).
BAER, HEINR.: Apoplexie und Hypertonie. Inaug.-Diss. Frankfurt 1923.
BARCROFT, I.: Mechanism of vasodilatation in cat's submaxillary gland. Proc. physiol. Soc. J. of Physiol. 36.
BARLOW: Note on cerebral aneurysm subsequent to emboli. Med. Times, April 1877.
BASTIAN, H. CH. B.: Clin. lectures con the common form of paralysis from brean disease. Lancet, April 1874, 25 f.
BAYLISS, W. M.: Innervation der Gefäße. Erg. Physiol. 5 (1906).
— The vasomotor system. London 1922.
BEAUMANOIR: Oblitération embolique des branches corticales de l'artère Sylvienne gauche. Hémiplegie droite et aphasie sans ramollissement appréciable des circonvolutions. Bull. Soc. Anat. Paris, 5. Nov. 1880 et Progrès méd. 1881, 366. Zit. nach MONAKOW.
BECKMANN, O.: Ein Fall von capillärer Embolie. Virchows Arch. 12 (1857).
BERTRAND: Contributions à l'étude des oblitérations mésenteriques. Thèse de Paris 1878.
BENDA, C.: Das Arterienaneurysma. Erg. Path. 8 (1902).
— „Gefäße". In ASCHOFFs „Pathologische Anatomie" 1927.
BENNET: Report of cases of nervous diseases. Monthly J. med. 1850. Zitiert nach COHN.
BERGER, W.: Über Aneurysmen der Hirnarterien unter besonderer Berücksichtigung der Ätiologie mit kasuistischen Beiträgen. Virchows Arch. 245, 138 (1923).
BERRY: Parturition followed by a brain lesion involving the speed and certain motor centres. Lancet 1899, 439.
BINSWANGER, O.: Zur Klinik und pathologischen Anatomie der arteriosklerotischen Hirnerkrankung. Vortrag Halle 1908. Zbl. Nervenheilk. 1908, 1097.
— Beiträge zur normalen und pathologischen Anatomie des Gehirns. Arch. f. Psychiatr. 58 (1917).

Birch-Hirschfeld, F. V.: Lehrbuch der pathologischen Anatomie. Leipzig: F. C. W. Vogel 1877.

Bock, C. Ernst: Lehrbuch der pathologischen Anatomie und Diagnostik. Bd. 1. Leipzig 1852.

Böhne, C.: Über die arterielle Versorgung des Gehirns. I. Über die arterielle Blutversorgung der subcorticalen Ganglien. Z. Anat. 81, H. 1/2 (1926).

— II. Über die arterielle Blutversorgung der Medulla oblongata. Z. Anat. 84, H. 5/6, 760—776 (1927).

— III. Über die arterielle Blutversorgung des Pons. Z. Anat. 84, H. 5/6, 777—786 (1927).

— Beiträge zum Problem der apoplektischen Hirnblutung. Beitr. path. Anat. 78 (1927).

— Anatomisches Substrat des apoplektischen Insults. Klin. Wschr. 8, Nr 23 (1929).

Bollinger, O.: Über traumatische Spätapoplexie. Internat. Beitr. wissenschaftl. Med. Festschrift für Rud. Virchow. Berlin 1891.

Bouchard u. Charcot: Étude sur quelques points de la pathogénie des hémorrhagies cérébrales. Paris 1867.

Bouillaud: Traité de l'encéphalite. 1825. Zit. nach Durand-Fardel.

Bricheteau: Zit. nach Rochoux.

Broadbent: On ingravescent apoplexy. Med. chir. Trans. 59 (1876); Trans. clin. Soc. 9, 68. Zit. nach Wernicke.

Brünecke: A contributation to the theory of embolie. Dublin Hosp. Gaz. 16, 17 (1856).

Buchholz: Über Geistesstörungen bei Arteriosklerose usw. Arch. f. Psychiatr. 39 (1905).

Burrows: On the connection of hemiplegia and chorea with valv. diseases of the heart. Med. Times, Febr. 1853. Zit. nach Cohn.

Call-Anderson, M.: Two cases of embolism. Glasgow med. J. 1872.

Callender: The anatomy of brain shocs. St. Barth. Hosp. Rep. 2 u. 5.

Campbell, A. W.: The morbid changes in the cerebrospinal nervous system of the aged insane. J. ment. Sci. 40 (1894).

Carngross, H.: A case of probable occlusion of the posterior inferior cerebellar artery. J. nerv. Dis. 1909, 365.

Catola: Sur les lacunes de désintegration. Rev. Méd. 1904, 778.

Charcot u. Bouchard: Nouvelles recherches sur la pathologie de l'hémorrhagie cérébrale. Arch. Physiol. norm. et Path. Paris 1 (1868).

Cheyne, John: Cases of apoplexie and lethargig. 1812. Zit. nach Abercrombie.

Chouppe: Ramollissement superficial du cerveau, intéressant surtout la troisième circonvolusion frontale gauche, sans aphasie. Bull. Soc. Anat. Paris 1870, 365.

Church: On the formation of aneurysms and especialy intracraniel aneurysms in early life. St. Barth. Hosp. Rep. 6, 99.

Coco: Diego rendiconto mensile della 2a clinica medica. Morgagni 8 (1866).

Cohn, B.: Klinik der embolischen Gefäßkrankheiten. Z. klin. Med. 5, 202. Berlin: August Hirschwald 1860.

Cohnheim, J.: Untersuchungen über die embolischen Prozesse. Ges. Abh. 1885, 301. Berlin: August Hirschwald 1872.

Corvisart: Zit. nach Rochoux.

Cruveillhier, J.: Anatomie pathologique du corps humain. Paris 1829—1842.

Dahlmann, A.: Beitrag zur Kenntnis der symmetrischen Höhlen im Großhirnmark des Säuglings mit Bemerkungen über Entstehung von Hirnhöhlen im allgemeinen. Z. Neur. 3, 223 (1910).

Decornière: Thèse de Paris 1869. Zit. bei Hoesslin.

Düben, v.: Fall von Embolus in der Carotis cerebralis sinistra. Hygiea (Stockh.) 16, 650; Schmidts Jb. 91, 319. Zit. nach Saveliew.

Dumenil: De la paralysie unilateralie du voile du palais. Arch. gén. 1875. Observation 8.

Durand-Fardel, Ch. L. M.: État criblé. Gaz. méd., Jan. 1842.

— Traité du ramollissement du cerveau etc. Paris 1843. Übersetzt von Eisenmann, Leipzig 1844.

— De la congestion considéré dans ses rapports avec l'hémorrhagie et le ramollissement du cerveau. Bull. Acad. Méd. 13, 944 (1848).

— Maladies du vieillard. Paris 1854. Aus dem Französischen übertragen und mit Zusätzen versehen von Dr. D. Ullmann, Würzburg 1858 als „Handbuch der Krankheiten des Greisenalters".

DURET, H.: Recherches anatomiques sur la circulation de l'encéphale. Arch. Physiol. norm. et Path. Paris 1874.

DURET, M. H.: Notes sur la physiologie pathologique de traumatismes cérébraux. Gaz. méd. 49, 51 u. 61 (1877).

DURIG, A.: Der arterielle Hochdruck. Verh. dtsch. Kongr. inn. Med. 1923.

EBBECKE, U.: Gefäßreaktionen. Erg. Physiol. 22 (1923). Siehe dort weitere Angaben über EBBECKES Arbeiten.

EICHLER: Zur Pathogenese der Gehirnhämorrhagie. Dtsch. Arch. klin. Med. 22 (1878).

EISENLOHR: Zur Pathologie der zentralen Kehlkopflähmungen. Arch. f. Psychiatr. 19, 314 (1888).

EISENMANN: CANNSTADTscher Jahresbericht. Bd. 3, S. 60. Zit. nach COHN.

ELLIS, A. G.: The pathogenesis of spontanous cerebral haemorrhage. Proc. path. Soc. Philad. 1909.

ENGEL, I.: Spezielle Anatomie. Wien: Wilhelm Braumüller 1856.

— Apoplexia intermeningea. In „Übersicht über die Ereignisse usw." Österr. med. Jb. 1841; Schmidts Jb. 35.

EPPINGER, H.: Pathogenesis der Aneurysmen. Arch. klin. Chir. 3 (1887). Berlin: August Hirschwald 1887.

— Die miliaren Hirnarterieneanurysmen (CHARCOT-BOUCHARD). Virchows Arch. 111, 3 (1888).

ERKHOUT: Embolie der Carotis communis. Med. Klin. 3, 30 (1907).

ESCHERICH: Hirnembolie im Verlauf der postdiphtheritischen Herzschwäche. Wien. med. Woche 1907, 473.

ESSER: Über Hirnaneurysma. Z. Neur. 114, H. 1/2, 208 (1928).

FAHR, TH.: Kurzer Beitrag zur Frage der Hypertonie. Berl. klin. Wschr. 27, 730 (1921).

— Über die Beziehungen von Arteriosklerose, Hypertonie und Herzhypertrophie. Virchows Arch. 239, 41 (1922).

FENWICK: Hemiplegia following abortion. Amer. J. Obstetr. 1891, 446 u. 503. Zit. nach HOESSLIN.

FERRAND: Essai sur l'hémiplégie des vieillards. Paris 1902.

FOIX et LEY: Contribution à l'étude du ramollissement cérébral etc. J. de Neur. 1927.

FÖRSTER, AUG.: Lehrbuch der pathologischen Anatomie. 6. Aufl. Jena 1862.

FRANÇOIS, V.: Essai sur la gangrène spontanée. 1832.

FRERICHS: Die Melanämie und ihr Einfluß auf die Leber und auf andere Organe. Z. klin. Med. 6, 321 (1855).

GEIGEL, R.: Die Mechanik des apoplektischen Insults bei Embolie. Virchows Arch. 121, 432 (1890).

GENDRIN, A. N.: Traité philosophique de médecine pratique. Deutsche Übersetzung von KARL NEUBERT, Bd. 2. p. 40. 1839.

— Über Arteriitis. Gaz. Hôp. 93, No 90, 102—114. Zit. nach COHN.

GOLDSCHEIDER, A.: Über einen Fall von akuter Bulbärparalyse nebst Bemerkungen über den Verlauf der Muskelsinnbahnen in der Medulla oblongata. Charité-Ann. 16 (1891).

— Behandlung des apoplektischen Insults. Dtsch. med. Wschr. 1908, Nr 48.

GOODHART: Trans. path. Soc. 28. Zit. nach EPPINGER.

GOTTSTEIN-BIERMER: In GOTTSTEIN: Die Krankheiten des Kehlkopfes. 2. Aufl., S. 305. Zit. nach WALLENBERG.

GOWERS, W. R.: Handbuch der Nervenkrankheiten. Deutsche Ausgabe von KARL GRUBE. Bd. 1 u. 2. 1892.

— Transient hemiopa in cerebral disease. Brit. med. J. 24. Nov. 1877, 729.

GRAEFE, A.: Clinique Européenne 1859, No 14. Zit. nach COHN.

GROLL, H.: Die Entzündung und ihre Beziehung zum nervösen Apparat. (Eine experimentelle Studie). Beitr. path. Anat. 70, 1922.

GULL, W.: Cases of aneurysm of the cerebral vessels. Guy's Hosp. Rep. 5, 281 (1859).

GULL u. SUTTON: On the pathologic of the morbid state commonly called chronic brights disease with contracted cidney. (Arterio-capillary fibrosis.) Med. chir. Trans. 55. London 1872.

HALLOPEAU: Des paralysies bulbaires. Paris 1875.

HANSE: Zur Klinik der Apoplexie. Dtsch. med. Wschr. 1925, Nr 23, 938.

HASSE, K. E.: Über Verschließung der Hirnarterien als nächste Ursache einer Form von Gehirnerweichung. Z. ration. Med. 4.
— Influence de l'oblitération des artères cérébrales sur le ramollissement du cerveau. Gaz. Hôp., Juli 1847, 369.
— Krankheiten des Nervenapparates. Virchows Handbuch der speziellen Pathologie und Therapie. Bd. 4, Abt. I, S. 381. Erlangen 1855.
HASSE u. KÖLLIKER: Einige Beobachtungen über die Capillargefäße in entzündeten Teilen. Z. ration. Med. 4 (1846).
HENLE, J.: Handbuch der rationellen Pathologie. 1846—1853.
HELLER: Haemorrhagia cerebri bei Endokarditis. Wien. med. Presse 1902, 980.
HELMONT, VAN: Ortus medicinae, id est initia physicae inaudita. Amsterdam 1848 usw.
HENNING: Verh. Ges. Geburtsh. Leipzig, 15. Jan. 1877.
— Arch. Gynäk. 1877, 585. Zit. nach HOESSLIN.
HESCHL, R.: Die Capillaraneurysmen im Pons Varoli. Wien. med. Wschr. 15, 6. u. 9. Sept. 1865.
HEUBNER, O.: Die luetische Erkrankung der Hirnarterien. Leipzig 1874.
HEUBNER, W.: Über Vergiftung der Blutcapillaren. Arch. f. exper. Path. 56, 370 (1907).
HIPPEL, B.: Zur Symptomatologie der Gehirnembolie. Med. Klin. 7, 132 (1911).
HOCHEISEN: Embolie der Arteria fossae Sylvii durch einen Venenthrombus des Unterschenkels bei Offenstehen des Foramen ovale. Fortschr. Med. 1904, 393.
HOESSLIN, R.: Die Schwangerschaftslähmungen der Mütter. Arch. f. Psychiatr. 38, 730 (1904).
INSIGNARÈS: Des rapports de l'endocarditie subaigue avec l'hémiplégie puerpérale. Thèse de Paris 1876. Zit. nach HOESSLIN.
JACKSON, H.: Clin. lecture on a case of hemiplegia. Brit. med. J. 18, 25 (1874, Juli).
JACOBSON: Über die schwere Form der Arteriosklerose im Zentralnervensystem. Arch. f. Psychiatr. 27, 831 (1895).
JAFFÉ, R.: Hypertonus und Apoplexie. Z. ärztl. Fortbildg. 24, Nr 15 (1927).
— Beitrag zur Frage der apoplektischen Blutung. Zbl. Gynäk. 1927, Nr 22.
JOLIFFE-TUFFNEL: Dublin med. J. 1866. Zit. nach EPPINGER.
KAHLER, H.: Die Blutdrucksteigerung, ihre Entstehung und ihr Mechanismus. Erg. inn. Med. 25 (1924).
KAUFFMANN, E.: Lehrbuch der speziellen pathologischen Anatomie. Berlin u. Leipzig 1922.
KAUFFMANN, FR.: Pathologie des arteriellen Blutdrucks. Handbuch der normalen und pathologischen Physiologie von BETHE usw. Berlin: Julius Springer 1927.
— Über Blutdruckschwankungen und ihre Bedeutung für den Organismus. In „Hypertension". Ärztl. Fortbildungskurs Bad Nauheim S. 51. Leipzig: Georg Thieme 1928.
KELLIE: Reflections on the pathology on the brain. Edinburg Trans. med. chir. Soc. 1824.
KIRKES: On apoplexy in relation to chronic renal disease. Med. Times, Nov. 1855, Nr 282.
KLEIBER, I. I.: Über das Verhältnis der Embolie zur Hämorrhagie von Gehirngefäßen bei Herzklappenfehlern. Inaug.-Diss. Zürich 1894.
KLEMENSIEWICZ: Die Entzündung. Jena 1908.
KLINGER: Beobachtungen über die Verstopfungen der Lungenarterie durch Blutgerinnsel. Arch. physiol. Heilk. 1855, H. 4.
KNAUER u. ENDERLEN: Die pathologische Physiologie der Hirnerschütterung nebst Bemerkungen über verwandte Zustände. J. Psychol. u. Neur. 29 (1922).
KODAMA: Die regionäre Verteilung der arteriosklerotischen Veränderungen im Großhirn. Z. Neur. 102, 597 (1926).
KOLISKO: Beiträge zur Kenntnis der Blutversorgung der Großhirnganglien. Wien. klin. Wschr. 1893, Nr 11.
KÖLLIKER, A.: Über blutkörperchenhaltige Zellen. Z. Zool. 1 (1849).
KORTUM: Zit. bei ABERCROMBIE (1820).
KÖSTER, K.: Endarteriitis und Arteriitis. Sitzgsber. Niederrhein. Ges. Bonn, 20. Dez. 1875.
KROGH, AUG.: Anatomie und Physiologie der Capillaren. Berlin: Julius Springer 1924.
KROMEYER: Über miliare Aneurysmen und kolloide Degeneration im Gehirn. Diss. Bonn 1885.
KYLIN, E.: Klinische und experimentelle Studien über die Hypertoniekrankheiten. Stockholm 1923.
— Die Hypertoniekrankheiten. Berlin: Julius Springer 1926.

LABORDE: Le ramollissement et la congestion du cerveau. Paris 1866.

LAMPERT u. MÜLLER: Bei welchem Druck kommt es zu einer Ruptur der Gehirngefäße? Frankf. Z. Path. **33**, 471 (1926).

LANCERAUX: Gaz. méd. **1826**. Zit. nach HOESSLIN.

LANGE, F.: Pathologie der Arterien usw. Virchows Arch. **248**, 463 (1924).

— Die Gestalt der Blutcapillaren bei Hypertonie. Dtsch. Arch. klin. Med. **152**, 302 (1926).

LANGERHANS: Die traumatische Spätapoplexie. Berlin 1903.

LAVIROTTE, L. A.: Note sur un nouveau signe pour servir au diagnostic des concrétions fibrineuses du coeur. Gaz. méd. Lyon **1855**, No 18.

LEBERT, H.: Anatomie pathologique. Paris 1854—1861.

— Bericht über die klinisch-medizinische Abteilung des Züricher Krankenhauses usw. Virchows Arch. **13**, 165 (1858).

LEGALLOIS: 1813. Zit. nach ROCHOUX.

LEGROUX, J. C.: Sur les polypes du coeur. Gaz. hebdom. **1836**.

LEUBUSCHER, R. L.: Pathologie und Therapie der Gehirnkrankheiten. Berlin 1854.

LEWANDOWSKY, M.: Zirkulationsstörungen des Gehirns. Handbuch der Neurologie. Berlin: Julius Springer 1912.

LEYDEN, E. L.: Über Hirndruck und Hirnbewegungen. Virchows Arch. **37** (1866).

— Zwei Fälle von akuter Bulbärparalyse. Arch. f. Psychiatr. **7**, 44 (1877).

LICHTHEIM: Über apoplektiforme Bulbärparalyse. Dtsch. Arch. klin. Med. **18**.

LINDEMANN, H.: Die Hirngefäße in apoplektischen Blutungen. Virchows Arch. **253**, 27 (1924).

LIOUVILLE, H.: Note sur un cas d'embolie de la carotide interne. Gaz. méd. Paris No 39. Zit. nach SAVELIEW.

LÖWENFELD: Studien über Ätiologie und Pathogenese der spontanen Hirnblutungen. Wiesbaden: J. F. Bergmann 1886.

— Zur Lehre von den Miliaraneurysmen des Gehirns. Wien. med. Wschr. **1887**, Nr 47.

LUBARSCH, O.: Einiges zur pathologischen Anatomie und Histologie der Endocarditis lenta. Virchows Arch. **246**, 323 (1923).

LUCKINGER: Transitorische Aphasie im Spätwochenbette. Münch. med. Wschr. **1888**, Nr 5.

LYONS: Softening of the cerebellum. Dublin. Quart. J. med. Sci., Aug. **1869**, 216.

MACKENZIE, STEPHEN: Embolic hemiplegia with optic neuritis. Brain **1878**.

MADER: Embolische Erweichung der linken vorderen Zentralwindung mit rechtsseitiger Parese und Aphasie. Wien. med. Presse **1895**.

MARBURG, O.: Endarteriitis cartilaginosa der großen Hirngefäße. Zbl. Path. **13**, 300 (1902).

— Zur Pathologie der großen Hirngefäße. Wien. klin. Wschr. **15**, Nr 46 (1902).

— Zur Frage der Haemorrhagia cerebri bei jüngeren Menschen usw. Dtsch. Z. Nervenheilk. **105**, H. 1/4, 2 (1928).

MARCÉ: Recherches cliniques et anatomo-pathologiques sur la démence senile usw. Gaz. méd. **1863**, No 49 (siehe auch No 27, 29, 31 usw.).

MARCHAND, F.: In KREHL-MARCHAND, Handbuch der allgemeinen Pathologie. Leipzig: Hirzel.

— Endarteriitis. In EULENBURGs Realenzyklopädie. Bd. 4, S. 566.

MARIE, PIERRE: Des différents états lacunaires du cerveau. 13. Congr. méd. Paris **1900**.

— Des Foyers lacunaires de désintegration etc. Rev. Méd. **21**, 281 (1901).

— Ramollissement du cerveau. Traité Méd. et Thérapeut. BOUARDEL u. GILBERT. Letzteres zit. nach MAURICE-LÉVY.

MAURICE-LÉVY: Les Ramollissements Sylviens. Paris: Gaston Doin Cie. 1927.

MECKEL: Über Karditis. Dtsch. Klin. **41**. Zit. nach COHN.

MEYER, L.: Aneurysmatische Entartung der Gehirnrinde. Arch. f. Psychiatr. **1**.

MEYER, R.: Zur Kasuistik der apoplektiformen Bulbärparalyse. Neur. Zbl. **28**, 1210 (1909).

MILLS, TH. M.: The morbid anatomy of the brain in typhus or brain-fever etc. Deutsch von GERHARD V. D. BUSCH, Bremen u. Leipzig 1820.

MONAKOW, C. V.: Gehirnpathologie. Wien: August Hölder 1897.

MONRO: The anatomy of the brain with some observations on its functions. 1831, p. 32.

MOOSHERR: Über das pathologische Verhalten der kleineren Hirngefäße. Diss. Würzburg 1854.

MORGAGNI: Von dem Sitz und den Ursachen der Krankheiten, welche durch die Anatomie erforscht worden sind, aus dem Lateinischen übersetzt von Dr. G. H. KÖNIGSDÖRFER, Altenburg in der Richterischen Buchhandlung 1771.

Müller, F.: Hemianästhesie. Berl. klin. Wschr. 1898, Nr 20.
Müller, O.: Die Capillaren der menschlichen Körperoberfläche. Stuttgart: Ferdinand
    Enke 1922.
— Ergebnisse der Capillarmikroskopie am Menschen. Klin. Wschr. 2 (1923).
Müller, O. u. Gottfr. Hübener: Über Hypertonie. Dtsch. Arch. klin. Med. 149 (1925).
Neubürger, K.: Zur Frage der funktionellen Gefäßstörungen unter besonderer Berück-
    sichtigung des Zentralnervensystems. Klin. Wschr. 5, Nr 37 (1926).
— Die streifenförmige Erkrankung der Großhirnrinde bei der Arteriosklerose. Z. Neur.
    101 (1926).
— Über Ammonshornveränderungen bei apoplektischen Hirnblutungen. Z. Neur. 111.
— Über rote Infarkte der Hirnrinde als Grundlage von Schlaganfällen. Z. Kreislaufforschg
    21, H. 12, 345 (1929).
Nicolai: Zit. bei Abercrombie 1820.
Nissl, F.: Zur Kasuistik der arteriosklerotischen Demenz. Z. Neur. 19 (1920).
Nymmann: De apoplexia tractatus. Zit. nach Rochoux.
Ogle: St. Georges Hosp. Rep. 1867 II. Zit. nach Eppinger.
Ollivier, A.: Nouvelle note sur l'endocardite et l'hémiplégie puerpérales. C. r. Soc. Biol.
    1869.
— De la congestion et de l'apoplexie rénale dans leur rapports avec l'hémorrhagie céré-
    brale. 1874 und viele andere Abhandlungen.
Oordt, van: Beitrag zur Lehre von der apoplektischen Bulbärparalyse usw. Z. Nervenheilk.
    8, 183 (1896).
Oppenheim, H.: Lehrbuch der Neurologie. Berlin: S. Karger 1913, 1925.
Orton: Puerperal Aphasia. Brit. med. J. 1888, 415.
Osler: Practice of medicine. 6. Aufl. 1905.
Paget, Sir James: Fatty degeneration of the small bloodvessels of the brain and its relation
    to apoplexy. Lond. med. Gaz. 10, Febr.-H., 229 (1850).
Pál, J.: Arterieller Hochdruck. Klin. Wschr. 1923, Nr 25.
— Gefäßkrisen. Leipzig 1905.
— Über den Gegensatz zwischen arteriellem Hochdruck und Gefäßverkalkung. Z. ärztl.
    Fortbildg, Febr. 1928.
Panum, P. L.: Über den Tod durch Embolie. J. med. Klin. 1856, H. 6.
— Experimentelle Beiträge zur Lehre von der Embolie. Virchows Arch. 25, 308 u. 433 (1862).
Peltzer: Eigentümlicher Fall von embolischer Erblindung. Berl. klin. Wschr. 1872, Nr 47.
Pestalozzi: Über Aneurysmata spuria der kleinen Hirnarterien und ihren Zusammenhang
    mit der Apoplexie. Diss. Würzburg 1849.
Pfeiffer, R. A.: Die Angioarchitektonik der Großhirnrinde. Berlin: Julius Springer 1928.
    Vorläufige Mitteilung: Mschr. Psychiatr. 115, 166 (1927).
Pick, A.: Senile Hirnatrophie als Grundlage von Herderscheinungen. Wien. klin. Wschr.
    1901.
Pick, L.: Über die sog. miliaren Aneurysmen der Gehirngefäße. Berl. klin. Wschr. 1910.
Pioch: Observation relative à un cas de gangrène partielle du pied, attribuée à un caillot
    détaché du coeur. Gaz. méd. Paris 1847, 671.
Pöhlmann: Über Miliaraneurysmen des Gehirns. Inaug.-Diss. München 1908.
Poirier, P. u. A. Charpy: Traité d'Anatomie humaine. Paris: L. Batteille et Cie.
— — Vaisseaux de l'encéphale par Charpy.
Poiseuille, J. L. M.: Recherche sur la force du coeur aortique. Inaug.-Diss., Aug. 1828
    und weitere Arbeiten.
Pollak, E. u. Ph. Režek: I. Mitteilung. Die Blutgefäße bei Hämorrhagien des Gehirns.
    Virchows Arch. 256, H. 3, 683 (1927).
— — II. Mitteilung. Die Blutgefäße bei der Hirnpurpura. Virchows Arch. 269, 254 (1928).
— — Die Hirngefäße bei roten und weißen Erweichungen. Z. Neur. 116, H. 1/2 (1928).
Ponfick, E.: Über embolische Aneurysmen. Virchows Arch. 58, 528 u. 67 384.
Ponsart, G. P.: Traité de l'apoplexie etc. Paris 1775.
Porak: De l'influence réciproque de la grossesse sur la marche des maladies du coeur. Thèse
    Agrégation 1889.
Portal, A. : Traité de l'apoplexie. 1812. Zit. nach Hoesslin.
Poupon: Des aphasies puerpérales. Encéphale 1885, 393.

PRÉVOST u. COTARD: Études physiologiques et pathologiques sur le ramollissement cérébral. Paris 1866.

— — Note sur l'hyperémie consécutive aux oblitérations artérielles. Gaz. méd. Paris 1866, No 18; Virchows Jber. 1, 145 (1866).

PROUST: Zit. nach HALLOPEAU.

RAVET: Thèse de Paris 1874. Zit. nach HOESSLIN.

RECKLINGHAUSEN, V.: Handbuch der allgemeinen Pathologie des Kreislaufs und der Ernährung. Stuttgart 1883.

REMAK: Krankenvorstellung eines Falles von Hemianaesthesia alternans. Berl. klin. Wschr. 1881, Nr 21, 300.

RICHARDSON: The diagnose of fibrinous concretions in the heart. Lancet 1855.

RICKER, G.: Die Entstehung der pathologisch-anatomischen Befunde nach Hirnerschütterung in Abhängigkeit vom Gefäßnervensystem des Gehirns. Virchows Arch. 226, 180 (1919).

— Sklerose und Hypertonie der innervierten Arterien. Berlin: Julius Springer 1927.

— Antikritisches zu JOSEPH TANNENBERGs drei Aufsätzen.

— Zweite antikritische Bemerkungen an JOSEPH TANNENBERG und Prof. BEBNHARD FISCHER. Frankf. Z. Path. 33 (1926).

RICKER u. REGENDANZ: Beiträge zur Kenntnis der örtlichen Kreislaufstörungen. Nach Untersuchungen am Pankreas und seinem Bauchfell, an der Conjunctica und dem Ohrlöffel des Kaninchens. Virchows Arch. 231 (1921).

RINDFLEISCH: Lehrbuch der pathologischen Gewebelehre. 5. Aufl. 1878.

ROCHOUX: Dissertation sur l'apoplexie sanguine. 1811.

— Recherches sur l'apoplexie. Paris, 1. Aufl., 1814; 2. Aufl., 1833.

— Sur l'hypertrophie du coeur. Arch. Méd. 1836.

— Du ramollissement du cerveau et de sa curabilité. Arch. gén. Méd. 6 (1844).

ROKITANSKY: Lehrbuch der pathologischen Anatomie. 3. Aufl., Bd. 2. Wien 1856.

ROSENBLATH: Über die Entstehung der Hirnblutung bei dem Schlaganfall. Dtsch. Z. Nervenheilk. 61 (1918).

— Über die apoplektiforme, nicht embolische und vorwiegend unblutige Hirnerweichung usw. Z. klin. Med. 106 (1927).

— Einige Bemerkungen zur Frage der Entstehung des Schlaganfalls. Virchows Arch. 259, 260 (1926).

ROSTAN: Recherches sur le ramollissement du cerveau. Paris 1823.

ROTH: Über Gehirnapoplexie. Korresp.bl. Schweiz. Ärzte 1874.

ROTHMANN: Über akute transitorische Aphasie. Berl. klin. Wschr. 1903, Nr 16/17.

RÜHL, A.: Arteriosklerotische Gefäßruptur oder Spasmus als Ursache der apoplektischen Gehirnblutung? Beitr. path. Anat. 78, 160 (1927).

— Wie weit ist der genuine arterielle Hochdruck anatomisch bedingt? Dtsch. Arch. klin. Med. 156, 129 (1927).

— Über die Gangarten der Arteriosklerose. Jena: Gustav Fischer 1929.

— Beitrag zur Apoplexiegenese an Hand eines Falles von Bleischädigung. Med. Klin. 1929, Nr 5, 1 u. 2.

RÜHLE: Drei Fälle halbseitiger Lähmung, verursacht durch Verstopfung einer Gehirnarterie. Virchows Arch. 5, 189 (1853).

SAMUEL, S.: Entzündung. Erg. Path. II 1895.

SANDRAS, M.: Sur quelques cas de paralysie dite puerperale. Gaz. Hop. 53 (1855). Zit. nach HOESSLIN.

SAVELIEW: Gehirnarterienembolie. Virchows Arch. 135 (1894).

SCHWALBE, J.: Zur Kenntnis der apoplektiformen Bulbärparalyse. Dtsch. med. Wschr. 1888, Nr 35.

SCHWARTZ, PH.: Az agyvelö apoplexiás sérülései felnötteknél. Gyógyászat (ung.) 1925, 1169.

SCHWARTZ, PH. u. K. GOLDSTEIN: Typen und Lokalisation der apoplektischen Hirnblutungen Erwachsener. Verh. dtsch. path. Ges. 20. Tagg, April 1925. Jena: Gust. Fischer.

— Anatomische und klinische Beiträge zur embolischen Striatumapoplexie. J. Psychol. u. Neur. 32, H. 6 (1926).

SCHWARZ: Arteriitis obliterans und Arterienembolie usw. bei Endokarditis. Prag. med. Wschr. 1903, Nr 20.

SEELMATTER: Zit. bei ABERCROMBIE (1826).

SENATOR: Apoplektische Bulbärparalyse mit wechselständiger Empfindungslähmung. Arch. f. Psychiatr. 11 (1881).

— Zur Diagnostik der Herderkrankungen in der Brücke und dem verlängerten Mark. Arch. f. Psychiatr. 14 (1883).

SERRES: Annuaire des hôpitaux 1818. Zit. nach DURAND-FARDEL.

SIMMONDS: Über Hirnblutung bei verruköser Endokarditis. Dtsch. med. Wschr. 1901, H. 22.

SIMPSON: On puerperal arterial inflammation and obstruction. Assoc. med. J. 1854. Zit. nach COHN.

SMITH, R. W.: Rep. Dublin Soc. 1870. Zit. nach EPPINGER.

SPIELMEYER, W.: Über die Alterserkrankungen des Zentralnervensystems. (Referat). Dtsch. med. Wschr. 1911.

— Allgemeine Histopathologie des Nervensystems. Berlin: Julius Springer 1922.

— Zur Pathogenese örtlich elektiver Gehirnveränderungen. Z. Neur. 99, 756 (1925).

— Vasomotorisch-trophische Veränderungen bei cerebraler Arteriosklerose. Mschr. Psychiatrie 68, 605 (1928).

— Über örtliche Vulnerabilität. Z. Neur. 118 (1928).

SPILLER: The symptoms complex of occlusion of the post. inf. cerebellar artery; two cases with necroscopy. University of Pensylv. contributions from the Department of neurol. 1908, p. 182.

STÄMMLER: Über Veränderungen der kleinen Hirngefäße in apoplektischen und traumatischen Erweichungsherden und ihre Beziehungen zur traumatischen Spätapoplexie. Beitr. path. Anat. 78, 408 (1927).

STEIN: Beitrag zur Ätiologie der Gehirnblutungen. Dtsch. Z. Nervenheilk. 7 (1895).

STERNBERG: In RIBBERT-STERNBERG: Lehrbuch der allgemeinen Pathologie und pathologischen Anatomie.

STRAUS: Note sur un cas d'hémiplégie survenue dans le cour d'une pneumonie. Rev. mes. Méd. et Chir. 1 (1877).

STRÜMPELL, A.: Neuropathologische Mitteilungen. I. Zur Kasuistik der apoplektischen Bulbärlähmungen. Arch. klin. Med. 28, 43 (1881).

TANNENBERG, J.: Experimentelle Untersuchungen über lokale Kreislaufstörungen. Frankf. Z. Path. 31 (1925).

TANNENBERG, J. u. B. FISCHER: Gefäßnerven und lokale Kreislaufstörung. Erwiderung usw.

— — Schlußwort auf den Aufsatz des Herrn Prof. RICKER. Frankf. Z. Path. 33 (1926).

— — Die lokalen Kreislaufstörungen. Handbuch der normalen und pathologischen Physiologie Bd. 7/2. 1927.

TAYLOR: Non traumatic cerebral hemorrhage in a child aged ten years. Lancet 1905 I, 291. Zit. nach LEWANDOWSKY.

TAYLOR, H.: Embolism of the left vertebral artery. Brit. med. J. 1871.

TESTUT, J.: Circulation du cerveau. In: Traité d'Anatomie humaine. 1910.

THOMA, R.: Untersuchungen über Aneurysmen. Virchows Arch. 111 u. 112 (1888); Lehrbuch der pathologischen Anatomie. Stuttgart 1894.

TRAUBE: Dtsch. Klin. 1854, Nr 44. Zit. nach COHN.

TURNER: Arteries of the brain from cases of cérébral hemorrhage. Trans. path. Soc. 33, London 1882.

UCHIMURA, JUSHI: Über die Gefäßversorgung des Ammonshorns. Z. Neur. 112 (1928).

— Zur Pathogenese der örtlich elektiven Ammonshornerkrankung. Z. Neur. 114 (1928).

UNGER, W.: Beiträge zur Lehre von den Aneurysmen. Beitr. path. Anat. 51, 137 (1911).

VINAY: Traité des maladies de la grossesse et des suites de couches. Paris 1894.

VIRCHOW, R.: Über die Erweiterung kleinerer Gefäße. Virchows Arch. 3, 427 (1851).

— Verstopfung der Gekrösearterie durch einen eingewanderten Pfropf. Vorgezeigt in der Sitzung der phys.-med. Ges. Würzburg vom 11. Dez. 1852. Gesammelte Abh. 1856, 450.

— Über Naevi vasculosi des Gehirns. Virchows Arch. 30, 272 (1864).

VOLHARD, FR.: Die doppelseitigen hämatogenen Nierenerkrankungen. In MOHR-STÄHELINS Handbuch. Bd. 3.

— Der arterielle Hochdruck. Verh. dtsch. Kongr. inn. Med. 1923, 134.

— Über die Pathogenese der Nephritis. Krkh.forschg 1, 343 (1925).

— Über den Hochdruck. In „Hypertension". ÄrztlicherFortbildungskurs in Bad Nauheim. Leipzig: Georg Thieme 1926.

VOLHARD, FR. u. TH. FAHR: Die Brightsche Nierenkrankheit. Berlin 1914.

WALKER, E.: Über Verstopfung der Hirnarterien. Inaug.-Diss. Zürich 1872.

WALLENBERG: Akute Bulbäraffektion. (Emb. d. Art. cerebell. post. inf. sin.?). Arch. f. Psychiatr. **27**, 504 (1895).

— Anatomischer Befund in einem als akute Bulbäraffektion (Emb. d. Art. cerebell. post. inf. sin.?) beschriebenen Fall. Arch. f. Psychiatr. **34**, 923 (1901).

— Klinische Beiträge zur Diagnostik akuter Herderkrankungen des verlängerten Markes und der Brücke. Dtsch. Z. Nervenheilk. **19** (1901).

— Anatomischer Befund in einem als Blutung in die rechte Brückenhälfte aus dem Ram. centr. art. radic. n. facial. dextri geschilderten Falle. Dtsch. Z. Nervenheilk. **27** (1904).

WALLESCH: Die Verlaufstypen der Rupturaneurysmen am Hirngrunde. Virchows Arch. **251**, 107 (1924).

WEBER, L. W.: Veränderungen an den Gefäßen bei miliaren Hirnblutungen. Arch. f. Psychiatr. **35**, 159 (1902).

WEIGELDT, W.: Der Schlaganfall als Symptom der arteriosklerotischen Allgemeinerkrankung. Med. Klin. **1929**, Nr 35.

WEIGERT, C.: Über pathologische Gerinnungsvorgänge. Virchows Arch. **79**, 87 (1880).

WEPFER, I. I.: Historiae apoplecticorum. 1734. Observationes medico-pract. de affectibus capitis internis et externis. 1727 und 1745. Zit. nach WUNDERLICH.

WEISS, AUG.: Zur Pathogenese der Gehirnhämorrhagie. Diss. Erlangen 1869.

WEISS, EUGEN: Das Verhalten der Hautcapillaren bei akuter Nephritis. Münch. med. Wschr. **1926**, 925.

— Über Beobachtung der Hautcapillaren und ihre klinische Bedeutung. Münch. med. Wschr. **1917**, 612.

WERNICKE: Lehrbuch der Gehirnkrankheiten. Kassel u. Berlin: Fischer 1881.

— Die Theorie des apoplektischen Insultes, eine notwendige Voraussetzung der klinischen Gehirnlokalisation. Dtsch. med. Wschr. **1879**, Nr 27 u. 28.

WERNICKE u. FÖRSTER: In Wernickes Lehrbuch der Gehirnkrankheiten. Bd. 2, S. 190 (1881).

WESTPHAL, C.: Zur Frage der Lokalisation der unilateralen Konvulsionen und Hemianopsie bedingenden Hirnerkrankungen. Charité-Ann. **6**, 343 (1879).

WESTPHAL, K.: Untersuchungen über die Entstehungsbedingungen des genuinen arteriellen Hochdruckes. I. Die paradoxe Gefäßreaktion auf Abschnürung bei arteriellem Hochdruck. II. Experimentelle Erzeugung von arteriellem Hochdruck durch Cholesterinfütterung bei Kaninchen. III. (Mit FRANZ HERRMANN). Über den Einfluß des Cholesterins auf die Kontraktionsfähigkeit des isolierten Arterienstreifens. IV. Cholesterin als tonogene Substanz der genuinen Hypertension im Zusammenspiel mit anderen Entstehungsbedingungen. V. Die funktionelle Prüfung des Blutdrucks mit Adrenalin bei genuiner Hypertension und bei Nephrosen. Z. klin. Med. **101** (1925).

— Über die Entstehung des Schlaganfalles. Dtsch. Arch. klin. Med. **151** I, II, u. III (1926).

WESTPHAL, K. u. RICH. BÄR: Pathologisch-anatomische Untersuchungen zur Frage der Entstehung des Schlaganfalles. Dtsch. Arch. klin. Med. **151** I.

WILLIAMSON: Unilateral retinal changes in cerebral haemorrhage, embolism and thrombosis. Brit. med. J. **1898**, 1515.

WILLIGK, ARTH.: Bulbärparalyse infolge von Embolie der Art. basilaris. Prag. Vjschr. prakt. Heilk. **1875**, 126.

WILSON: A case of thrombosis of the left post. inf. cerebell. artery. Proc. roy. Soc. Med. **1909**.

WUNDERLICH, C. R. A.: Handbuch der Pathologie und Therapie. Bd. 2, S. 1570. Stuttgart 1854.

ZENKER: Über die Pathogenese des spontanen Hirnhämorrhagien. Verh. Naturforsch. Leipzig 1872. Verslg Naturforsch. Wiesbaden 1887. Tageblatt S. 273.

ZIEGLER: Lehrbuch der speziellen pathologischen Anatomie. 5. Aufl. 1883.

Literaturverzeichnis